Kümmere dich um deinen Körper,

dann kümmert er sich um deine Psyche.

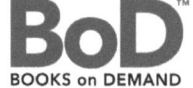

BOOKS on DEMAND

Stabilität kann man „essen"?!

Bausteine zum Selbstmanagement bei bipolarer Störung

Ein Erfahrungsbericht und Ratgeber für Menschen
mit Manien und Depressionen

von Annett Oehlschläger

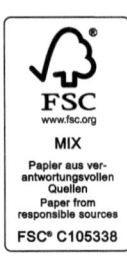

Bibliografische Information der Deutschen Nationalbibliothek:
Die Deutsche Nationalbibliothek verzeichnet diese Publikation in der Deutschen
Nationalbibliografie; detaillierte bibliografische Daten sind im Internet über
http://dnb.dnb.de abrufbar.

Umschlag: Marlis Konrad
ausgewählte Grafiken, Satz & Layout: Marlis Konrad
www.marlis-konrad.de

Herstellung und Verlag: BoD – Books on Demand, Norderstedt

ISBN: 978-3-7448-7233-1

Inhaltsverzeichnis

STABILITÄT KANN MAN „ESSEN"?!

I. MEIN WEG DURCH DIE PSYCHIATRIE

II. (MEINE) BAUSTEINE DER STABILITÄT 49

Vorwort

Das alte Sprichwort – Man ist, was man isst – enthält viel Wahrheit. Wir alle wissen, dass Schlaf, Bewegung und Stress wichtige Einflussgrößen für die psychische Stabilität darstellen, aber dass die Zusammensetzung unserer Nahrung ebenfalls eine große Rolle dabei spielt, wie wir uns seelisch fühlen, wurde lange vernachlässigt. Dabei weiß man doch, dass die richtige Ernährung Zivilisationskrankheiten wie Diabetes Typ II, Bluthochdruck oder Herzinfarkte verhindern kann. Warum also nicht auch psychische Erkrankungen? Es gibt mittlerweile eine Vielzahl an seriösen wissenschaftlichen Studien, die den Einfluss der Nahrungsbestandteile auf die psychische Gesundheit genau untersucht haben. Sie konnten zeigen, dass Nahrungsbestandteile, bestimmte Vitamine, Spurenelemente und Enzyme, einen positiven Effekt auf die seelische Stabilität haben und dass umgekehrt, der übermäßige Konsum zum Beispiel von sogenannten einfachen Kohlenhydraten, aber auch bestimmten ungesunden Fetten das seelische Gleichgewicht stören können.

Man muss deswegen nicht gleich zum Ernährungsexperten werden und man muss auch nicht auf alles verzichten, was einem schmeckt, aber laut Wissenschaft nicht gut für die Psyche ist. Was man aber versuchen sollte ist, seine Ernährungsgewohnheiten zu hinterfragen.

Das bedeutet eine ganze Menge Selbstverantwortung. Anders als bei Medikamenten, die einem der Arzt/die Ärztin verordnet, entscheidet man bei der Nahrungsaufnahme selbst, was man zu sich nimmt. Aktiv an seiner eigenen Stabilität arbeiten – geht das? Oder ist das zu anstrengend?

Der vorliegende Ratgeber soll dabei helfen, den wichtigen Baustein ‚Ernährung' in die Therapie der bipolaren Erkrankung zu integrieren. Damit wird einer der grundlegenden, aber auch am schwierigsten umzusetzenden Aspekte der ganzheitlichen Therapie seelischer Erkrankungen angesprochen. Es lohnt sich aber, sich damit zu befassen, denn: nur in einem gesunden Körper kann auch ein gesunder Geist wohnen.

Prof. Dr. Stephanie Krüger
Chefärztin
Zentrum für Seelische Frauengesundheit
Gendermedizin (DGGM)
Psychoonkologie (DKG)

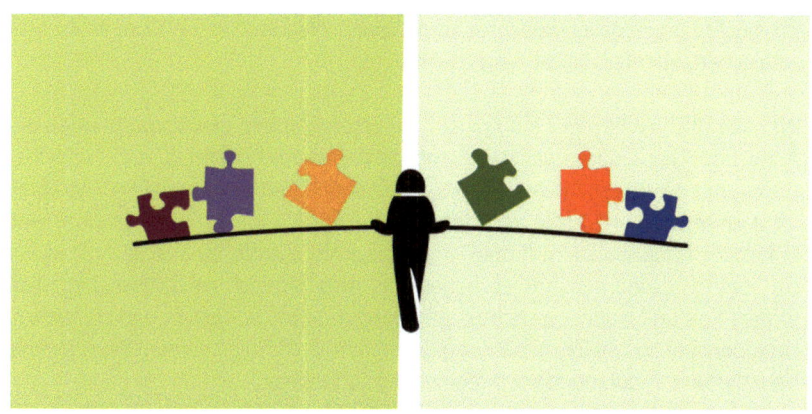

Stabilität kann man „essen"?!
Bausteine zum Selbstmanagement bei bipolarer Störung

Ein Erfahrungsbericht und Ratgeber für Menschen
mit Manien und Depressionen

Einige Worte vorweg

Wenn man – so wie ich – eine bipolare Störung hat, fühlt man sich oft der Krankheit hilflos ausgeliefert. Die Stimmungsschwankungen kommen und gehen, wie sie wollen, und scheinbar nichts kann sie aufhalten. Man fühlt sich durch die eigene Krankheit fremdbestimmt. Der zuständige Arzt aus der Fachrichtung der Psychiatrie hat darauf oft nur ein Behandlungsangebot: Psychopharmaka. Wenn man Glück hat, bekommt man auch Psychotherapie verordnet. Und wenn man viel Glück hat, findet man eine Klinik, in der auch Psychoedukation und weitere Behandlungsmöglichkeiten angeboten werden. Dann kann man lernen, mit der Störung zu leben und sie zu kontrollieren. Das gelingt mal besser und mal weniger gut.

Eine Heilung ist aber nach gängiger Lehrmeinung so gut wie ausgeschlossen, da es sich um eine chronische Erkrankung handelt. Das bedeutet für viele Betroffene meist: lebenslange Medikamenteneinnahme, Frühverrentung und ein von der Krankheit dominiertes Leben!

Dieses Buch ist entstanden, weil ich (m)einen Weg aus der bipolaren Störung gefunden habe. Ich bin symptomfrei und brauche keine Medikamente mehr.

Ich möchte Ihnen davon berichten und meinen Weg beschreiben, um Ihnen Mut zu machen, ebenfalls selbst tätig zu werden.

Ich habe mich nicht mehr auf nur auf die Empfehlungen und Verordnungen der Ärzte und Therapeuten verlassen, sondern habe mich getraut, mich selbstbestimmt mit einem Teil meines Lebens auseinanderzusetzen, der in den Therapien nicht angesprochen wurde: **meiner Ernährung.** Ich habe mich getraut, meine Ernährung umzustellen, nachdem ich davon gelesen hatte, dass diese Einfluss auf die Stimmung und den Antrieb haben soll. Also habe ich auf Zucker, Brot, Kartoffeln, Reis und Nudeln verzichtet, angefangen selbst zu kochen und zu backen, Fertiggerichte aus meiner Ernährung gestrichen, Defizite in meiner Körperchemie beseitigt und angefangen mich regelmäßig zu bewegen.

Davon handelt dieses Buch.

Dieses Buch ist auch deshalb entstanden, weil mich meine Freunde aus der Selbsthilfegruppe darum gebeten haben. Sie sahen sich nicht in der Lage, die vielen Bücher, die ich zu diesem Thema durchgearbeitet habe, selbst zu lesen und wünschten sich eine Zusammenfassung und Zusammenstellung meiner Erkenntnisse aus der Betroffenenperspektive. Deshalb enthält insbesondere der zweite Teil viele Zitate aus diversen Büchern.

Es ist mir ein großes Anliegen, dass andere Betroffene davon erfahren, dass es neben der etablierten Leitlinien-Behandlung **Möglichkeiten** gibt, durch Änderungen der Lebensführung und des Essverhaltens mehr Stabilität zu erlangen. Unter Umständen können dadurch Psychopharmaka überflüssig werden, aber **das muss nicht bei jedem so sein.** Jeder ist individuell, jeder Betroffene hat seine ganz eigene Ausprägung der bipolaren Störung. Es gibt nicht die **eine Lösung für alle, jeder Betroffene muss seinen eignen Weg finden.** Ich bin aber überzeugt, dass diese Maßnahmen **jedem** eine Verbesserung der Lebensqualität bringen, insbesondere auch dann, wenn man Psychopharmaka nehmen muss.

Die Suche danach lohnt: das Ziel ist Stabilität und eine höhere Lebensqualität.

Eines ist dieses Buch aber nicht: Das Buch ist keine „Ärzteschelte", kein „Anti-Psychiatrie"-Buch und auch kein „Anti-Psychopharmaka"-Buch, auch wenn ich mich an einigen Stellen kritisch mit dem System Psychiatrie auseinander setze. Ich habe überwiegend engagierte Ärzte und Therapeuten kennengelernt, die sich ehrlich und intensiv bemüht haben, mir zu helfen.

Hätte ich Herrn Professor Peter Bräunig nicht getroffen, wer weiß, ob ich dann nicht schon längst aus Verzweiflung meinem Leben ein Ende bereitet hätte.

Hätte ich Frau Professor Stephanie Krüger nicht getroffen, wer weiß, ob ich dann jemals so stabil geworden wäre und nicht bis heute Medikamente nehmen müsste.

Hätte ich Frau Dr. Katja Salkow nicht getroffen, wer weiß, ob ich dann jemals gelernt hätte, mit der Krankheit umzugehen und mich getraut hätte, meinen ganz eigenen Weg zu suchen.

Nach meiner Erfahrung wird von der etablierten Psychiatrie, wie von der gesamten Schulmedizin insgesamt, zu oft der Eindruck erweckt, dass gesundheitliche Probleme vor allem mit Medikamenten behandelbar seien. Das ist ein Teil der Behandlung, auch bei mir ging es eine Zeit lang nicht ohne, aber eben nicht alles. Zu wenig klärt der Arzt oder Therapeut in der Regel über die Möglichkeiten auf, die der Betroffene außerdem noch hat und zu wenig wird er darin angeleitet, die eigene Verantwortung für sein Tun und Lassen (wieder) wahrzunehmen. Das sagt einem aber niemand. Diese Erfahrung macht, glaube ich, jeder Betroffene irgendwann selbst.

Deshalb ist das Buch vor allem eine Zusammenstellung, wie und was man als Betroffener selbst tun kann, unabhängig davon, ob man von einem Arzt oder Therapeuten begleitet und unterstützt wird, ob man gerade in einer ärztlichen oder therapeutischen Behandlung ist oder ob man Tabletten nimmt, nehmen soll oder nicht nehmen will.

Das Buch ist für Menschen geschrieben, die mehr für sich tun wollen, als nur passiv den Anweisungen und dem Rezeptblock des Arztes zu folgen; für Menschen, die selbst wieder die Zügel ihrer Behandlung und ihres Lebens in die Hand nehmen wollen und für Menschen, die bereit sind, sich dafür auf etwas Neues und Ungewohntes einzulassen.

Bitte beachten: Das Buch ist keine „Anleitung zur Wunderheilung". Diese habe ich bisher auch nicht gefunden. Die Hinweise und Ratschläge in diesem Buch habe ich vielen unterschiedlichen Büchern entnommen. Ich habe mich bemüht, die Quellen so anzugeben, dass sie für den Leser ohne großen Aufwand auffindbar sind.

Auch bin ich weder Arzt noch Heilpraktiker – ich bin Betroffene und inzwischen wohl auch „Expertin aus Erfahrung", wie man das jetzt nennt, und lese einfach gern. Was ich beschreibe, habe ich selbst ausprobiert und kann deshalb sagen, welche Erfahrungen ich gemacht habe und worauf man bei der Umsetzung achten sollte.

<u>Die Anwendung der Ratschläge geschieht auf eigene Verantwortung.</u>

Suchen Sie sich einen aufgeschlossenen Arzt oder Heilpraktiker, der bereit ist, Sie dabei zu unterstützen. Solche Professionellen nennen sich meist Molekularmediziner oder Orthomolekularmediziner, ggf. findet man auch die Begriffe „Mitochondrien-Therapie".

In diesem Sinne verstehe ich mich als Lotse, als Wegweiser und vielleicht auch als Türöffner. Den Weg kann ich Ihnen weisen, gehen können Sie ihn nur selbst.

Viele neue und hilfreiche Erkenntnisse wünscht Annett Oehlschläger

Wustermark, im Herbst 2017

I. MEIN WEG DURCH DIE PSYCHIATRIE

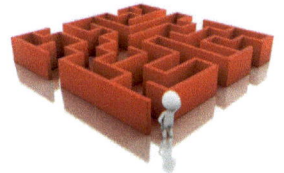

Als ich die Diagnose „bipolare Störung" bekam, konnte ich anfangs überhaupt nichts damit anfangen. Den Begriff hatte ich noch nie gehört. Das sollte die Ursache für meine Probleme sein? Ich sollte eine psychische Erkrankung haben? Ich doch nicht! Erst allmählich erfasste ich das Ausmaß dieser Diagnose. Da befand ich mich aber schon auf der geschlossenen psychiatrischen Station der Charité.

Seitdem sind zehn Jahre vergangen, in sieben davon war ich fast nur mit der Krankheit beschäftigt. Rückblickend möchte ich Ihnen im ersten Teil des Buches berichten, wie mein Weg durch die Psychiatrie verlief und im zweiten Teil, wie es mir gelang, wieder aus diesem Labyrinth hinaus zu finden.

Im Labyrinth der Psychiatrie

Meine bipolare Störung wurde in meinem 47. Lebensjahr diagnostiziert. Anhand einer umfangreichen Diagnostik, einer sogenannte Life-Chart-Analyse, habe ich in der Rückschau herausgefunden, dass ich eine erste ausgeprägte depressive Phase bereits im 22. Lebensjahr nach einer Ehescheidung hatte. Ich kannte zwar Stimmungsschwankungen seit dem Ende der Pubertät, die sich bei mir meist in den manischen Bereich auslenkten, aber ich bewertete diese immer als eine besondere Ausprägung meiner Persönlichkeit.

Ich war eben gelegentlich besonders kreativ und leistungsfähig, hatte teils skurrile Ideen und Lösungen, musste immer alles perfekt machen, war in Vielem sehr schnell und verstand nicht, warum andere meinem Tempo nicht folgen konnten. Immer mal wieder wurde ich als „Workaholic" bezeichnet, ich fand daran nichts Schlechtes. Auch parallel eine Berufsausbildung mit Abitur zur Wirtschaftskauffrau und am Wochenende ein Studium an der Kulturakademie zur Tanzpädagogin zu machen und dann auch noch ein Kind zu bekommen, schien mir nicht ungewöhnlich. Das setzte sich im Studium fort. Im ersten Studienjahr war ich Beststudentin und erhielt dafür ein Stipendium, im zweiten Studienjahr bekam ich ein zweites Kind. Nach einem Jahr Unterbrechung konnte ich das Studium trotzdem planmäßig abschließen.

Bis zur Krankheits-Diagnose hatte ich mehrere akute Phasen, die nicht erkannt wurden und unbehandelt blieben. Eine Manie, die ich während eines Kuraufenthaltes entwickelte, wurde trotz täglicher Kontakte zu einer Fachärztin für Psychiatrie und Psychotherapie nicht als solche erkannt. Es ist eben auch für Ärzte nicht einfach, die bipolare Störung zu diagnostizieren.

Andererseits erlebte ich auch, wie schnell Diagnosen geändert werden können. Ein Chefarzt verwarf nach einem nur 50-minütigen Gespräch die bisherige, von anderen Kliniken gestellte Diagnose „bipolar", weil er der Meinung war, ich hätte „nur" eine histrionische und anankastische Persönlichkeitsstörung. Da man eine solche nicht mit Tabletten behandeln könne, wurde alles sofort abgesetzt, was mir letztendlich ein Rapid Cycling, fünf Klinikaufenthalte innerhalb eines halben Jahres und immer wieder suizidale Phasen bescherte.

Zwischen dem 47. Lebensjahr und dem 54. Lebensjahr war ich insgesamt vierundzwanzig Mal in sechs verschiedenen psychiatrischen Kliniken. Das waren 571 Krankenhaustage. Wer schon mal auf einer psychiatrischen Station war, wird wissen, dass ein Tag in der Psychiatrie manchmal die Länge von drei Tagen draußen haben kann.

Im ersten Behandlungsjahr versuchte ich zweimal mir das Leben zu nehmen. Ich war so verzweifelt, dass ich zu der Überzeugung gelangte, dass es für alle das Beste sei, wenn ich nicht mehr da wäre. Es war vor allem meine Tochter, die mir diesen Druck nahm. Sie sagte einmal zu mir: „Mutti, wir lieben dich so, wie du bist." Suizidal zu sein gilt als ein psychiatrischer Notfall und führt zur Aufnahme auf geschlossene Stationen. Dort erlebte ich, was es bedeutet, wenn andere über einen bestimmen. Das waren einschneidende Erfahrungen, die ich lieber nicht gemacht hätte. Auf einer solchen geschlossenen Station wurde ich sogar fixiert, also mit Haltegurten am Bett festgeschnallt. Diese Erlebnisse haben mich geprägt und mein Bestreben nach Autonomie und Selbstbestimmung befördert. Mein Wunsch, möglichst schnell die Kontrolle über mein Leben zurückzuerlangen, war ein starkes Motiv bei der Suche nach einer guten Klinik.

Innerhalb der ersten zwei Krankheitsjahre durchlief ich fünf Kliniken, immer auf der Suche nach einer wirksamen Behandlung. Erst in der sechsten Klinik, dem Vivantes Humboldt-Klinikum Berlin-Reinickendorf, fand ich ein Behandlungsangebot, das auf mich passte. Aber auch dort brauchte ich weitere zwölf Aufenthalte, um mich zu stabilisieren.

Psychopharmaka – es geht nicht ohne?

In diesen sieben Jahren wurde ich mit folgenden Psychopharmaka behandelt: Valproat, Lithium, Carbamazepin, Oxcarbazepin, Quetiapin, Levetiracetam, Asenapin, Sertralin, Pregabalin, Venlafaxin, Bupropion, Lorazepam, Diazepam – meist zwei oder drei verschiedene Medikamente zur gleichen Zeit.

Unter Betroffenen wird das Thema Medikation immer heiß diskutiert. Soll man oder soll man nicht, wenn ja, wie viel, von welchem? Anfangs haben mich diese teils kontrovers, teils hitzig geführten Diskussionen verwundert, weil ich nicht verstand, warum die anderen ihre Medikamente nicht einfach wie verordnet einnahmen. Ich kannte Psychopharmaka noch nicht und hatte bei Menschen mit anderen Erkrankungen, die z. B. Blutdruck- oder Diabetesmittel nehmen müssen, solche Diskussionen noch nicht erlebt.

Deshalb hatte ich auch keine Vorbehalte, Psychopharmaka einzunehmen. Es dauerte aber nicht lange, bis auch ich merkte, was diese Psychopharmaka mit mir machten: Sie veränderten mein bewusstes Sein, bremsten mich stark aus, erzeugten Nebel im Kopf und eine ständige Müdigkeit, ließen mich traumlos schlafen und nahmen mir jegliche Lust, irgendetwas zu tun. Langfristig kam es außerdem zu einer erheblichen Gewichtszunahme von ca. 15 kg.

Auf Nachfrage wurde mir von den Pflegekräften erklärt, dass diese Erscheinungen gar nicht von den Medikamenten kämen, sondern Zeichen der Erkrankung selbst seien. Die Ärzte erklärten mir das anders: diese unangenehmen Nebenwirkungen seien leider nicht vermeidbar, denn um die Krankheit zu behandeln und zukünftigen Phasen vorzubeugen, gäbe es keine andere Alternative. Ich vertraute diesen Argumenten und so habe ich die Psychopharmaka sieben Jahre lang regelmäßig genommen.

Psychiatrie behandelt Symptome, aber keine Ursachen

Während meiner vielen Klinikaufenthalte stand die schnelle Symptomminderung im Vordergrund. Das bedeutete immer: Psychopharmaka. Auf meine Frage nach den Ursachen meiner bipolaren Störung erhielt ich von den Ärzten meist ausweichende oder gar keine Antworten. Dafür sei jetzt keine Zeit, erst einmal müsse ich wieder stabil werden.

Sicherlich ist die Symptomminderung nötig, damit eine Therapie überhaupt erst möglich ist. Leider habe ich zu oft erlebt, dass mit der Gabe von Tabletten die Therapie allerdings auch schon wieder zu Ende war, dass es außer Medikamenten und etwas Ergotherapie keine weiteren Behandlungsangebote gab. Das half mir langfristig nicht.

Eine Ursachenforschung fand nur dahingehend statt, dass andere Erkrankungen als Verursacher für meine psychischen Probleme ausgeschlossen werden sollten. Als diese Untersuchungen ergebnislos blieben, stand fest, es kann nur die Psyche sein. Dass auf dem Gebiet der Körperchemie ein Ungleichgewicht und sogar Mängel bestehen könnten, wurde nie in Erwägung gezogen.

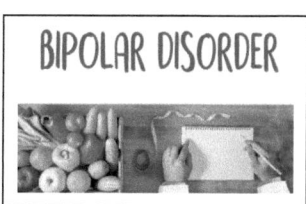

Es ist richtig, dass eine psychische Erkrankung multikausale Ursachen hat und eng mit der Biografie des Patienten verknüpft ist. Die Seele lebt aber nicht im luftleeren Raum, sondern in einem Körper, der ernährt werden muss und dieser in einer ganz bestimmten Umwelt. Ich hatte den Eindruck, dass das aber niemanden interessierte, dass sich niemand aus der Psychiatrie dafür zuständig fühlte.

Meine Erwartungen an eine psychiatrische Behandlung

Je länger ich mich mit meinen Phasen herumschlug und versuchte Methoden und Strategien zu erlernen, um diese Phasen möglichst zu verhindern, umso mehr wuchs bei mir die Erkenntnis, dass die angebotene Hilfe des psychiatrischen Systems nur ein Anstoß für mich sein kann, an mir selbst zu arbeiten.

In einer der ersten Kliniken wurde mir dringend geraten, ich möge doch die Hilfen endlich annehmen und mich darauf einlassen. Ich konnte das gar nicht verstehen. Ich war doch bereit, mir helfen zu lassen. Ich konnte aber nicht erkennen, worin diese angekündigte Hilfe bestand. Ich fühlte mich körperlich gesund und hatte den Tag über so gut wie nichts zu tun. Auf der Station gab es keine Psychologen und das tägliche Arztgespräch dauerte nur wenige Minuten. Ich langweilte mich. Ich sollte „zur Ruhe kommen", aber niemand sagte mir, wie ich das machen sollte. Es brodelte in mir, mein innerer Vulkan stand kurz vor dem Ausbruch und so mussten so einige Teller und eine Blumenvase daran glauben. Bloß auf dem Bett liegen war keine Option. Ich verstand diese 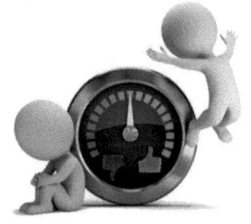 Aufforderung damals eher als Disziplinierungsversuch, ich sollte mich an den Klinikalltag anpassen, mich einordnen und mich „anständig" verhalten und nicht stören. Ich hatte das Gefühl, dass niemand meine Wutausbrüche und exzentrischen Verhaltensweisen verstehen, geschweige denn behandeln konnte und fühle mich wie ein Exot zwischen den anderen Patienten. Es kam mir vor, als ob keiner – weder die Ärzte noch die Schwestern und auch nicht die Mitpatienten – verstand, was in mir vorging.

Ich erwartete, dass ein Arzt mir sagt, was mit mir los ist, warum ich mich so verhalte, was man genau tun muss, damit das aufhört. Diese Erwartung wurde nicht erfüllt. Das war frustrierend, sehr frustrierend. Es hat sehr lange gedauert, bis ich verstanden habe, dass das psychiatrische System dazu gar nicht die Macht hat.

Bis zu dieser Erkenntnis hatte ich nämlich den Begriff „ärztliche Hilfe" eher so verstanden, dass mir jemand etwas abnimmt. Bei einer somatischen Krankheit wissen die Ärzte in der Regel ziemlich genau, wie diese zu behandeln ist.

Das hatte ich doch von Kindheit an so erlebt. Es tut etwas weh oder man fühlt sich schlecht. Dann geht man zum Arzt und der verschreibt ein Medikament und sagt, was man tun muss, und kurze Zeit später geht es einem wieder gut. Ich, als Patient, begebe mich vertrauensvoll in die Hände des Arztes und der wird schon machen.

Bei einer psychischen Erkrankung scheint mir das nach meinen Erfahrungen nicht so einfach zu sein. Der Behandlungserfolg ist nicht vorhersehbar. Die angebotenen Hilfen bestehen in erster Linie in der Symptomminderung (fast ausschließlich durch eine Medikation), und dann, wenn man Glück hat und eine solche angeboten bekommt – im Rahmen der Psychotherapie – im Aufzeigen und Erlernen von Möglichkeiten und Strategien mit der Erkrankung zu leben.

Meine Erwartungen auf eine vollständige Heilung, also eine Wiederherstellung wie vor der Erkrankung, wurden sehr schnell zunichte gemacht. Von Ärzten wurde mir gesagt und auch in Büchern las ich, dass die bipolare Störung eine chronische Erkrankung und deshalb nicht heilbar sei. Im besten Falle könne man symptomfrei werden, das wahrscheinlich aber auch nur phasenweise. Man müsse immer mit einer neuen Phase rechnen.

Psychiatrische Märchen

Wahrscheinlich als Trost gedacht, wurden mir Erklärungen angeboten, die ich aus heutiger Sicht nur als „Märchen" bezeichnen kann. Meine Erkrankung, die bipolare Störung, wurde zum Beispiel mit Diabetes verglichen. Das sei auch eine chronische Erkrankung und ebenfalls nicht heilbar. Diabetiker müssten auch lebenslang ihr Medikament nehmen, um ihren Blutzuckerspiegel stabil zu halten, so ähnlich sei das bei der bipolaren Störung auch.

Tatsache ist, wenn ein Diabetiker sein Insulin nicht nimmt, kann er schnell in einen lebensbedrohlichen Zustand geraten. Er muss Insulin zuführen, wenn sein Körper es nicht mehr oder nicht mehr ausreichend produziert. Der direkte Vergleich von Diabetes mit der bipolaren Störung erweckte bei mir den Eindruck, als ob auch hier die Medikamente zwingend erforderlich seien, es ohne Medikamente nicht ginge, weil ebenfalls etwas fehle oder nicht mehr ausreichend produziert werde.

So solle ich doch auch einsichtig sein und nicht damit hadern. Leider stimmt der Vergleich an einer entscheidenden Stelle nicht: Bipolare können auch ohne Medikamente leben, ein Diabetiker aber in der Regel nicht. (Kürzlich habe ich allerdings gelesen, dass Diabetes II durch das Weglassen von Kohlenhydraten rückgängig gemacht werden kann.)

Ich habe dieses Märchen aber trotzdem lange Zeit geglaubt, es schien mir plausibel. Auch hatte ich den Eindruck, dass die Krankenschwester, die so einfühlend mit mir sprach, selbst von der Richtigkeit überzeugt war. Aus heutiger Sicht scheint es mir, dass diese Erklärung vor allem dazu diente, mich „complient" zu machen, also krankheitseinsichtig, damit ich bereitwillig die verordneten Psychopharmaka einnahm.

Ist es nicht seltsam, dass solche „Geschichten" nötig sind, um den psychiatrischen Patienten davon zu überzeugen, seine Medikamente regelmäßig zu nehmen? Vielleicht liegt es ja daran, dass deren Wirkung eben nicht messbar eintritt, wie zum Beispiel bei einem Blutdruckmittel.

Das nächste Märchen, das immer wieder erzählt wird, ist das vom Serotonin-„Mangel" im Gehirn. Ich las davon in einer kleine Patientenbroschüre eines Pharmaherstellers, die mir eine Schwester auf Station in die Hand drückte, als ich um Informationen zur bipolaren Störung bat. Dort wurde erklärt, dass die Depression von einem Mangel an Serotonin käme und dass das Medikament diesen Mangel ausgleiche. Aha, dachte ich, wenn das so ist, dann lässt sich ein solcher Mangel sicherlich irgendwie feststellen und beheben.

Bei der nächsten Gelegenheit bat ich einen Oberarzt eine solche Messung des Serotonins in meinem Gehirn vorzunehmen, damit ich erführe, wie viel ich denn ausgleichen müsse. Er lehnte das mit der Begründung ab, man könne das Serotonin nicht messen. Ich war verblüfft und traute mich nicht mehr weiter zu fragen, obwohl ich nicht verstand, wie der Arzt sonst festlegen könne, wie viel ich von diesem Serotonin-Wiederaufnahme-Hemmer brauche.

Heute bin ich mir sicher, dass das eine Ausrede war, denn man kann Serotonin sehr wohl messen. Die Frage ist aber, ob eine solche Messung Sinn macht, denn die konkrete Menge an Serotonin sagt nichts über die Ursache der Erkrankung oder deren Behandlung aus. Im Gehirn wechselwirken unzählige Botenstoffe, so ähnlich wie in einem großen Orchester. Jeder Stoff ist wichtig und hat seine ganz konkrete Aufgabe, aber eben nur im Zusammenspiel mit den anderen Botenstoffen. Die Aussage des Arztes hatte also durchaus ihre Berechtigung, seine schroffe Antwort kam bei mir aber ganz anders an. Diese Botschaft aus der Patientenbroschüre des Pharmaherstellers war schlicht eine sehr stark vereinfachende Werbebotschaft.

Peter und Sabine Ansari, die Autoren des Buches „Unglück auf Rezept" setzen sich detailliert mit der Serotonin-Lüge auseinander. Aus meiner Sicht wird schlüssig bewiesen, dass bis heute niemand beweisen konnte, dass das Serotonin bzw. ein Serotoninmangel die Ursache für Depressionen ist. Messungen hätten ergeben, dass es keinen Zusammenhang zwischen der Menge an diesem Botenstoff und der Wirkung auf die Stimmung gäbe.

Prof. Müller-Oerlinghausen, Psychiater und viele Jahre Vorsitzender der Arznei-mittelkommission, hat in seinem Vortrag auf der DGBS-Tagung 2016 in Chemnitz darauf hingewiesen, dass (Zitat) *„mit der Vermarktung der Antidepressiva ... den Ärzten und der Öffentlichkeit das Märchen von der Serotonin-Man-gel Hypothese ins Gehirn gewaschen"* wurde.

Mit dieser Behauptung wurden die neueren Antidepressiva beworben, die aber im Vergleich mit Placebo schwach in der Wirkung seien. Das Märchen vom Sero-toninmangel sei eine Erfindung der Pharmaindustrie zur besseren Vermarktung ihrer Serotonin-Wiederaufnahmehemmer. Die Wirkung dieser Mittel seien zu 50,97 % auf den Placeboeffekt zurückzuführen, zu 23,87 % auf eine Spontan-remission und nur zu 25,16 % auf den Wirkstoff selbst, so Prof. Müller-Oerling-hausen in seinem Vortrag.

Ich will damit auch nicht behaupten, dass Serotonin-Wiederaufnahme-Hemmer keine Wirkung hätten. Ich kenne eine ganze Reihe von Betroffenen, deren damit geholfen werden konnte bzw. die glaubten, dass die Besserung ihrer Symptome auf diese Medikamente zurückzuführen sei. Es ist auch richtig, dass die Verträg-lichkeit sich verbessert hat und die geringeren Nebenwirkungen zu einer besse-ren „Therapietreue" der Patienten führten.

Was mich ärgert, ist die mit solchen Behauptungen geschürte Erwartungshal-tung, man bräuchte nur eine Pille einwerfen und schon sei das Problem gelöst. Diese „Wunderpillengläubigkeit" führt nämlich dazu, dass sich die Patienten auf diese versprochene Wirkung verlassen und einerseits nichts weiter mehr tun oder für notwendig halten. Andererseits gibt es eben auch eine ganze Reihe von Betroffenen, bei denen diese Antidepressiva nicht die versprochene Wirkung ha-ben. Meist wird dann ein weiteres Mittel dazu gegeben oder ein drittes und ein viertes. Andere Therapiemöglichkeiten stehen überhaupt nicht im Fokus.

Und auch Angehörige glauben oft an die Allmacht der Psychopharmaka und verstärken – im guten Glauben, den Betroffenen zu unterstützen – die ärztliche Verordnung. Wenn es dann trotzdem zu Phasen kommt, wird oft als erstes un-terstellt, der Patient habe seine Tabletten nicht oder nicht regelmäßig genom-men, hätte also durch sein Verhalten die neue Krise provoziert. Unter anderem auch deshalb wird bei der Klinikeinweisung der Medikamentenspiegel im Blut gemessen. Als zweites wird dann oft die Wirksamkeit des bisherigen Präparates angezweifelt und ein neues ausprobiert. So bin ich u.a. zu meiner langen Liste von Medikamenten gekommen. Das Aus- und Einschleichen dauert meist Tage oder Wochen und verlangt viel Geduld. Schnell gerät man als Betroffener in die Situation sich verteidigen und rechtfertigen zu müssen, so, als sei man selbst schuld an der Krise. Ich weiß nicht, ob mit somatisch Kranken auch so umge-gangen wird.

Wenn ich als Betroffene solche Aussagen eines Professors und Vorsitzenden der Arzneimittelkommission höre, dann frage ich mich, wozu ich solche Serotonin-Wiederaufnahme-Hemmer überhaupt nehmen soll, wenn ein Placebo, ein Schein-Medikament, also eine wirkstoffleere weiße Pille, die Mehl oder Zucker enthält, genauso gut hilft.

Über den Placebo-Effekt, der ja tatsächlich wissenschaftlich nachgewiesen ist, gibt es übrigens ein interessantes Buch von Joe Dispenza: „Du bist das Placebo". Es ist erstaunlich, wie Dinge, an die wir glauben, auf uns rückwirken. Dr. Eckart von Hirschhausen schreibt in seinem Buch „Wunder wirken Wunder" ausführlich über den Placebo-Effekt. Man hat durch Studien u. a. herausgefunden, dass Placebos sogar dann wirken, wenn man weiß, dass es welche sind, und dass nur etwa 20 % der konventionellen Medizin nachgewiesener Maßen wirksamer als Placebos sind. (Vgl. Hirschhausen: Wunder wirken Wunder, S. 54)
Außerdem hätten Placebos neben der Tatsache, dass sie garantiert viel billiger sind, sogar den Vorteil, keinerlei Nebenwirkungen zu machen.
Besonders für die Betroffenen, die solche Antidepressiva nehmen, waren diese Informationen auf der DGBS-Tagung in Chemnitz 2016 sehr ernüchternd und haben zu Empörung unter den Betroffenen geführt. Man fühlte sich benutzt und hinters Licht geführt. So offen und klar habe ich bis dahin noch niemanden über die Serotonin-Lüge sprechen hören. Im Buch von Peter und Sabine Ansari kann man ausführlich darüber lesen.

Antidepressiva werden nicht so häufig als Monotherapie an Bipolare verordnet, da diese ein Switchrisiko haben. Das bedeutet, dass die aktivierende und stimmungsaufhellende Wirkung einiger Antidepressiva dazu führen kann, dass der Betroffene aus der Depression sofort in eine Manie durchstartet. Das kenne ich aus eigenem Erleben. Innerhalb nur eines Tages switchte ich in eine ausgewachsene Manie, die damit endete, dass mich zwei Polizisten zurück in die Klinik und auf die geschlossene Station brachten. Betroffene, bei denen die Depression im Vordergrund steht, haben oft Antidepressiva als Co-Medikament zu ihrem Stimmungsstabilisierer.

Die Kritik an der Serotonin-Mangel-Hypothese soll nicht bedeuten, dass Serotonin unwichtig ist. Auch wenn die Menge des Serotonins nicht die Ursache für Depressionen ist, haben Serotonin und die anderen Botenstoffe im Gehirn eine große Bedeutung für das Denken, Fühlen und Handeln des Menschen. Deshalb ist das Thema „Botenstoffe" für Menschen, die unter Manien und Depressionen leiden, enorm wichtig. Es ist aber vor allem das Zusammenspiel aller Botenstoffe und deren Wechselwirkungen mit inneren und äußeren Reizen, die auf die Stimmung und den Antrieb Wirkung haben.

Psychopharmaka können im Akutfall sehr nützlich sein, denn sie blockieren zum Beispiel Dopamin, besetzen Rezeptoren oder blocken Calzium-Kanäle und bringen so die Symptome der Manie oder der Depression zum Abklingen. In diesen akuten Phasen habe ich sie als helfendes Medikament dringend benötigt und von deren Wirkung profitiert. Ich möchte mir gar nicht ausmalen, was mit mir passiert wäre, wenn es diese Psychopharmaka nicht gegeben hätte! Aber dass deshalb eine dauerhafte Blockierung von Prozessen im Gehirn nötig ist, um Manien und Depressionen prophylaktisch zu verhindern, daran zweifele ich inzwischen.

Das ist nämlich eine weitere Aussage, mit der Betroffene immer wieder konfrontiert werden: eine Medikation zur Vorbeugung neuer Phasen sei alternativlos. Das bedeutet für die Betroffenen oft monatelange, manchmal jahrelange Tabletteneinnahme mit allen Folgen und Nebenwirkungen, die Psychopharmaka haben. Als Begründung wird behauptet, dass sonst die Krankheitssymptome wieder auftreten würden und dass es zu neuen Phasen kommen könnte.
Es ist richtig, dass beim Absetzen Symptome auftreten können. Auch ich hatte welche und habe auch von anderen Betroffenen gehört, dass sie etwas „gemerkt" haben. Aber sind das nicht vielleicht Anzeichen, dass sich das Gehirn nach langer Blockierung wieder zurückbaut, dass sich Rezeptoren, die dem Gehirn geholfen haben mit dem anflutenden Serotonin-Wiederaufnahme-Hemmer oder dem Dopamin-Blocker fertig zu werden, nun wieder zurückbilden? Die Autoren des Buches „Unglück auf Rezept" erläutern, dass weder der Betroffene noch der Psychiater oder Neurologe genau unterscheiden können, ob es sich um Absetzsymptome oder um Zeichen einer erneuten Erkrankung handelt. Die Symptome seien sich zu ähnlich. Meist wird Letzteres angenommen und als Beweis gesehen, dass es ohne Psychopharmaka nicht geht.

Ich habe sehr vorsichtig und mit ärztlicher Begleitung die Psychopharmaka reduziert und letztendlich abgesetzt, da ich um die Gefahren wusste. Außerdem konnte ich mich bei meiner Ärztin immer wieder rückversichern. Meine Erfahrung war, dass die Absetz-Symptome, wie zum Beispiel Schlafschwierigkeiten oder Unruhe, von Tag zu Tag nachließen, so als ob sich das Gehirn allmählich an das Fehlen der bisherigen Blockade gewöhnt und sich selbst nun wieder reguliert. Im Gegensatz dazu nahmen die Symptome bei einer aufflammenden neuen Phase eher zu. Tritt das ein, kann man immer noch entscheiden, ob man wieder etwas nimmt. Wenn aber jeglicher Versuch von vorn herein negiert wird, braucht man sich über selbsterfüllende Prophezeiungen nicht wundern.
Aus meiner Sicht verhindert dieses nur auf Medikamente ausgerichtete Denken jeden Absetzversuch. Aus Angst eventuell eine neue Phase zu bekommen, nehmen Betroffene zum Teil jahrzehntelang Psychopharmaka. So habe ich mehrere

Betroffene kennengelernt, die über 20 Jahre Lithium eingenommen hatten. Sie mussten es absetzen, weil die Niere zu stark geschädigt war. Ein neues Medikament zu finden war sehr aufwändig und die Umstellung machte sogar Klinikaufenthalte nötig.

Die Ängste vor neuen Phasen werden leider von einigen Ärzten eher geschürt als gemildert. Mir wurde erzählt, dass es sogar Psychiater gäbe, die ihre Patienten regelrecht unter Druck setzen und mit Behandlungsabbruch drohen, wenn man seine Tabletten nicht nähme. Es gibt auch Psychotherapeuten, die Bipolare nur unter der Bedingung behandeln, dass diese medikamentös eingestellt sind.
Ich kenne Betroffene, die trauen sich nicht mal ihre Medikation versuchsweise zu reduzieren und schon gar nicht, den Arzt darum zu bitten, aus Angst, eine neue Krise auszulösen. So erzählte mir eine Betroffene von ihrem Schlafzwang, der sie 16 Stunden im Bett festhält. Trotz ihrer Befürchtung, ihr Leben zu verpassen, weil sie dafür täglich nur acht Stunden Zeit habe, will sie auf keinen Fall etwas an ihrer Medikation ändern.

Mir geht es nicht darum, die Psychopharmaka zu verteufeln, sondern um eine differenzierte Betrachtung. Ja, es gibt Menschen, die kommen nicht ohne aus. Leider wird aber von ärztlicher Seite oft nicht mal der Versuch unternommen, die Dosis zu reduzieren oder ein Absetzen ärztlich zu begleiten. Denn einfach so die Medikamente weglassen, kann wirklich nach hinten losgehen, man braucht schon ein gutes Sicherheitsnetz und Strategien für Krisen, denn der Ausgang des Versuches ist ungewiss. Die Probleme mit den Nebenwirkungen und das viele Herumprobieren mit Psychopharmaka kenne ich aus eigenem Erleben. Sie haben bereits gelesen, wie viele verschiedene Medikamente ich in den Jahren meiner Behandlung genommen habe.

Ich lehne Psychopharmaka nicht grundsätzlich ab. In meinen Krisen ging es nicht ohne und ich würde wieder welche nehmen, wenn ich das Gefühl hätte, sie zu brauchen. Ich halte aber den Dauereinsatz für nicht hilfreich. Wenn man die Berichte der Menschen, die in die Selbsthilfegruppen kommen, hört, entsteht der Eindruck, dass insbesondere niedergelassene Psychiater sich zu wenig Zeit für eine Beratung und ein Angebot von Alternativen nehmen. Diese gibt es aber durchaus! Gäbe es eine ausreichende Aufklärung und Schulung der Betroffenen, eine engmaschige Betreuung durch geschultes Personal sowie eine wohlwollende Begleitung durch den behandelnden Arzt, dann

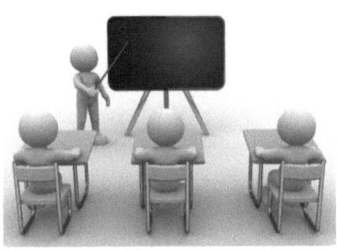

kann aus meiner Sicht ein solcher Absetzversuch durchaus gelingen. Lesenswert ist das Buch von Peter Lehmann „Psychopharmaka absetzen", welches aus meiner Sicht sehr differenziert diese schwierige Thematik beschreibt.

Leider kann niemand sein Leben ein zweites Mal leben. Es wäre schön, wenn es einen „Zurück auf Start"-Knopf wie in manchen Spielen gäbe und man sein Leben auf die Zeit vor dem Ausbruch der Erkrankung zurückdrehen könnte. Dann könnte man das gleiche Leben unter den gleichen Umständen ein zweites Mal 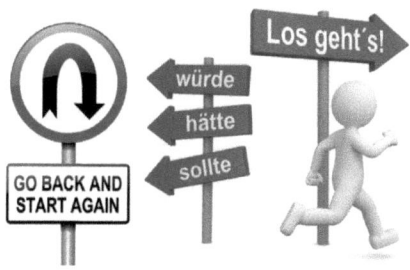 ohne Medikamente leben und ausprobieren, welches besser gelingt, das Leben mit Psychopharmaka oder das Leben ohne.

Heute weiß ich, dass man sein Denken, Fühlen und Handeln tatsächlich beeinflussen kann:

- durch eine artgerechte Ernährung, die alles enthält, was der Körper braucht, um alle Botenstoffe überhaupt bilden zu können;
- durch den Ausgleich von Vitamin- und Mineralstoffmängeln, die zuvor durch Messungen festgestellt wurden;
- durch gute Selbstfürsorge, zu der auch regelmäßige Bewegung gehört;
- und durch ein gutes Selbst- und Stressmanagement, das man erlernen kann.

Mögliche Alternative: tagesklinische Behandlung

Ich hatte das große Glück, im Vivantes Humboldt-Klinikum Berlin-Reinickendorf Aufnahme zu finden. Dort gibt es einen bipolaren Schwerpunkt, ein Bipolar-Spezialsprechstunde und eine Bipolar-Tagesklinik, die von Prof. Bräunig und Frau Dr. Salkow aufgebaut worden sind. Zwischenzeitlich werden dort über vierhundert Menschen mit bipolaren Störungen stationär, teilstationär oder ambulant betreut. Das ist, bezogen auf die Patientengruppe der Bipolaren eine beachtliche Anzahl. Das hat den Vorteil, dass sich dort ein großer Erfahrungsschatz angesammelt hat, der den Betroffenen zugutekommt.
Eine Tagesklinik ist Teil eines Krankenhauses, aber die Behandlung erfolgt nur am Tage – daher der Name. Man muss nicht über Nacht und am Wochenende in der Klinik bleiben, sondern kann seinen häuslichen Alltag wie gewohnt leben. Es ist so, als ginge man morgens zur Arbeit und käme abends von dort zurück.

Um in die Tagesklinik aufgenommen zu werden, muss man auch nicht, wie z. B. bei einer Reha, einen Antrag stellen und auf eine Kostenzusage warten. Es reicht eine Krankenhauseinweisung eines Arztes, das kann auch der Hausarzt sein.

Ich konnte an einem multimodalen Therapieprogramm teilnehmen, das dem Patienten vielfältige Angebote macht. Anfangs war meine Überraschung groß, in der Therapiegruppe auf Gleichbetroffene zu treffen. So viele Bipolare auf einmal hatte ich noch nicht kennengelernt. Auf den Stationen der vorherigen Kliniken kam ich mir immer als Exot vor. Ich habe viel von den anderen Betroffenen gelernt, unter anderem auch meine in mir tobenden Gewitter und Vulkane mit Worten zu beschreiben. Erstaunt war ich, dass es andere Menschen gibt, die Ähnliches erlebt haben. Das war sehr entlastend, schließlich zweifelte ich nach zwei Jahren vergeblichen Therapieversuchen allmählich an meinem Verstand.

Für mich besonders wertvoll war die Psychoedukation, damit ist die Patientenschulung gemeint. Ich lernte zum ersten Mal Genaueres darüber, was die bipolare Störung eigentlich ist, welche Ursachen und Symptome sie hat und wie man sie umfassend behandeln kann. Dabei ging es auch viel um das Selbstmanagement, zu dem das Führen eines Stimmungstagebuchs, ein Krisenplan und das Identifizieren der individuellen Frühwarnzeichen gehören. Einige Beispiele davon werde ich Ihnen noch zeigen. Das war schon deshalb für mich neu, weil ich mich bisher eher in der Rolle des passiven Patienten sah, der von der ärztlichen Entscheidung abhängig war.
Die Musik- und die Bewegungstherapie, deren therapeutischen Hintergrund ich anfangs gar nicht verstand, wurden zum Schlüssel, wieder einen Zugang zu meinen Gefühlen zu finden und meine emotionale Erstarrung zu überwinden.
Hier lernte ich, wie ich mich durch Bewegung entweder energetisch aufladen, aber auch beruhigen, also selbst auf beginnende manische oder depressive Zustände durch mein motorisches Verhalten Einfluss nehmen kann. Ich konnte austesten, wie viel Nähe und wie viel Distanz ich für mein Wohlbefinden brauchte. Das war eine besondere Erfahrung, die ich wohl nie vergessen werde.
In der Musiktherapie erlebte ich wieder Freude am Spiel; am nicht auf ein Ergebnis gerichtetes Tun; am Spaß, um des Spaßes willen; an Freude, an Lebensfreude. Und ich konnte mich in einem wertfreien Raum ausprobieren: Testen, wie sich Abgrenzung anfühlt; wie schön es sein kann, sich mitreißen zu lassen und vor allem, wie ich gegensteuern kann, wenn ich das eine oder das andere nicht möchte. Hier habe ich gelernt, dass Nein-Sagen legitim sein kann und dass darauf nicht zwingend Ablehnung folgt – und das ohne Worte!

Dieser tagesklinische Aufenthalt war der Behandlungsdurchbruch und die Wende in meinem Krankheitsverlauf.

Ich halte diese Therapieform für so erfolgreich, dass ich sie jedem empfehle, der mich nach der optimalen Behandlung der bipolaren Störung fragt. In meiner Selbsthilfegruppe waren fast alle Teilnehmer schon in der Tagesklinik. Es ist für mich immer wieder höchst erstaunlich, wenn Betroffene, die erstmals in die Selbsthilfegruppe kommen und völlig verzweifelt und am Boden zerstört sind, nach sechs Wochen aus der Tagesklinik zurückkommen.

Die Menschen sind verändert! Sie haben jetzt ein ganz anderes Verständnis ihrer Erkrankung, haben einen Plan für das weitere Vorgehen und vor allem Hoffnung, dass sie mit der Störung leben können. Manche brauchen einen längeren Aufenthalt als sechs Wochen oder manchmal sogar nach einigem Abstand einen weiteren Kurs, aber hilfreich ist der Aufenthalt bisher für jeden, den ich kenne, gewesen.

Zum Experten seiner Erkrankung werden

Der Betroffene kann mit diesen Mitteln aus der passiven Rolle des Pillenschluckers zum aktiven Manager seiner Erkrankung werden. Das bringt Kontrolle und Selbstvertrauen zurück und das stärkt und stabilisiert mehr als jedes Medikament.

WERDEN SIE VOM BETROFFENEN ZUM EXPERTEN IHRER ERKRANKUNG

Der Betroffene in der
„Krankheitskutsche"

Der Experte seiner Erkrankung in der
„Genesungskutsche"

Man wird von der Krankheit
hin- und hergeschüttelt

Wieder die Zügel selbst
in die Hand nehmen

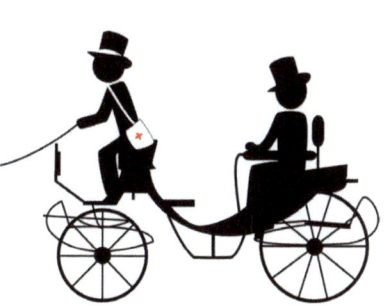
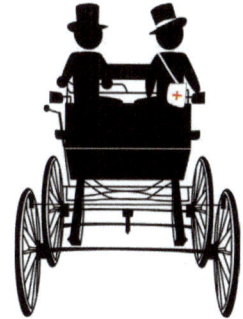

Eine meiner ersten Therapeutinnen, Frau Dr. Katja Salkow, sie ist promovierte psychologische Psychotherapeutin, hat mir anhand einer Metapher ein Ziel vorgeschlagen, das ich für mich akzeptieren und annehmen konnte:

Werden Sie vom Betroffenen zum Experten Ihrer Erkrankung! Um zu erklären, was sie damit meinte, erzählte sie mir von einer symbolischen Kutsche, in der ich säße und von den Zügeln meines Lebens, die ich selbst wieder selbst in die Hand nehmen solle.

Das Bild gefiel mir und ich stellte es mir im Geiste ungefähr so vor, wie auf folgender Seite dargestellt.

Die „Zügel" des eigenen Lebens werden einem durch die Krankheit „aus den Händen genommen." Es lenkt jetzt jemand anderer: Manchmal der Arzt, manchmal ein Angehöriger oder „die Krankheit". Der bipolar Betroffene hat kaum noch Einfluss darauf, was die Krankheit mit ihm macht. Man wird im Wagen der Kutsche hin- und hergeschüttelt, mal dahin und mal dorthin.

Gelingt es aber, auf den Kutschbock zurück zu klettern, kann man die Zügel wieder selbst in die Hand nehmen und man entscheidet selbst, wer einen begleitet und für wie lange. Das kann ein Arzt oder ein Therapeut sein und ich, als Betroffener, entscheide, wer wie lange mich begleiten darf oder wann ich jemanden einlade, mich zu begleiten. Dann habe ich es geschafft, dann bin ich zum Experten meiner Erkrankung geworden.

Mein Weg zur Stabilität war recht lang und beschwerlich und von vielen Rückschlägen geprägt, und um im Bild der Kutsche zu bleiben: Ich wurde immer wieder beim Versuch auf den Kutschbock zu klettern von heftigen Stößen zurückgeworfen, aber letztendlich habe ich mir diesen zurück erobert.

Manie und Depression heißen die beiden Pole der bipolaren Störung

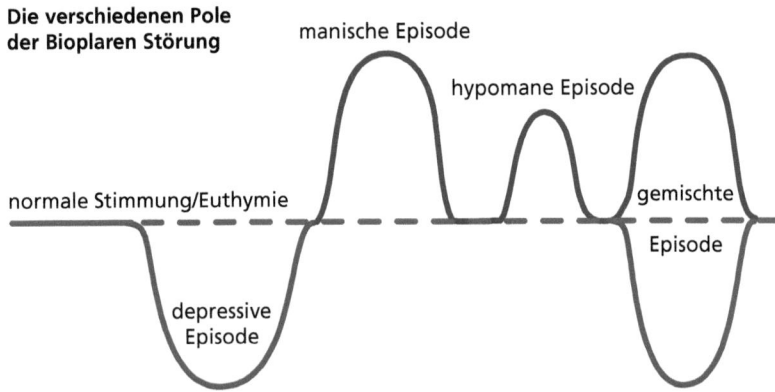

Die verschiedenen Pole der Bioplaren Störung

manische Episode

hypomane Episode

normale Stimmung/Euthymie

gemischte Episode

depressive Episode

Die bipolare Störung zeigt sich vor allem in einem veränderten Verhalten. Sowohl die Stimmung als auch der Antrieb sind abnormal verändert, entweder extrem gesteigert, das nennt man dann **Manie** oder extrem gemindert, das nennt man dann **Depression**. Ein Betroffener kämpft also an zwei völlig entgegengesetzten „Fronten" und dann auch noch mit zwei Phänomenen: mit seiner Stimmung **und** mit seinem Antrieb. Manchmal treten diese Phasen sogar gleichzeitig auf, wie obiges Bild aus der Informationsbroschüre der DGBS zeigt. Diese grafische Darstellung stammt aus dem Ratgeber für Betroffene und Angehörige der DGBS, „Manie und Depression – die bipolare Störung", Seite 6.

Hier ein Schaubild über die wesentlichen Symptome von Manien und Depressionen

Quelle: http://www.scinexx.de/wissen-aktuell-bild-15424-2012-12-19-20900.html

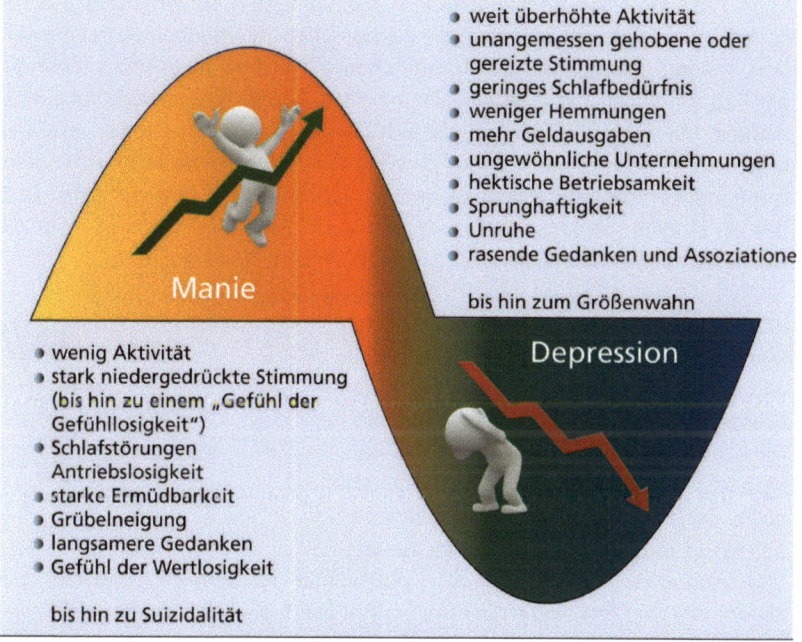

Manie ist grenzenlose Energie

Haben Sie sich schon mal gefragt, was die Manie so verführerisch macht? Wie es kommt, dass manche Bipolare diesen Zustand sogar anstreben? Warum jemand, der gerade eine Manie erlebt, diesen Zustand so lange wie möglich halten will und deshalb alle gut gemeinten Ratschläge ignoriert, sogar empört zurückweist – mit allen Folgen, die das hat?

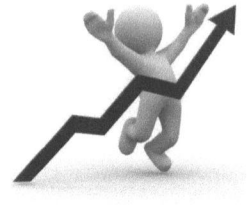

Ich habe schon mehrere Manien erlebt und versucht im Nachgang herauszufinden, warum es dazu gekommen ist. Es musste doch einen Grund dafür geben. Meine Erklärung aus heutiger Sicht lautet: Ich lebte in diesen Phasen Bedürfnisse aus, die ich im normalen Alltag nicht ausleben konnte. Daraus zog ich die Schlussfolgerung, dass ich „nur" diese unerfüllten Bedürfnisse in meinen Alltag integrieren bräuchte und damit der Manie ihrer Grundlagen beraube. Die Manie hätte dann ihre Funktion verloren und meine Psyche müsste nicht mehr zu diesem Mittel greifen, um mir diese Bedürfnisse zu erfüllen.

Es mag sein, dass das sehr einfach klingt. Mir hat diese Argumentationskette geholfen, zu akzeptieren, dass nicht die euphorischen Stimmungen erstrebenswert sind, sondern die Balance, die Ausgeglichenheit. Erst als mein Fokus mehr auf der Balance als auf der „tollen" Stimmung lag, konnte ich bewusst bei aufkeimenden manischen Erregungen, die sich bei mir leider recht schnell zur Manie auswuchsen, gegensteuern. Zuvor „wollte" ich die Manie gar nicht verhindern, wer findet es nicht schön, wenn es einem – vermeintlich – „bestens" geht? Dass das ein längerer Übungsprozess war und auch nicht immer gelang, zeigt die Häufigkeit meiner Klinikaufenthalte, von denen ich schon berichtete.

Was also macht die Manie so verführerisch? Manie fühlt sich richtig gut an. Der Zustand erinnert an das Erleben als Kind, als es keine Grenzen, Sorgen und Nöte gab, alles möglich schien, alles leicht und unendlich war. Man lebt in den Tag hinein, macht sich um nichts Gedanken und findet alles spannend, aufregend und lustig. Alles scheint perfekt

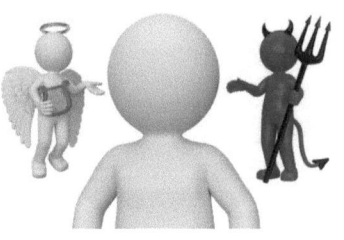

und optimal. Morgens springt man putzmunter aus dem Bett und fällt spät abends wie ein Stein hinein oder man macht gleich die Nacht durch, weil Schlafen unnütze Zeitverschwendung ist.

Zu der Euphorie gesellt sich die Omnipotenz auf allen Ebenen. Man hat das Gefühl, allmächtig und allgewaltig zu sein, alles zu können und zu dürfen, und damit besser, klüger, erfolgreicher als alle anderen zu sein. Verantwortung haben nur die anderen, Konsequenzen müssen nur die anderen tragen, alles wird sich schon irgendwie einrenken und gut ausgehen. Auch ich kenne dieses extrem übersteigerte Selbstbewusstsein.

Was mich aber am meisten an den Manien faszinierte, war **die grenzenlose Energie**.

Diese Energie machte jeden Tag zu einer neuen Herausforderung. Ich konnte schier endlos arbeiten, war stets wach und kreativ, für Probleme fielen mir schnell Lösungen ein, unangenehme Ereignisse beeindruckten mich wenig, ich übernahm die schwierigsten Aufgaben – kurz mein Motor lief permanent mit 150 % seiner Kraft.

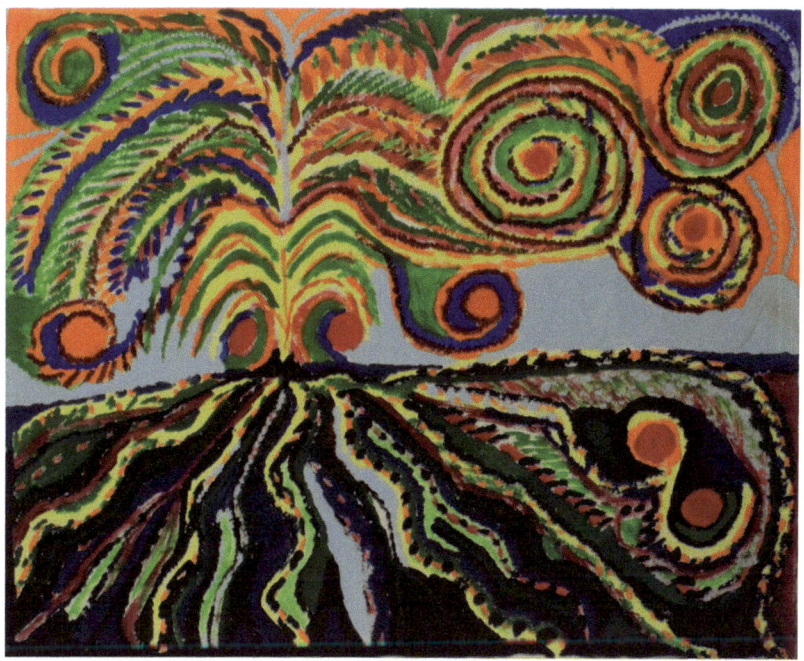

Hier sehen Sie ein Bild, das ich während der Maltherapie angefertigt habe. Ich versuchte zu malen, wie ich die beiden Pole Manie und Depression erlebte.

Wenn ich von meiner Umwelt den Hinweis bekam, dass ich übertrieben fröhlich und erregt sei, dass ich andere gar nicht zu Wort kommen lasse und niemand mehr meinem Tempo folgen könne, tat ich das als „lästiges Neidgerede" ab und unterstellte den Wohlmeinenden, sie wollten mich ja nur ausbremsen. Ich wollte mich aber nicht bremsen lassen.

Über kurz oder lang ging das nie lange gut. Irgendwann fing ich an, mich zu verzetteln, konnte nicht mehr zwischen Wichtigem und Unwichtigem unterscheiden. Als die körperliche Erschöpfung einsetzte, kippte meine euphorische Stimmung in eine dysphorische (gereizte) Stimmung um. Ich wurde unleidlich, konnte mich selbst kaum ertragen und war von allem und allen nur noch genervt.

Die Anspannung ließ kaum noch nach, was sich u. a. in einem körperlichen Beben äußerte oder auch durch das Gefühl innerlich zu verbrennen. Bald darauf kam entweder der körperliche Zusammenbruch mit katatonen Zuständen oder der Absturz in die Depression.

Anfangs setzte ich alles daran, diesen Energieschub wieder zu erleben, was einen Teufelskreis in Gang setzte, der immer wieder einen Klinikaufenthalt nötig machte.

Für mich gab es Manien und Depressionen nicht ohne die jeweils andere Seite. Wenn die Stimmung zu sehr in die eine Richtung ausschlug, kam irgendwann die Schwankung in die andere Richtung.

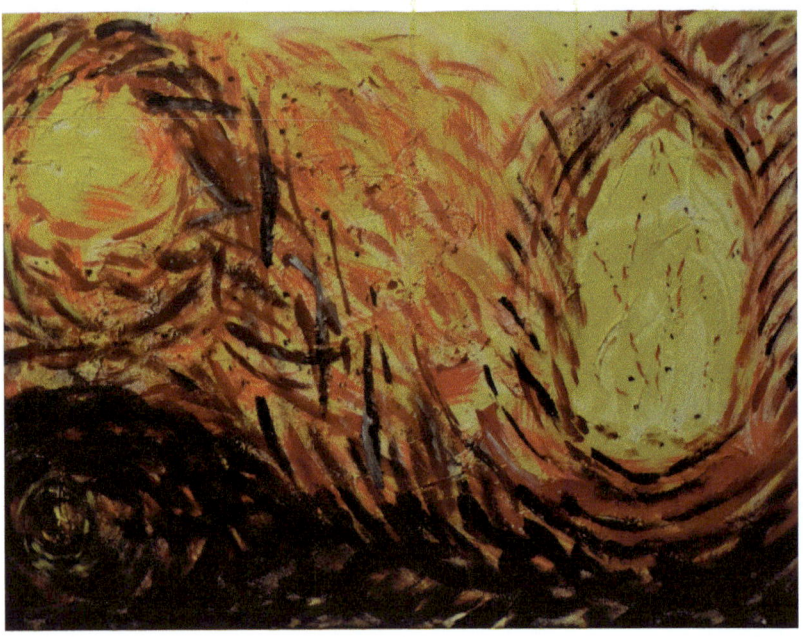

Dieses Verbrennen in der Manie habe ich so dargestellt.

Depression ist die Abwesenheit von Energie

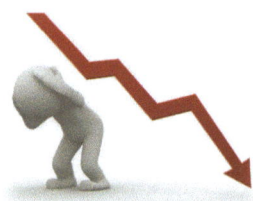 Die Depression ist keine Traurigkeit. Depression ist die Abwesenheit von Gefühlen und von Energie. Man hat für nichts mehr Kraft und Energie – nicht mal für die eigenen Gefühle. In den depressiven Zeiten fühlte ich mich leer, vielleicht vergleichbar mit einer entleerten Batterie. Nichts ging mehr.

Arbeit schon gar nicht, aber auch keine sonst angenehmen Tätigkeiten. Zu nichts Lust, für nichts Kraft – dafür Zeit, die sich endlos hinzog.

Ich kann mich an eine Situation in der Klinik erinnern, da saß ich vor einer Banane und überlegte, was ich damit tun solle und war froh, als irgendjemand mir die Banane aus der Hand nahm, zur Hälfte schälte und mir wieder in die Hand drückte, sodass ich sie essen konnte. Mir wollte einfach nicht einfallen, was ich mit diesem Ding tun sollte, so sehr war mein Denken verlangsamt.

Leider gab es in solchen depressiven Phasen auch demütigende Szenen: So saß ich vor meinem Mittagessen, starrte den Deckel des Thermogeschirrs an und überlegte, ob ich eigentlich Hunger hätte. Eine Schwesternschülerin kam herbei, nahm eilfertig den Deckel ab, sah genau wie ich, dass es Kartoffeln und ein Gemüse gab. Sie zerteilte die Kartoffeln in mundgerechte Stücke und drückte mir statt Messer und Gabel einen großen Löffel in die Hand. Ich fühlte mich wie eine Demenzkranke behandelt und war wütend über den entwürdigenden Umgang. Ob diese Gedankenlähmung und extreme Verlangsamung tatsächlich von der Depression kam oder eine Wirkung des Benzodiazepins war, kann ich nicht sagen – vielleicht beides.

Depression ist das andere Extrem der Stimmungsschwankungen. Was in der Manie zu viel ist, ist in der Depression zu wenig. Vor allem das Gefühl der Wert- und Aussichtslosigkeit kann Betroffenen sehr zu schaffen machen, deshalb ist es nicht selten, dass Depressive suizidal werden. In Deutschland nehmen sich jedes Jahr über 9.000 Menschen das Leben, viele davon litten an einer Depression.

Phasen der Auseinandersetzung

Während und zwischen den Klinikaufenthalten hatte ich über einhundert Stunden Einzelpsychotherapie bei mehreren Psychologen. Ich wollte auf dem Erlernten aus der Tagesklinik aufbauen und herausfinden, warum und wie ich „ticke" und wie ich die Zügel meines Lebens wieder selbst in die Hand nehmen kann. Rückblickend habe ich festgestellt, dass es in meiner Auseinandersetzung mit meiner Erkrankung verschiedene Entwicklungsschritte gab, die aufeinander folgten. Später erfuhr ich, dass diese Genese nicht untypisch für Menschen ist, die Erfahrungen mit schweren psychischen Krisen gemacht haben.

1. Phase der Verleugnung

Anfangs **verleugnete** ich, überhaupt krank zu sein. Ich konnte nicht akzeptieren, dass ich, die ich mich als mitten im Leben stehende Frau verstand, psychisch krank sein sollte. Ich hatte doch bisher allen Herausforderungen trotzen können und nun sollte das nicht mehr gehen, das konnte und wollte ich nicht akzeptieren. Ich hielt meine Symptome für ein kurzfristiges Burnout, ein bisschen

Erholung und dann geht das schon wieder. Mehrere Kuraufenthalte brachten tatsächlich etwas Erholung, aber in der Tendenz verlor ich immer mehr Energie. Irgendwann war es dann mein Körper, besser gesagt, mein Kopf, der nicht mehr konnte. Immer häufigere Migräneanfälle bremsten mich immer stärker aus. Erst einmal im Monat, dann siebenmal und zum Schluss fünfzehnmal im Monat Migräne. Arbeiten ging einfach nicht mehr. Von der Kopfschmerzambulanz der Charité wurde ich direkt auf die geschlossene Station eingewiesen.

2. Phase: Schuldgefühle

In der Klinik überkamen mich heftige **Schuld**gefühle. Als ich realisierte, was ich in der Manie alles angestellt hatte, **schämte** ich mich furchtbar. Ich traute mich kaum, meinen Angehörigen in die Augen zu sehen und mied den Kontakt zu Kollegen und Bekannten, vielleicht hat der Aufenthalt dort auch deshalb mehrere Monate gedauert. Auch zweifelte ich heftig an meiner Rolle als Mutter und Ehefrau und an meinen Fähigkeiten überhaupt. Ich glaubte, alles in meinem Leben falsch gemacht zu haben. Mein Selbstwertgefühl lag am Boden.
Ziemlich lange beschäftigte mich die Frage: „Warum ich?", warum bekomme ich eine solche Krankheit, die mich vor mir selbst erschrecken lässt, die mich derart verändert, dass ich mir selbst nicht mehr traue und selbst engste Angehörige an ihrem Vertrauen an mir zweifeln. Manchmal hätte ich dieses andere Ich am liebsten irgendwo eingesperrt, damit es nicht wieder so viel Unsinniges anstellt. Man wird sich selbst aber nicht los.

3. Phase: Wut

Recht schnell begann ich nach den Verursachern meiner Erkrankung zu fahnden. Anfangs machte ich alles und jeden aus meiner Umgebung dafür verantwortlich, dass ich krank geworden bin: Erst meine Arbeit, die Chefs, die Kollegen; dann meine Eltern, meine Erziehung, die Umstände, meine Ehe.
Das ging so lange, bis ich irgendwann erkannte, dass es niemanden gibt, der an meiner Erkrankung Schuld ist. Letztendlich war ich wütend auf die Krankheit und erkannte, dass mich diese Wut nicht viel weiter brachte, sondern eher kontraproduktiv war. Trotzdem war diese Phase wichtig, so konnte ich in allen Lebensbereichen prüfen, welche Auslöser meine Bipolarität eher triggerten und welche Dinge mir eher gut taten.

4. Phase: Trauer

Irgendwann wurde mir klar, dass ich meine Arbeit nicht mehr ausüben kann. Ich war einfach nicht mehr in der Lage, den arbeitsbedingten Stress auszuhalten. Diese Erkenntnis löste seltsamerweise Erleichterung und gleichzeitig Trauer in mir aus. Dank einer guten

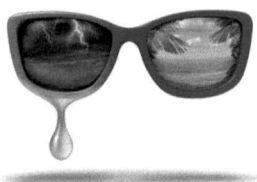

Therapeutin konnte ich um meinen verloren gegangenen Beruf und um mein verloren gegangenes Leben trauern und analysieren, was das Gute am Schlechten war, das ich in mein zweites Leben mitnehmen könne. Erstaunt stellte ich fest, dass ich noch immer eine Reihe von Fähigkeiten und Fertigkeiten hatte, die zwar etwas verschüttet, aber nicht verloren waren.

So fing ich wieder an, meine vielfältigen feinmotorischen Fertigkeiten neu zu entdecken: Schönschreiben, Stricken mit dem Nadelspiel, nähen, Körbe flechten, malen – zum Teil Fertigkeiten, die ich seit meiner Kindheit nicht mehr ausgeübt hatte. Das gab mir neues Selbstvertrauen, es war also doch noch nicht alles verloren. Auch entdeckte ich meine anderen Berufe neu und prüfte, inwieweit diese sich für mein neues Leben eigneten.

5. Phase: Neuorientierung

Aufregend war die Phase der Neuorientierung. Es war die Zeit des Ausprobierens. Ich konnte testen, ob meine in der Therapie neu erworbenen Fähigkeiten alltagstauglich waren und mich auch trugen. In dieser Zeit entdeckte ich die Selbsthilfe und den Verein bipolaris, die Selbsthilfeorganisation für Menschen mit Manien und Depression in Berlin und Brandenburg, und stürzte mich in die ehrenamtliche Arbeit.

Einerseits war diese Tätigkeit sehr sinnstiftend, andererseits verlangte diese auch ein gutes Selbstmanagement, um sich eben nicht zu übernehmen. Im Eifer ist es mir mehrmals passiert, dass ich mir zu viel zugemutet habe.

Das Gute daran war, dass ich inzwischen Strategien hatte, um aufkeimenden Phasen relativ schnell Wirksames entgegen zu setzen. Trotzdem gab es auch in dieser Zeit Klinikaufenthalte und akute Phasen, aber innerhalb der Selbsthilfeorganisation konnten meine Krankheitsausfälle mehr oder minder gut aufgefangen werden und hatten nicht so dramatische Folgen wie auf der Arbeit.

Diese ehrenamtliche Tätigkeit war für mich eine gute Möglichkeit, auf einem völlig anderen Gebiet neues Selbstvertrauen zu erlernen und trotz der Erkrankung eine sinnvolle Arbeit zu leisten. Ich finde es gut, dass die Krankenkassen verpflichtet sind, die Selbsthilfe finanziell zu unterstützen, allerdings ist auch hier die Bürokratie recht groß. Ein Großteil meiner Arbeit bei bipolaris bestand in der Beantragung, Verwaltung und Abrechnung solcher Fördermittel.

Außerdem lernte ich unzählige Menschen kennen, die die gleiche Störung hatten und konnte viel von deren Erfahrungen lernen. Das hat mich sehr bereichert und ermöglichte mir einen neuen, anderen Blick auf meine eigene Erkrankung. Vor allem durch diesen Austausch lernte ich, dass wir zwar die gleiche Erkrankung haben, letztendlich aber jeder seinen eigenen Weg finden kann und muss. Noch heute sind mir die Tätigkeit in der Selbsthilfegruppe und der Austausch mit den anderen Betroffenen sehr wichtig.

Diese Phase war auch die Zeit, in der ich mein Stimmungstagebuch perfektionierte. Ein Beispiel dafür sehen Sie hier. Ich wollte herausfinden, ob es möglich wäre, meine aufkeimenden Krisen rechtzeitig selbst zu erkennen. Es ärgert mich nämlich, dass ich mir sehr oft von Anderen sagen lassen musste, dass ich schon wieder auf dem besten Weg sei, manisch zu werden.

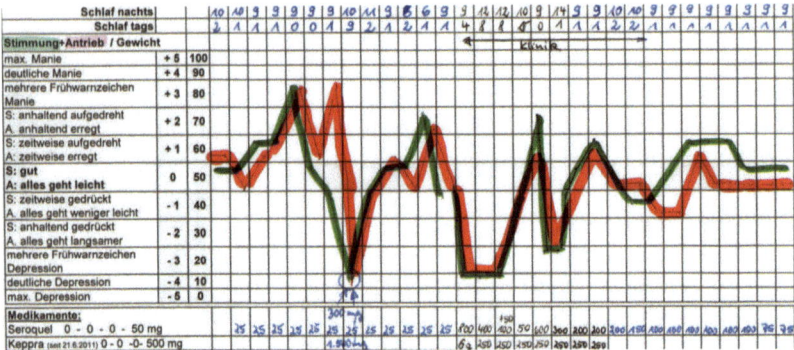

Deshalb kombinierte ich die Stimmungskurve, deren Skala von minus 5 bis plus 5 reichte, mit der Skala für den Antrieb, die von null bis hundert reichte. Fast zwei Jahre führte ich akribisch das Stimmungstagebuch.

Das Erhoffte trat zwar nicht ein, denn meine Stimmung und mein Antrieb veränderten sich meist parallel zu einander, und somit gab es keine Vorwarnzeit, aber für meine Ärzte und Therapeuten waren meine Aufzeichnungen wertvoll. Da mich die Ärztin immer nur in zeitlichen Abständen von mehreren Wochen sah und dann nur wenige Minuten Zeit hatte, um sich einen Eindruck von meiner Stimmungs- und Antriebslage zu machen, konnte sie anhand meiner Aufzeichnungen den Verlauf seit der letzten Konsultation sehen.

Die schon fast zum Ritual gewordene Frage meiner Ärztin zu Beginn jedes Gespräches: „Haben Sie Ihr Stimmungstagebuch dabei?" spornte mich an, weiter fleißig tagtäglich meine Eintragungen vorzunehmen. Ich hörte erst damit auf, als ich nur noch eine Nulllinie eintragen konnte. Nulllinie bedeutet hier nicht etwas Negatives, wie beim Herzschlag, sondern etwas sehr Positives für einen Bipolaren: keine Schwankungen!

Auch lernte ich, mich allmählich von meinen alten, nicht hilfreichen Mustern zu lösen. Insbesondere in depressiven Phasen quälten mich Grübeleien über Vergangenes. Hier waren es zwei unscheinbare, kurze Sätze, die fast zu einem Mantra wurden:

„Es ist, wie es ist." und „Ich lebe im Hier und Jetzt"

Als ich mich Jahre später mit den Techniken des Zeitmanagements beschäftigte, stellte ich erstaunt fest, dass das Akzeptieren dessen, was gerade ist, und man nicht selbst ändern kann; das aktive Ändern von Umständen, die man selbst ändern kann; der planvolle Wechsel von Anspannung und Entspannung sowie die bewusste Gestaltung von Pausen Teile des Stressmanagements sind.

Dank vieler Therapiegespräche im Rahmen einer Verhaltenstherapie wurden Begriffe wie „Gleichgewicht", „Balance" oder „Ausgeglichenheit" zu beherrschenden Themen. Es schien mir immer wichtiger, diese Mitte zu erlangen. Ich versprach mir davon, ein anderes, ein besseres Leben als während der Krankheit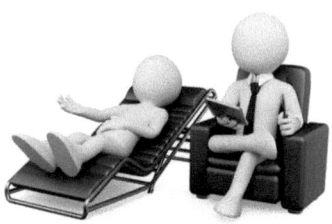
führen zu können. Erst als ich lernte, mit meiner Energie zu haushalten, sie maßvoll einzusetzen, gut für mich zu sorgen, um durch einen gesunden Wechsel von Anspannung und Entspannung in die Balance zu kommen, konnte ich diesem Teufelskreis Manie – Depression – Manie – Depression allmählich entkommen. Dass das keine „Einbahnstraße" war, sondern auch mit Rückschlägen verbunden war, hatte ich bereits berichtet.

Während der Psychotherapien, die sich über mehr als zwei Jahre hinzogen, habe ich hart daran gearbeitet, das Erlernte in den Alltag umzusetzen. Meine nicht hilfreichen Muster haben mich intensiv beschäftigt, das waren oft schmerzvolle Therapiestunden.

In einem Buch von Friedemann Schulz von Thun habe ich über Kommunikationspsychologie und das „Vier-Ohren-Modell" gelesen und war fasziniert. Ich entdeckte viele Parallelen zu meinem beruflichen und privaten Alltag und verstand erst jetzt, dass ich mir oft unnötig das Leben schwer gemacht hatte. So kann ich heute viel besser meine Bedürfnisse artikulieren oder meine Interessen vertreten, ohne andere damit zu verletzen oder mich schlecht dabei zu fühlen.

Ebenso kann ich viel besser unterscheiden, ob und wann ich für die Gefühle oder das Verhalten einer anderen Person verantwortlich bin und mich abgrenzen. Das hat auch meiner Beziehung zu meinem Ehemann gut getan.

Im Band 3 seiner „Miteinander reden" – Triologie entdeckte ich seine Theorie vom „Inneren Team". Genau zur richtigen Zeit stieß ich auf dieses Modell. Es hat mir sehr geholfen, zu verstehen, wie ich „ticke" und wie ich unangenehme Situationen schnell für mich klären kann, damit gar nicht erst schlechte Gefühle entstehen. Dort habe ich auch entdeckt, warum meine bipolare Störung erst in der Mitte meines Lebens so massiv zum Vorschein kam: Ich habe Bedürfnisse zu lange unterdrückt, sie brachen sich dann in den Manien gewaltsam Bahn. Irgendwann konnte ich den Deckel nicht mehr draufhalten.

Im Bild sehen Sie meine Frühwarnzeichen und meine Strategien zum Gegensteuern. Das Bild hängt noch immer in meinem Büro, sodass ich es immer vor Augen habe.

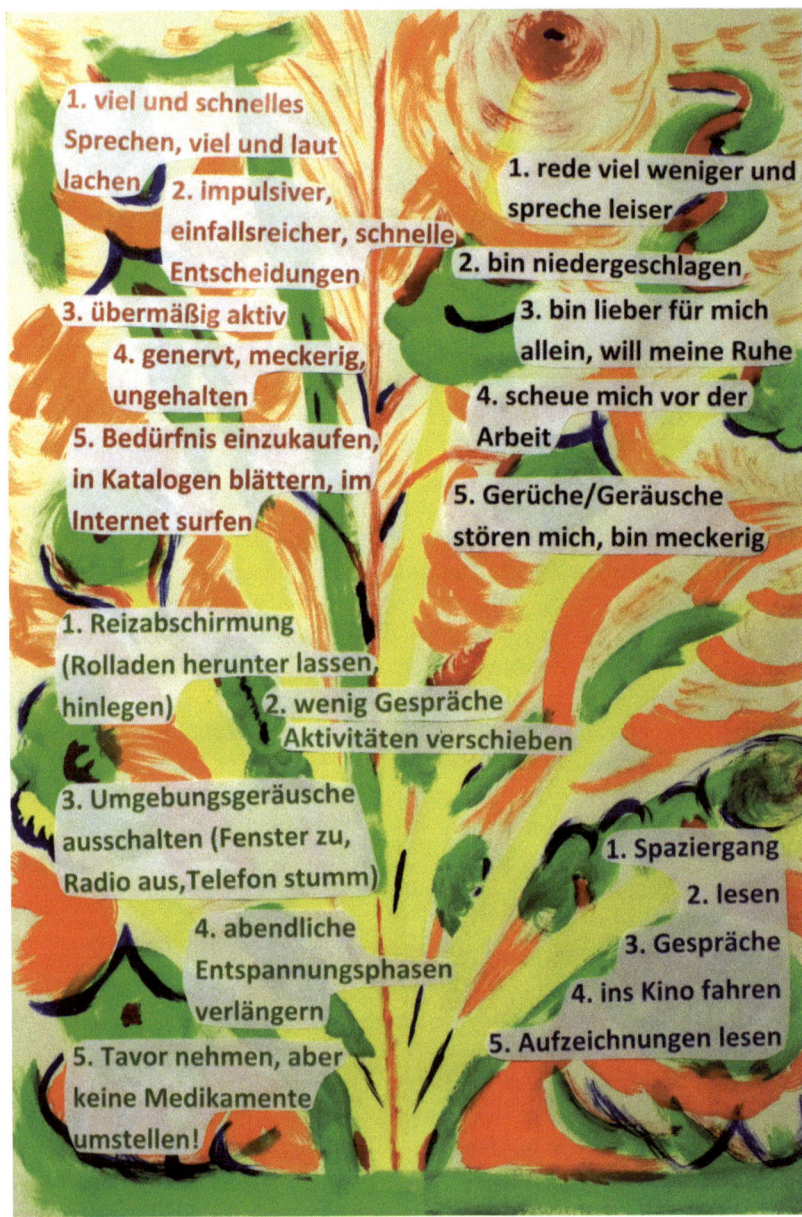

Die Technik der Selbstklärung hat mich fasziniert. Ich habe diese Methode inzwischen so verinnerlicht, dass ich gar nicht mehr groß darüber nachdenke. Ich weiß ziemlich genau, was ich will und warum ich es will. Menschen, die mich kennen, sagen mir, dass sie mich gelegentlich wegen dieser Klarheit beneiden. Mit Hilfe dieser Technik hat das ständige Grübeln um Vergangenes und die damit verbundene schlechte Stimmung fast völlig aufgehört. Kommt eine schlechte Stimmung doch hoch, kann ich mein inneres Team aufstellen und brauche keine fremde Hilfe mehr beim Analysieren.

Ich kann mir heute Vieles verzeihen, was früher undenkbar war, bin viel selbstsicherer geworden, kann mich wieder selbst mögen und habe meinen inneren Frieden gefunden. Ich gestehe mir viel schneller ein, wenn mich etwas stört oder mir nicht gefällt und finde die Kraft, dann entweder die Situation zu verlassen oder meinen Unmut mit Ich-Botschaften zu artikulieren.

Durch weitere Schulungen zu Kommunikationstechniken und im Zeit- und Selbstmanagement kann ich heute so arbeiten, wie ich das schon immer tun wollte. Ich übe heute eine Bürotätigkeit aus, in der ich autonom entscheiden kann, wann und wie viel ich arbeiten möchte. So kann ich diese Tätigkeit in meinen Tagesablauf integrieren und auch meinen anderen Bedürfnisse nachgehen.

Rückblickend kann ich konstatieren, dass ich heute in bestimmten Bereichen leistungsfähiger bin als vor der Erkrankung, allerdings kann ich nicht mehr so lange hintereinander arbeiten wie früher. Das empfinde ich nicht als Einschränkung, sondern als Ausdruck, selbstbestimmt nach meinem ganz eigenen Rhythmus leben zu können.

Zusammenfassend kann ich sagen, dass mir insbesondere die Psychotherapie eine deutliche Verbesserung meiner Symptomatik gebracht hat. Die Behandlung insgesamt brachte mir immer weniger und immer kürzere Krankheitsphasen, weniger Schwankungen und deshalb auch weniger und kürzere Klinikaufenthalte sowie eine Minidosis bei den Medikamenten.

6. Phase: Emanzipation

Trotz dieser Erfolge war ich nicht zufrieden. Immer wieder störten akute Phasen meinen geplanten Tagesablauf, immer wieder musste ich Termine absagen, weil ich in der Klinik war, immer wieder brachten die Phasen auch meinen Angehörigen Unruhe und Sorgen. Diese Unberechenbarkeit der Krankheit störte mich sehr. Ich wünschte mir verlässliche Stabilität! Ich wollte mir wieder selbst sicher sein! Ich wollte, **dass mich die Störung nicht mehr stört!**

Auf die Frage, was ich denn noch tun könnte, um endlich stabil zu werden, erhielt ich von professioneller Seite die Antwort: „Sie machen alles richtig – Frau Oehlschläger". Was sicher als Lob und Aufmunterung gemeint war, war für mich ernüchternd und auch frustrierend. Mehr war also nicht möglich? So sollte es jetzt immer weiter gehen? Ich hatte mich schon damit abgefunden, dass ich nur noch den erreichten Stand werde halten können und fühlte mich in gewisser Weise „austherapiert".

Ich konstatierte für mich, dass meine Erwartungen an die Psychiatrie offensichtlich zu hoch waren. Das psychiatrische System konnte mir nicht mehr bieten als Symptomlinderung und Begleitung in akuten Phasen sowie Strategien im Umgang mit der Erkrankung. Eine Heilung ist aus Sicht der Schulmedizin nicht möglich und ist mir auch nie versprochen worden. Trotzdem hatte ich nie die Hoffnung aufgegeben.

Wie ich schon berichtete, habe ich mich sieben Jahre genau an die Anweisungen und Ratschläge der Psychiater und Psychotherapeuten gehalten. Ich habe regelmäßig Psychopharmaka genommen und war wirklich eine gelehrige Schülerin. Meine Stimmungstagebücher und Aufzeichnungen füllen ganze Ordner – stabil geworden bin davon nicht.

Erst, als ich mich vom psychiatrischen System emanzipiert habe und mit der Ernährungsumstellung einen anderen, neuen Weg gegangen bin, wurde ich symptomfrei. Ob das schon „Heilung" ist, vermag ich nicht zu sagen. Das Wort „geheilt" benutze ich lieber nicht, dazu habe ich zu viele Rückschläge erlebt und was in der Zukunft passiert, kann auch ich nicht voraus sagen. Aber Menschen, denen ich meine Geschichte erzähle, fassen mit diesem Begriff zusammen, was sie gehört haben. Ich benutze vorsichtshalber lieber die Wörter „genesen" und „stabil".

Erst als ich verstanden hatte, dass NUR ICH SELBST mir helfen kann mit dieser Störung fertig zu werden, hörte ich auf, bei Ärzten oder in Büchern nach der besten Behandlung zu suchen und begann, meine eigenen Ressourcen zu aktivieren und meinen Fokus darauf zu richten.

In der Huna-Religion soll es den Satz geben: *„Die Energie folgt der Aufmerksamkeit!"* Ich richtete meine Energie weg von der Krankheitsbewältigung hin zur Gesundheitsfürsorge. Erst als ich mich vom „Konsument" des psychiatrischen Systems zum aktiven und selbst bestimmt Handelnden entwickelt hatte, konnte ich merkliche Fortschritte erzielen.

<u>Nicht der Arzt wird schon machen – ich selbst musste aktiv werden, ich musste es TUN. Das „Wie" kann man tatsächlich lernen, aber tun und anwenden, kann man nur selbst.</u>

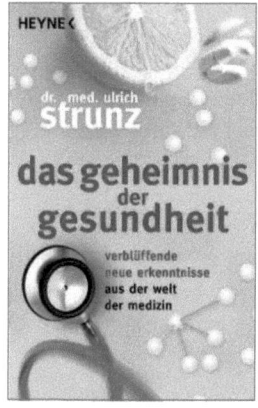

Dank des Hinweises von Prof. Peter Bräunig, ich solle abends auf Kohlenhydrate verzichten, und eines Zufalls wurde ich auf das Buch von Dr. Ulrich Strunz: „Das Geheimnis der Gesundheit" aufmerksam.

Seit dem habe ich viele Bücher gelesen, die sich mehr oder weniger mit dem Einfluss der Ernährung auf die Stimmung bzw. die Psyche beschäftigten. Anfangs verblüfft, später sprachlos las ich von den vielfältigen Einflüssen dessen, was wir essen, auf die Stimmung und den Antrieb.

Warum hat mir das keiner gesagt?

Ich konnte es nicht fassen: Warum hat mir – bis auf den einen Satz von Prof. Bräunig – niemand jemals davon etwas gesagt? Wieso hat mich keiner auf solche Zusammenhänge aufmerksam gemacht? Was wäre wohl anders gekommen, wenn ich diese Information schon eher gehabt hätte? Ich war sehr wütend.

Ich glaube nicht, dass die behandelnden Ärzte und Therapeuten mir dieses Wissen willentlich vorenthalten haben. Inzwischen glaube ich, dass die Ärzte und andere Professionelle diese Zusammenhänge gar nicht in ihrer Ausbildung beigebracht bekommen, weil deren Fokus immer nur darauf gerichtet ist, Symptome mit einer Medikation zu behandeln. Biochemisch Zusammenhänge werden zu Anfang des Medizinstudiums vermittelt, danach kommen sie nicht mehr dran und werden schnell „abgelegt". Deshalb lesen die wenigsten Humanmediziner biochemische Studien, die zumal meist in englischsprachigen Publikationen veröffentlicht werden. Ein Arzt, der sich auf die Mitochondrientherapie spezialisiert hat, sagte mir im Gespräch, dass Biochemiker keine Ärzte sind und Ärzte keine Biochemiker, keiner bekomme vom anderen mit, was der gerade tue. So gehe viel Wissen verloren (↗ auch die Zitate von Dr. Kuklinski auf der folgenden Seite) Im Umgang mit Medikamenten sind die Ärzte wirkliche Meister und das meine ich ernst. Für eine Ursachenforschung nimmt sich kaum jemand Zeit, u. a. auch weil sie nicht vergütet wird. Hier ist die Psychiatrie keine Ausnahme, denn in den anderen Bereichen der Schulmedizin ist das wohl nicht viel anders.

Außerdem habe ich erlebt, dass insbesondere die niedergelassenen Psychiater im Berufsalltag gar keine Zeit haben, sich mit diesen „nicht ärztlichen" Themen zu beschäftigen. Denken Sie nur daran, wie voll die psychiatrischen Praxen sind, wie lange man auf einen Termin warten muss und wie viel Zeit der Psychiater für

Sie tatsächlich hat. Selbst wenn er wollte, wie soll er komplexe Zusammenhänge seinen vielen Patienten erklären, für die er nur etwa 15 bis 20 Minuten pro Quartal Zeit hat. Allein meine Anamnese bei einem Mitochondrienspezialisten hat 90 Minuten gedauert. Die Auswertung der Laboruntersuchungen dann noch einmal 60 Minuten.

Auch ich habe erst dann das psychiatrische System in Frage gestellt und mich davon emanzipiert, als ich nicht mehr weiter kam, obwohl ich alles gemacht, getan und geübt hatte, was die Ärzte und Psychologen mir geraten hatten. Wie erfolgreich wäre ich wohl gewesen, wenn ich all die Erkenntnisse, von denen ich im zweiten Teil berichte, schon damals gehabt hätte?

Ja, die Psychiatrie rettet Leben, vielleicht sogar mehr als jede andere Disziplin, sie hat auch meines gerettet. Dafür werde ich Prof. Bräunig immer dankbar sein. Wie viel Leid und auch wie viel Kosten hätte ich mir aber sparen können, wenn ich mein heutiges Wissen schon damals gehabt hätte?
Und ja, auch die Psychiatrie ist nicht einheitlich bei der Umsetzung von Leitlinien, nicht umsonst habe ich sechs Kliniken „ausprobiert", bevor ich eine auf mich passende gefunden habe. Es gibt sogenannte „Leuchttürme", die heute schon möglich machen, was woanders unmöglich scheint.
Die DGBS vergibt Gütesiegel an Kliniken, die sich in besonderer Weise um die Behandlung und Versorgung bipolar Erkrankter verdient gemacht haben. (↗ www.dgbs.de/dgbs/dgbs-guete-siegel). 17 Kliniken haben ein solches Gütesiegel erhalten. Nur zum Vergleich, laut DGPPN gab es 2015 in Deutschland 397 Einrichtungen für Psychiatrie und Psychotherapie. Wenn ich aber bedenke, wie viele Betroffene nicht in den Genuss einer umfassenden, multimodalen, persönlich zugeschnittenen Behandlung kommen, dann werde ich sehr traurig und auch wütend.
Auch deshalb schreibe ich dieses Buch, damit andere Betroffene wenigstens erfahren, was heute schon alles geht und möglich ist.

Im Folgenden möchte ich Ihnen einige Passagen aus dem Buch von *Dr. Bodo Kuklinski: „Mitochondrien – Symptome, Diagnose und Therapie"*, S. 322 ff vorstellen, die mich erschüttert haben:
„Depressionen und ihre Komorbiditäten sind Mosaiksteine eines Gesamtbildes – der mitochondrionalen Zytopathie. Bis heute nimmt die Psychiatrie keine Kenntnis von den angesammelten naturwissenschaftlichen Daten. Wie anders soll man die aktuellen Therapieempfehlungen zur Therapie und Prophylaxe von Depressionen verstehen? Empfohlen werden bei Depressionen nach wie vor: Tri-, tetrazyklische Antidepressiva, SSRI und SSNRI, … Lithiumsalze, … Johanniskraut,

Psychotherapie, Elektrokrampfbehandlung, Lichttherapie, Schlafentzugstherapie und Dosiserhöhungen der Medikamente. Was sagt man dazu? Jahrzehntelange klinische Grundlagenforschungen werden nicht zur Kenntnis genommen. Es werden Symptome beeinflusst, während die ursächliche Grundstörung weiter wirkt. Ein typisches Beispiel für den Weg der „modernen" Medizin. Der Wald wird vor Bäumen nicht gesehen. Oder will man ihn nicht sehen?" (wörtliches Zitat S. 330 a.a.O.)

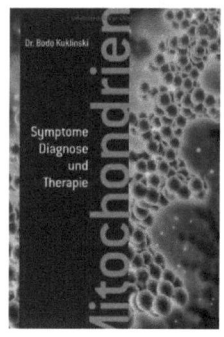

„Bei Depressionen kann die Serotoninsynthese, der Serotoninabbau oder beides gestört sein. Ohne Vitamin B6 ist keine Serotonin- und keine Dopaminsynthese möglich. Bei ausreichender Serotoninsynthese sind Stimmung, Schlaf, Appetit und Sexualverhalten optimal. Für den Tryptophan-Abbau sind als Cofaktoren die Vitamine B2, B3, B6 und Magnesium essentiell. Fehlen die Stoffe, kann es zu einem beschleunigten Abbau von Tryptophan kommen, der zum einem Serotonin-Mangel führt." (sinngemäßes Zitat nach S. 322 ff. a.a.O.)

Dr. Kuklinski berichtet u. a. auch von Psychotherapeuten und Psychiater, die er in seiner Praxis behandelt hat. Diese *„fallen aus allen Wolken, wenn sie erfahren, welche Diagnostik- und Therapiemaßnahmen ihrer sekundären Multiorganbeschwerden (= Depressionen) möglich sind – vor allem auch, wenn sie erkennen, welche Diagnostik- und Therapiemaßnahmen sie in ihrer eigenen Berufsausübung unterlassen haben!"* (wörtliches Zitat S. 332, a.a.O.)

„Fast food steigert dosisabhängig das Depressionsrisiko, wie eine spanische Studie an 8.964 Teilnehmern ergab. Nach ca. sechs Monaten entwickelten 493 Personen Depressionen durch Verzehr von Hamburgern, Pizza, Popcorn etc., traditionelle Gerichte und Backwaren steigerten das Risiko nicht. … Depressionen sind stets ein Symptom einer Multisystemerkrankung. Eine wichtige Therapie-Säule ist die Restriktion hochglykämischer Nahrungsmittel." (Zitat S. 335, a.a.O.)

… womit wir bei der Low-Carb-Ernährung wären. Dazu mehr im zweiten Teil.

„Patienten mit Depressionen zeigen mehrheitlich Defizite an intrazellulärem Kalium, Magnesium, Vitamin B6 oder erhöhte Urinwerte auf Cystathionin oder Xanthurensäure als Hinweise auf einen Vitamin B6-Mangel. Wir halfen auf diese Art vielen Patienten, die im Rahmen der Multisystemerkrankungen Depressionen entwickelt hatten. Es können aber auch andere B-Vitamine im Defizit vorliegen." (Zitat S. 336, a.a.O.)

„Es gibt auch Nonresponder, die nicht positiv auf eine Mt-Therapie reagierten. Selbst nach Korrektur metabolischer Defizite und Ausschöpfung aller potenziell nützlichen Mikronährstoffe habe es keine Besserung gegeben. Auch neurolo-

gisch-psychiatrische Therapieversuche bleiben über Jahre frustran. Ob ein genetisch bedingter zu schneller Serotoninabbau, metabolische Blockaden durch Psychopharmaka oder andere metabolische Besonderheiten vorliegen, konnte bisher nicht geklärt werden. Bei derartigen Patienten sollte das Diagnosespektrum zusätzlich S-AM (S-Adenosylmethionin aus EDTA-Blut), fettlösliche Vitamine und den Polyenfettsäurenstatus umfassen."

<u>Von all dem hatte ich zuvor noch nie gehört oder gelesen.</u>

Kooperation auf Augenhöhe

Nun ist es für mich als psychiatrische Patientin nicht so einfach, mir selbst zu helfen oder vielleicht sogar etwas gegen den Rat der Ärzte zu tun. Lange glaubte ich, auf Ärzte angewiesen zu sein. Wenn angezweifelt wird, dass man im Vollbesitz seiner geistigen Kräfte ist, gerät man schnell in die Situation, dass andere über einen bestimmen können. Es ist schwer, gegen das machtvolle Urteil eines Arztes anzukommen. Deshalb habe ich mich stets um Kooperation bemüht. Auch bevor ich mit dem Experiment „Ernährungsumstellung" begann, habe ich meine Ärztin um ihre Meinung gebeten.

Ich empfehle Ihnen, das Gespräch zu suchen. Stellen Sie sich aber darauf ein, dass Ihr Arzt vielleicht nicht begeistert ist, wenn Sie von ihm eine Unterstützung verlangen, die er nicht von sich aus anbietet oder wenn Sie etwas fordern, was er selbst nicht kennt und deshalb auch nicht einschätzen kann.

So gibt es noch immer die Auffassung, dass der Verzicht auf Kohlenhydrate Stimmungsschwankungen auslösen kann! Deshalb solle man „solche Experimente" lieber lassen. Die oben zitierten Erkenntnisse und Zusammenhänge aus dem Bereich der Biochemie halten noch heute manche Ärzte für unbewiesene Behauptungen, die „jeder Guru beliebig im Internet verbreiten" könne oder Messungen sogar für Geldschneiderei. Wenn Ihr Arzt dieser Meinung ist, wird er eine Ernährungsumstellung wahrscheinlich nicht befürworten.

Wie ich auf der DGBS-Tagung 2017 in München von Herrn Dr. Lars Schärer aus Freiburg hörte, gibt es unter Ärzten einen weit verbreiteten „Therapeutischen Skeptizismus". Der beinhaltet in etwa folgende Auffassung: *„Wenn ich nicht sicher weiß, wie eine Therapie wirkt, dann darf ich sie auch nicht einsetzen."* Dr. Schärer sagte, dass sei ein Paradoxon, denn keine therapeutische Entscheidung zu treffen, sei unmöglich. Auch etwas „Nicht-Machen" ist eine Therapie. Deshalb plädierte er dafür, dass die Deutungshoheit über medizinische Daten allein beim Patienten liegt. Punkt. Ich habe das so verstanden, dass **der Patient** entscheiden sollte, ob er eine Therapie wahrnehmen möchte – und nicht der Arzt.

Ihr Arzt meint es gut mit Ihnen und möchte Ihnen helfen, da bin ich mir sicher. Deshalb möchte ich Ihnen raten, fallen Sie nicht gleich „mit der Tür ins Haus", also verkünden Sie zum Beispiel nicht, dass Sie jetzt sofort Ihre Psychopharmaka absetzen wollen. Treten Sie so auf, diagnostiziert er mit Sicherheit eine akute manische Phase und erhöht eher die Dosis oder weist Sie sogar ein.

Sie können Ihrem Arzt diese Ernährungsumstellung als therapiebegleitend und therapieunterstützend oder als Experiment vorschlagen und ihm zusichern, Ihre Psychopharmaka weiterhin einzunehmen, wozu ich Ihnen auch dringend raten würde. Entleerte Speicher aufzufüllen ist langwierig. Es wäre leichtsinnig, ohne entsprechenden Schutz Medikamente abzusetzen. Wie soll Ihr Gehirn ohne die nötigen Ausgangsstoffe gut für Sie arbeiten? Wie soll Ihr System funktionieren, wenn Ihre Speicher leer sind? Also bitte nichts überstürzen. Medikamente reduzieren ist ein langfristiges Ziel. Also erst auffüllen, dann Medis reduzieren. Vielleicht gelingt es Ihnen auf diese Weise, Ihren Arzt davon zu überzeugen, dass er vielleicht das eine oder andere Rezept für Vitamin D, die B-Vitamine oder Omega-3 ausstellt.

Bei meiner behandelnden Psychiaterin, Frau Professor Stephanie Krüger, im Zentrum für seelische Frauengesundheit am Vivantes Humboldt-Klinikum Berlin-Reinickendorf, hatte ich zum Glück diese Schwierigkeiten nicht. Sie ist zwar auch der Meinung „Es geht nicht ohne Medikamente", aber „das ist nicht in Stein gemeißelt" (Zitat), also es steht nicht für alle Ewigkeit fest, dass ich Psychopharmaka nehmen muss.

Ich habe viele Jahre Psychopharmaka genommen, weil ich von allen Seiten hörte, es ginge nicht anders. Einerseits brauchte ich tatsächlich erst eine gewisse Stabilität, die ich durch die Tabletten und vor allem die Psychotherapien erlangte, um überhaupt dieses Programm der Ernährungsumstellung verstehen, angehen und umsetzen zu können. In den akuten Phasen hatte ich dafür weder den Nerv, noch den Willen oder die Kraft, es zu tun. Andererseits musste ich erst alle Phasen dieser Erkrankung durchleben, bevor mein Leidensdruck so groß war, dass ich das Experiment auf eigene Verantwortung wagte.

Bei Frau Prof. Krüger rannte ich mit meinen Ernährungsplänen offene Türen ein. Sie ist aufgeschlossen für das Thema und unterstützte mich dabei. Die Initiative dazu ging von mir aus, auch die Blutmessung habe ich selbstständig bei einem anderen Arzt durchführen lassen, aber ohne ihre Ermutigung und Zustimmung hätte ich es wahrscheinlich nicht geschafft. Sie hat mich auf Augenhöhe bei diesem Prozess begleitet. Wir haben die Medikation sehr langsam reduziert, wir haben den Krisen- und Notfallplan besprochen. Ich habe einen Krisenpass im Ausweis, in dem steht, welche Medikation mir in welcher Phase hilft für den Fall, dass ich mich im Notfall nicht äußern kann und ich hatte die Erlaubnis, mich jederzeit bei ihr zu melden, wenn ich irgendwelche Frühwarnsymptome bemerke. Zum Glück brauchte ich das alles seit der Ernährungsumstellung nicht.

Erst nach sechs Monaten, als ich mir sicher war, es jetzt schaffen zu können, habe ich, haben wir in Absprache die Psychopharmaka abgesetzt. So war auch meine Ärztin vorbereitet, falls irgendetwas Unvorhergesehenes passieren würde. Ich wünsche Ihnen, dass Sie auch so eine aufgeschlossene Ärztin finden, die bereit ist, die Grenzen der leitliniengerechten Behandlung zu akzeptieren und sich anderen Ansätzen nicht verschließt.

Heute habe ich immer noch regelmäßigen Kontakt zu meiner Psychiaterin, benötige aber keine Unterstützung mehr. Inzwischen kann ich mir weitgehend selbst helfen. Ich habe meine Autonomie und die Kontrolle über mein Leben zurück.

So sollte behandelt werden

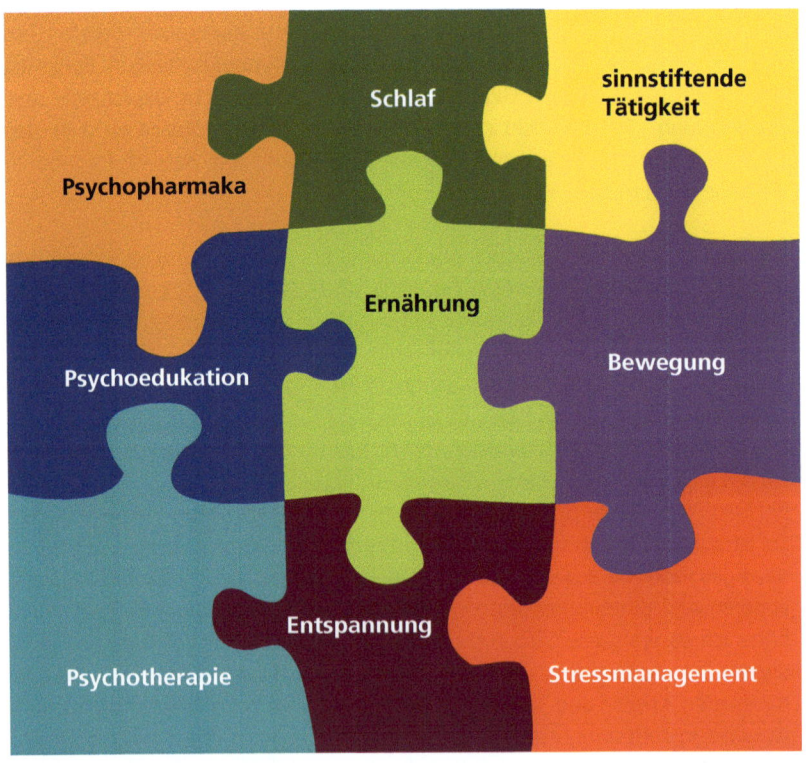

Inzwischen bin ich der Auffassung, dass in die Therapie der bipolaren Störung viel mehr als die bisher praktizierten Elemente Psychopharmaka, Psychotherapie und Ergotherapie gehören.

Aus meiner Betroffenensicht sollten zur Behandlung auch die Elemente „Ernährung", „Bewegung", „Schlaf" und „Stressmanagement" gehören. Diese Elemente greifen alle ineinander und beeinflussen sich gegenseitig. Es sind die Synergien der einzelnen Teile in ihrem Zusammenwirken, die eine Genesung ausmachen! In der Bipolar-Tagesklinik habe ich schon Vieles davon gelernt, es fehlte nur der Baustein „Ernährung".

Seitdem ich meine Ernährung umgestellt habe, möglichst wenig Kohlenhydrate esse, durch regelmäßige Blutmessungen feststelle, welche Vitamin- oder Mineralstoffmängel ich habe und diese durch viel Eiweiß, Eier, Fleisch, Milchprodukte, Gemüse, Obst, ein lithiumhaltiges Mineralwasser und auch durch Nahrungsergänzungsmittel beseitige, habe ich

keine Stimmungsschwankungen mehr. Ich bin symptomfrei. Erst die Ernährungsumstellung brachte dauerhalten Erfolg.

Meine immer wieder kehrenden Phasen hörten erst auf, als ich anfing, meinen Körper anders zu ernähren und ihm damit die Stoffe zu geben, die er braucht, um die nötige Energie zu produzieren.

Heute kann ich meine – sonst in der Manie ausgelebten – Bedürfnisse wirklich im Alltag leben, ohne dabei manisch zu werden:

- Ich kann (wieder) konzentriert geistig arbeiten – allerdings nicht mehr endlos, jetzt spüre ich die Erschöpfung. Mein „Motor" braucht regelmäßige ausgedehnte Pausen.
- Ich fühle mich wach und kreativ – auch wenn ich heute auf Gebieten, die ich früher nicht für möglich gehalten hätte, sinnstiftend tätig bin.
- Mir fallen (wieder) schnell Lösungen für Probleme ein – allerdings erhebe ich keinen „Absolutheitsanspruch" dafür.
- Ich kann mir wieder Vieles merken und wundere mich manchmal selbst darüber, was ich alles aus meinem Gedächtnis abrufen kann.
- Unangenehme Ereignisse beschäftigen mich – allerdings kann ich sie nun ohne Hilfe reflektieren, für mich klären und einordnen. Sie bewirken nur noch kurze und von der Amplitude her geringe Stimmungsschwankungen. Schwankungen, die auch Nicht-Bipolare als ganz natürlich kennen. Niemand schwankt nie!
- Ich habe gelernt „Nein" zu sagen – ohne ein schlechtes Gewissen dabei zu haben.

- Ich kann mich ärgern – ohne mich im Ärger zu verlieren und mich in ihn hineinzusteigern.
- Ich kann jetzt ausdrücken, was mir nicht gefällt – ohne aggressiv, verletzend oder anmaßend zu werden.
- Ich kann (wieder) Genuss und Muße empfinden, verweilen, innehalten und freue mich an vielen kleinen Dingen. Das Gefühl der ewig Gejagten ist verschwunden.
- Ich bin (wieder) lebensfroh und sehe optimistisch in die Zukunft.
- **Und vor allem: Ich habe genug Energie, um all die Dinge, die ich tun möchte, auch zu tun.**

Ich bin mir bewusst, dass meine Vulnerabilität (Anfälligkeit) für Stimmungsschwankungen bleibt. Ich denke, dass diese Empfindlichkeit und Sensibilität einfach zu mir gehört. Bei weiterhin guter Selbstfürsorge glaube ich an die Chance, auch zukünftig symptomfrei zu bleiben.

Was genau ich gemacht habe, was ich in diversen Bücher über die Zusammenhänge zwischen Ernährung, Stimmung und Antrieb gelesen habe, finden Sie im zweiten Teil des Buches.

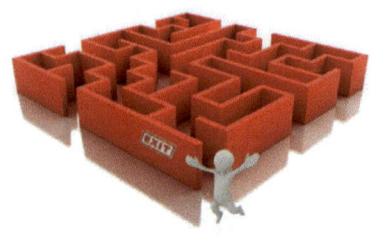

II. (MEINE) BAUSTEINE DER STABILITÄT

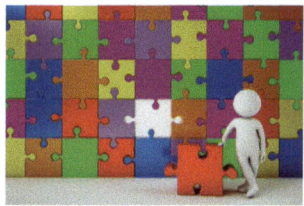

Im ersten Teil des Buches habe ich Ihnen berichtet, wie ich mich durch das psychiatrische System gekämpft und letztendlich davon emanzipiert habe. Ich habe aufgehört, nur auf die Medikamente zu vertrauen. Erst als ich meine Psyche und meinen Körper gestärkt hatte, konnte ich dauerhaft stabil werden. Ich glaube, dass es die Wechselwirkung zwischen beiden ist, die das bewirkt. Psyche und Körper bilden eine Einheit, eines kann nicht ohne das andere. Über meine Psyche habe ich während der Therapien sehr viel Hilfreiches gelernt, über die Zusammenhänge zwischen Psyche und Körper aber nicht. Diese Erkenntnisse habe ich mir selbst erarbeitet. Das sind meine Bausteine der Stabilität:

Kann man Stabilität essen?

Ich habe nicht gewusst, dass man über seine Ernährung und seinen Lebensstil erheblichen Einfluss auf seine Psyche nehmen kann.

Ich habe nicht gewusst,

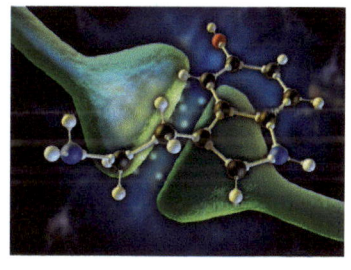

- dass man Neurotransmitter, also Botenstoffe, die das Gehirn für die Stimmung und den Antrieb braucht, essen kann. (mehr dazu im Kapitel „Moleküle der Gefühle")
Diese Botenstoffe bestehen aus Aminosäuren, die zu Peptiden und Proteinen zusammengebaut werden. In der Umgangssprache sagen wir „Eiweiß" dazu. Nimmt man nicht genug Eiweiß über die Ernährung auf, hat der Körper nicht genug Ausgangsstoffe, um daraus u. a. die für die Stimmung so wichtigen Neurotransmitter Serotonin und Dopamin zu bauen. Über die Eiweißzufuhr liest man nicht so oft und wenn, dann oft im Zusammenhang mit Negativ-Schlagzeilen. Ich habe meine Eiweißzufuhr deutlich erhöht und durch Messungen festgestellt, dass alle **essentiellen Aminosäuren** ausreichend vorhanden sind, insbesondere Phenylalanin, das ist der Ausgangsstoff für Dopamin – wichtig für den Antrieb, und Tryptophan, das ist der Ausgangsstoff für Serotonin – besonders wichtig für die Stimmung. Kennen Sie Ihren Gesamt-Eiweiß-Spiegel?

- dass man bestimmte Fettsäuren, nämlich **Omega-3,** unbedingt zuführen muss, da sie der Körper nicht selbst herstellen kann und dass diese Depressionen lindern; (mehr dazu im Kapitel „Gehirn-Öl Omega-3")

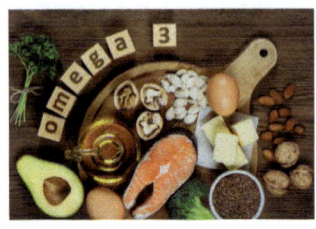

Omega-3 ist an der Bildung der Neurotransmitter Dopamin und Serotonin beteiligt, weil es die Zellmembran fluide macht, also den Transport von Stoffen in die Zelle ermöglicht. Diese und weitere Botenstoffe sind entscheidend für den Antrieb und die Stimmung, aber auch für das Denken, Lernen und die Konzentration.

Omega-3 steckt vor allem in fetten Meeresfischen, aber auch in Leinöl, Chiasamen oder Avocados. Hat der Körper nicht genug Omega-3, können Dopamin und Serotonin nicht ausreichend gebildet werden. Mein Fettsäuren-Verhältnis von Omega-6 zu Omega-3 Fettsäuren hat sich stark zugunsten von Omega-3 verbessert. Es liegt bei 3:1. In den westlichen Indus-triestaaten sind Werte von 20:1 nicht selten. Kennen Sie Ihren Fettsäurestatus?

Außerdem wirkt Omega-3 entzündungshemmend, und zwar nicht nur im Gehirn. Entzündungen sind die Ursache für fast alle Erkrankungen, vor allem aber für Herz-Kreislauf-Erkrankungen, Bluthochdruck, erhöhte Blutfettwerte, die zum metabolischen Syndrom gezählt werden. Solche Entzündungsprozesse spielen auch bei Erkrankungen des Gehirns, u. a. bei Depressionen, bipolarer Störung, Autismus, Schizophrenie, Alzheimer und Demenz eine Rolle. Im Blut Depressiver fanden Wissenschaftler signifikant erhöhte Spiegel verschiedener Entzündungsmarker.

(Quelle: Spektrum der Wissenschaft: Zeitschrift Gehirn & Geist 01/2017, S.16)

Psychopharmaka verstärken solche Prozesse, weil sie für ihre Verstoffwechselung Vitamine, Mineralien, Spurenelemente und Coenzyme aufbrauchen, die dann nicht mehr für andere Prozesse zur Verfügung stehen. Kennen Sie Ihren Entzündungsmarker?

- dass **Kohlenhydrate** müde, bewegungsfaul und depressiv machen; (mehr dazu im Kapitel „Stimmungskiller Kohlenhydrate")

Durch den Verzicht auf Kohlenhydrate schwankt mein Blutzuckerspiegel kaum noch und meine Heißhungerattacken sind weg. Seit dem treten auch keine Stimmungsschwankungen mehr auf.

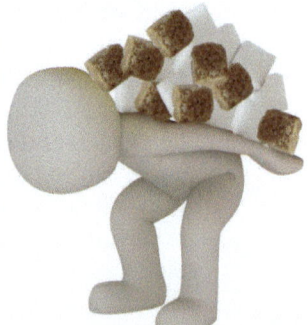

Der ständig stark schwankende Blutzuckerspiegel als Dauererscheinung ist genauso Stress für den Körper, wie Leistungsdruck, Ärger und Zeitnot. Dauerstress macht krank, egal welche Ursache er hat. Heute bin ich überzeugt, dass insbesondere Zucker und Weizen meine Veranlagung für die bipolare Störung getriggert haben, u. a. auch, weil gerade diese Stoffe Entzündungen im Gehirn fördern.

Unauffällige Entzündungen sind Teil der normalen Immunabwehr und helfen dabei, Infektionen zu bekämpfen und die Wundheilung zu fördern. Muss das Immunsystem aber dauerhaft aktiv sein, erschöpft es sich irgendwann oder es greift körpereigene gesunde Strukturen an.

(Quelle: Gröber/Kisters: Arzneimittel als Mikronährstoffräuber, S. 39 ff.)

Ich vermute, dass sich auf diese Weise meine Autoimmunerkrankung Hashimoto-Thyreoiditis, ein Schilddrüsenerkrankung, entwickelt hat. Es ist nicht „das eine" Brötchen, das diese Wirkung hat. Es ist der Dauerkonsum über die Jahre, denn fast jede meiner Mahlzeiten enthielt Kohlenhydrate. Meine psychischen Probleme wurden auch erst nach Jahren, in meiner Lebensmitte zum Problem.

Ein Marker für solche Entzündungen ist u. a. der **Homocystein**spiegel. Ich konnte meinen auf 7 µmol/l senken. Werte über 10 µmol/l stellen ein Risiko für Herz-Kreislauf-Erkrankungen dar. Damit ist mein Risiko am metabolischen Syndrom zu erkranken, geringer geworden, denn Bipolare haben wegen der jahrelangen Psychopharmaka-Einnahme ein höheres Risiko dafür.

Kennen Sie Ihren Homocystein-Spiegel? Zucker und Weizen stecken aber auch in sehr vielen Fertigprodukten und Getränken, in denen man diese gar nicht vermuten würde. Ich habe festgestellt, dass es beim Einkaufen gar nicht so einfach ist, Zucker und Mehl zu entgehen.

- dass **Vitamin D,** das Sonnenvitamin, stimmungsaufhellend wirkt; (mehr dazu im Kapitel „Das Sonnenhormon")
Mein Vitamin-D-Spiegel lag unter 7 ng/ml, jetzt bei ca. 60 ng/ml. Genaugenommen ist Vitamin D gar kein Vitamin, sondern ein Hormon, steuert also unseren Stoffwechsel. Es ist an über tausend Stoffwechselprozessen unseres Organismus beteiligt, ist nicht nur für die Knochen wichtig. Vitamin D stabilisiert den Kreislauf, senkt den Blutdruck und fördert die Funktion von Muskulatur und Nervensystem. Es ist ein regelrechtes „Schlüsselhormon für die Gesundheit".

(Quelle: Spitz/Grant: Das Sonnenhormon, S. 3)

Das gilt auch für die Psyche.

In Zusammenarbeit mit Omega-3 ist Vitamin D ein entscheidender Faktor für das richtige und angemessene Funktionieren des Gehirns, insbesondere im Bereich der exekutiven Funktionen und des sozialen Verhaltens. Das sind genau die Funktionen, die bei manischen und depressiven, aber auch aggressiven und gereizten Zuständen nicht mehr normal ablaufen. Das Sonnenvitamin findet man in vielen Nahrungsmitteln, die auch Omega-3 enthalten. Vitamin D wird noch immer vernachlässigt, obwohl etwa 70 bis 90 % der deutschen Bevölkerung einen Vitamin D – Mangel haben. Es wird zwar in der Haut gebildet, aber in unseren Breitengraden reicht die Sonnenstrahlung dafür nicht aus. Das weiß kaum jemand. Kennen Sie Ihren Vitamin D-Spiegel? Mit der Aufdosierung von Vitamin D, die nur eine Woche dauerte, und einer gesteigerten Eiweißzufuhr begann meine Erfolgsgeschichte.

- dass die Familie der B-Vitamine wichtige Nervenvitamine sind. Sie haben direkten Einfluss auf die Produktion von Serotonin und Dopamin, und zwar alle im Verbund. (mehr dazu im Kapitel „Das Vitamin-Alphabet") Ohne die B-Familie können diese Botenstoffe nicht gebildet werden. Sie stecken in tierischen und pflanzlichen Produkten, bis auf B12, das nur in tierischen Produkten vorkommt. Wer sich vegetarisch oder vegan ernährt, muss dieses Vitamin ggf. substituieren. Meine Werte waren viel zu tief, jetzt liegen sie im oberen Referenzbereich (z.B. B 12 bei ca. 1.300 ng/l). Kennen Sie Ihren B12-Spiegel?

Innerhalb der Familie der B-Vitamine nimmt B3 eine Sonderstellung ein, da es der Körper aus Tryptophan selbst herstellen kann. Das ist so lange nicht problematisch, solange ausreichend Tryptophan gegessen wird. Das Problem entsteht, wenn durch ein Übermaß an vitaminarmer Kost, z. B. Nudeln, Reis oder Brot, zu wenig Tryptophan zur Verfügung steht und dieses dann auch noch fast vollständig für die Herstellung von B3 aufgebraucht wird. In der Folge fehlt Tryptophan, um als wichtiger Ausgangsstoff für Serotonin und Melatonin ins Gehirn transportiert zu werden.

So löst ein Vitamin B3-Mangel einen Engpass für den Aufbau von Serotonin und Melatonin aus. Wussten Sie, dass ein kanadischer Psychiater viele Betroffene erfolgreich mit Vitamin B3 in Kombination mit Vitamin C behandelt hat, sodass diese ihre Psychopharmaka reduzieren und einige sogar völlig weglassen konnten?

- dass es ein „Salz der inneren Ruhe" – nämlich **Magnesium** – gibt; (mehr dazu im gleichnamigen Kapitel) Magnesium hat mir die so lange gesuchte Mitte gebracht. Es bringt mir Gelassenheit, inneren Frieden und einen besseren Schlaf. Es ließ meine Migräne

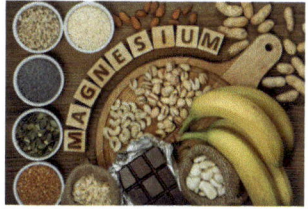

verschwinden. An Migräne leiden viele Bipolare. Mein Magnesiumspiegel lag bei 19,1 mg/l, jetzt bei ca. 24 mg/l – Werte über 22 mg/l sind anstrebenswert. Woher soll man wissen, was einem fehlt, wenn man es nicht hat? Was „innere Ruhe" wirklich bedeutet, weiß ich erst, seitdem ich regelmäßig Magnesium zuführe. Kennen Sie Ihren Magnesiumspiegel?

- dass der Körper ohne Katalysator weniger Stoffe aufnehmen kann. (mehr dazu im Kapitel: Kleine Stoffe – große Wirkung) In unserem Stoffwechsel sind Biokatalysatoren für einen reibungslosen Ablauf nötig, denn ohne könnten viele Reaktionen gar nicht ablaufen oder bräuchten viele höhere Temperaturen als

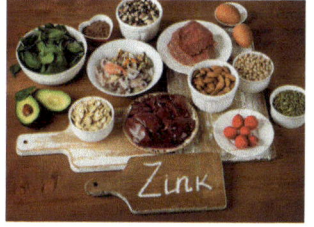

unsere ca. 37 Grad Körpertemperatur. Dabei gilt das Schlüssel-Schloss-Prinzip. Ohne **Zink** kann z.B. Eiweiß nicht ausreichend verstoffwechselt werden und wird ungenutzt ausgeschieden. So kommt weniger von dem, was ich esse, auch tatsächlich im Blut und dann auch in den Zellen an. Ohne Zink kein Serotonin, ohne Serotonin keine gute Stimmung. Nach Magnesium gibt es kein Mineral bzw. Spurenelement, von dem mehr Enzyme abhängen. Ohne das **Coenzym Q_{10}** kann in den Mitochondrien der Sauerstoff nicht zu Energie umgewandelt werden. Einige Psychopharmaka verbrauchen Q_{10} und B12. **Selen** ist ebenfalls an der Produktion von Lebensenergie beteiligt, u.a. braucht die Schilddrüse ausreichend davon. Selen hellt die Stimmung auf, deshalb sollten Betroffene gute Selenwerte haben. Kennen Sie Ihren Zink-, Q_{10}- und Selenspiegel?

- dass unsere Stimmung auch von unserem zweiten Gehirn entscheidend beeinflusst wird. (mehr dazu im Kapitel: Das zweite Gehirn redet mit) Unser **Bauchhirn** sitzt im Darm. Dort an der Schnittstelle zwischen Außen- und Innenwelt entscheidet sich, was der Körper von dem, was wir oben in den Mund stecken, tatsächlich verwerten kann. Lange wurde die Meinung vertreten, dass Stimmungsschwankungen und Antriebslosigkeit die Ursache für körperliche Probleme im Darm sind. Neuste Erkenntnisse werfen die Frage auf, ob es sich nicht genau andersherum verhält. Deshalb kommt das Ökosystem in unserem Darm, das **Mikrobiom,** immer stärker in den Fokus der Forschung. Es ist so individuell wie unsere Persönlichkeit. Wie gut oder wie schlecht dieses Mikrobiom arbeitet, entscheidet neben vielen anderen körperlichen Vorgängen auch über die Stimmungslage und den Antrieb. Es gibt Hinweise, dass Entzündungen dabei eine wichtige Rolle spielen.

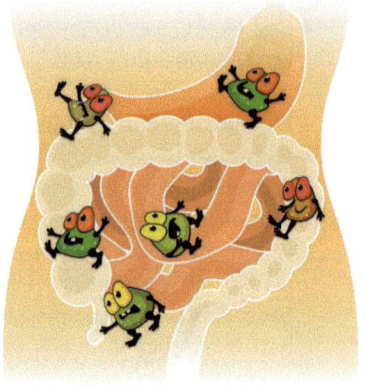

Könnten eine Darmsanierung, z. B. mit Glutamin und antientzündliche Maßnahmen helfen, die Stimmung zu stabilisieren? Probiotika (Milchsäure vergorene Lebensmittel) liebt unser Darm und von Präbiotika (den Ballaststoffen) ernähren sich die Darmbakterien. Diese kann man täglich essen. Tun Sie das?

Menschen, die viele verschiedene Medikamente nehmen, bekommen oft einen „Magenschutz", einen Protonenpumpen-Hemmer (PPI) verordnet. Dieser verhindert die Bildung von Magensäure. Das schafft neue Probleme, denn die Vitamine B12, C und D sowie Calcium, Magnesium und Eisen brauchen Magensäure, um in eine verwertbare Form umgewandelt zu werden. Nehmen Sie PPI?

- dass es ohne regelmäßige **Bewegung** nicht geht. Unser Körper ist für Bewegung gemacht. Durch Bewegung erzeuge ich mir meine eigenen Glücksbotenstoffe selbst und ziehe mich damit mit eigener Kraft aus dem depressiven Sumpf. Das hilft schneller und effektiver als jedes Medikament und kostet nichts außer etwas Überwindung. (mehr dazu im Kapitel „Bewegung")

  „Ausdauersport, dreimal wöchentlich a 30 Minuten hat die gleiche Effektstärke wie eine Antidepressivum", sagte Dr. Florian Seemüller auf der DGBS-Tagung 2017 in München und berief sich auf enttsprechende Studien. Sie haben damit die Wahl: Bewegung oder Medikament. Wofür würden Sie sich entscheiden, wenn Sie die Wahl tatsächlich hätten?

Bewegung ist auch der beste Regulator für manische Zustände, hier kann ich überschüssige Energie abbauen und brauche keine Dopamin-Blocker, also

Psychopharmaka, dafür. Ein Teilgebiet der Psychologie beschäftigt sich mit den Wechselwirkungen zwischen Körper und Psyche: das **Embodiment**.

Psychische Zustände wie Freude oder Trauer drücken sich in körperlichen Zeichen, z. B. durch angehobene Mundwinkel oder hängende Schultern aus. Wissenschaftler haben herausgefunden, dass das keine Einbahnstraße ist, sondern dass man durch eine bewusst eingenommene Körperhaltung die Psyche beeinflussen kann.
Diese Wechselwirkung kann man bewusst für sich nutzen, z. B. zur Stimmungsaufhellung. Zum Beispiel ist das Schwingen auf einem Mini-Trampolin nicht nur gut für den Körper, weil es alle Zellen in Bewegung bringt, sondern auch gut für die Stimmung.
Jede Aufwärtsbewegung hellt die Stimmung auf, deshalb hilft das Schwingen oder Bewegen auf dem Trampolin gegen Depressionen, aber auch um manische Energie in Bewegungsenergie umzusetzen – und es macht Spaß!

- dass Bipolare sehr anfällig auf Störungen von **Rhythmen,** Zyklen und wiederkehrende Abläufe reagieren. (mehr dazu im Kapitel „Biologische Rhythmen und Schlaf") Alles Einseitige und Unregelmäßige bringt unser System aus dem Gleichgewicht. Bringen wir unsere Rhythmen aus dem Takt, leiden die Stimmung, der Antrieb und der Schlaf darunter. Ein regelmäßiger strukturierter Tagesablauf hilft gegen Depressionen. Auf Anspannung muss ausreichende Erholung folgen, das weiß jeder.
Aber auch Essen tut dem Körper nur dann richtig gut, wenn wir es zur richtigen Zeit tun und anschließend ausreichende Essenspausen einhalten.

- dass der **Schlaf** mit viel Licht zusammenhängt; dass Bipolare stärker auf blaues Licht reagieren als Nichtbetroffene; dass sie selbst in ausgeglichenem (euthymem) Zustand eine schlechtere Schlafqualität haben.
Unser Körper hat ein ganzes System von inneren Uhren, die bei Bipolaren schnell verstellbar sind. Setzen wir uns tags viel Licht aus, können wir nachts besser schlafen. Viel Licht am Tage hellt die Stimmung auf, viel Dunkelheit in der Nacht verhilft zu einer guten Schlafqualität. Das liegt am Serotonin, daraus baut der Körper unser Schlafhormon Melatonin.
Auf blaues Licht reagieren Bipolare mit einer stärkeren Melatonin-Unterdrückung, das kann insbesondere am Abend das Einschlafen behindern.

Dagegen hilft z. B. eine gelbe Brille mit Blaulichtfilter oder eine zeitabhängige Farbtemperaturänderung am Computerbildschirm.

Haben Sie das alles gewusst?

Heute, nach dem Lesen vieler Bücher, bin ich schlauer. In den folgenden Kapiteln werde ich Ihnen einige davon vorstellen. Bei mir hat die Anwendung dieses Wissens Erfolg gehabt. Ich bin damit wahrscheinlich in den Augen der meisten Professionellen eine Ausnahme von der Regel. Ausnahmen lassen sich nicht auf alle übertragen und damit ist es für mich zwar ein persönlicher Erfolg, aber wissenschaftlich ist mein Beispiel nicht signifikant.

Es gibt aber schon einige wenige Psychiater, die sich mit diesem neuen Gebiet beschäftigen. Es nennt sich **Ernährungspsychiatrie.** Die Forschung auf diesem Gebiet steckt noch in den Kinderschuhen. Die australische Psychiaterin Felice Jacka war die Erste, die 2015 einen Zusammenhang zwischen dem westlichen Ernährungsstil und Depressionen bzw. Ängsten nachweisen konnte.

(Quelle: Spektrum der Wissenschaft: Zeitschrift Gehirn & Geist 01/2017, S.14)

Wer weiß, wie lange es dauern wird, bis diese Forschungen wissenschaftliche Erkenntnisse liefern und vor allem, bis diese dann im psychiatrischen Alltag der Kliniken und Praxen ankommen. Ich wollte aber nicht solange warten, mir war meine baldige Stabilisierung wichtiger. Deshalb habe ich das Gelesene einfach an mir selbst ausprobiert. Davon berichte ich in den folgenden Kapiteln.

Es geht nicht ohne die „47"

Nachdem was ich in vielen Büchern gelesen habe, glaube ich nicht mehr daran, eine „rühmliche Ausnahme" zu sein: Es scheint mir eher, als ob die heute praktizierte Schulmedizin aus den Augen verloren hat, dass Seele und Körper eine Einheit bilden und beide untrennbar miteinander verbunden sind. Die Menschen werden nicht krank, weil es an Medikamenten mangelt, sagt Dr. med. Petra Wenzel, Ärztin und Präventologin.

Nährstoffe sind die Grundlage allen Lebens. In der Evolution wurden unser Organismus und seine Funktionalität auf der Basis von 47 lebensnotwendigen und nicht ersetzbaren Nährstoffen entwickelt. Darunter sind
- **8 Aminosäuren – für den Aufbau aller Eiweißstrukturen**
- **Methionin, Leucin, Isoleucin, Valin, Lysin, Phenylalanin,**
- **Threonin, Tryptophan,**
- **2 Fette – Omega-3 und Omega-6 Fette**

- 37 Mikronährstoffe – u. a. 13 Vitamine, 7 Mineralien und 14 Spurenelemente
  - Vitamin A, B1, B2, B3, B5, B6, B7, B9, B12, C, D, E, K
  - Natrium, Kalium, Calcium, Magnesium, Phosphor, Schwefel, Chlor
  - Chrom, Cobalt, Eisen, Jod, Kupfer, Mangan, Molybdän, Selen, Silicium, Zink u. a.

Auf diese Stoffe kann der Körper nicht verzichten. Alles andere kann er selbst herstellen. (Quelle: Jopp, Andreas: Risikofaktor Vitaminmangel, S. 12)

Psyche und Körper bilden eine Einheit, das ist keine neue Erkenntnis. Wenn der Körper nicht optimal mit allem versorgt ist, was er braucht, kann er nicht richtig funktionieren – das wirkt sich zwangsläufig auch auf die Psyche aus. Nach meinen Erfahrungen wird dieser Zusammenhang aber in der Psychiatrie in seiner Dimension als nicht „therapierelevant" vernachlässigt. Man hat sich nach den Leitlinien zu richten und in diesen kommen diese Zusammenhänge nicht vor. Bis auf eine Messung auf Drogen, dem Blutspiegel der Psychopharmaka und auch mal dem Hormonstatus wurden bei mir keinerlei Blutuntersuchungen vorgenommen. Darin sehe ich eine vertane Chance, sogar ein großes Versäumnis.

Das Minimumgesetz nach Justus von Liebig besagt, dass das Wachstum von Pfanzen durch die im Verhältnis knappste Ressource (z. B. Nährstoffe oder Wasser oder Licht etc.) eingeschränkt wird. Diese Ressource wird auch als Minimumfaktor bezeichnet.
Bei Vorliegen eines solchen Mangelfaktors nützt es nichts, von den anderen – nicht fehlenden – Stoffen mehr in das System zu geben. Es gibt keinen Einfluss auf das Wachstum, wenn eine Ressource hinzugegeben wird, die bereits im benötigten Umfang vorhanden ist. Gibt man aber die eine fehlende Ressource hinzu, wächst die Pflanze optimal.

Als Modell des Gesetzes fungiert die „Minimum-Tonne":
Eine Tonne mit unterschiedlich langen Dauben lässt sich nur bis zur Höhe der kürzesten Daube füllen. Genauso kann ein Organismus sich nur so weit entwickeln, wie es die knappste Ressource erlaubt.

Quelle: Doofi – Eigenes Werk, gemeinfrei,
https://commons.wikimedia.org/w/index.php?curid=6627159)

Auf den Körper des Menschen übertragen kann man dieses Gesetz so verstehen: Der Mensch ist ein System, das aus vielen einzelnen Stoffen besteht, die sich gegenseitig bedingen.

Fehlt eines davon oder ist nicht genug davon da, kann der Körper nur so gut arbeiten, wie es dieses Fehlende zulässt.
(Quelle: Spitzbart, Michael: Entschlüsseln Sie Ihren Gesundheitscode, S. 13)

Oder stellen Sie sich eine verzweigte Kette von Teilen vor, die alle miteinander und untereinander verbunden sind. Ziehen Sie einen Teil davon nach unten oder oben, ziehen die anderen Teile automatisch mit. Das gesamte System ändert sich. Wird dem Körper z. B. nicht genug Tryptophan (eine essentielle Aminosäure, die klein genug ist, um die Blut-Hirn-Schranke zu überwinden) zugeführt, kann das Gehirn nicht genug Serotonin herstellen. (mehr dazu im Kapitel zum Eiweiß) In der Folge sinkt die Stimmung, der Körper arbeitet nur noch auf „Sparflamme". Essen Sie jetzt zum Beispiel Schokolade oder eine Banane, flutet Tryptophan ins Gehirn, es können mehr Glücksbotenstoffe gebildet werden und die Stimmung hellt sich auf. (Und das liegt NICHT nur am Zucker, wie immer wieder behauptet wird.)

Da jeder Mensch aber eine ganz individuelle Körperchemie hat, muss man herausfinden, ob und welche Ressource nicht ausreichend vorhanden sind und diese dann ggf. auffüllen; es kann auch sein, dass es mehrere „Baustellen" gibt. Vermutlich wird Sie das erst einmal etwas erschrecken, weil es so viele verschiedene Möglichkeiten gibt. Es sind aber „nur" knapp fünfzig Stoffe, über die wir reden. Soviel ist das auch nicht. Es kommt eben immer darauf an, aus welcher Perspektive man guckt. Wo genau Sie stehen, kann man nur durch Messungen im Blut herausfinden.

Das auch deshalb, weil Psychopharmaka wahre „Nährstoff-Räuber" sind, die die für die Stimmung und den Antrieb wichtigen Vitalstoffe aufbrauchen. Blut-Messungen wurden während meiner Behandlung innerhalb des psychiatrischen Systems nicht vorgenommen. Diese habe ich aus eigener Initiative veranlasst. Aus meiner Sicht geht es ohne eine solche Bestandsaufnahme nicht, mehr dazu können Sie im Kapitel „Messen statt raten" lesen.

Macht falsches Essen schlechte Stimmung?

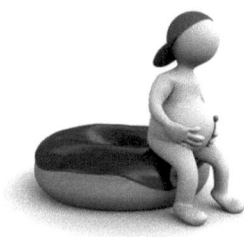 Nie wäre ich auf die Idee gekommen, dass meine Ernährung auf meine Stimmung Einfluss hat. Ich bin aufgewachsen mit „gutbürgerlicher deutscher" Küche. Brot und Kartoffeln waren meine Hauptnahrungsmittel. Ich liebe Kuchen, Eis und Schokolade! Erst die Bücher von Dr. Strunz haben mir die Augen geöffnet, obwohl er gar nicht so explizit über Stimmungsschwankungen schreibt. Er schreibt vor allem über die Auswirkungen einer kohlenhydratlastigen Ernährung auf die sogenannten Zivilisationskrankheiten wie Krebs, Herz-Kreislauf-Erkrankungen, Diabetes, Demenz, Alzheimer und erwähnt immer mal wieder, dass durch eine veränderte Ernährung auch psychische Probleme gebessert oder sogar verschwunden wären.

Das hat mich neugierig gemacht.

In seinem Buch „Wieso macht die Tomate dick?" setzt er sich detailliert mit 70 Thesen auseinander, die Sie bestimmt auch kennen.

Auch ich habe folgende Aussagen für wahr gehalten und mich danach gerichtet:

- Gesundes Essen besteht aus wenig Eiweiß, wenig Fett und vielen Kohlenhydraten
- Zu viel Eiweiß schadet den Nieren
- Rotes Fleisch ist ungesund
- Fett macht fett
- Kartoffeln und Vollkorn-Brot sind gesund und sollten den Hauptteil der Nahrung ausmachen
- Vollkorn-Brot ist gesünder als Weißbrot
- Mehr als drei Eier in der Woche sind schädlich, Eier erhöhen den Cholesterinspiegel
- Unsere Nahrungsmittel enthalten ausreichend Vitamine, man braucht deshalb keine zusätzlichen Vitamine zuführen
- Mit Nahrungsergänzungsmitteln produziert man nur teuren Urin
- Das Gehirn kann ohne Zucker nicht leben

ACHTUNG – diese Aussagen sind Ernährungsmärchen!

Diese Aussagen haben Sie bestimmt auch schon x-mal gehört, vielleicht auch vom eigenen Arzt oder im Fernsehen von Gesundheitsexperten oder in der Lieblingszeitschrift gelesen.

Haben Sie diese Aussagen bisher schon mal hinterfragt? Ich auch nicht. Warum auch? Wenn das allgemeingültiges Wissen ist, wenn das alle so machen, warum sollte ich daran zweifeln? Brot und Kartoffeln werden als Grundnahrungsmittel bezeichnet, sie sind also Grundlage der Ernährung. Überall bekommt man diese und sie sind relativ preisgünstig.

Meine Zweifel begannen erst, als ich die Bücher gelesen habe, die ich Ihnen im weiteren Verlauf vorstellen möchte. Ich habe darin so viele Parallelen zu meinen eigenen Erfahrungen entdeckt, dass ich mich manchmal gefragt habe, ob der Autor über MICH schreibe.

Durch die vielen Informationen von den unterschiedlichsten Autoren bin ich für mich zu der Erkenntnis gelangt, dass mir die bisher erlernte Art mich zu ernähren, nicht gut tut, dass diese Art der Ernährung meine bipolare Störung triggert und aufrecht erhält, vielleicht sogar verursacht hat. Bei mir macht falsches Essen schlechte Stimmung.
Ich verzichte freiwillig auf Zucker, Brot, Kartoffeln, Reis, Nudeln und esse dafür vor allem Fleisch, Eier, Gemüse, Obst und gute Fette und backe mir mein Brot selbst. Dr. Strunz nennt diese Ernährungsform „genetisch korrekte Kost", andere Autoren nennen das „artgerechte Ernährung".

Ich verzichte nicht, weil mir die erlernte Art der Ernährung nicht mehr schmeckt, sondern weil sie mir nicht gut tut. Dass man sein Auto mit dem vorgesehenen Treibstoff betankt, ist selbstverständlich. Niemand käme auf die Idee, Diesel in den Tank zu tun, wenn das Auto für Benzin gebaut ist. (Und wenn es aus Versehen doch passiert, riskiert man einen irreparablen Motorschaden, wenn das Fahrzeug weiter betrieben wird.)
Wir essen aber viele Dinge, für die unser Körper gar nicht „gebaut" ist, und wundern uns dann, wenn es nicht richtig rund läuft.

Für meine Stabilität bin ich bereit, auf Liebgewonnenes und vermeintliche Genüsse zu verzichten.

Vor der Ernährungsumstellung war ich regelrecht kohlenhydratabhängig mit Suchtcharakter, allerdings ohne das zu wissen. Wenn ich nicht alle zwei bis drei Stunden etwas essen konnte, wurde ich unleidlich. Am liebsten süß und fett. Brot, Kuchen und Kartoffeln prägten meinen Speiseplan. Dass ich jedes Jahr ein paar Kilo zulegte, schrieb ich meiner sitzenden Tätigkeit und meinen familiären Genen zu. Diäten führten letztendlich zu noch mehr Gewicht. Besonders dramatisch wurde es unter der Therapie mit Lithium. Ich wog nach nur vier Monaten 105 kg.

Menschen, die Übergewicht haben, wird immer wieder vorgeworfen, sie sollen doch nicht so viel essen (andere Bezeichnung: Vielfraß), sie sollen doch nicht so faul sein (andere Bezeichnung: Faulpelz) und sich mehr bewegen (andere Bezeichnung: Bewegungsmuffel). Dann würde es schon klappen mit dem Abnehmen. Diejenigen von Ihnen, die sich auch mit ihren Pfunden herumschlagen, kennen bestimmt dieses schlechte Gewissen. Man sei der „Täter", der an seinem eigenen Unglück selbst schuld ist, also könne man auch etwas dagegen tun, man brauche ja „nur" … siehe die Liste der Ernährungsmärchen weiter oben.

In den Büchern, die ich Ihnen vorstellen möchte, habe ich erfahren, warum diese Ratschläge untauglich und vor allem nicht hilfreich sind. Wir sind höchstwahrscheinlich viel mehr „Opfer" unseres Stoffwechsels, als es manchem lieb sein wird.

Nun, was hat das alles mit der Stimmung und dem Antrieb zu tun, denn nicht jeder, der eine bipolare Störung hat, ist übergewichtig. Deshalb folgen nun einige Gedanken zur Frage:

Warum essen wir eigentlich und was hat das mit der Psyche zu tun?

- Wir essen, um zu überleben und um uns fortzupflanzen.
- Um zu überleben und uns fortzupflanzen, müssen wir Nährstoffe aufnehmen.
- Diese Nährstoffe muss unser Körper aufnehmen können und in körpereigene Stoffe umwandeln.
- Diese Stoffe dienen einerseits dem Aufbau und der Erhaltung der Körpersubstanz (Baustoffwechsel) und anderseits der Energiegewinnung für energieverbrauchende Aktivitäten (Energiestoffwechsel) und damit der Aufrechterhaltung der Körperfunktionen. (Vgl.: Wikipedia, Stoffwechsel)
- Hat der Körper alle essentiellen Nährstoffe in einem optimalen Verhältnis, funktioniert auch das Gehirn optimal. Somit hat der Mensch genug Energie und Kraft, um allen Anforderungen des Lebens zu entsprechen, also zu leben und sich fortzupflanzen.
- Ist der Körper in der Balance, ist es die Psyche auch. Eine gesunde Psyche sorgt dafür, dass wir uns optimal ernähren, bewegen und das Leben genießen können.

Von Makro- und Mikronährstoffen

Nun sind wir Menschen leider keine autotrophen Lebewesen wie zum Beispiel die Pflanzen, die sich scheinbar von der sprichwörtlichen „Luft und Liebe" ernähren. Sie können anorganische Stoffe in Luft, Wasser und Licht in organische Stoffe umwandeln und davon leben. Wir Menschen können das nicht. Wir müssen uns von den organischen Stoffen ernähren, die wir in unserer Umgebung – der Natur – finden. Dabei ist die Nahrung für uns am wertvollsten, die uns viel Energie liefert. Diese **Energieträger** sind Glukose, umgangssprachlich wird meist der Begriff **„Kohlenhydrate"** verwendet (siehe auch Kapitel „Stimmungskiller Kohlenhydrate") und **Fette** (↗ auch Kapitel „Gehirn-Öl Omega-3").

Unsere Körpersubstanz besteht aber nicht aus Energie, sondern aus einem anderen organischen „Material": den Aminosäuren, umgangssprachlich **„Eiweiße"** genannt. Aminosäuren sind die Bausteine des Lebens. Einige davon, acht an der Zahl, müssen wir unbedingt über die Nahrung zuführen, da wir sie nicht selbst bilden können. *„Ohne Eiweiß wären wir alle eine Pfütze Wasser auf dem Boden. Alles, was lebt, besteht zunächst einmal aus Eiweiß"* schreibt Dr. Michael Spitzbart in seinem Buch „Entschlüsseln Sie Ihren Gesundheitscode" S. 49–50). Deshalb gehören auch die Aminosäuren zu unserer Nahrung.
(↗ auch Kapitel „Moleküle der Gefühle").

Es gibt noch weitere Stoffe, die unser Körper und unsere Zellen unbedingt brauchen, um gut zu funktionieren, denn manchmal braucht es Katalysatoren und Co-Faktoren, damit biochemische Prozesse überhaupt ablaufen können. Zu diese Stoffgruppe gehören die **Vitamine, Mineralstoffe** und die **Spurenelemente**.
(↗ auch die entsprechenden Kapitel im zweiten Teil)

Deshalb lassen sich folgende Klassen von Nährstoffen unterscheiden. Alle zusammen machen unsere Nahrung aus:
- Makronährstoffe: Eiweiße (Fachausdruck: Proteine)
  Kohlenhydrate
  Fette (Fachausdruck: Lipide)
- Mikronährstoffe: Vitamine
  Mineralstoffe
  Spurenelemente
- Wasser

Der Unterschied zwischen den **Makro**nährstoffen und den **Mikro**nährstoffe besteht vor allem darin, dass der Mensch aus den Makronährstoffen die Bestandteile seiner Nahrung erhält, die er für den Körperbau und für die Energieproduktion

benötigt. Davon ernährt er sich im wahrsten Sinne des Wortes. Aus den Mikronährstoffen kann er keine Energie gewinnen, trotzdem sind diese essentiell, da
sie Stoffwechselvorgänge überhaupt erst möglich machen oder beschleunigen.
Jede Zelle ist auf diese essentiellen Stoffe angewiesen. Sie ist ständig biochemisch
aktiv und braucht daher ununterbrochen Mikronährstoff-Nachschub, denn viele
Mikronährstoffe können nicht gespeichert werden (wie z.B. die B-Vitamine).
Das bedeutet: Ohne Mikronährstoffe könnte der Körper genauso wenig existieren wie ohne Makronährstoffe oder ohne Wasser.

Wenn man sich die Zusammensetzung von natürlicher Nahrung genauer ansieht,
fällt auf, dass es keine Nahrungsmittel gibt, die von allen Makronährstoffen gleiche Anteile haben. Ich habe kein Lebensmittel gefunden, in dem Eiweiß, Fette
und Kohlenhydrate in einem Verhältnis von 1 : 1 : 1 vorhanden sind. Mir ist aufgefallen, dass kohlenhydrathaltige Nahrungsmittel oft fettarm sind und dass die
meisten Obst- und Gemüsesorten dazu zählen. Andererseits gibt es pflanzliche
Nahrung, die viel Fett enthält, dann ist aber der Kohlenhydratanteil eher gering,
z.B. in Nüssen oder Avocado. Des Weiteren gibt es Nahrungsmittel, die nicht
alle Makronährstoffe enthalten. Butter besteht fast ausschließlich aus Fett. Fisch
enthält keine Kohlenhydrate.

Lebensmittel, in denen ein hoher Anteil an Kohlenhydraten UND Fetten enthalten ist, wie z.B. Kuchen oder Eis, kommen in der Natur kaum vor. Die Kombination von anteilig viel Fett und vielen Kohlenhydraten ist typisch für industriell
hergestellte Nahrung. Ähnliches gilt für den Glukose-Fruktose-Sirup, der vielen
Getränken zugesetzt wird, sowie für die Mengen an Zucker und Salz. Damit entsprechen unsere „modernen" Nahrungsmittel in ihrer Zusammensetzung nicht
mehr dem natürlichen Vorkommen, aber unseren geschmacklichen Vorlieben.
Das hat Auswirkungen nicht nur auf unsere körperliche, sondern auch unsere
seelische Gesundheit.

Hier einige typische Beispiele für Lebensmittel, die überwiegend Eiweiß enthalten:

Das, was wir im umgangssprachlichen als „Eiweiße" bezeichnen, ist nicht immer
das „Weiße vom Ei", sondern man meint damit Aminosäuren und die daraus
gebauten Moleküle, die als **Proteine** bezeichnet werden.
Die *„Bausteine der Proteine sind … Aminosäuren, die … zu Ketten verbunden
sind. … Die Aminosäureketten können eine Länge von bis zu mehreren tausend
Aminosäuren haben, wobei man Aminosäureketten mit einer Länge von unter
ca. 100 Aminosäuren als* **Peptide** *bezeichnet und erst ab einer größeren Ketten-
länge von Proteinen spricht."* (Quelle: Wikipedia)

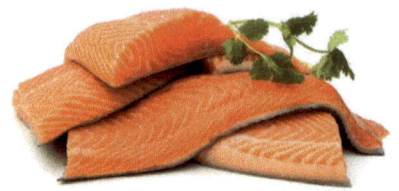 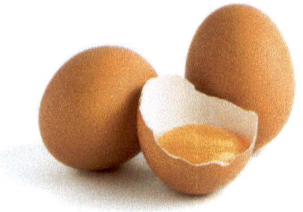

100 g **Lachs** liefert 198 kcal Nährwert	100 g **Eier** liefern 150 kcal Nährwert
oder:　0,0 g Kohlenhydrate 　　　22,4 g Eiweiß 　　　12,2 g Fett	oder:　1,5 g Kohlenhydrate 　　　11,9 g Eiweiß 　　　　9,3 g Fett
Die 198 kcal setzen sich zusammen aus: 　　0 % Kohlenhydrate 　46 % Eiweiß 　54 % Fett	Die 150 kcal setzen sich zusammen aus: 　　5 % Kohlenhydrate 　35 % Eiweiß 　60 % Fett

Nährwert-Angaben nach Food-Datenbank auf www.fddb.info/db/de/lebensmittel

*Hier einige typische Beispiele für Lebensmittel, die überwiegend **Kohlenhydrate** enthalten:*

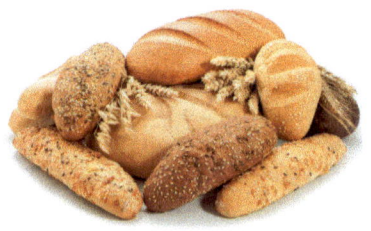 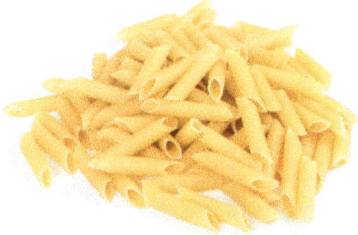

Brot und Nudeln werden aus Weizen oder anderen Getreidesorten gemacht. Diese gehören zur Gruppe der Gräser, sind also Pflanzen. Sie bestehen überwiegend aus **Kohlenhydraten**.

100 g Brot liefert 210 kcal Nähr-
wert
oder: 44,3 g Kohlenhydrate
          13,3 g Eiweiß
          4,0 g Fett
 	
Die 210 kcal setzen sich zusam-
men
aus:
          67 % Kohlenhydrate
          20 % Eiweiß
          13 % Fett
	100 g Nudeln liefern 147 kcal
	Nährwert
	oder: 29,5 g Kohlenhydrate
	          4,3 g Eiweiß
	          0,9 g Fett
	
	Die 147 kcal setzen sich zusam-
	men
	aus:
	          83 % Kohlenhydrate
	          12 % Eiweiß
	          5 % Fett

Auch **Obst und Gemüse** gehören zu den Kohlenhydraten.

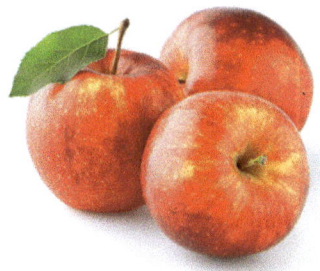 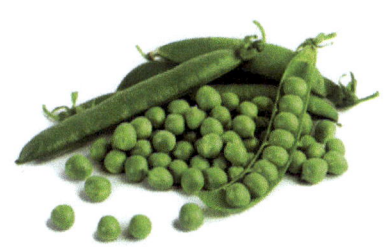

100 g Äpfel liefern 65 kcal
Nährwert
oder: 14,4 g Kohlenhydrate
          0,3 g Eiweiß
          0,1 g Fett
Diese 65 kcal setzen sich zusam-
men aus:
          96 % Kohlenhydrate
          2 % Fett
          2 % Eiweiß
Außerdem Vitamine: C
Mineralstoffe: Mg, K, Ph,
Schwefel
	100 g Erbsen liefern 85 kcal
	Nährwert
	oder: 12,8 g Kohlenhydrate
	          6,8 g Eiweiß
	          0,5 g Fett
	Diese 85 kcal setzen sich zusam-
	men aus:
	          62 % Kohlenhydrate
	          33 % Eiweiß
	          5 % Fett
	Außerdem Vitamine: C, B1, B2,
	B6 Mineralstoffe: Mg, K, Ph, Ca,
	Schwefel

Nährwert-Angaben nach Food-Datenbank auf www.fddb.info/db/de/lebensmittel

Hier einige typische Beispiele für Lebensmittel, die überwiegend Fette enthalten:

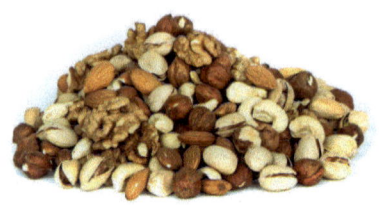 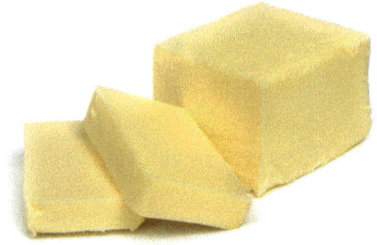

| 100 g **Nüsse** liefert 649 kcal
Nährwert
davon:　　8,1 g Kohlenhydrate
　　　　　19,8 g Eiweiß
　　　　　57,9 g Fett
Die 649 kcal setzen sich zusammen aus:
　　　　82 % Fett
　　　　13 % Eiweiß
　　　　 5 % Kohlenhydrate | 100 g **Butter** liefert 741 kcal
Nährwert
davon:　　0,6 g Kohlenhydrate
　　　　　0,7 g Eiweiß
　　　　　83,2 g Fett
Die 741 kcal setzen sich zusammen aus:
　　　　83 % Fett
　　　　Wasser
Außerdem Mineralstoffe: K, Ca, Phosphor, Mg |

Nährwert-Angaben nach Food-Datenbank auf www.fddb.info/db/de/lebensmittel

Auch wenn die **Fette** einen schlechten Ruf bekommen haben, können wir auf diese Verbindungen nicht verzichten. In der Fachsprache werden sie als **Lipide** bezeichnet. Die **Öle** gehören auch zu den Fetten.

Lipide können sehr unterschiedlich aufgebaut sein und übernehmen viele wichtige biologische Funktionen, zum Beispiel als hochkonzentrierte Energiequelle, Hauptbestandteil von Membranen und molekulare Signalüberträger im Körper Alle Fette haben gemeinsam, dass sie so gut wie wasserunlöslich sind. Auch bei den Fetten gibt es essentielle Fettsäuren und solche, die der Körper auch allein herstellen kann.

Von Zellen mit schwarzen Punkten – der Stoffwechsel entscheidet

Vor allem über die Lunge (Sauerstoff) und den Verdauungstrakt (Makro- und Mikronährstoffe sowie Spurenelemente) gelangen die Nährstoffe in den Körper.

Hier werden sie im Darm soweit aufgespalten und umgewandelt, bis der Körper sie aufnehmen kann. Über das Blut werden die Stoffe, die jetzt meist in kleinen Teilchen (Molekülen) vorliegen, zu den Zellen transportiert, von denen sie gebraucht werden.

„Man kann unseren Organismus in seiner Komplexität noch am ehesten mit einem Chemiekonzern vergleichen, der eine Unzahl von kleineren und größeren Organ-Betrieben dirigiert. Sie alle arbeiten prinzipiell autonom, sind aber untereinander eng verzahnt.
Diese Betriebe gliedern sich wieder in immer kleinere, aber weiterhin autonome regionale Werke. Am Ende der Kette stehen schließlich die Arbeiter: die Zellen mit ihren Zellorganen (Organellen), wie Mitochondrien, Ribosomen usw. Zellorganellen setzen sich aus Molekülen und Atomen zusammen, womit wir bei den eigentlichen chemischen Abläufen in unserem Körper angekommen wären."
(Quelle: Kuklinski, Bodo: Gesünder mit Mikronährstoffen, S. 21)

„ … Krankheiten (werden) nicht durch fehlende Medikamente ausgelöst, sondern durch krankhafte biochemische Abläufe im Organismus, die es zu erkennen und zu korrigieren gilt."
(Quelle: Kuklinski, Bodo: Gesünder mit Mikronährstoffen, S.10)

„Jede Krankheit hat demnach ihre Analogie im Stoffwechsel des Organismus. Gleichgültig, ob der Mensch erkrankt, weil Ärger und Stress ihm übermächtig zusetzten, eine Infektion ihn überrollte, Schadstoffe das Abwehrsystem schwächten, Allergien ihn heimsuchten oder elektromagnetische Felder das Gleichgewicht störten – immer reagiert der Körper mit Veränderungen auf biochemischer Ebene. …

Im Krankheitsfall benennt man im Allgemeinen die Symptome oder genauer das Organ. Hat man Schmerzen, hat man es an der Leber oder an den Nieren. Im Grunde sind es jedoch die Zellen der einzelnen Organe, die krank sind, denn Organe sind nichts anderes als Anhäufungen spezialisierter Zellen. Diese sind der kleinste ursächliche Faktor, die chemischen Werkstätten des Körpers. Und von hier aus nehmen krankhafte Prozesse ihren Lauf."
(Quelle: Kuklinski, Bodo: Gesünder mit Mikronährstoffen, S.20)

Erst dort, in der Zelle, findet der oben genannte Bau- und Energiestoffwechsel statt.
Deshalb sind die Vorgänge so wichtig, wie die Nährstoffe in die Zelle kommen und was drinnen mit ihnen passiert.

Gezeichnet sieht eine Zelle so aus: Fotografiert sieht eine Zelle so aus:

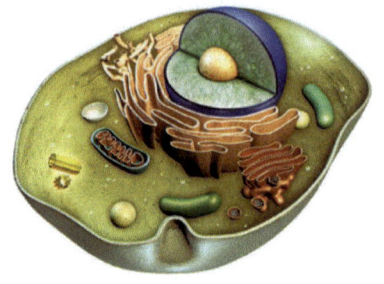 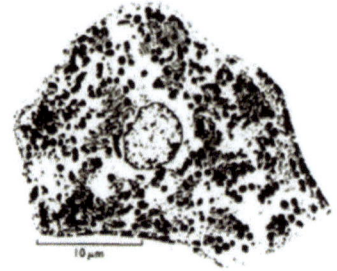

Die Zelle ist
- ein nach außen hin abgegrenzter Raum
- in der Mitte befindet sich der Zellkern
- die vielen schwarzen Punkte sind die für den Stoffwechsel wichtigen Organellen = die **Mitochondrien.** Man nennt sie auch die Kraftwerke der Zellen. Darauf kommen wir später zurück.

(Quelle: Chris Michalk: edubily Guide Energie, S. 15)

Die Zelle kann aber auch ganz anders aussehen, nämlich so:

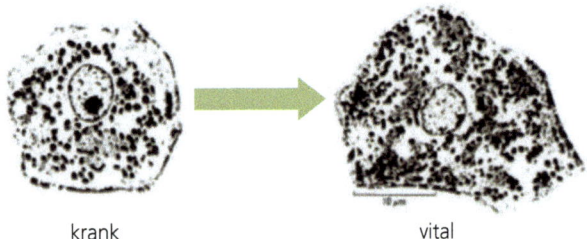

krank   vital

(Quelle: Chris Michalk: edubily Guide Energie, S. 62)

Sie sehen, dass viel weniger schwarze Punkte (Mitochondrien) vorhanden sind. Die kranke Zelle kann nicht so viel Energie produzieren wie die gesunde Zelle.

Der Stoffwechsel einer Zelle wird entscheidend von dem bestimmt, was wir an Nährstoffen zuführen, also essen und trinken.

Energie, Vitalität, Lebensenergie, Lebensfreude verbinden wir mit dem Begriff „gutes Leben". Bestimmt kennen Sie auch solche Sprüche wie „Ab 30 geht es abwärts." oder „Ab 40 entscheidet sich bei der Frau: Kuh oder Zicke?" oder „Ab 50 stellen sich eben die ersten Zipperlein ein." Diese Sprüche erzeugen den

Eindruck, als ob es sich um Naturgesetze handelt, dass der menschliche Körper ab dem 30., 40. oder 50. Lebensjahr abbaut.

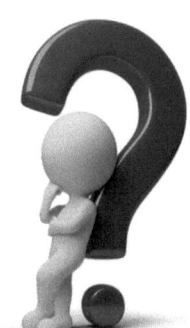

- Warum geht uns aber diese Energie, Vitalität, Lebensenergie, Lebensfreude irgendwann verloren?
- Ist das quasi gesetzmäßig, also der „Lauf der Welt"?
- Muss man das hinnehmen?
- **Haben unsere psychischen Probleme, die bei vielen Betroffenen in der Mitte des Lebens einsetzen, vielleicht auch irgendwie mit dieser nachlassenden Energie zu tun?**
- Kann man diese Energie, Vitalität, Lebensenergie, Lebensfreude wenigstens teilweise wieder bekommen?

Unsere Ernährung dient letztendlich dazu, jede einzelne Körperzelle optimal zu versorgen. Wir leben im Überfluss, es gibt genug zu essen für alle, niemand muss hungern. Selbst Obst und Gemüse, das früher sonst nur in der Saison verfügbar war, kann man das ganze Jahr über kaufen. Trotzdem nehmen Zivilisationskrankheiten, Übergewicht und psychische Erkrankungen zu.

Sie würden diesen Text nicht lesen, wenn Sie sich hundertprozentig wohl fühlen würden, wenn Sie keine gesundheitlichen und psychischen Einschränkungen an sich spüren würden. Könnte es sein, dass wir trotz des Überflusses mangelversorgt sind und deshalb unsere Körperzellen nicht das bekommen, was sie brauchen?

„Da gibt es ja die schöne Theorie, dass Übergewicht die Reaktion des Körpers auf eine Notlage widerspiegelt. Sie haben massive Defizite an Nährstoffen, der Körper frisst und frisst und frisst, um die auszugleichen. Bekommt natürlich nährstofffreie oder nährstoffarme Nahrung, wird immer fetter, und die Nährstoffe, also Vitamine und Co, reichen immer noch nicht aus. Sie werden also fett und krank. Könnte es wirklich sein, dass Hippokrates Recht hatte? Könnte es wirklich sein, dass die meisten Krankheiten (alle?) Folgen eines Mangels sind?"
(Vgl. Dr. Ulrich Strunz – News vom 13.12.2016)

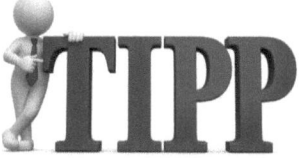

Wie sieht das ganz konkret bei Ihnen selbst aus? Im Buch „Stoffwechsel beschleunigen", S. 13–14 von Chris Michalk & Phil Böhm habe ich diesen Selbsteinschätzungsbogen für gesundheitliche Risiken gefunden. Je weniger dieser Kriterien auf Sie zutreffen, umso mehr könnte es sich für Sie lohnen, Ihren Stoffwechsel zu verbessern.

Woran erkenne ich einen guten Stoffwechsel?

Kriterium	trifft auf mich zu	trifft nicht auf mich zu
Darmfunktion – einmal täglich Stuhlgang (Weniger als ein Stuhlgang pro Tag ist ein Zeichen dafür, dass etwas nicht stimmt.)		
Körpertemperatur: nach dem Aufwachen > 36,6° (noch im Bett liegend messen)		
Warme **Hände** und **Füße**		
Gesunde **Libido**		
Gewichthalten ohne exzessiven Sport		
kräftiges und gut wachsenden **Haar**		
harte **Fingernägel**		
zarte **Haut** (nicht trocken, keine Schuppen)		
stabiles **Energie-Level** über den Tag		
Schlaf: Schnelles Einschlafen, erholtes Aufwachen, Schlaftiefe (man bekommt nichts um einen herum mit)		
Hohe **Kompensationsmöglichkeit** (= nicht wegen jedes „Windchens" umkippen)		

(Zitiert aus Chris Michalk & Phil Böhm: Stoffwechsel beschleunigen, S. 13–14

Im Buch von **Bodo Kuklinski: „Mitochondrien – Symptome, Diagnose und Therapie"** finden Sie ab S. 108 einen sehr umfangreichen Fragebogen, den der Arzt und Umweltmediziner selbst in seiner Praxis zur Diagnostik einsetzt.
Dort wird u. a. gefragt:

- Sind Sie nach geistigen oder körperlichen Belastungen schnell erschöpft?
- Vertragen Sie Alkohol schlecht? (Wenig reicht, um benebelt zu sein. Bekommen Sie rote Flecken im Gesicht und am Hals?)

- Reagieren Sie empfindlich auf Licht, Lärm, Gerüche?
- Wie schnell haben Sie nach einer Mahlzeit wieder Hunger? Nach ca. 2 Stunden / Nach ca. 4 bis 5 Stunden
- Kennen Sie Heißhungerattacken auf Süßigkeiten nach Stress?
- Fühlen Sie sich am Morgen
    - wie gerädert
    - brauchen eine lange Anlaufzeit
    - benommen
    - unscharfes Sehen
    - keinen Appetit aufs Frühstück
    - Morgenmuffel
    - Denkschwierigkeiten
- Können Sie Gesprächen gut folgen, auch bei Hintergrundgeräuschen?
- Haben Sie Kribbeln in den Fingern oder Füßen?
- Brennen Ihnen gelegentlich die Fußsohlen?
- Hat sich Ihre Schrift verschlechtert in Richtung „Sauklaue"?
- Wenn Sie mit einem Infekt krank sind, haben Sie dann Fieber?

Solche Fragen sind mir vorher noch nie gestellt worden. Erst durch die richtigen Fragen wird einem bewusst, was sich so im Laufe der Jahre verändert hat. Ich bin froh, dass ich heute auf einige der Fragen eine andere Antwort geben kann.

Eine weitere Möglichkeit der Selbsteinschätzung sind Ihre **Körperparameter**:

Mein Körpergewicht beträgt: _____ kg

Meine Körpergröße beträgt: _____ Meter

Berechnung des Body-Mass-Index: $$\frac{\text{Gewicht (in kg)}}{\text{Größe (in m) x Größe (in m)}}$$

Beispiel: $$\frac{\text{Gewicht} = 80 \text{ kg}}{1,80 \text{ m x } 1,80 \text{ m}} = \frac{80}{3,24}$$

BMI = 24,69 = Normalgewicht   Mein BMI = _____

Durchschnittliche BMI Test Bewertung / BMI Tabelle :

	BMI männlich	BMI weiblich
Untergewicht	unter 20	unter 19
Normalgewicht	2072–25	19–24
Übergewicht	26–30	25–30
Adipositas	31–40	31–40
starke Adipositas	größer 40	größer 40
(Quelle: http://www.bmi-rechner.net)		

Der BMI hat den Nachteil, dass die Verteilung des Körperfetts nicht berücksichtigt wird, deshalb gibt es einen weiteren Parameter: den Taille-Hüft-Quotient.

Der **Taille-Hüft-Quotient** (Waist-to-Hip-Ratio; WHR) misst das Lebensrisiko. **WHR = Taillenumfang** geteilt durch Hüftumfang.

„Weibliche Problemzonen – dicke Oberschenkel und Po – sind nicht gefährlich. Aber ein dicker Bauch ist das pure Risiko für Herz und Kreislauf. Fettzellen im Bauchbereich nehmen Zucker und Fette aktiver auf und verstoffwechseln gespeicherte Fette schneller. Je größer der Bauch, desto höher ist die Menge an Fettsäuren, die in der Leber ankommen und den Insulinstoffwechsel belasten. Der Triglyzeridspiegel im Blut steigt an, und das gute HDL-Cholesterin sinkt. Das erhöht das Risiko für Herzinfarkt und Schlaganfall.
Messen Sie Ihren Taillenumfang, stehend, zwischen Rippenbogen und Beckenkamm. Ihren Hüftumfang ermitteln Sie in Höhe des seitlichen Knochenhügels am Oberschenkel. Setzen Sie die Werte in die oben genannte Formel ein. Ab 0,85 WHR sollten Sie als Frau Ihren Fettzellen den Kampf ansagen. Für Männer gilt dasselbe ab 1,0 WHR."

$$\frac{\text{Taille}}{\text{Hüfte}} = \underline{\hspace{4cm}} \quad \text{(Frauen: bis 0,85 / Männer: bis 1,0)}$$

(Quelle: Ulrich Strunz: Die neue Diät, S.11)

Sie müssen niemandem mitteilen, zu welchem Ergebnis Sie gekommen sind. Vielleicht macht Sie Ihr Ergebnis aber neugierig, mehr zu diesem Thema zu erfahren.

Messen statt raten – Es geht nicht ohne Blutmessung

Ohne eine umfangreiche Blutuntersuchung wird es nicht gehen, wie wollen Sie sonst feststellen, ob und wo Sie einen Mangel haben? Da wir alle unseren ganz eigenen, individuellen Stoffwechsel haben, lohnt es, nach Schwachstellen zu suchen. Die können bei jedem woanders liegen. Sie können aufgrund Ihrer Symptome Vermutungen anstellen, aber die Wahrheit über Ihren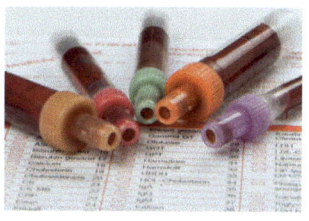
Körper werden Sie erst erfahren, wenn Sie Ihre Blutwerte ermitteln lassen. Werte lügen nicht! Ich wundere mich oft über Leute, die diese Blutuntersuchung scheuen oder für unnötig halten. Das kann ich nicht nachvollziehen.
In unserem Alltag ist das Messen doch selbstverständlich:

- Im Auto haben wir eine Tankanzeige, damit man nicht versehentlich ohne Treibstoff liegen bleibt. Dass man regelmäßig den Ölstand und den Reifendruck messen muss, weiß auch jeder Autofahrer. Muss das Auto in die Werkstatt, dann wird als erstes der Fehlerspeicher ausgelesen und weitere Messungen vorgenommen.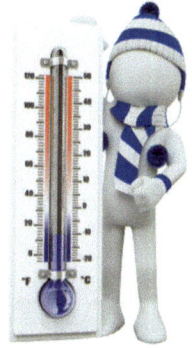
- In der Küche messen wir in der Regel die Zutaten durch Wiegen ab, damit ein Gericht schmeckt oder der Kuchen so gelingt, wie er im Rezept steht.
- Bevor wir nach draußen gehen, sieht man aufs Thermometer, um die richtige Kleidung auszuwählen.

Aber beim eigenen Körper verlassen wir uns auf Vermutungen und Annahmen, anstatt einfach mal Blutwerte zu messen! Nach dem Minimumgesetz, das ich Ihnen bereits vorgestellt habe, macht es wenig Sinn, einen Stoff zuzuführen, der schon ausreichend vorhanden ist. Erst wenn Sie einen tatsächlichen und nicht einen vermeintlichen Mangel ausgleichen, werden Sie Erfolg haben. Aber selbst Ärzte veranlassen Blutuntersuchungen aus meiner Sicht viel zu wenig – und in der Psychiatrie wird noch seltener gemessen.

Meine Ärzte-Odyssee

Meine psychischen Probleme kamen schleichend. Ich fühlte mich irgendwie nicht wohl mit meinen Stimmungsschwankungen und suchte Rat bei meinem Hausarzt. Sein Rat entlastete mich kurzfristig, aber ich spürte, dass das nicht ausreichte. Also ging ich zum nächsten Arzt, von dem ich mir Hilfe erhoffte, und dann zum nächsten und dann zum nächsten.

Trotz gleicher Symptome bekam ich – je nachdem, bei welchem Facharzt ich war – eine andere Diagnose und jeder Arztbesuch endete meist mit der Verordnung eines Medikaments:

- Der Hausarzt riet mir, kürzer zu treten und verschrieb ein Antidepressivum und einen Blutdrucksenker;
- der Gynäkologe gab mir synthetische Hormone, da meine Beschwerden von den Wechseljahren kämen (Ich habe das später messen lassen, zum damaligen Zeitpunkt war ich noch nicht im Klimakterium.);
- der Neurologe verschrieb mir Triptane gegen meine Migräne;
- der Schilddrüsenspezialist stellte eine Hashimoto-Thyreoiditis (eine Autoimmunerkrankung) fest, gegen die man nichts machen könne und
- der Psychiater verschrieb mir Psychopharmaka.

Innerhalb eines relativ kurzen Zeitraums fühlte ich mich tatsächlich krank, weil ich jetzt so viele Tabletten nehmen musste. Bis auf den Schilddrüsenarzt hat keiner eine Blutuntersuchung angeordnet, jeder hat nach dem Gespräch den Rezeptblock gezückt und ein Medikament verordnet. Damals hielt ich das für völlig normal und wäre wahrscheinlich sogar enttäuscht gewesen, wenn ich kein Rezept bekommen hätte. Heute sehe ich das anders. Erst die umfangreiche Blutuntersuchung in der Praxis von Dr. Strunz hat mir gezeigt, wo ich überall Vitalstoff-Mängel hatte.

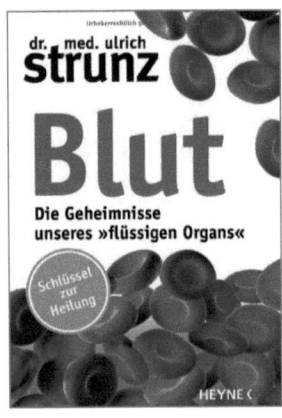

Im Buch „Blut – Die Geheimnisse unseres flüssigen Organs" von Dr. Strunz finden Sie vielfältige Hinweise zu den einzelnen Blutwerten. Sie werden staunen, welche Werte messbar und wirklich für Sie wichtig sind. Dort erfährt der Leser, dass das Blutbild, das von der Kasse bezahlt wird, nur Auskunft über die lebenswichtigen Parameter gibt, Vitalstoffanalysen sind gar nicht enthalten.

Die Einschätzung des Arztes „Es ist alles in Ordnung" oder „alles im grünen Bereich" bezieht sich dann auch nur auf die lebenswichtigen Parameter. Über den Zustand Ihrer Vitamin- und Mineralstoffspeicher erfahren Sie bei diesem Blutbild nichts.

Die Begriffe „kleines und großes" Blutbild, verstärken noch den Eindruck, dass umfassend untersucht wurde.

In einem anderen Buch fand ich folgenden originellen Vergleich: Dort wurde das „große" Blutbild mit einer Durchsicht eines PKW in einer Auto-Werkstatt verglichen. Das angeblich so „große" Blutbild würde in etwa bedeuten, dass der

Kfz-Meister den Reifendruck misst und Ihnen mitteilt, dass mit Ihrem PKW alles in Ordnung ist. Wären Sie mit dieser Werkstatt zufrieden?

Bleiben wir beim Auto: Wenn dort eine gelbe Warnlampe im Display aufleuchtet, wissen Sie, dass irgendwas nicht korrekt läuft. Sicherlich werden Sie dem nachgehen, nach der Ursache forschen und diese beheben. Würden Sie auf die Idee 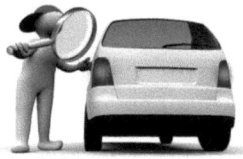 kommen, statt der Ursachenforschung lieber die Warnlampe auszuschalten oder abzuklemmen und dann hoffen, dass der Fehler, wenn Sie ihn nicht mehr sehen auch nicht mehr da ist? Sicherlich nicht, denn die Warnlampe hat ja genau die Aufgabe, einen Fehler oder Mangel anzuzeigen, aber die Lampe ist nicht der Fehler oder der Mangel selbst!

Was sind denn Zeichen des Unwohlseins, Schmerzen, Herabgestimmtheit, Antriebslosigkeit – das sind Symptome – Anzeichen – dafür, dass etwas nicht stimmt. Der Begriff **Symptom** wird übrigens bedeutungsgleich für folgende Begriffe verwendet: Anhaltspunkt, Anzeichen, Erkennungszeichen, Hinweis, Kennzeichen, Mal, Merkmal, Merkzeichen, Spezifikum, Zeichen. In der Medizin meint der Begriff Symptom: „Krankheitszeichen, für eine bestimmte Krankheit charakteristische, zu einem bestimmten Krankheitsbild gehörende krankhafte Veränderung" (Quelle: Duden, Wörterbuch medizinischer Fachbegriffe)

Wenn Sie mit Ihren körperlichen oder psychischen Symptomen zum Arzt gehen, möchte dieser Ihnen so schnell wie möglich helfen, um Ihnen den Leidensdruck zu nehmen. Er gibt Ihnen etwas gegen die Schmerzen oder gegen die Stimmungsschwankungen. Damit wird erst einmal das Symptom behandelt, das ist richtig und wichtig. Aus meiner Sicht wird danach aber nicht ausreichend nach den Ursachen für diese Symptome gesucht.

Ja, auch bei mir wurden eine Reihe von körperlichen Untersuchungen gemacht, sogar eine Herzkatheter Untersuchung wegen der katatonen Zustände; aber es ging dabei vor allem um den Ausschluss von somatischen, körperlichen Erkrankungen als Auslöser für meine Stimmungsschwankungen.
Als dort nichts zu finden war, stand fest, dass meine Beschwerden „psychisch" waren. Analysen meines Stoffwechsels, insbesondere der Versorgung mit essentiellen Aminosäuren, Vitaminen oder Mineralstoffen wurden nicht vorgenommen, weil das nicht zum schulmedizinischen Behandlungsspektrum bei psychischen Erkrankungen gehört. Das steht nicht in den Leitlinien, es gibt keine ausreichenden Nachweise für die Wirksamkeit und den Nutzen dieser Untersuchungen und deshalb wird es auch nicht von den Krankenkassen bezahlt.

Unter Ärzten gibt es einen abfälligen „Spruch", nämlich *„Wer viel misst, misst Mist"*. Vermutlich soll der Satz zum Ausdruck bringen, dass man „alles Mögliche" zwar messen kann, aber diese Messung nicht unbedingt sinnvoll sein muss. Denn die gemessenen Werte muss man eben auch bewerten, einordnen und interpretieren können, sonst nützen sie nichts und verursachen nur Kosten. Das ist sicher richtig.

Hört man einen solchen Satz aber als Patient von seinem Arzt, versteht der Patient doch etwas ganz anderes: Ich jedenfalls habe die Aussage so verstanden, dass die von mir gewünschten Blutuntersuchungen sinnlos und nichts aussagend seien und ich sie mir deshalb gleich sparen könne. Erst viel später ist mir aufgegangen, dass es dem Arzt wahrscheinlich an den nötigen Kenntnissen fehlte, welche Werte aussagekräftig und wie die Werte zu interpretieren sind und deshalb hat er das Messen als unnötig dargestellt, damit ich von meinem Vorhaben ablasse und ihn nicht weiter bedränge.

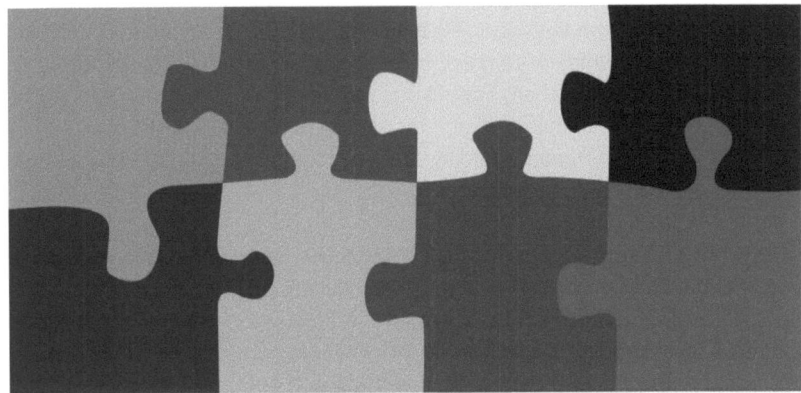

Heute denke ich, dass meine Erkrankung vielfältige Ursachen hatte, es waren mehrere Faktoren, die zusammenkamen und ungünstig wirkten, vergleichbar mit einem Puzzle, das erst als Ganzes ein vollständiges Bild ergibt:

- Dauer-Stress und fehlendes Stress-Management,
- Leistungsdenken,
- hoher Leistungsanspruch,
- zu wenig Selbstfürsorge,
- zu wenig Anerkennung im Beruf,
- ungünstige Verhaltensmuster in Bezug auf altruistisches Verhalten und Berufsethos,
- ungesundes Essverhalten,
- zu wenig Ausgleich durch Bewegung und Entspannung

- und letztendlich sicher auch eine familiäre Vorbelastung für die bipolare Störung.

Deshalb war auch das im ersten Teil des Buches beschriebene multimodale Behandlungskonzept bei mir so hilfreich. Aber der Bereich der Ernährung, inklusive der Blutmessung, wurde nicht einbezogen.

Ich bin der festen Überzeugung, dass ein gesunder Körper der Seele hilft, auch wieder gesund zu werden, genauso, wie „in einem gesunden Körper auch ein gesunder Geist wohnt". Ich habe nie verstanden, warum immer so auf die Trennung von Körper und Seele wert gelegt wird.

Ich bin überzeugt, dass sich nicht nur körperliche, sondern auch psychische Probleme zumindest bessern lassen, wenn Sie herausfinden, ob und wo Sie ernährungsbedingte Mängel haben. Ich finde, dass schon eine Besserung ein lohnenswertes Ziel ist.

Laborwerte und Kosten

Auf der Seite www.drstrunz.de/bluttuning.php findet man eine lange Liste aller anzustrebenden Laborwerte mit umfangreichen Erläuterungen.

Leider übernehmen die Krankenkassen diese Laborkosten meist nicht, deshalb stehen in der Tabelle unten hinter den Bezeichnungen die Preise, die die Labore in Rechnung stellen. Die Preise können von Labor zu Labor schwanken. Gesetzlich Versicherte können diese Laboruntersuchungen als IGeL-Leistung in Anspruch nehmen. Privatversicherte zahlen ca. 20 % mehr. Es lohnt aber trotzdem, seinen Hausarzt zu fragen, ob er zum Beispiel im Rahmen des Check-Ups einige davon bei der Krankenkasse abrechnen kann. Es kann lohnen, die Laborrechnung danach noch bei der Krankenkasse einzureichen, ggf. wird eine Einzelfallentscheidung zur Kostenübernahme gefällt.

Sollte Ihr Hausarzt bestimmte Werte gar nicht abnehmen können, z. B. weil er keine Zentrifuge hat, dann können Sie auch Labore direkt aufsuchen. Da Sie als Selbstzahler auftreten (müssen), ist keine Überweisung nötig. Es gibt einige Labore, die eigene Blutentnahmestellen haben. Dort kann man einfach während der Öffnungszeiten hingehen. Labore sind Dienstleister. Sie arbeiten für den, der sie bezahlt, das kann auch eine Privatperson sein. Die Ergebnisse und die Rechnung werden nach Hause geschickt.

Ich kann das Labor IMD (Institut für Medizinische Diagnostik) Berlin-Potsdam empfehlen. Das Labor hat in Berlin mehrere Blutentnahmestellen, in Potsdam befindet sich diese in der Friedrich-Ebert-Str. 33, gleich hinter dem Verwaltungsgericht am Nauener Tor. www.imd-berlin.de

Es gibt sogar schon Anbieter, bei denen man Test-Sets für zu Hause kaufen kann, z. B. bei www.lykon.de Man muss sich nur trauen, sich selbst in den Finger zu stechen. Je nach Umfang kosten solche Test-Sets zwischen 89 € und 499 €.

Die aus meiner Sicht wichtigsten Werte habe ich im Folgenden aufgelistet:

Blutwert	Laborkosten ca. (in Klammern für Privatversicherte)	Referenzwert nach Strunz	Einordnung /Empfehlung
Homocystein	33,22 € (38,20 €)	< 10 µmol/l	besser < 5 µmol/l je niedriger, desto besser; (alles über 10 sollte behandelt werden)
Schilddrüse: TSH	14,57 € (16,76 €)	ca. 1 mlU/ml	zwischen 0,3 und 1,0 optimal, bis 2,5 akzeptabel, wenn fT3 und fT4 hoch
freies T3	14,57 € (16,76 €)	2,0 – 4,4 pg/ml	je höher, desto besser
freies T4	14,57 € (16,76 €)	0,9 – 2,0 ng/dl 8,0 – 18,0 pg/ml	je höher, desto besser
Vitamine: Vitamin B6	33,22 € (38,20 €)	100 – 200 µg/l	oberen Referenzbereich anstreben, aber nicht drüber, sonst kann der Fettabbau gestoppt werden.
Vitamin B9 (Folsäure)	14,57 € (16,76 €)	15 – 25 µg/l	je höher, desto besser (meist geben die Labore bei Werten ab 20 nur an: >20)

Vitamin B12 Cobalamin	14,57 € (16,76 €)	1000 – 2000 pg/ml	über 1.000 anstreben
Vitamin D 25–OH–Chol.	27,98 € (32,18 €)	40 – 80 ng/ml bzw. 100 – 200 mmol/l	oberen Referenzbereich anstreben
Gesamt-Eiweiß	1,75 € (2,01 €)	6,6 – 8,7 g/dl	je höher, desto besser, alles über 7,6 ist super (Wert steigt schwer an, dauert sehr lange)
Eisen	2,33 € (2,68 €)	0,78 – 1,43 mg/l	oberen Referenzbereich anstreben
Ferritin	14,57 € (16,76 €)	m: 120 – 400 µg/ml w: 60 – 160 µg/ml	bei Frauen: mindestens 100 µg/ml anstreben, besser mehr
Magnesium	2,33 € (2,68 €)	0,90 – 1,1 mmol/l bzw. 22 – 24 mg/l im Vollblut 30–40 mg/l	unbedingt über 0,9 bzw. 22 anstreben (Wert steigt schwer an, dauert lange)
Zink	5,25 € (6,04 €)	780 – 1200 µg/l bzw. 0,78 – 1,43 mg/l	oberen Referenzbereich anstreben
Selen	23,90 € (27,84 €)	150 – 200 µg/l	oberen Referenzbereich anstreben, 200 µg nicht überschreiten

Mineralstoffprofil

Bei einem Mineralstoffprofil werden mehrere Mineralien und Spurenelementen gemessen. Erst in der Zusammenschau ergeben diese ein Bild. Einen Einzelwert kann man oft erst einschätzen, wenn man auch die anderen Werte kennt, weil sich die Elemente gegenseitig beeinflussen.

Übrigens bietet das IMD (Institut für Medizinische Diagnostik) Berlin-Potsdam ein Mineralstoffprofil **im Vollblut** an, bei dem 14 Werte gemessen werden. Es kostet nur ca. 70 €. Das ist viel günstiger als die Einzelwerte und es sind sogar noch vier Schwermetalle dabei. Nicht alle Labore machen solche Vollblutanalysen.

Recherchen im Internet können hilfreich sein, das richtige Labor zu finden. Man erfährt dadurch, wie gut die Speicher mit diesen Stoffen gefüllt oder in Bezug auf die Schwermetalle, inwieweit man damit belastet ist. Leider fehlt beim Mineralstoffprofil, das das IMD anbietet, das Aluminium. Falls Sie Ihre Schwermetallbelastung interessiert, sollten Sie die Messung des Aluminiums gesondert in Auftrag geben. Das Besondere an diesem Mineralstoffprofil ist, dass nicht die **Serum**werte ermittelt werden, sondern die Werte des **Vollblutes.**

„Letztere erlauben eine Aussage über die Speicherung von Mineralien, also die verfügbaren Depots. Die meisten Ärzte lassen nicht nur viel zu selten die Mineralien bestimmen, sondern beschränken sich dabei in der Regel auf die Serumwerte. Serum ist der wässrige Teil des Blutes, in dem Nährstoffe, Hormone, Abfallstoffe usw. schwimmen.

Die Serumwerte für Mineralien und Spurenelemente muss der Organismus unbedingt in relativ engen Grenzen aufrechterhalten, da sonst der Stoffwechsel droht zu entgleisen. Verminderte oder erhöhte Serumwerte von Mineralien können schwerwiegende Symptome verursachen. So kann es bei entgleisten Kaliumwerten mitunter zum Herzstillstand kommen. Dem wird der Schulmediziner gerecht, indem er bei Bedarf oder im Notfall die Serummineralwerte überprüft und so mitunter akut lebensbedrohliche Zustände verhindert.

Was der herkömmliche Mediziner dabei jedoch aus den Augen verliert, sind die Nährstoffdepots, also die Menge der gespeicherten Mineralien, Spurenelemente usw. Denn die Serumwerte der betreffenden Stoffe verändern sich meist erst dann, wenn die Depots bis zu einem kritischen Punkt leergeräumt sind. Um dies diagnostizieren zu können, braucht es eine Untersuchung der Mineralien im Vollblut.

Während ein Absinken der Serumwerte von Nährstoffen unter einen kritischen Level zu teils heftigen Symptomen führt, zeigt sich der schleichende Mangel durch Leerräumen der Depots zunächst durch unklare Beschwerden. So können ständige Müdigkeit und Leistungsschwäche durch einen recht häufig vorkommenden Magnesiummangel verursacht werden. Oder es entsteht eine Neigung zu ständigen Infekten und Herpes-Infektionen aufgrund von Zink-, Selen- und Magnesiummangel, die alle drei wichtig sind für das Immunsystem.

Mehr noch und das wird von der Schulmedizin meist völlig übersehen: Durch den Mangel an Mikronährstoffen (hierzu zählen neben Mineralien und Spurenelementen auch Vitamine, Aminosäuren und spezielle Fettsäuren) wird der Stoffwechsel jeder einzelnen Körperzelle beeinträchtigt, was sich in den unterschiedlichsten chronischen Krankheitsbildern zeigen kann.

So können chronische Entzündungen, Hautkrankheiten, Herz-Kreislauf-Erkrankungen, Darmerkrankungen, Erkrankungen des Nervensystems und vieles mehr, durch einen jahrelangen Mangel an Mikronährstoffen verursacht oder zumindest begünstigt werden.

Die Schulmedizin behandelt dann in den allermeisten Fällen nur das Symptom eines bestimmten Organsystems. So gibt es einen Facharzt für Kardiologie, Dermatologie, Innere Medizin, etc. die untereinander oft nicht kommunizieren und die ursprünglichen Ursachen der Erkrankungen aus den Augen verloren haben.

Verlässt man sich in der Diagnose also ausschließlich auf die Serumwerte, wird häufig fälschlicherweise behauptet, es bestünde gar kein Mangel oder der normale Tagesbedarf an Nährstoffen sei durch eine ausgewogene Ernährung immer abgedeckt."

(Zitat von der Homepage des Heilpraktikers Reinhard Clemens, Berlin unter

www.rc-naturheilpraxis.de/2013/06/29/vollblutmineralanalyse/)

Herr Clemens bietet solche Analysen in seiner Praxis an und interpretiert diese dann auch für seine Patienten.

So sah eines meiner Mineralstoffprofile des IMD aus:

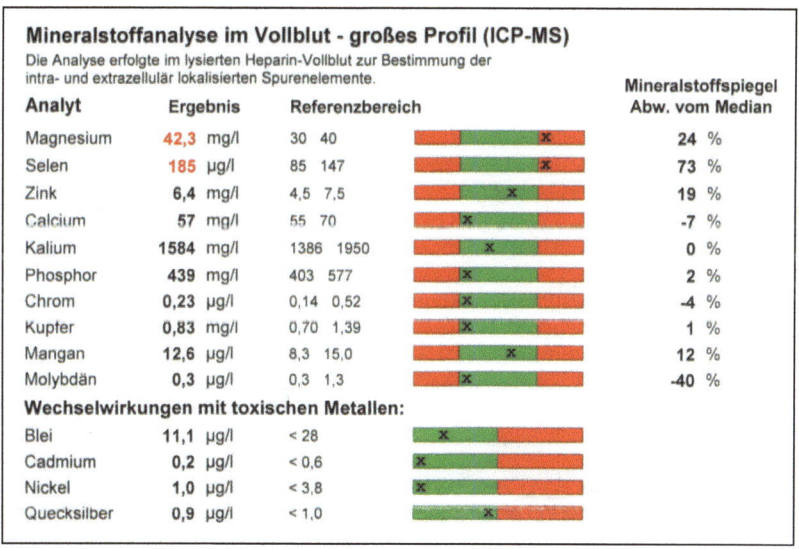

Vollblut, Serum, Plasma – was ist gemeint

Lassen Sie sich nicht von den Begriffen verwirren. Ich möchte Ihnen die wesentlichsten Unterschiede zwischen den Begriffen Vollblut, Serum und Plasma erläutern, damit Sie Ihre Blutwerte selbst einschätzen können.

„Blut ist ein ganz besonderer Saft" lässt Goethe seinen Mephisto im Drama „Faust. Der Tragödie erster Teil" in der Studierzimmer-Szene sagen. Faust unterschreibt seinen Pakt mit dem Teufel mit seinem eigenen Blut. Damit besiegelt er den Verkauf seiner Seele.

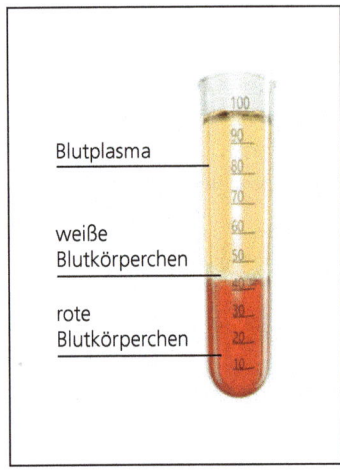

Blutplasma

weiße
Blutkörperchen

rote
Blutkörperchen

*"Der Begriff **Vollblut** ist selbsterklärend. So wie das Blut beim Blutabnehmen in Röhrchen kommt, wird es untersucht. Alles ist so drin, wie es auch in unserem Körper herumschwimmt. Das Vollblut besteht aus Flüssigkeit, dem Plasma, und Blutkörperchen.*

*Wird das Röhrchen mit Ihrem Blut in eine Zentrifuge gestellt und in schnelle Umdrehungen versetzt, trennt man die zellulären Bestandteile voneinander. Die schweren Blutkörperchen setzen sich außen ab, übrig bleibt eine klare, gelbliche Flüssigkeit, die ein wenig an Hühnersuppe erinnert. Das ist das **Plasma**, das zu 90 % aus Wasser besteht.*
*Werden aus diesem Plasma nun auch noch die Gerinnungsfaktoren entfernt, erhält man das **Serum**. Die meisten Laborwerte, die in Hausarztpraxen benötigt werden, werden aus diesem Serum ermittelt."*

(Bildquelle: Dr. Ulrich Strunz: Blut – Die Geheimisse unseres flüssigen Organs, S. 39

Vgl.: Brater, Jürgen: Blut tut gut, S. 17ff.)

Laborwerte interpretieren

Mit etwas Übung kann man auch als Laie Laborwerte interpretieren, also einschätzen, ob sie gut oder schlecht sind. Besser ist es natürlich, Sie gehen zu einem Arzt oder Heilpraktiker, der sich damit auskennt und Ihnen die Werte allgemeinverständlich erklären kann.
Lassen Sie sich nicht davon irritieren, wenn auf Ihrem Laborzettel fast alle Ihre Werte im Referenzbereich liegen. Ihr Hausarzt wird diesen Befund als „Es ist alles in Ordnung!" interpretieren und keine Veranlassung sehen, Weiteres zu unternehmen. Er verlässt sich genauso wie die Krankenkasse auf diese Referenzwerte. Nur wenn Ihre Werte außerhalb davon liegen, bezahlen die Kassen die Blutuntersuchung und ggf. das nötige Präparat zum Auffüllen. Diese Referenzwerte gibt das Labor vor, deshalb können sie sich von Labor zu Labor unterscheiden. Auch verwenden nicht alle Labore die gleichen Einheiten, es gibt die „alten"

Maßeinheiten und die moderneren „SI-Einheiten". Mir ist passiert, dass bei einer weiteren Messung im gleichen Labor plötzlich andere Einheiten auf dem Befund standen. Ich habe das Labor angeschrieben und um Umrechnung gebeten habe, weil ich meine Werte sonst nicht hätte vergleichen können. Das wurde anstandslos gemacht. Bitte vergleichen Sie die Referenzwerte Ihres Labors mit denen von Dr. Strunz – siehe Tabelle S. 78 bzw. denen anderer Autoren, die sich mit Molekular-Medizin beschäftigen.

Wie Referenzwerte entstehen

Deshalb einige Bemerkungen zur Frage, wie die Labore zu diesen Referenzwerten kommen:
Wenn man wissen will, welche Blutwerte in der Bevölkerung vorhanden sind, misst man viele Menschen durch und ermittelt daraus einen Durchschnittswert. Nun gibt ein Durchschnitt ja immer nur den Quotienten aller gemessenen Werte an, aber keine Abweichungen nach oben oder unten. Welche Abweichung also ist noch „in der Norm" und welche nicht?

Der Mathematiker Carl Friedrich Gauß hat die nach ihm benannte „Gaußsche Normalverteilung" entdeckt, auch „Gaußsche Glocke" genannt. Dabei handelt es sich um ein mathematisches Gesetz aus dem Bereich der Wahrscheinlichkeitsrechnung. Die Abweichungen der Messwerte vieler natur-, wirtschafts- und ingenieurswissenschaftlicher Vorgänge vom Mittelwert lassen sich durch die Normalverteilung entweder exakt oder wenigstens in sehr guter Näherung beschreiben (vor allem Prozesse, die in mehreren Faktoren unabhängig voneinander in verschiedene Richtungen wirken).
(Quelle: Wikipedia)

Mit der Gaußschen Formel können also die Abweichungen vom Durchschnitt nach oben und unten berechnet werden, die äußersten oberen und unteren 15 % schließt man aus und schon hat man einen Referenzbereich, der von … bis … geht.

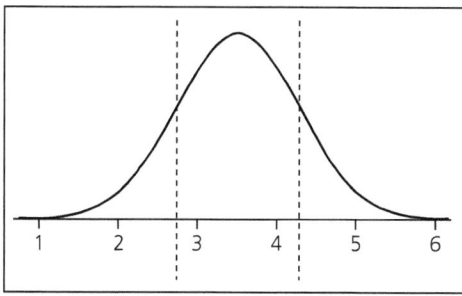

Daraus ergibt sich, dass die Gruppe, von der die Werte stammen, möglichst den tatsächlichen Durchschnitt der Bevölkerung repräsentieren müssen, damit diese Werte auf alle anwendbar sind.

Nun frage ich mich, wessen Werte von den Laboren am häufigsten gemessen und damit in die Berechnung des Durchschnitts einbezogen werden? Sind das nicht überwiegend Menschen, die krank sind? Diese gehen doch zum Arzt, der dann ein Blutbild machen lässt.

Weiter frage ich mich, ob es wirklich dieser Durchschnitt ist, der für mich der Maßstab für Gesundheit sein soll? Wenn ich lese, dass immer mehr Deutsche übergewichtig sind und die durch Fehlernährung verursachten Krankheiten zunehmen, dann frage ich mich, ob ich mich nicht mit den Falschen vergleiche.

Die Autoren Dr. Strunz, Dr. Spitzbart, Dr. Kuklinski und Klaus Wührer haben zum Teil andere Referenzwerte, als auf meinen Laborzetteln standen. Dr. Strunz hat dazu in seinem o.g. Buch ab Seite 12 beschrieben, dass er sich an solchen Menschen orientiert, die nachweislich gesund und leistungsfähig sind, die keine Krankheiten haben, die nur so vor Gesundheit strotzen, wie zum Beispiel Sportler oder erfolgreiche Menschen, die sehr alt geworden sind. Das ist der entscheidende Unterschied: Die Werte von Gesunden werden von den Autoren zum Maßstab gemacht und nicht die Durchschnittswerte einer zur Hälfte kranken Bevölkerung.

Mich interessiert weniger, wie ich im Vergleich zu andern kranken Menschen da stehe. Ich möchte viel lieber erfahren, welche Werte ich anstreben sollte, um möglichst gesund zu werden und zu bleiben. Bleiben Sie also kritisch, wenn Sie Ihren Laborbefund bekommen und vergleichen Sie Ihre Werte mit den Angaben der oben genannten Autoren.

In den Kapiteln zum Eiweiß, zu den Vitaminen und Mineralstoffen finden Sie genauere Erläuterungen zu den jeweiligen Werten. An dieser Stelle möchte ich Werte eingehen, die ich nicht noch einmal an anderer Stelle bespreche:

Schilddrüse: Dazu gehören die Werte TSH, freies T3, freies T4

In der Literatur wird betont, welche wichtige Rolle die Schilddrüse im Stoffwechsel spielt und dass Stimmungsschwankungen auch durch Unter- oder Überfunktionen der Schilddrüse ausgelöst werden können. Deshalb sollten Menschen mit Stimmungsschwankungen über ihre Schilddrüse Bescheid wissen. Bereits eine leichte Unterfunktion (zu erkennen am TSH-Wert über 2,5 und niedrigen fT3 und fT4-Werten) kann Auswirkungen auf die Stimmung haben. Siehe auch den Abschnitt zu Tyrosin im Eiweiß-Modul.
Leider wird oft nur der TSH-Wert vom Hausarzt bestimmt. Bitten Sie Ihren Arzt auch das freie T3 und freie T4 zu messen. Erst in der Zusammenschau aller drei

Werte lässt sich eine Aussage treffen. Im Zusammenhang mit der Schilddrüse sind auch die Jod- und Selenwerte wichtig. Dazu finden Sie weitere Informationen im Kapitel „Kleine Stoffe mit großer Wirkung".

Auch das Thema Hormone, sowohl bei Frauen als auch bei Männern, wird nach meinen Erfahrungen bei der Behandlung von Stimmungsschwankungen unterschätzt. Haben Sie schon mal den Begriff „Progesteron" gehört? Wussten Sie, dass dieses Hormon auch für Männer wichtig ist? Kennen Sie den Unterschied zwischen synthetischen und bioidentischen Hormonen? Das sind spannende Themen, die ich aber im Rahmen dieses Buches nicht besprechen kann. Insbesondere, wenn Sie mit Wechseljahresbeschwerden zu tun haben, kann ich empfehlen, sich mit der Thematik auseinanderzusetzen. Im Literaturverzeichnis finden Sie einige Bücher dazu. Bedenken Sie bitte auch folgenden Zusammenhang: Hormonelle und bipolare Schwankungen können sich überlagern, sich gegenseitig beeinflussen und verstärken. So kann auch das Thema „Hormone" ein Baustein zur Stabilität sein.

Eisen und Ferritin: Um den Sauerstofftransport im Blut und die Speicherung von Eisen in der Zelle zu messen, gibt es zwei Parameter: Eisen und Ferritin. Eisenmangel macht müde und energielos – das ist ein Zustand, den viele von uns kennen. Der Eisenwert gibt an, wie viel davon im Blut als „Sauerstofftransporter" zu den Zellen vorhanden ist. Der Ferritinwert gibt an, wie viel Eisen sich im Speicher der Zellen befindet. Denn in den Zellen wird die Energie produziert und nicht in den Blutbahnen.

Nur den Eisenwert zu bestimmen, sagt wenig aus. Zusammen mit dem Hämoglobinwert kann man aus dem Eisen- und Ferritinwert ganz gut ablesen, ob genug Eisen für die Energieproduktion vorhanden ist. Eisen ist so wichtig für den Körper, dass nur sehr wenig davon ausgeschieden wird. Der Körper hält alles fest, was er kriegen kann. Besonders Frauen haben oft einen niedrigen Spiegel, das hat mit der Menstruation zutun.

Bei lebensälteren Menschen gibt es aber auch eine Eisenspeicherkrankheit, diese haben zu viel Eisen, was auch nicht gut ist. Wo man selbst steht, kann nur eine Blutmessung ergeben.

(Genaueres zu Thema Eisen finden Sie im Buch von Strunz/Jopp: Mineralien, S. 178 ff.)

Wenn Sie besonders unter Energielosigkeit leiden, sollten Sie Ihren Ferritinspiegel messen lassen.

- Ja, eine Blutuntersuchung kostet Geld.
- Ja, die Krankenkasse übernimmt die Untersuchung in der Regel nicht, weil diese als IGeL, individuelle Gesundheitsleistung, gilt.
- Sie müssen für sich selbst entscheiden, was Ihnen Ihre Gesundheit wert ist. Ich finde, eine Blutuntersuchung ist gut investiertes Geld.

Moleküle der Gefühle oder Eiweiß und seine Bedeutung für die Stimmung und den Antrieb?

In den letzten Kapiteln habe ich Ihnen einiges Grundlegende über den Zusammenhang von Ernährung und Psyche erläutert. Des Weiteren hatte ich Ihnen die Nährstoffklassen vorgestellt. In diesem und in den nächsten Kapiteln möchte ich auf die einzelnen Bausteine detaillierter eingehen. Allerdings möchte ich kein Biologie- oder Biochemiebuch schreiben, sondern Ihnen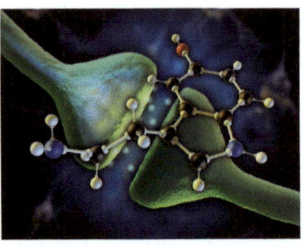
nur die Sachverhalte näher bringen, die aus meiner Sicht für das Verständnis des Zusammenhangs zwischen dem einzelnen Nährstoff und der **Stimmung bzw. dem Antrieb** wichtig sind. Also die Zusammenhänge, die aus meiner Sicht ein Mensch mit der Disposition für Manien und Depressionen kennen sollte, um diese Kenntnisse bewusst für sich zu nutzen.

Im Kapitel **Moleküle der Gefühle** soll der Ernährungsbestandteil **Eiweiß** im Mittelpunkt stehen:

„Ohne Eiweiß wären wir alle eine Pfütze Wasser auf dem Boden. Alles, was lebt, besteht zunächst einmal aus Eiweiß. Das Wort „Protein" stammt von dem griechischen Begriff „Proteo" ab, was bedeutet: „Ich gehe voran", schreibt Dr. Michael Spitzbart in seinem Buch „Entschlüsseln Sie Ihren Gesundheitscode" auf Seite 49. *„Alles folgt einer einfachen Regel ... Hohes Eiweiß bedeutet viele Grundbausteine zur Produktion ... [der] Substanzen und Systeme. Ein zu niedriger Eiweißspiegel, sprich zu wenige Grundbausteine, lassen alle Körperfunktionen auf Reserve laufen. Das ist wie beim Kuchenbacken. Wenige Zutaten, kleiner Kuchen."* (Vgl. Dr. Michael Spitzbart: Entschlüsseln Sie Ihren Gesundheitscode, S. 49–50)

Wie ich Ihnen bereits im ersten Teil des Buches erläutert habe, wird ein Mangel von Serotonin als eine Ursache für Depressionen angesehen. Ob dafür *allein* das Serotonin verantwortlich ist, bestreiten einige Autoren. Dass das Dopamin einen großen Anteil an den Manien hat, ist allgemeiner Konsens. Es sind aber nicht nur diese Botenstoffe, die an der Auslenkung der Stimmung und des Antriebs Anteil haben, es ist ein ganzes System, das aus dem Gleichgewicht geraten ist.

Ich halte mich an das Minimumgesetz, das ich Ihnen auch bereits in vorangegangenen Kapiteln vorgestellt habe: Wenn in einem System vieler Stoffe eines fehlt, kann das System nur so wirksam sein, wie es der geringste Stoff zulässt. Aus meiner Sicht gilt das auch für die Aminosäuren. Ich denke, dass fehlende

Aminosäuren dafür verantwortlich sind, dass die Prozesse auch im Gehirn nicht mehr optimal ablaufen. Sind nicht genug Ausgangsstoffe da, können auch nicht genug Folgeprodukte hergestellt werden. Anzeichen dafür sind, dass die Stimmung sinkt, der Antrieb sich vermindert, Konzentration und Gedächtnis schwinden, der ganze Körper nur noch auf „Sparflamme" arbeitet.

Was sind aber diese Botenstoffe Serotonin und Dopamin? Es sind biogene Amine, entstehen und bestehen also aus Aminosäuren. Unsere Botenstoffe für die Stimmung und den Antrieb bestehen also aus Aminosäuren, die wir umgangssprachlich als Eiweiß bezeichnen: **Die Moleküle der Gefühle bestehen aus Eiweiß!**

Hier sehen Sie eine schematische Darstellung der Stoffwechselwege von Serotonin und Dopamin. **Die Ausgangsstoffe Tryptophan und Tyrosin sind Aminosäuren.**

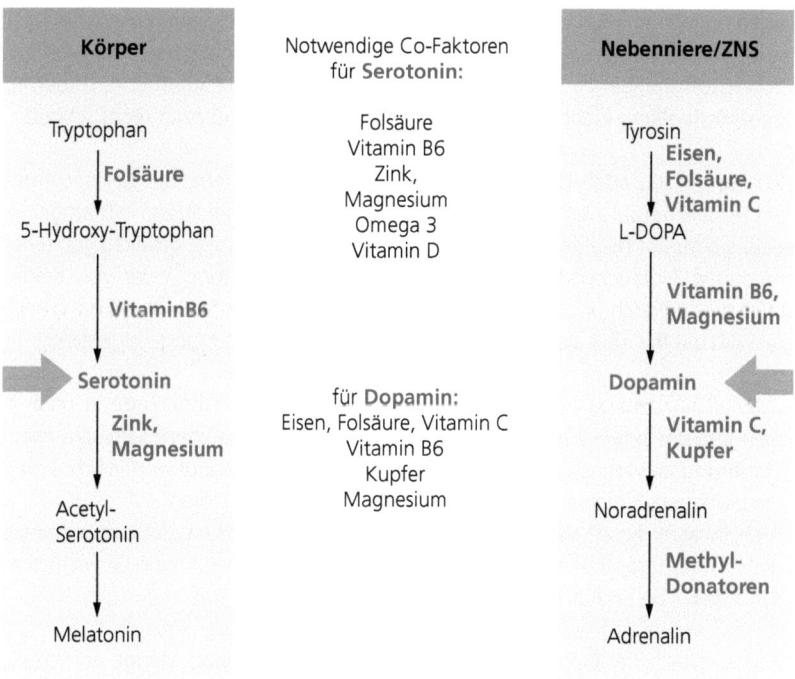

Quelle Grafik: http://edubily.de/wp-content/uploads/2015/01/Tryptophan-Stoffwechsel.png
Quelle Grafik http://edubily.de/wp-content/uploads/2015/10/Katecholamin-Synthese-1.png

Diese Darstellung wird Ihnen noch mehrmals in meinem Text begegnen, denn sie zeigt, dass außer den Aminosäuren auch noch weitere Faktoren für die Bildung der Neurotransmitter notwendig sind. Darüber mehr in den anderen Kapiteln. An dieser Stelle nur so viel: Die Aminosäuren allein werden den gewünschten Effekt nicht bringen, damit es letztendlich zu einer Verbesserung der Stimmung und des Antriebs kommt, sind die genannten Co-Faktoren genauso wichtig; fehlen z.B. Zink, Magnesium oder Vitamin C können keine Botenstoffe hergestellt werden. Das ist bei Ihrem Auto nicht anders: Sie können den Tank voller Benzin haben, gibt es aber keinen Zündfunken, springt der Motor nicht an und das Auto kann nicht losfahren.

Denn Folgendes haben Sie selbst bestimmt schon einmal erlebt: Sie haben einen unerklärlichen Appetit auf etwas Süßes. Essen Sie jetzt zum Beispiel Schokolade oder eine Banane, steigt auch die Stimmung. Man fühlt sich besser. Das liegt daran, dass sowohl die Schokolade als auch Bananen neben Zucker u.a. auch Tryptophan und Magnesium enthalten. Der Körper transportiert die Glukose aus dem Zucker schnell in die Muskulatur, das Tryptophan kann die Blut-Hirn-Schranke überwinden und mit Hilfe von Magnesium und anderen Cofaktoren über mehrere Zwischenstufen daraus Botenstoffe, wie z.B. Serotonin herstellen. Wenn der Botenstoff-Spiegel im Gehirn steigt, dann steigt auch die Stimmung. Leider hält diese Aufhellung nicht lange an, aber sie funktioniert und zwar recht schnell.

Ich kann mich auch gut an stressige Situationen erinnern, die bei mir immer ein Hungergefühl auslösten, manchmal auch einen regelrechten Heißhunger auf Süßes oder auf Deftiges. Kam dieser Heißhunger nach Stress vielleicht von einem niedrigen Blutzuckerspiegel oder vom fehlenden Serotonin oder von beidem oder fehlten auch noch bestimmte Mikronährstoffe oder noch etwas ganz anderes? Ich bin mir aber sicher, dass mein Körper damit einen Mangel signalisiert hat.

Dass ich in depressiven Phasen manchmal riegelweise Schokolade in mich hineingestopft habe, bewerte ich heute als den (unbewussten) Versuch, meine Stimmung zu verbessern. Heute weiß ich, dass das Kakaopulver der Schokolade die biogenen Amine enthält, die stimmungsaufhellend wirken.
Leider waren diese „Versuche" nicht sehr erfolgreich, denn nach kurzer Zeit war der stimmungsaufhellende Effekt verpufft, aber in Bezug auf mein Gewicht hatte das erhebliche und langwierige Auswirkungen.

Heute – nach der Nahrungsumstellung – brauche ich diese Menge an Schokolade nicht mehr, um guter Stimmung zu sein. Meine stimmungsstabilisierende Quelle ist jetzt: Eiweiß. Damit kann ich mein Gewicht nicht nur halten, sondern sogar reduzieren und Stimmungseinbrüche gibt es auch nicht mehr. Das soll aber nicht heißen, dass ich keine Schokolade mehr esse. Ich gönne mir oft ein Stück

Bitterschokolade mit mindestens 70 % Kakaoanteil, das sind 10 g. Die kann ich mir leisten.

Bei der Aminosäure Phenylalanin verhält es sich ähnlich. Aus dieser wird als nächster Stoffwechselschritt „Tyrosin" Ein Mangel führt zu Antriebslosigkeit. *„Aus dieser Aminosäure werden gemeinsam mit Tyrosin gleich vier Hormone gebildet: Das Hauptantriebshormon Dopamin sowie Noradrenalin, ACTH und Endorphine. Der Eiweißbaustein ist wesentlich für den inneren Antrieb und die positive Grundstimmung sowie für die Belastbarkeit und Resilienz (Widerstandsfähigkeit) eines Menschen verantwortlich."* (Dr. Michael Spitzbart: Entschlüsseln Sie Ihren Gesundheitscode, S. 50)

Eiweiß ist mehr als das Weiße vom Ei

Umgangssprachlich wird das Wort „Eiweiß" verwendet, wenn man Nahrungsbestandteile meint, die hauptsächlich aus Aminosäuren bestehen. Mir ist in Gesprächen aufgefallen, dass es unterschiedliche Assoziationen gibt, wenn manche das Wort „Eiweiß" hören bzw. verwenden.

Was hatten Sie vor Ihrem geistigen Auge? Assoziieren Sie das Wort Eiweiß mit „Fleisch" oder haben Sie an „das Ei" gedacht oder „Eiweiß ist doch nicht vegan"? Heutzutage ist es modern, sich vegetarisch oder sogar vegan zu ernähren. Da hat es „Fleisch" schon per se recht schwer. Eiweiß ist aber mehr als „Fleisch". Es wäre schade, wenn es wegen solcher unterschiedlichen Assoziationen zu Missverständnissen kommt. Lassen Sie sich erklären, warum Eiweiß für jeden sehr wichtig ist, egal, welcher Ernährungsphilosophie er anhängt.

Es mag sein, dass sich der Begriff „Eiweiß" tatsächlich im Zusammenhang mit dem Weiß-Ei des Hühnereis entwickelt hat, aber Proteine sind mehr als das Weiße vom Ei. Wenn ich im Folgenden das Wort „Eiweiß" benutze, sind damit aus Aminosäuren gebildete Proteine gemeint, die sowohl tierischen als auch pflanzlichen Ursprungs sein können.

Aminosäuren sind die Bausteine des Lebens

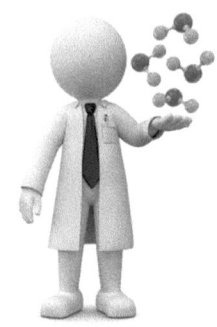

Alle unsere Nährstoffe setzen sich im Wesentlichen aus den gleichen Elementen zusammen: Kohlenstoff (C) Sauerstoff (O) und Wasserstoff (H).

Durch die Verknüpfung dieser Grundelemente entstehen unzählige verschiedene Moleküle. Diese werden nach ihrer chemischen Struktur in drei große Gruppen, die wir als Makronährstoffe bezeichnen, geordnet. Denn diese unterschiedliche chemische Struktur bestimmt die Eigenschaften der Moleküle. Jeder kennt die Formel für Wasser H2O und Sauerstoff O2 und jeder weiß auch, dass das völlig verschiedene Stoffe sind, obwohl die Summenformel ähnlich aussieht.

Fette bestehen aus einer unverzweigten Kohlenstoffkette, an die Wasserstoffatome gebunden sind. An deren Ende befindet sich eine Carboxylgruppe. (mehr dazu im Kapitel „Gehirn-Öl Omega-3")

Kohlenhydrate enthalten linear- oder ringförmig angeordnete Kohlenstoffatome, die mit Wasserstoffatomen und jeweils einer Hydroxylgruppe verbunden sind. (mehr dazu im Kapitel „Stimmungskiller Kohlenhydrate")

Die Aminosäuren unterscheiden sich von den Fetten und Kohlenhydraten in einem weiteren Element: Stickstoff (N) und bei einigen auch noch Schwefel (S). Diese Elemente findet man nur in den Aminosäuren. Alle diese Elemente sind erforderlich, um Baustoff für den Körper zu werden.

Es gibt nicht die eine wichtige Aminosäure, jede einzelne ist lebensnotwendig, fehlt eine, sind wir tot. (Vgl. Spitzbart, Michael, Entschlüsseln Sie Ihren Gesundheitscode, S. 51)

Einige davon, acht an der Zahl, müssen wir unbedingt über die Nahrung zuführen, da wir sie nicht selbst bilden können. Man nennt sie deshalb „essentiell", man muss sie „essen". Weitere können wir sowohl aus der Nahrung beziehen als auch selbst herstellen. Man nennt diese „nicht-essentiell". Es gibt auch einige Aminosäuren, die in der Kindheit essentiell sind, für Erwachsene dann nicht mehr. Diese werden „semi-essentiell" genannt.

So kommen 20 Aminosäuren zusammen, die die Grundbausteine unseres Lebens ausmachen, ohne die wir gar nicht existieren können. Francis Crick, der zusammen mit James Watson die Struktur der DNA entschlüsselte, nannte diese Gruppe der Aminosäuren „die magischen 20". (vgl. Moore und Langley: Biochemie für Dummies, S. 73)

Aminosäuren sind relativ einfach gebaute Moleküle, die aneinander gereiht werden können. Je nachdem wie viele Aminosäuren verbunden werden, nennt man das fertige Molekül entweder **Peptid** (bis zu 100 Aminosäuren) oder **Protein** (mehr als 100 Aminosäuren bis viele tausend).

Je nachdem, in welcher Abfolge die Aminosäuren und in welcher dreidimensionalen Struktur sie angeordnet sind, haben die Proteine andere Funktionen. Sicher kennen Sie das Modell der Doppel-Helix, das die Struktur der DNA darstellt. Eine andere räumliche Struktur ist das Beta-Faltblatt, deshalb liest man gelegentlich davon, dass Proteine auch „falsch" oder „fehlerhaft" gefaltet sein können.

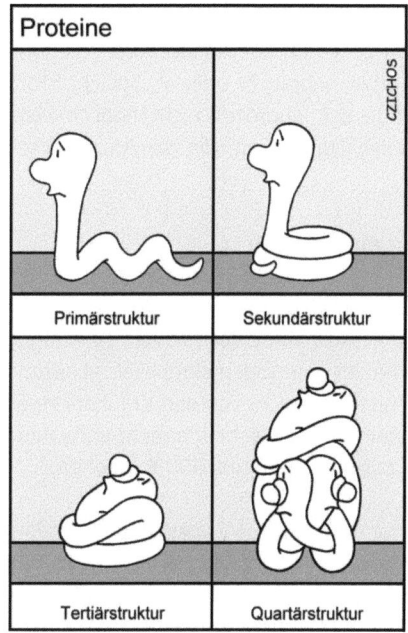

Proteine

Primärstruktur

Sekundärstruktur

Tertiärstruktur

Quartärstruktur

Das nebenstehende Cartoon stammt von Joachim Czichos, www.joachim-czichos.de und zeigt humorvoll, wie Proteine „gefaltet" werden können. Dargestellt wird, dass die Aminosäureketten **zuerst (primär)** in „Reih und Glied", also in einer Reihe angeordnet werden.

Im zweiten Schritt werden diese Ketten räumlich angeordnet. Man kann sich das so vorstellen, als ob man einen Draht um einen Bleistift wickelt: es entsteht eine eng gewundene Spirale, die Alpha-Helix.

Eine weitere Möglichkeit der räumlichen Anordnung ist das Beta-Faltblatt. Das kann man sich wie ein mehrmals gefaltetes Blatt Papier vorstellen. Hier verlaufen die Aminosäureketten parallel oder antiparallel.

Beim dritten Schritt, der Tertiärstruktur, bilden sich an bestimmten Abschnitten einige „Knoten", die sich nicht mehr ohne Mühe zu einer Kette auseinanderziehen lassen und im vierten Schritt werden mehrere solcher Knotengebilde so miteinander verkettet und verknotet, dass das Ganze einem Knäuel gleicht oder einem Blatt Papier, das man ganz fest zusammenknüllt hat.

Was hat das mit unserem Thema zu tun? Ich wollte Ihnen daran zeigen, dass und wie aus diesen acht Grundbausteinen, den acht essentiellen Aminosäuren, unendlich viele Varianten hergestellt werden können. **Denn auch die Struktur eines Proteins beeinflusst seine Funktion im Körper, nicht nur die Abfolge der Aminosäuren.** (vgl. Moore 2014: 91ff.)

Proteine sind nicht nur für die Stimmung verantwortlich. Haut und Knochen bestehen zu einem großen Teil aus dem Faserprotein Kollagen. (Die Betonung liegt auf der letzten Silbe.) Wenn Sie mit diesem Wort nichts anfangen können, dann sagt Ihnen aber bestimmt der Begriff Gelatine etwas. Das ist der Stoff der Wackelpudding zum Wackeln bringt. Gelatine ist Kollagen-Hydrolysat. (Hilft übrigens prima bei Rücken- oder Gelenkschmerzen. Es produziert nämlich die „Schmierstoffe" zwischen den Knochen. Kann man als Pulver kaufen, dann ist es meist billiger, als wenn Sie Gelatine aus dem Backregal nehmen. Sie brauchen in solchen Fällen nämlich 10 g Kollagen-Hydrolysat oder Gelatine am Tag.) Enzyme, Antikörper und auch Muskelfasern bestehen aus Aminosäuren. Sie werden für den Transport von Stoffen im Körper gebraucht oder als Speicherstoff. Auch in der Netzhaut sind Proteine, ohne die der Sehprozess nicht möglich wäre. Das sind nur einige Beispiele für die vielen Funktionen, die die Aminosäuren gebraucht werden.

Eiweißspiegel und Aminosäuren kann man messen

Ob man ausreichend von diesen notwendigen Aminosäuren im Blut hat, kann man messen lassen. Da die Messung nur in Ausnahmefällen zu den Leistungen der Kassen gehören, wird ein Aminogramm als eine sogenannte IGeL – Leistung (individuelle Gesundheitsleistung) bezeichnet und nicht von den Krankenkassen übernommen. Ein komplettes Aminogramm ist labortechnisch recht aufwändig und deshalb auch teuer, ich habe Preise zwischen 99 € und 400 € gesehen.

Einfacher und billiger ist es, erst einmal nur den **Gesamt-Eiweißspiegel** im Blut messen zu lassen. Als Gesamt-Eiweiß bezeichnet man alle Proteine, die im Blut schwimmen. Diese Messung wird aber auch leider kaum gemacht. Die Laborkosten betragen ca. 2 Euro. Das ist im Vergleich zum Aminogramm sehr günstig, der Nachteil ist, dass dabei eben auch nur die gesamte Menge gemessen wird und nicht, wie viel von welcher Aminosäure vorhanden ist. Ich finde, dass man trotzdem anhand dieses Spiegels bereits einen Anhaltspunkt bekommt, ob überhaupt ausreichend Eiweiß da ist. Kennt man den Wert, kann man entscheiden, ob man genauere Daten überhaupt benötigt.

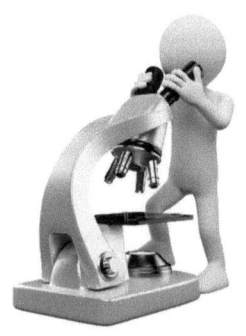

Die Werte für den Gesamt-Eiweiß-Spiegel sollten zwischen 6,6 – 8,6 g/dl bzw. 66 bis 86 g/l liegen. Bei mehreren Autoren (u.a. Dr. Strunz und Dr. Spitzbart) habe ich gelesen, dass von einer ausreichenden Versorgung erst ab 7,5 g/dl bzw. 75 g/l ausgegangen werden kann – und das haben die wenigsten Menschen im Blut. Ich auch nicht!

„Bei tiefen Werten (also alles unter 7,5) werden alle katabolen (abbauenden) Prozesse des Körpers begünstigt. Knochen- und Muskelabbau, ein anfälliges Immunsystem, wenig roter Blutfarbstoff, sprich schlechte Sauerstoffversorgung, mit den Symptomen Leistungsschwäche und Müdigkeit und natürlich wenig „Rückenwind" im Gehirn. Erst bei Werten über 7,7 g/dl können die anabolen Prozesse wirklich effektiv stattfinden."
(Quelle: Dr. Michael Spitzbart: Entschlüsseln Sie Ihren Gesundheitscode, S. 50)

Meine Empfehlung ist deshalb: Lassen Sie als Erstes Ihren Gesamt-Eiweiß-Spiegel ermitteln. Wenn sich dort ein Mangel zeigt, kann es sich lohnen, die Erstellung eines Aminogramms zu veranlassen. Bei einer Summe von Stoffen weiß man eben nicht, aus welchen Einzelteilen sie sich zusammensetzt. Die Zusammensetzung einzelnen Aminosäuren im Körper kann individuell sehr unterschiedlich sein. Möglich ist, dass einem nur einzelne Aminosäuren fehlen und andere hingegen ausreichend vorhanden sind. Wer sich zum Beispiel vegetarisch ernährt, sollte bedenken, dass pflanzliches Eiweiß nicht alle Aminosäuren enthält, die für den Menschen lebensnotwendig sind. *„Zum Beispiel enthalten Bohnen nur sehr wenig vom wichtigen Methionin, diese Aminosäure ist aber im Mais sehr viel vorhanden, dafür fehlt dort das Lysin. Da muss man klug kombinieren, um nicht ‚Löcher' im Aminogramm zu produzieren."* (Vgl. Dr. Ulrich Strunz, Blut – das Geheimnis unseres „flüssigen Organs"; S. 115–120)

Es gibt neben anderen zwei Anhaltspunkte, an denen Sie indirekt erkennen können, ob Ihr Gesamt-Eiweiß-Spiegel wahrscheinlich im oberen Bereich liegt und Ihr Körper daraus genügend Proteine bilden kann:

- **Wassereinlagerungen in den Beinen,** z.B. erkennbar an Rillen, die beim Sockenausziehen dort eine Weile zurück bleiben, wo sich der Sockenrand befunden hat oder an geschwollenen Füßen am Abend. (Und ich dachte immer, das läge an meinem Übergewicht und dem schwachen Bindegewebe)
- **Wachstum der Haare und Fingernägel:** Beide bestehen aus Horn bzw. Keratin, dieses wird aus Aminosäuren gebildet. Sie wachsen durchschnittlich 0,5 bis 1 Millimeter pro Woche. Wenn Sie ausreichend Gesamt-Eiweiß im Blut haben, werden Sie feststellen, dass sich das Wachstum von Haaren und Fingernägel merklich beschleunigt, erkennbar z.B. an der Häufigkeit Ihrer Friseurbesuche oder dass Haare an Stellen wachsen, wo selbst kleine Veränderungen recht schnell auffallen, z.B. in der Nase. Wie sind Ihre Fingernägel beschaffen? Splittern sie oder brechen schnell? Das können Hinweise darauf sein, ob Sie ausreichend Eiweiß verstoffwechseln.

Bei einem **Aminogramm** werden einzelne Aminosäuren gemessen, welche genau kann man ggf. selbst bestimmen. Manche Labore bieten auch eine bestimmte Auswahl von Aminosäuren an, die auf spezielle Personengruppen oder Fragestellungen zugeschnitten sind, z.B. Sportler, Senioren, Fitness-Check, Immunsystem oder Ähnliches. Vergleichen von Preis und Leistung lohnt sich.
Neuerdings gibt es auch Test-Sets für zu Hause. Da brauchen Sie nicht mal in ein Labor fahren. Mehr zu diesem Thema stand im Kapitel „Messen statt raten".
So sahen Aminogramme aus, die für mich erstellt wurde. Diese Messung hat knapp 400 € gekostet.

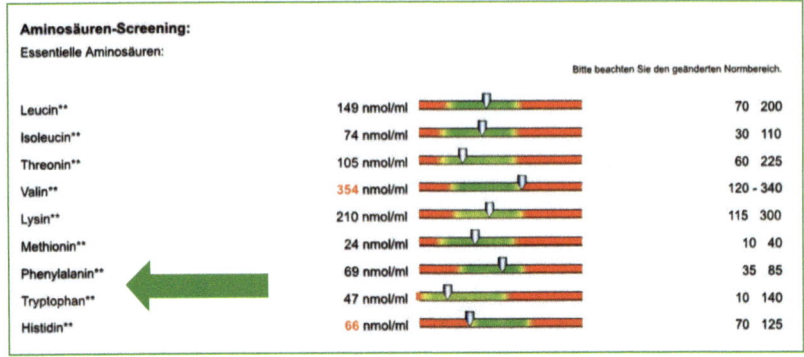

Aminosäuren-Screening:
Essentielle Aminosäuren:

Bitte beachten Sie den geänderten Normbereich.

Leucin**	149 nmol/ml		70 200
Isoleucin**	74 nmol/ml		30 110
Threonin**	105 nmol/ml		60 225
Valin**	354 nmol/ml		120 - 340
Lysin**	210 nmol/ml		115 300
Methionin**	24 nmol/ml		10 40
Phenylalanin**	69 nmol/ml		35 85
Tryptophan**	47 nmol/ml		10 140
Histidin**	66 nmol/ml		70 125

AMINOSÄUREN	Normbereich (µmol/L)	AUSWERTUNG	
Methionin	25.00 - 33.00	33	Virusabwehr
Taurin	54.00 - 94.00	128	
Leucin	111.00 - 149.00	195	BCAA
Isoleucin	58.00 - 80.00	102	BCAA
Valin	207.00 - 277.00	431	BCAA
Lysin	139.00 - 201.00	278	Virusabwehr
Phenylalanin	51.00 - 61.00	89	Antrieb
Histidin	60.00 - 114.00	111	Blutbildung
Threonin	120.00 - 188.00	137	Gefäße
Tryptophan	37.00 - 56.00	57	Stimmung
Arginin	110.00 - 180.00	149	Durchblutung
Prolin	10.00 – 25.00	10	Knorpel

Vermutlich werden Sie die Bezeichnungen für die lebenswichtigen Aminosäuren noch nie gehört haben. Nur zwei davon sollten Sie sich merken: **Phenylalanin** und **Tryptophan** – diese beiden Aminosäuren sind die Ausgangsstoffe für unseren Antrieb und unsere Stimmung. Auf die kommt es an! Wenn Sie davon viel im Blut und im Körper haben, ist Ihre Stimmung gut und ausgeglichen und Ihr Antrieb angemessen. Wie Sie oben sehen können, liegen meine Werte sogar über dem Referenzbereich.

In den hohen Spiegeln der Aminosäuren Phenylalanin und Tryptophan sehe ich die eigentliche Ursache für meine Stabilität!

Aminosäuren vorgestellt

Ich möchte Ihnen einige Aminosäuren etwas genauer vorstellen, damit Sie sehen können, dass eigentlich jede auf ihre Weise auf die Stimmung und den Antrieb Einfluss hat und wir deshalb alle brauchen:

Methionin	Essentielle Aminosäure; wird für die Fettverbrennung, Entgiftung und die körperliche und geistige Leistungsfähigkeit benötigt; *„Epigenetische Forschungen ergaben, dass Nahrungsstoffe Gene an- und abschalten können. So verstehen wir heute zum Beispiel, dass Methionin als Serotonin-Wiederaufnahme-Hemmer wirkt."* (Quelle: Strunz, Ulrich: Geistige Gesundheit, News vom 29.06.2017) Enthalten in: Bohnen, Knoblauch, Zwiebel, Käse, wilder Reis, Hirse; Tagesbedarf enthalten in: 100 g Linsen, 50 g Sesamsamen, 50 g Sonnenblumenkerne, 50 g Camembert Bei Mangel: Ermüdungserscheinungen, nachlassendes Gedächtnis, Hautprobleme
Taurin	Nicht-essentielle Aminosäure; starke Energiequelle, gut für Herz und Gefäße, Schönheit für Haut, Haare und Nägel; oft in Energie-Drinks enthalten; Enthalten in: Ziegen- und Schafsmilch, Käse Tagesbedarf enthalten in 20 g Gouda, 20 g Paranüsse, 25 g Quark Bei Mangel: Herzprobleme, erhöhter Blutdruck, Energielosigkeit
Leucin, Isoleucin und Valin	Bilden die drei BCAAs („Branced Chain Amino Acids), essentielle Aminosäuren, sind für den Muskelaufbau extrem wichtig, nahezu 35 % der Muskulatur setzt sich aus ihnen zusammen, sind ebenso Muskelkraft, Ausdauer, aber auch Immunabwehr, Wundheilung und Denkgeschwindigkeit zuständig; BCAAs machen mehr als 50 % der über die Nahrung zugeführten Aminosäuren aus. Enthalten in: Weizenkleie, Linsen, Bohnen, Hafer, Nüsse Tagesdosis enthalten in: 100 g Linsen, 100 g Roquefort, 100 g Erdnüsse, 5 g Parmesan, 2 Kartoffeln Bei Mangel: Muskelschwäche, allgemeine Schwäche, langsame Wundheilung, Infektanfälligkeit

Lysin	Essentielle Aminosäure, verantwortlich für Kraft und Ausdauer, jugendliche Energie, Fettverbrennung, Ausgangsstoff für das Wachstumshormon und für Kollagen Enthalten in: Getreideprodukten wie Haferflocken, Vollkorn, Tagesdosis enthalten in: 30 g Edamer, 80 g Speisequark, 60 g Kichererbsen, 40 g Linsen Bei Mangel: vorzeitige Alterserscheinungen, Appetitlosigkeit, Blässe, Gewichtsverlust, Darmstörungen Geheim-Tipp bei Herpes: mehrere Gramm über den Tag verteilt als Kapsel einnehmen, dämmt das Herpes-Virus ein. Solange Herpes-Bläschen aktiv, kein Arginin nehmen
Phenylalanin	Essentielle Aminosäure; Kreativität, positive Grundstimmung, Motivation, Ausgangsstoff für die Hormone/Neurotransmitter Noradrenalin, Adrenalin, Dopamin Enthalten in: tierischen und pflanzlichen Eiweißen Kann als Nahrungsergänzungsmittel inform von **Tyrosin** zugeführt werden. Tyrosin ist eine Aminosäure, die ausschließlich aus Phenylalanin gebildet wird. (weitere Informationen siehe unten) Tagesdosis enthalten in: 80 g Bohnen oder Erbsen oder Linsen, 70 g Erdnüsse, 70 g Emmentaler Bei Mangel: Depressionen, Angstzustände, niedrige Stresstoleranz
Threonin	Essentielle Aminosäure; wichtig für die Weitstellung der Blutgefäße und sorgt so für die Durchblutung des Körpers, des Herzens und des Gehirns Enthalten in: Rindfleisch, Fisch, Walnüssen, Eiern, Papayas, Karotten und Blattspinat Bei Mangel: Müdigkeit, Herzbeschwerden
Tryptophan	Essentielle Aminosäure; Ausgangsstoff für Serotonin („Chefhormon") Vitamin B3, Melatonin (Schlafhormon) Enthalten in: Käse (Edamer, Brie), Eiern, Bohnen, Cashewkerne, Erdnüssen, Sesamsamen, Thunfisch, Leber Tagesdosis enthalten in: 3 Bananen, 100 g Parmesan, 200 g Mungo- oder Sojabohnen Bei Mangel: Herabgestimmtheit, Energieverlust, körperliche und geistige Schwäche, Verdauungsprobleme, Appetitlosigkeit, Heißhunger auf Süßes (dagegen hilft 3–5 g TRY abends, unbedingt mit Zink kombinieren, sonst geht's nicht)

Arginin	Teilweise essentielle Aminosäure; zuständig für Muskelaufbau, Kraft und Ausdauer, Wundheilung, Senkung von Cholesterin und Blutdruck, Ausgangsstoff für Wachstumshormon, Insulin, Hämoglobin Enthalten in: Fisch, Rindfleisch, Sojabohnen, Nüssen, Linsen Tagesdosis enthalten in: 100 g Haferflocken, 30 g Linsen, 50 g Gorgonzola Bei Mangel: vorzeitige Alterserscheinungen, erhöhter Blutdruck, kalte Hände und Füße
Prolin	Semi-essentiellen Aminosäure; verbindet im Gehirn die Neuronen mit den sogenannten Gliazellen, zusammen bilden sie das Glia-Neuronen-System, **bei Mangel ist die Kommunikation zwischen den beiden Arealen gestört. Das hat Auswirkungen auf das Dopamin- und Serotoninsystem.** Außerdem schützt Prolin unsere Zellen vor Stress, UV-Strahlung, Kälte und toxischen Schwermetallen und zusammen mit Lysin ist es der Treibstoff für die Zellen des Bindegewebes. Bei Mangel: Bindegewebsschwäche, Kälteempfindlichkeit Enthalten in: Dinkel- und Weizenmehl, Emmentaler, Hülsenfrüchten, Sojabohnen, Fleisch, Nüssen und Samen und **Gelatine** *„Knorpel ist Kollagen. Also ein Protein, bestehend aus Aminosäuren, besonders Prolin, Glycin und Lysin. Dieses Kollagen kann man chemisch spalten mittels Wasser (Hydrolyse). Und bekommt dann ein Kollagen-Hydrolysat. Wird das gereinigt und gemahlen, entsteht Gelatine."* (Vgl. News von Dr. Ulrich Strunz vom 12.06.2016: Arthrose und Gelatine)

(Vgl. Dr. Michael Spitzbart: Das Blut der Sieger, S. 29ff.)

Proteine beeinflussen Stimmung und Antrieb

Wenn der Körper nicht genug Nährstoffe hat, um daraus in den Zellen körpereigene Baustoffe und Energie zu produzieren, muss sich das zwangsläufig auch auf das Gehirn und damit auf die Stimmung und den Antrieb auswirken. Hat der Körper nicht genug Ausgangsstoffe, um die Moleküle der Gefühle herzustellen, kann er diese Botenstoffe auch nicht ausreichend in den Nervenzellen des Gehirns produzieren. Solche Botenstoffe werden auch als Neurotransmitter bezeichnet. Eine Unmenge an Botenstoffen in individueller Mischung machen im Gehirn die Gefühle. Außer Serotonin und Dopamin gibt es noch viele weitere Neurotransmitter, die auf die Stimmung und den Antrieb wirken. Botenstoffe können sowohl etwas anregen, als auch etwas drosseln oder dämpfen, für jedes „Auf" gibt es immer auch einen Botenstoff für das „Ab" – so kann das Gehirn flexibel auf jeden Reiz von außen reagieren, denn der Körper strebt immer ein Gleichgewicht an und reguliert sich selbst. Die Aufrechterhaltung eines Gleichgewichtszustandes eines offenen dynamischen Systems durch einen internen regelnden Prozess nennt man **Homöostase**. (Vgl. Wikipedia)

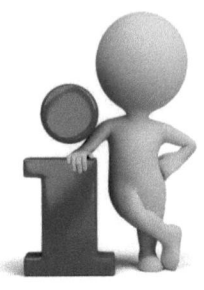

Diesen Zustand des Gleichgewichts, den ich erreicht habe, nenne ich einfach **„meine Mitte"**. Diese habe ich nämlich in meinen Krankheitsphasen immer gesucht und hatte oft das Gefühl, ständig daran vorbei zu rennen, mal war die Stimmung zu gut, mal zu schlecht, ein anderes Mal bekam ich meine Erregung nicht in den Griff oder lag wie erstarrt im Bett. Jetzt, wo ich „meine Mitte" gefunden habe, weiß ich sehr zu schätzen, dass mein Körper mir diese Homöostase auch bei der Stimmung und dem Antrieb schenkt. Ich gebe mir große Mühe, meinen Körper nicht mehr in einen Mangel an Aminosäuren kommen zu lassen.

Im Folgenden stelle ich Ihnen für die Stimmung und den Antrieb wichtigen Botenstoffe (auch Neurotransmitter genannt) sowie ihre Funktionen vor:

- Acetylcholin: Bewegung; Lernen, Denken, Gedächtnis
- Adrenalin: bei Stress oder Angst: Flucht oder Kampf
- **Dopamin: Haupt-Botenstoff des körpereigenen Belohnungssystem:** Antrieb, Lust, Motivation, Vorfreude, freudige Erwartung, Begeisterung, Verlangen, Glücksempfinden; auch zuständig für Bewegungskoordination / Feinmotorik (z. B. Ausfall bei Parkinson „Schüttelkrankheit")
- Endorphine: Schmerzstiller, Euphorie, höchstes Glücksempfinden („Runner's High"), verstärken die Ausschüttung von Dopamin in den synaptischen Spalt
- Glutamat: **wichtigster erregender Botenstoff:** Gedächtnis, Lernen, Sinneswahrnehmung, Bewegung
- Noradrenalin: Wachheit, Konzentration, Motivation, regelt das Aktivitätsniveau
- **Serotonin: Stimmungs-Botenstoff,** Ruhe, Harmonie, Zufriedenheit, „Gute-Laune-Hormon" „Chefhormon"; beeinflusst auch Lern- und Erinnerungsvermögen, Körpertemperatur, Schlaf-Wach-Rhythmus, Appetit
- GABA (Gamma-Amino-Buttersäure): **wichtigster hemmender Botenstoff:** wirkt Übererregtheit entgegen, angstlösend, (macht „weise" anstelle von ängstlich), schmerzlindernd

Alle entstehen aus Aminosäuren (Bausteine der Eiweiße).

Die Moleküle der Gefühle beeinflussen das Verhalten

Wir wissen heute, dass Stimmung und Antrieb mit der Reizverarbeitung im Gehirn zu tun haben. Bei der Verarbeitung entstehen u. a. Gefühle, die von Menschen mit einer bipolaren Störung oft extremer und heftiger erlebt werden, als von Nichterkrankten. Das ist u. a. einer der Gründe, warum es so viele Kreative und Künstler unter den Bipolaren gibt. Diese Auslenkungen der Stimmung und des Antriebs können bei Bipolaren in zwei Richtungen gehen, nämlich nach oben in die Manie – es wird also etwas verstärkt – oder nach unten in die Depression – es wird also etwas vermindert. Ebenso ist die Fähigkeit, Reize zu kompensieren, eingeschränkt, sodass es schnell zu einer Reizüberflutung kommt, die ihrerseits wieder zum Trigger für überschießende Gefühle wird.

Dieses **verändertes Gefühlserleben** wirkt sich auf das Verhalten der Betroffenen aus und da diese Schwankungen in Phasen auftreten, ändert sich auch das Verhalten in diesen Phasen. In den sogenannten Intervallen, damit sind die symptomfreien Zeiten zwischen akuten Krisen gemeint, ist das Verhalten des Betroffenen wieder oft so wie vorher. Der Betroffene kann selbst gar nicht mehr erklären und verstehen, warum er sich so anders verhalten hat. Interessantes zu diesem Thema können Sie in den Kapitel zum Thema Omega-3 und Vitamin D lesen.

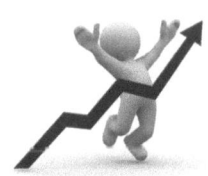 Meist ist es dieses veränderte Verhalten, das der Umwelt auffällt und das die Probleme macht. Ein **Maniker** findet sich vollkommen in Ordnung. Er selbst ist sich nicht im Weg, aber er wird schnell ein Problem für seine Umwelt. Ein Maniker kann furchtbar nervig und anstrengend sein, aber auch inspirierend, anregend und urkomisch!

Bei einem **Depressiven** ist es oft genau anders herum. Er hadert mit sich selbst, findet sich unwert und sieht sich selbst sehr kritisch, sein Verhalten ist für seine Umwelt meist weniger problematisch. Die Schwierigkeiten entstehen erst durch das, was der Depressive *nicht* (mehr) macht. Wenn sich Suizidgedanken einstellen, kann sogar 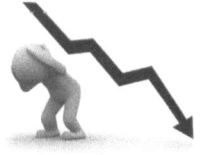 akute Lebensgefahr bestehen. Unter anderem auch deshalb gehört die bipolare Störung zu den schweren psychischen Erkrankungen.

Deshalb ist für Angehörige oft die Manie schwerer zu ertragen als die Depression. Der Betroffene leidet subjektiv meist mehr unter der Depression. Angehörige sind auch Betroffene, wenn auch nicht unmittelbar. Angehörige leiden immer mit, sie spüren am deutlichsten die Auswirkungen dieser Erkrankungen im Alltag und müssen deren Folgen mittragen. Für alle Beteiligten sind diese Verhaltensänderungen anstrengend, aufregend, kräftezehrend und energieraubend.

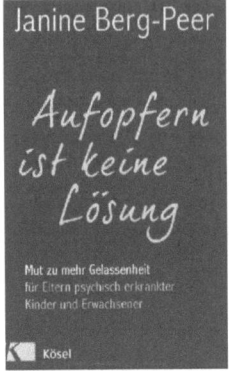

Falls Sie dieses Buch lesen, weil Sie Angehöriger eines Menschen mit bipolaren Störungen sind, möchte ich Ihnen das Buch von Janine Berg-Peer mit dem Titel: „Aufopfern ist keine Lösung" empfehlen. Die Autorin kennt als Tochter einer bipolaren Mutter und als Mutter einer bipolaren Tochter sehr genau die Nöte der Angehörigen und hat sich auch im Angehörigenverband engagiert. Ich fand das Lesen dieses Buches sehr entlastend, obwohl ich selbst ja die Betroffene bin. Es kommt in den Selbsthilfegruppen immer wieder mal vor, dass Angehörige fragen, wie sie mit Unsereiner umgehen sollen. In diesem Buch konnte ich mir Antworten holen.

Kann man sein Gehirn selbst steuern?

Mich interessierte brennend, warum ich mich in den Phasen so unterschiedlich verhalte, das musste doch Ursachen haben. Diese wollte ich herausfinden, um wieder die Kontrolle über mein Verhalten zu bekommen. Von Ärzten bekam ich gesagt, dass meiner bipolaren Störung ein gestörter Stoffwechsel der Botenstoffe (Neurotransmitter) zugrunde liegt. Deren Mangel oder deren Übermaß, also ein Ungleichgewicht, und deren gestörtes Miteinander wird als eine von mehreren Ursachen angesehen.

„Bei den Stimmungsschwankungen einer bipolaren Störung liegt offenbar nicht nur ein „Zuviel" bzw. ein „Zuwenig" der … Botenstoffe vor, sondern auch ein aus den Fugen geratenes Miteinander. Es ist wie bei einem Orchester, das aus dem Takt geraten ist. Diese so genannte Dysbalance betrifft vor allem die Regionen des Gehirns, die unser Denken (vorderer Hirnbereich) und unser Gefühlsleben (limbisches System) beeinflussen. In einer manischen Phase herrscht wahrscheinlich ein Überschuss an Dopamin und Noradrenalin vor, während es in einer depressiven Phase offenbar zu einem Mangel an allen Botenstoffen und einer veränderten Relation der Stoffe untereinander kommt.

Das Botenstoffungleichgewicht beeinträchtigt die Hirnregionen, die von außen eintreffende Informationen nach ihrer Wichtigkeit bewerten und ausfiltern (frontaler Cortex = vorderer Bereich des Großhirns …) Diese werden bei einem bipolar Erkrankten „durchlässiger" als beim Gesunden. Das bedeutet, dass das Gehirn zu viele Informationen auf einmal verarbeiten muss – es kommt schnell zu einer Reizüberflutung."

(Krüger/Bräunig: Bipolare Störung, Wissenswertes für Betroffene und Angehörige, S. 20)

Die Psychopharmaka, so erfuhr ich, sollen diesen gestörten Stoffwechsel so beeinflussen, dass weniger Schwankungen auftreten. Mich interessierte, wie das funktioniert.

Menschen, die eine Depression haben, werden meist mit Antidepressiva behandelt. Das sind Medikamente, die in den Gehirnstoffwechsel eingreifen. Wie die Bezeichnung schon kenntlich macht, sollen sie vor allem die Stimmung aufhellen. Ob diese Medikamente das wirklich leisten können, ist umstritten. Dazu hatte ich mich schon im ersten Teil des Buches geäußert.

Im Bereich des Antriebs haben Antidepressiva ebenfalls Wirkungen, die sich aber bei den jeweiligen Medikamentengruppen unterscheiden. Neben der stimmungsaufhellenden Wirkung können Antidepressiva antriebssteigende-, antriebsneutrale-, antriebsdämpfende-, beruhigende und angstlösende Wirkungen haben.

Die Schwierigkeit für die Betroffenen besteht darin, dass Neuroleptika und Antidepressiva oft einige Tage oder Wochen brauchen, bis die gewünschten Wirkungen eintreten. Die unerwünschten Wirkungen, meist als **Nebenwirkungen** bezeichnet, sind oft schneller da. Die häufigste unerwünschte Nebenwirkung, die ich kennengelernt habe, ist die Gewichtszunahme (bei mir waren es 15 kg) und die Müdigkeit.

Warum die gewünschten Wirkungen oft erst verzögert und auch nicht bei jedem eintreten, ist noch immer nicht völlig entschlüsselt.

Bei Schmerztabletten tritt die lindernde Wirkung prompt ein. Sie wirken ebenso wie Psychopharmaka im Gehirn. Die Schmerzwahrnehmung wird unterdrückt, dadurch empfinden wir subjektiv Entlastung. Jeder kennt das sicher. Wie schön, wenn der Schmerz nachlässt! Viele Betroffene wünschen sich, dass es bei den Psychopharmaka auch eine solche schnelle Wirkung gäbe.

Man nimmt an, dass bei Psychopharmaka einerseits erst ein gewisser Blutspiegel aufgebaut werden muss und andererseits Umbauprozesse an den Rezeptoren eine gewisse Zeit brauchen, bis sich eine Wirkung entfaltet. Vor allem wegen dieser Umbauprozesse müssen solche Medikamente auch beim Absetzen ausgeschlichen und dürfen nicht abrupt abgesetzt werden.

Die verzögerten Wirkungen haben mit der Art und Weise zu tun, wie im Gehirn Reize aufgenommen, verarbeitet und weitergeleitet werden.

Dr. Ulrich Strunz berichtet in seinem Buch „Neue Wege der Heilung. Gesundheit geschieht von innen" ab Seite 68 ausführlich über die komplizierten Wirkungsmechanismen von Neurotransmittern. Wenn Sie diese Zusammenhänge genauer interessieren, sollten Sie dort nachlesen.

Im Folgenden möchte ich Ihnen die Grundzüge des Botenstoffwechsels im Gehirn erläutern, um dann weiter unten auf die neusten wissenschaftlichen Erkenntnisse einzugehen:

In der Abbildung sehen Sie den wesentlichen Aufbau einer Nervenzelle, von der wir ca. 100 Milliarden im Gehirn haben. Diese Nervenzellen werden auch als Neuron (Einzahl) bzw. **Neuronen** (Mehrzahl) bezeichnet. Der Zellkörper ist nicht ebenmäßig rund, sondern läuft in Verzweigungen aus, die als Dendriten bezeichnet werden. Auffallend bei den Neuronen ist ein Strang, der in regelmäßigen Abschnitten abgeschnürt wird. Das ist das **Axon**.

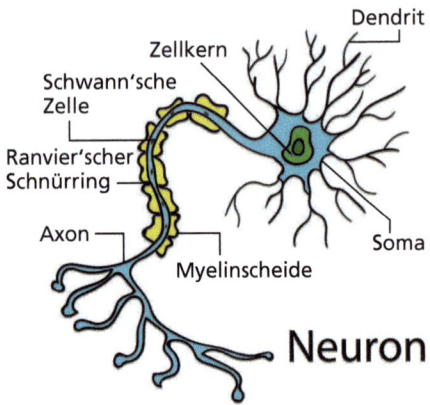

Dieser schlauchartige Nervenzellfortsatz wird auch als Nervenfaser bezeichnet. Es spielt eine wichtige Rolle bei der Reizweiterleitung innerhalb der Zelle. Dieses Axon ermöglicht eine verlustfreie Weiterleitung des Impulses über relativ „weite" Strecken. Und diese Strecken können sehr lang sein. Es gibt Nervenzellen, deren Axone bis zum einem Meter lang sind!

Diese Nervenzellen werden von einem Gewebe umhüllt, das sein Entdecker, Rudolf Virchow, für relativ nutzlos hielt. Er schrieb diesem Gewebe nur Halte- und Stützfunktionen zu. Deshalb gab er ihm die Bezeichnung **Gliazellen**, abgeleitet vom griechischen Wort für „Leim". Heute weiß man, dass die Gliazellen u. a. auch für die elektrische Isolation der Nervenzellen sorgen sowie am Stofftransport und Flüssigkeitsaustausch beteiligt sind. Einen Großteil der Gliazellen machen die **Astrozyten** aus, auch Sternzellen oder auch Spinnenzellen genannt. Es sind stern- bzw. spinnenförmig verzweigte Zellen, deren Fortsätze Grenzmembranen zur Gehirnoberfläche und zu den Blutgefäßen bilden. Die Gliazellen und Astrozyten sind also alles andere als „nutzlos". (Quelle: vgl. Wikipedia)

„Jahrelang glaubte man, die Neuronen seien die Haupttriebkraft im menschlichen Gehirn. Es gibt zwar zehnmal so viele Gliazellen wie Neuronen, aber im Unterschied zu diesen reagieren Gliazellen nicht auf elektrische Stimulation. Darum betrachtete man sie als den strukturellen Klebstoff, der das Gehirn zusammenhält. ...
Tatsächlich sind die Gliazellen ein Gehirn innerhalb des Gehirns – welches über ein chemisches Signal funktioniert. Ein Analogcomputer neben den digitalen Neuronen.

Es gibt verschiedene Typen von Gliazellen. Radialglia, Mikroglia, Schwann-Zellen, die alle die Entstehung, den Unterhalt und das Funktionieren von Neuronen unterstützen und unterhalten.

Doch wenn das Wachstum des menschlichen Gehirns abgeschlossen ist, verwandeln sich Radialglia in einen neuen Zelltypus: Astrozyten, so genannt wegen ihrer Sternform… Und die Astrozyten verbinden sich miteinander zu chemischen Netzwerken – Netzwerke, die auch die Neuronenaktivität kontrollieren. Bedeutet: Astrozyten können durch Ausschüttung von Glutamat bestimmte Neuronen stimulieren oder durch die Ausschüttung von Adenosin die neuronale Aktivität herabsetzten. Diese Zellen machen 90 % der menschlichen Gehirnleistung aus… Und sind möglicherweise eine Manifestation von Bewusstsein und damit für die Entfaltung von Kreativität und Phantasie verantwortlich." (Quelle: Zitat aus dem Buch „Control" von IT-Fachmann Daniel Suarez in Strunz, Ulrich „Glia", News vom 18.04.2015)

Warum ich Ihnen davon berichte, werden Sie sich jetzt vielleicht fragen. Das ist doch für die Stimmung und den Antrieb ein „Nebenschauplatz"? Nein, ist es nicht. In einer relativ neuen Arbeit in JAMA Psych., in welcher Wissenschaftler an der Uni Toronto zeigen, dass bei schweren Depressionen entzündliche Prozesse im Gehirn vorliegen, konnte man mit einem Positronen-Emissions-Tomographen (PET) beweisen, dass sich bei Depressiven eine entzündliche Aktivierung der Immunzellen der Mikroglia fanden. Über die Mikroglia, das Gewebe zwischen den Nervenzellen, haben Sie gerade im Abschnitt zuvor gelesen. Dies war der erste direkte Beweis, dass es während einer Depression zu Entzündungen im Gehirn kommt. Bisher gab es nur indirekte Hinweise: Entzündung im Blut.

Damit ist nachgewiesen, dass jede **Erkrankung** eine Entzündung ist. Das hat etwas mit den kompletten oder inkompletten Elektronenhüllen jedes Atoms zu tun. *„Es gibt nur diese zwei Zustände: Keine Entzündung oder eben Entzündung. Beschreibt unser ganzes Leben. So auch die Depression."*

(Vgl. Strunz, Ulrich „Depression – der neue Blickwinkel, News vom 10.11.2015)

Im Kapitel zu den Omega-3-Fettsäuren können Sie mehr dazu lesen, wie man auch solche Entzündungen erfolgreich bekämpfen und ausschalten kann.

Zurück zum Botenstoffwechsel im Gehirn: Weiter oben hatte ich Ihnen davon berichtet, dass die Aminosäure Prolin u. a. eine Rolle bei der Kommunikation zwischen den Neuronen und den Gliazellen spielt. Wissen Sie, ob Sie ausreichend von der Aminosäure Prolin im Blut haben?

Die Zellen kommunizieren untereinander über elektrische und chemische Signale, die erzeugt und weitergeleitet werden. **Innerhalb der Nervenzelle** erfolgt die Reizweiterleitung über elektrische Signale. Diese „Gehirnströme" kann man mithilfe der Elektroenzephalografie messen, besser bekannt unter der Abkürzung EEG.

Zwischen den Zellen erfolgt die Reizübertragung auf chemischem Wege. Als „Kontaktstelle" dienen die jeweiligen Enden (Kollaterale), die sich aufzweigen und in einer Art Verdickung auslaufen. Das sind die Endknöpfchen oder **Synapsen**. Das Besondere an den Neuronen ist, dass die Nervenzellen nicht fest miteinander verwachsen sind, sondern sich lediglich soweit annähern, dass Sig-nale übertragen werden können. Es bleibt immer eine kleine Lücke zwischen ihnen. Das ist der **synaptische Spalt**.

Man kann sich nun fragen, warum in der Evolution sich ein solch kompliziertes System herausgebildet hat. Wäre es nicht einfacher gewesen, die Nervenzellen einfach aneinander zu ketten, statt ständig, dieses Umwandeln von elektrischen in chemischen Impuls und wieder zurück?
Der Sinn hinter diesem Konstrukt ist dessen unübertroffene Flexibilität. Lange glaubte man, wir kämen mit einer bestimmten festgelegten Anzahl von Neuronen auf die Welt und diese könnten nur untergehen, aber nicht neugebildet werden. Es hat sich herausgestellt, dass diese Annahme falsch war. Neuronen sind äußerst flexibel und können einerseits durch Reize neu entstehen und andererseits können sehr schnell neue Synapsen an den Enden gebildet werden. Ist mehr vom Gleichen vorhanden, kann insgesamt mehr verarbeitet werden. Haben die vorhandenen Neuronen mehr Synapsen kann die Reizweiterleitung optimiert werden. Vielleicht ist das einer der Gründe, warum wir vom Tier zum Menschen wurden. Wären die Zellen aneinandergewachsen, würde der Prozess der Trennung und Neuverbindung viel zu lange dauern, um schnell auf Reize zu reagieren. Wir wären in unseren Reaktionen viel zu langsam, in der Zwischenzeit hätte uns der sprichwörtliche Säbelzahntiger wahrscheinlich schon verspeist.
Das ist auch einer der Gründe, warum Menschen bis ins hohe Alter Neues lernen können. Man muss nur bereit sein, sich bewusst neuen Reizen auszusetzen, dann macht das Gehirn schon mit.

Sie werden sich vielleicht fragen, was das alles mit der Stimmung und dem Antrieb zu tun hat: Auch ein depressiver Mensch kann lernen, seine Stimmung bewusst zu steuern.
Wenn man weiß, wie man sein Gehirn bedienen muss, kann man dessen Mechanismen gezielt für sich nutzen.

Deshalb finde ich es für einen Menschen, der unter Stimmungsschwankungen und Antriebsschwäche leidet, wichtig, dieses Funktionieren seines Gehirns zu verstehen, um wieder die Kontrolle, wenigstens in gewisser Weise, darüber zurückzubekommen. Nur wer informiert ist und Alternativen kennt, kann Entscheidungen treffen. Das gilt auch für die Frage, ob ich Psychopharmaka einnehmen möchte oder nicht.

Wie also funktioniert nun dieser Prozess der Weiterleitung von Reizen im Gehirn und warum spielt die Synapse bei den Antidepressiva dabei eine so große Rolle? In einem Prozess, den man sich wie eine Kaskade, also eine bestimmte Abfolge von Einzelschritten, vorstellen kann, geschieht die Signalübertragung:

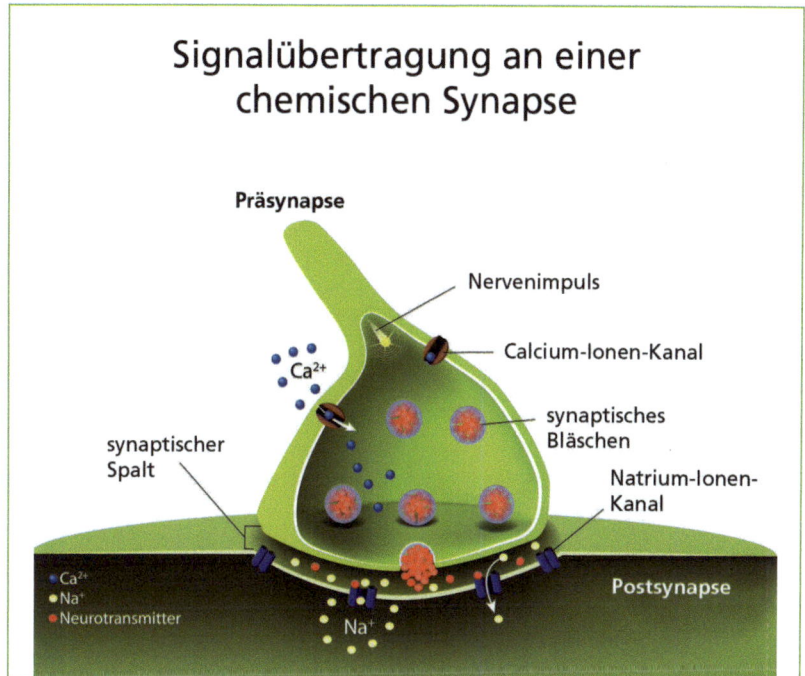

1. Schritt: Ein Reiz von außen wird über einen Rezeptor in die Nervenzelle als elektrisches Signal aufgenommen. Das kann zum Beispiel ein optischer, akustischer oder taktiler Reiz sein. Der Reiz muss eine bestimmte Stärke habe, bevor sich später ein Aktionspotential aufbaut. Denn nur wenn das Aktionspotential eine bestimmte Stärke erreicht hat, wird es überhaupt weitergeleitet. Über das Axon gelangt es zur Synapse und bewirkt, dass sich Ionenkanäle öffnen. Die Ionenkanäle kann man sich wie Tore vorstellen, die sich nur öffnen, wenn man die passende Fernbedienung oder den passenden Schlüssel dafür hat. Durch diese Kanäle strömen Calzium-Ionen in die Präsynapse.

2. Schritt: Diese Calzium-Ionen bewirken eine Aktivierung der Zellbläschen, auch Vesikel genannt, in denen sich die Botenstoffe befinden. Diese Vesikel wandern nun zur Zellmembran, öffnen diese und ergießen sich in den synaptischen Spalt.

3. Schritt: Im synaptischen Spalt diffundieren die Botenstoffe von einer Seite zur anderen, man kann sich das wie ein Ping-Pong-Spiel vorstellen. Treffen sie auf der Seite der Post- 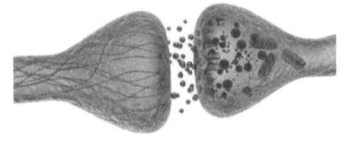 synapse auf Rezeptoren, docken die Botenstoffe nach dem Schlüssel-Schloss-Prinzip an. Das bedeutet, dass für jeden Botenstoff passende Rezeptoren vorhanden sein müssen, ansonsten kommt es nicht zu einer Signalübertragung. Fehlen Rezeptoren oder sind diese blockiert, z. B. durch Medikamente, kann der Botenstoff seine Arbeit nicht machen. Dieses Ping-Pong läuft sehr schnell in ca. 0,1 Millisekunden ab.

4. Schritt: Wenn der Schlüssel sein Schloss gefunden hat, also der Botenstoff am Rezeptor angedockt hat, öffnet sich ein anderes Schleusentor und Natrium-Ionen können in die Postsynapse einströmen. Dort lösen sie eine Reaktion aus. Das Signal ist übertragen.

5. Schritt: Ist die Arbeit getan, schließt sich das Schleusentor und der Botenstoff am Rezeptor wird wieder frei gegeben und diffundiert wieder durch den synaptischen Spalt. Damit er für weitere Übertragungsvorgänge zur Verfügung stehen kann, wird er von der Ursprungs-Synapse wieder aufgenommen oder nach einiger Zeit abgebaut.

Eine Gruppe der Antidepressiva werden als Serotonin-Wiederaufnahme-Hemmer bezeichnet. Durch die Medikamente soll erreicht werden, dass der Botenstoff Serotonin im synaptischen Spalt länger zur Verfügung steht und nicht so schnell wieder in die Zelle (Präsynapse) zurück aufgenommen wird. Die Wiederaufnahme wird gehemmt – daher der Name. Man nimmt an, dass die Stimmung umso stabiler ist, je besser die Botenstoffe im synaptischen Spalt verwertet werden können. Von dieser Hemmung der Wiederaufnahme in die Ursprungszelle verspricht man sich die gewünschte Stimmungsaufhellung.

Wie Sie anhand der fünf Schritte gesehen haben, findet die Reizaufnahme und Weiterleitung auch noch an anderen Stellen statt. Man kann heute mit anderen Medikamententypen außer am synaptischen Spalt auch an anderen Stellen eingreifen. Zum Beispiel kann die **Anzahl der Botenstoffe** in der Präsynapse oder im synaptischen Spalt beeinflusst werden oder es werden die **Rezeptoren** beeinflussen, sodass mehr oder weniger Ionen in die Postsynapse aufgenommen werden und dort verstärkt oder abgeschwächt Reaktionen auslösen. Nicht umsonst werden viele Neuroleptika deshalb als Dopamin-Blocker bezeichnet, weil sie den Botenstoff Dopamin blocken, der in der Manie dominiert. Ich habe mein Notfall-Medikament, ein Asenapin, genauso empfunden. Innerhalb weniger Minuten nach der Einnahme ließ meine Erregung nach und ich konnte sogar schlafen. Die Antidepressiva, die zur Aufhellung meiner Stimmung beitragen sollten, hatten bei mir keine große Wirkung.

Unser Stoffwechsel ist unglaublich komplex und meine Beschreibung ist sehr vereinfacht. Ich wollte Ihnen damit verdeutlichen, welchen Effekt Ihr Arzt sich verspricht, wenn er Ihnen bestimmte Medikamente verschreibt. Von Kritikern wird diese Theorie als zu biologistisch und zu eindimensional kritisiert.

Fakt ist, dass ein und dasselbe Medikament bei unterschiedlichen Menschen unterschiedlich wirkt. Manche haben eine Wirkung, manche nicht. Manche mehr, manche weniger. Das sollten Sie wissen. Ich fand es immer sehr frustrierend, wochenlang auf die gewünschte Stimmungsaufhellung zu warten.

Neurotransmitter als Genschalter heben die Stimmung

Nun habe ich im Buch von Dr. Ulrich Strunz „Neue Wege der Heilung. Gesundheit geschieht von innen" gelesen, dass die neuesten Forschungsergebnisse darauf hinweisen, dass die Neurotransmitter nicht nur an den Rezeptoren wirken, sondern dass sie danach in die Zelle einwandern und dabei bis zum Zellinneren vordringen. *„Dort wirken sie als Genschalter. Je mehr Neurotransmitter in das Zellinnere einwandern, umso mehr neue Rezeptoren werden gebildet, umso besser die Stimmung. Das ist die Aufwärtsspirale, die wir gesucht haben."*
(Quelle: Strunz, Ulrich: Neue Wege der Heilung, 2017 S. 69)

Und was passiert, wenn diese Neurotransmitter an der Wiederaufnahme in die Zelle durch Medikamente gehindert werden? Dann kommen sie doch im Zellinneren gar nicht an. Wenn sie nicht in das Zellinnere gelangen, dann können auch keine neuen Rezeptoren gebildet werden und die Stimmungsaufhellung bleibt aus?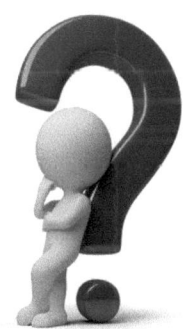

Wenn das stimmt, dann wären Antidepressiva ja Anti-Antidepressiva?

Minus mal minus ergibt plus. Verstärken diese dann die Depression eher als sie sie mindern? Dann müssten diese Medikamente ja richtigerweise „Depressionsverstärker" heißen. Ob sie sich dann noch so gut verkaufen lassen? Ist dieser Zusammenhang einer der Gründe, warum unter Antidepressiva mehr Suizide passieren?

Das sind sicherlich ganz naive Fragen. Ich bin ja auch nur Laie und dazu auch noch Betroffene, da sieht man die Dinge in einem anderen Licht, da verzeiht man mir sicherlich solche einfachen Schlussfolgerungen. Es ist eben so, dass man in alle Richtungen sucht, wenn die gewünschten und versprochenen Wirkungen nicht eintreten. Man versucht eine Erklärung dafür zu finden, warum das Medikament bei einem selbst nicht wirkt.

Die Nebenwirkungen hatte ich aber trotzdem und zwar viel schneller als eine Wirkung. Ich fühlte mich am meisten von der ständigen Müdigkeit und der Gewichtszunahme beeinträchtigt, die wahrscheinlich auf die Appetitzunahme zurückzuführen war. Die häufige Migräne nahm allerdings im Laufe der Zeit ab.

Ich kann mich noch gut an Diskussionen auf der Station erinnern, bei denen Mitpatienten herumgerätselt haben, warum wer was verordnet bekommen hat und man selbst aber nicht und warum es bei dem einen schneller geholfen habe, als bei einem selbst. Da gab es wie wildesten Vermutungen und Gerüchte, die manchmal sogar richtig für Aufregung unter den Patienten sorgten.
Auch in den Selbsthilfegruppen habe ich gelegentlich heiße Dispute darüber erlebt, ob 300 mg des Medikaments besser seien als 600 mg. Ich fand solche Diskussionen wenig hilfreich, weil letztendlich niemand diese Unterschiede plausibel erklären konnte, auch nicht die Ärzte.
Wahrscheinlich liegt der Grund darin, dass die Vorgänge im Gehirn sehr komplex sind und eben nicht der einfachen Mathematik folgen bzw. gradlinig verlaufen und wahrscheinlich auch darin, dass die Wissenschaft noch gar keine genaue Erklärung für diese Vorgänge hat.

Die individuellen Unterschiede der Menschen, die neben Vielem auch mit ihrer Ernährung und ihrem Lebensstil (Rauchen, Alkohol, Schlaf, Bewegung) zusammenhängen, wirken sich auch beim Ansprechen auf die Medikamente aus. (mehr dazu auch im Kapitel „Biologische Rhythmen") Wenn man leidet, ist das schwer einzusehen und man sucht nach Erklärungen, die naheliegend sind. Ich habe mich manchmal gefragt, ob bei anderen Erkrankungen auch so leidenschaftlich über die Medikation gestritten wird.

Als ich mich mit den biochemischen Zusammenhängen beschäftigte, ist bei mir noch eine andere Frage aufgetaucht: Macht die Einnahme von Medikamenten, die die Wirkung der Botenstoffe beeinflussen, überhaupt Sinn, wenn von dem nötigen Botenstoff, also dem Ausgangsstoff, der durch das Medikament beeinflusst werden soll, viel zu wenig oder gar nichts im Gehirn vorhanden ist bzw. dort ankommt? Wie kann etwas, das gar nicht da ist, an der Wiederaufnahme gehindert werden? Ist das vielleicht ein weiterer Grund dafür, dass viele Betroffene vergeblich auf die gewünschte Wirkung warten? Oder ist das auch wieder viel zu linear und einfach gedacht?
Auf meine diesbezügliche Frage erhielt ich von einem Arzt die Antwort, dass man Serotonin nicht messen könne und man deshalb jedes Medikament eben

ausprobieren müsse, nach dem Motto „Versuch macht klug". Wenn das eine nicht hilft, gebe es noch eine ganze Palette anderer. Ein Psychiater habe da mehr Auswahl als z.B. ein Kardiologe, sagte mir ein Arzt. Auf diese Weise bin ich zu meiner langen Liste von Psychopharmaka gekommen, die ich im Laufe meiner siebenjährigen Behandlung durchprobiert habe.

Aber wäre es nicht besser, dafür zu sorgen, dass der Körper genug Serotonin, Dopamin und die anderen nötigen Botenstoffe bilden kann?

Ich will Sie damit nicht auffordern, Ihre Medikamente wegzulassen, sondern Sie ermuntern, über Ihre Ernährung nachzudenken, insbesondere über die Eiweißzufuhr und die nötigen Co-Faktoren, damit Ihr Körper die Chance hat, ausreichend Serotonin und Co. für Sie zu bilden, vielleicht können die Medikamente dann besser wirken.

Heute weiß ich, dass alle Botenstoffe aus Aminosäuren gebaut sind. Serotonin entsteht aus Tryptophan und das kann man messen. Diese Aminosäuren und andere wichtige Co-Faktoren kann man über die Nahrung aufnehmen, wenn man entsprechende Lebensmittel auswählt, oder zum Beispiel als Nahrungsergänzungsmittel zuführt.

Heute weiß ich, dass *„unser moderner Lebensstil, der vor allem von Stress und falschen Ernährungsgewohnheiten geprägt ist, … bei vielen zu einer unzureichenden Verfügbarkeit von Serotonin im Gehirn [führt]"*
(Vgl. Gröber/Kisters, Arzneimittel als Mikronährstoffräuber, S. 41)

Heute weiß ich, dass *„Stress den Stoffwechsel kaputt macht. Auch im Gehirn. Kohlenhydrate machen den Stoffwechsel kaputt: Zu viele Carbs in Verbindung mit zu wenig guten Omega stressen die Zellen, führen zu Entzündung."*
(Vgl. Strunz, Neue Wege der Heilung, S. 69)

Heute weiß ich, dass u.a. Folsäure und Vitamin B12 eine wesentliche Rolle bei der Bildung und Verstoffwechselung von Botenstoffen spielen. Ein Mangel daran verringert die Wirkung von Antidepressiva. Coenzym Q10 spielt eine zentrale Rolle bei der Energiegewinnung in den Zellen. Dieses Coenzym wird durch einige Antidepressiva verstärkt verbraucht, sodass in den Zellen nicht mehr genug davon ankommt. (Vgl. Gröber/Kisters, Arzneimittel als Mikronährstoffräuber, S. 41ff.)

Das Coenzym Q10 wird u.a. aus Tyrosin gebildet, einem Stoffwechselprodukt von Phenylalanin.

Heute weiß ich, dass ohne Vorhandensein von Mikronährstoffen wie z.B. Magnesium und Zink der Stoffwechsel auf Sparflamme läuft. Ohne ausreichend Zink können Psychopharmaka nicht wirken – wie eine Studie aus Krakau beweist: (Vgl. Strunz: Neue Wege der Heilung, S. 74)

„Bemerkenswert ehrlich beginnt eine Studie aus der Psychiatrie, Uni Krakau, Polen. Beginnt mit den Worten: ‚Eines der Hauptprobleme in der Therapie einer Depression ist die beschränkte Wirksamkeit von Antidepressiva… Nur etwa 50 % der behandelten Patienten spricht wie erwünscht an. Kommt hinzu, dass die hierfür erforderliche Dosis oft viele unerwünschte Nebenwirkungen hat…'… Die zeigen doch tatsächlich in der Studie, dass Zink, 25 mg, den Effekt von Psychopharmaka (hier Imipramine) verstärkt und beschleunigt. Ein höchst erwünschter Effekt. Und zeigen dann peinlicherweise, dass das besonders gut funktioniert, nämlich Zink zusätzlich, besonders gut funktioniert bei Patienten, die vorher auf verschiedene andere Psychopharmaka überhaupt nicht angesprochen haben. Die man bisher gar nicht behandeln konnte. Bei denen würde Zink jetzt plötzlich der chemischen Pille ihre Wirkung erst ermöglichen. Quelle: J Affective Dis 118 (2009) 187–195" (Quelle Strunz-News vom 10.06.2016: Bemerkenswert ehrlich)

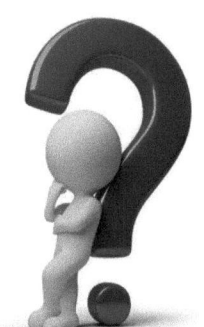

Vielleicht sind Herabgestimmtheit und fehlender Antrieb im Grunde eine Schutzfunktion des Körpers, da diese Zustände energiesparend sind? Wenn die Energie, die hergestellt werden kann, nicht für alle Funktionen ausreicht, dann werden Prioritäten gesetzt. *„Bruce Ames hatte von der Triage Theorie berichtet, die besagt, dass der Körper die Mikronährstoff-Verteilung hierarchisch ordnet, um die wichtigsten Gewebe bis zuletzt am Leben zu erhalten."*

(Quelle: Michalk, Chris und Böhm, Phil: Mitochondrien. Energie. Vitalität. S. 59)

Spart der Körper dann eben dort, wo der Mangel am wenigsten schadet? Zum Überleben braucht es Atmung, Herzschlag, Verdauung, ein funktionierendes Gehirn usw.; aber nicht unbedingt eine gute Stimmung. Wenn der Mensch keine gute Stimmung hat, bewegt er sich auch nicht so viel und verbraucht demzufolge auch nicht so viel von der Energie, die gerade knapp ist. Ist das der eigentliche Sinn der Depression? Mehr dazu können Sie im Kapitel zum Mikrobiom lesen, denn es gibt Wissenschaftler, die sagen, dass die Depression sogar an die Inflammation gekoppelt ist. (↗ Seite 258)

All diese Vitamine, Mikronährstoffe und Coenzyme kann man messen und ggf. durch eine angepasste Ernährung auffüllen oder ergänzen.

Soll es wirklich so simpel sein? Ich kann mir gut vorstellen, dass Sie jetzt ungläubig den Kopf schütteln. Das kann doch nicht sein, denken Sie vielleicht.

Macht nichts – mir ging das ebenso. Behalten Sie Ihre Neugierde, in den folgenden Kapiteln folgen weitere solcher kleinen, aber wie ich finde sensationelle Bausteine der Stabilität!

Nach meinen Erfahrungen spielen diese Zusammenhänge eine viel größere Rolle, als ich es je vermutet hätte. Ich habe alle Therapiemaßnahmen befolgt und dadurch Verbesserungen erzielt, aber Stabilität erlangte ich erst nach der Ernährungsumstellung. Deshalb soll es jetzt erst einmal darum gehen, welche Lebensmittel besonders viel Eiweiß enthalten, wie viel Eiweiß ein Mensch mindestens braucht und wie viel denn ganz konkret „eine ausreichende Eiweißaufnahme" ist.

Eiweißreiche Lebensmittel

Hier eine unvollständige Aufzählung eiweißhaltiger Lebensmittel (in der Reihenfolge des Eiweißgehaltes): Leber, Sojabohnen, Eier, Magerquark, Harzer Käse, Hüttenkäse, Frischkäse, Feta, Schweinefleisch, Putenfleisch, Leberkäse, Thunfisch, Jakobsmuscheln, Tofu, Seitan, Tempeh, Mandeln, Pistazien, Sesam, Haselnüsse, Walnüsse, Cashewnüsse, Rote Linsen, Lachsschinken, Räucherschinken, Putenbrust, Hähnchenfilet, Weißwurst, Ricotta, Quinoa, Amaranth, Leberwurst, Tintenfisch, Kasseler, Kabeljau, Krabben, Hummer. (Quelle: www.bmi-rechner.net/eiweiss-tabelle) Wie Sie sicher festgestellt haben, sind sowohl tierische als auch pflanzliche Lebensmittel Eiweißquellen, das heißt, dass auch Menschen, die sich vegetarisch ernähren, viele Eiweißquellen finden können. Dazu weiter unter mehr.

Wie viel Eiweiß soll man täglich essen?
Die Deutsche Gesellschaft für Ernährung empfiehlt eine tägliche Eiweißaufnahme von 0,8 g pro Kilogramm Körpergewicht. Übrigens sind 0,8 g/kg eine Minimum-Angabe, also die UNTERE Grenze!
Das wird oft falsch als Maximalgrenze oder als Optimum-Angabe verstanden und daraus fälschlicherweise abgeleitet, man soll nicht „so viel" Eiweiß essen. Dazu weiter unten mehr.

Lassen Sie uns doch einmal diese Mengenangaben durchrechnen:
0,8 g pro kg Körpergewicht sind bei 60 kg Körpergewicht = 48 g Eiweiß am Tag
65 kg Körpergewicht = 52 g Eiweiß am Tag
70 kg Körpergewicht = 56 g Eiweiß am Tag
75 kg Körpergewicht = 60 g Eiweiß am Tag
80 kg Körpergewicht = 64 g Eiweiß am Tag
85 kg Körpergewicht = 68 g Eiweiß am Tag
90 kg Körpergewicht = 72 g Eiweiß am Tag

Wissen Sie, wie viel Gramm Eiweiß Sie am Tag essen?
Dann rechnen Sie mal nach! Schauen Sie einmal, was man so essen müsste, um diese Mengen zu erreichen:

Lebensmittel	Eiweiß pro 100 g	Stückzahl / Portionen, um am Tag 64 g Eiweiß zu essen:
Eier	11,9 g	1 Ei wiegt ca. 55 g = 6,5 g EW pro Stück = ca. 10 Eier
Magerquark	11,0 g	ca. 2 Becher a' 250 g oder 1 Becher a' 500 g
Harzer Käse	29,0 g	ca. 220 g = ca. 11 Stück a' 19 g
Thunfisch	24,0 g	ca. 266 g = ca. 2 Dosen Thunfisch a' 130 g Abtropfgewicht
Mandeln	24,0 g	ca. 266 g = ca. 2 Tüten a' 100 g
Rote Linsen trocken	25,5 g	ca. 250 g = ca. 4 Teller Linsensuppe
Braune Linsen trocken	23,5 g	ca. 270 g = ca. 4–5 Teller Linsensuppe
Tofu natur	16,1 g	ca. 400 g = 2 Päckchen Tofu a' 200 g
Lachsschinken	18,3 g	ca. 350 g = ca. 24 Scheiben a' 15 g
Hühnerbrustfilet	24,0 g	ca. 266 g = ca. 2 Filet a' 140 g
Schweizer Hartkäse	25,2 g	ca. 250 g = 1 ganzes Stück
Schweineschnitzel natur	22,2 g	ca. 288 g = knapp 3 Schnitzel a' 100 g

Es gibt im Internet eine Lebensmitteldatenbank mit dem Namen „Food-Data-Base" unter www.fddb.de. Dort kann man sich sehr schnell über die Zusammensetzung gängiger Lebensmittel informieren. Die Angaben in der Tabelle oben und unten sind dieser Datenbank entnommen.
Auch unter der Adresse www.vitalstoff-lexikon.de können Sie die genaue Zusammensetzung von Lebensmitteln erfahren oder auch, welche Lebensmittel den höchsten Anteil zum Beispiel an der Aminosäure Tryptophan haben. Die Seite www.bmi-rechner.net hatte ich schon weiter oben erwähnt.

Beispiel Frühstück

Um zu veranschaulichen, was wir im Alltag tatsächlich an Eiweiß essen, habe ich Ihnen einige gängige Lebensmittel herausgesucht, die zum Frühstück gegessen werden. Rechnen Sie einmal nach, wie viel Eiweiß Sie morgens essen:

Lebensmittel	Eiweiß pro 100 g	Eiweißgehalt pro Portionen
Weizenbrötchen (vom Bäcker)	7,8 g	1 Stück a' 50 g = 3,9 g
Toastbrot (Weizen) Durchschnitt	7,4 g	2 Scheiben a' 28 g = 2,1 g
Vollkornbrötchen (vom Bäcker)	8,3 g	1 Stück a' 65 g = 5,4 g
Croissant (vom Bäcker)	6,7 g	1 Stück a' 65 g = 4,4 g
Marmelade (Durchschnitt)	0,1 g	Aufstrich 20 g = praktisch 0 g
Bienenhonig (Durchschnitt)	0,4 g	Aufstrich 20 g = praktisch 0 g
Butter (Durchschnitt)	0,7 g	Aufstrich 10 g = praktisch 0 g
Käse Aufschnitt in Scheiben	29 g	1 Scheibe a' 35 g = 10,2 g
Schwarzwälder Schinken	26 g	1 Scheibe a' 12 g = 3,1 g
Vitalis Früchte Müsli ohne Zucker	8 g	1 Portion a' 40 g = 3,2 g
Vollkorn Früchte Müsli von Seitenbacher	11 g	1 Portion a' 40 g = 4,4 g
Schoko-Müsli	9,3 g	1 Portion a' 40 g = 3,7 g
Haferflocken	13,5 g	1 Portion a' 50 g = 6,8 g
H-Milch 1,5 % Fett	3,4 g	100 ml = 3,4 g
Ei (gekocht)	11,9 g	1 mittelgroßes Ei a' 55 g = 6,5 g
3 Eier (mein Frühstück)	**11,9 g**	**3 Stück a' 55 g = 165 g = 19,6 g**
Rührei	10,7 g	1 Portion a' 200 g = 21,4 g
Rührei mit Speck	12 g	1 Portion a' 200 g = 24 g
Bacon Frühstücksspeck	18 g	1 Portion a' 7 g = 1,26 g

Lebensmittel	Eiweiß pro 100 g	Eiweißgehalt pro Portionen
Nürnberger Rostbratwurst	15,8 g	3 Stück je 21 g = 63 g = 9,9 g
Süßes Frühstück:		
1 Ei, 2 Weizenbrötchen mit Butter, Marmelade und Honig	Gesamt: 14,3 g (ohne Ei 7,8 g)	
Herzhaftes Frühstück:		
1 Ei, 2 Vollkorn-Brötchen mit Butter, Käse und Schinken	Gesamt: 30,6 g (ohne Ei 24,1 g)	
Müsli-/Haferflocken Frühstück:		
Früchte-Müsli mit 100 ml Milch	Gesamt: 6,6 g	
Haferflocken mit 100 ml Milch	Gesamt: 10,2 g	
Englisches Frühstück:		
Rühreier mit Speck, 3 Nürnberger Würstchen	Gesamt: 33,9 g	
Und wie viel Eiweiß essen Sie zum Frühstück?		**Rechnen Sie es sich aus:**

Fakten über Eiweiß

Immer mal wieder liest man in Zeitungen oder im Internet Schlagzeilen wie *„Zu viel Eiweiß ist ungesund"* oder *„Eiweiß schadet der Niere bzw. der Leber"* oder *„Eier erhöhen den Cholesterinspiegel"*. Solche Nachrichten verunsichern den Leser und machen mich zunehmend wütend. Wenn ich solche Artikel genauer lese, fällt mir immer wieder auf, dass die in der Überschrift stehende Behauptung gar nicht bewiesen wird bzw. dass die Aussagen des Textes auch eine andere Schlussfolgerung zulassen als in der Überschrift suggeriert. Was bleibt aber im Gedächtnis haften: die These in der Überschrift!

Was ist denn nun dran an solchen Aussagen, welche stimmen und welche gehören in den Bereich der Mythen? Als erstes beschäftige ich mich mit der Frage:

Ist zu viel Eiweiß ungesund?

„Wir essen alle zu viel Eiweiß". Ein Satz, der mir ständig begegnet – und der nicht *stimmt."* schreibt Dr. med. Michael Spitzbart in seinem Blog am 7. März 2016 Unter der Überschrift „Schluss mit den Eiweißmythen: Die 10 häufigsten Irrtümer rund um Eiweiß" nachzulesen auf der Webseite: www.fid-gesundheitswissen.de/ernaehrung. Dort heißt es weiter: *„Wenn Sie ausreichend Eiweiß im Körper hätten, würden Sie jubeln, springen, gut gelaunt jeden Tag begrüßen, hoch kreativ sein und nie unter schlechter Laune leiden. Sie wissen aber sicherlich, dass die Realität anders aussieht. Ich kann es sogar messen. Bei jedem meiner Patienten, die eine Blutuntersuchung machen lassen, messe ich den Eiweißspiegel. Er sollte bei 8,6 g/dl Blut liegen. Dann sind Sie nicht nur ausreichend versorgt, sondern das Leben läuft wieder rund für Sie. Solche Werte finde ich aber fast nie. Die meisten liegen unter 6 g/dl. Daher kann die Mär über das Zuviel an Eiweiß gar nicht stimmen."* (Vgl. Spitzbart 2016)

„Ein gewisser Prof. Dr. E. Kofranyi hat sich schon in den 50er Jahren des vorigen Jahrhunderts am Max Planck Institut für Ernährungsphysiologie in Dortmund mit der Eiweißforschung beschäftigt. Schon damals hat er festgestellt, dass der Eiweißbedarf verschiedener Lebewesen sehr unterschiedlich ist und dass es auch erhebliche Unterschiede zwischen Mann und Frau gibt. Außerdem wird Eiweiß in der Nahrung ganz verschieden ausgenutzt: Der Pfifferling nur zu 57 Prozent, Weizenprotein zu 80 Prozent, tierisches Protein zu 95 Prozent.

Die bemerkenswerteste Entdeckung aber betraf die biologische Wertigkeit. Also die Tatsache, dass die Mischung zweier verschiedener Eiweiße (zum Beispiel Milch und Weizen) ein wertvolleres Eiweiß ergab als die Einzelsubstanz. Und dass die biologische Wertigkeit sogar von Mensch zu Mensch völlig verschieden sein kann - bei exakt gleicher Eiweißmischung. Das bedeutet nichts anderes, als dass auch der Eiweißstoffwechsel individuell ist. Auch die Tatsache, dass es etwa 10 Tage dauert, bevor sich bei geänderter Eiweißzufuhr (also zum Beispiel mehrere Eiweißshakes pro Tag) ein neues Gleichgewicht einstellt. Der Körper braucht also einige Zeit, um sich an entweder mehr oder weniger Eiweiß zu gewöhnen." (Vgl. Dr. Ulrich Strunz – News vom 25.02.2013 „Eiweißforschung")

Dieser Professor hat in einem Lehrbuch des Georg Thieme-Verlag Stuttgart „Biochemie und Physiologie der Ernährung", erschienen 1980, zum Thema „Bilanzminimum" ein Kapitel verfasst. Es ging also um die Frage, wie viel Eiweiß **mindestens** erforderlich für den Menschen sei. Noch einmal, es ging um **Mindest**mengen, nicht um Maximalangaben. Dort beendet der Eiweißforscher ein Kapitel auf Seite 262 mit den Sätzen:

„Da es für das Bilanzoptimum bisher keinen Test gibt, muss hier die Aussage entfallen, wie viel Eiweiß ein Mensch essen sollte. Bisher ist niemals der Nachweis gelungen, dass Eiweißgaben über das Minimum hinaus eine schädliche Wirkung gehabt haben. Aber es ist unbestritten, dass größere Eiweißgaben eine stimulierende Wirkung besitzen und sie die Arbeits- und Lebensfreude erhöhen."

Nun könnte man denken, diese Aussage ist über 30 Jahre alt, die ist doch längst widerlegt. Aber nein, ist sie nicht. Im Buch des Hippokrates-Verlages „Praxis der Diätetik und Ernährungsberatung" von 2002 steht auf Seite 59:
„Da der erwachsene menschliche Organismus täglich ca. 400 g Eiweiß umsetzt bei gleichzeitig fehlenden Speichermöglichkeiten, ist der Mensch auf die tägliche Zufuhr von Eiweiß mit der Nahrung angewiesen.
... liegt die empfohlene Zufuhr bei 0,8 g/kg Körpergewicht/Tag. Da es sich bei diesem Wert um die empfohlene Untergrenze handelt ... "

Der Wert, den Sie immer wieder finden werden, wenn es um Eiweißaufnahme geht, diese 0,8 g pro kg Körpergewicht, ist also eine Untergrenze, ein Minimum. Ein Menge, die nicht unterschritten werden sollte. **In den Artikeln, die vor zu viel Eiweiß warnen, wird aber immer der Eindruck erweckt, es sei eine Obergrenze und alles darüber sei schädlich.**

Des Weiteren haben wir erfahren, dass der individuelle Bedarf eines Menschen u.a. von seinem Geschlecht abhängig ist und auch von der Art des Eiweißes, das er isst, und auch von der Zusammenstellung verschiedener Eiweißarten. Ob dann eine Angabe wie diese „0,8 g pro Kilogramm Körpergewicht" für alle Menschen gelten kann? Als Untergrenze vielleicht, die nach oben offen ist?

Mythos: „Eier erhöhen den Cholesterinspiegel"

Noch immer geistert diese Behauptung durch viele Medien. Was ist dran? Ich möchte Ihnen dazu die originale Geschichte des „Eier-Manns" vorstellen, den Selbstversuch eines Heilpraktikers schildern und Sie auf einen wenig bekannten Inhaltsstoff von Eiern, nämlich das Cholin, aufmerksam machen.

Die Geschichte vom Eier-Mann: *Aufsehen erregt hat ein Artikel im berühmten, englischsprachigen New England Journal of Medicine am 28.03.1991. Dort wurde über einen 88-jährigen Mann geschrieben, der 30 Jahre lang jeden Tag 25 Eier gegessen habe. Dem Herrn war mit 58 Jahren seine Frau gestorben. Und dann hat er halt einfach selbst gekocht. 25 Eier täglich. Der Hausarzt wusste das, hat das alles aufgeschrieben, und dokumentiert: Cholesterin 200 mg/dl, LDL 142, HDL 45. Die Werte sind alle im Normbereich, auch nach heutigen Maßstäben. Wenn Eier gefährlich sind, wenn Eier das Cholesterin ansteigen lassen bis zum Herzinfarkt, wäre der Mann natürlich nach wenigen Wochen tot gewesen. Nun ... er hat's 30 Jahre durchgehalten. Die Wissenschaftler wurden da unruhig. Haben nachgefragt. Der Mann hat angeblich normale Kost des Altersheimes plus die Eier gegessen. Tatsächlich laut Auskunft der Schwestern „sehr wenig von der üblichen angebotenen Kost". Logisch. Allein die Eier sind ja etwa 2000 Kalorien am Tag gewesen. Jetzt kommt's: Da konnte man nachrechnen, dass der viel Eiweiß, wohl auch Fett, aber kaum, nämlich so etwa 50 Gramm Kohlenhydrate am Tag gegessen hat. Fast nix. Das war das ganze Geheimnis. Wenn Sie Kohlenhydrate reduzieren, fällt Ihr Cholesterin. Auch mit 25 Eiern täglich.* (Vgl. Strunz – News vom 17.02.2009 „Sind Eier gefährlich?")

Eier-Selbstversuch: Es gibt in der Geschichte ja immer wieder Selbstversuche von Wissenschaftlern, die teilweise recht skurril sind. Den wohl berühmtesten medizinischen Selbstversuch der Geschichte unternahm Werner Forßmann 1929, als er den ersten Herzkatheter der Welt an sich selbst ausprobierte. Er bekam 1956 den Nobelpreis für Medizin (Quelle: vgl. Wikipedia) So spektakulär wie der Forßmann-Versuch ist der folgende Selbstversuch zwar nicht, interessant aber schon:

Der Heilpraktiker und Buchautor Klaus Wührer beschreibt in seinem Buch „Prophylaxe und Therapie durch artgerechte Ernährung" seinen Selbstversuch mit 312 Eiern, die er innerhalb von 14 Tagen gegessen hat. Das waren 22 Eier am Tag, pro Mahlzeit 7–8 Stück. Laut DGE soll man nicht mehr als 3 Stück pro Woche essen, weil Eier ja den Cholesterinspiegel erhöhen würden. Der Heilpraktiker wollte wissen, ob das stimmt.

Sie können sich bestimmt schon denken, wie das Experiment ausgegangen ist. Der Cholesterinspiegel hat sich von 200 auf 213 mg/dl erhöht, das sind 7 % Steigerung. Die Blutwerte waren zwar erhöht, lagen damit aber noch immer im Normbereich. Von einem bedrohlichen Anstieg des Cholesterinspiegels kann also keine Rede sein.

Der Normbereich für den Cholesterinspiegel liegt übrigens bei unter 200 mg/dl. Bis 239 mg/dl gilt der Cholesterinwert als grenzwertig, über 240 als erhöht. Auf einigen Laborberichten habe ich Normwerte von < 190 mg/dl gelesen. Warum sind die Referenzwerte nicht in allen Labors gleich?

Dieser Selbstversuch hat bewiesen, dass die Behauptung nicht stimmt! Eier erhöhen also nicht den Cholesterinspiegel, sondern liefern frei Haus einen anderen wertvollen Inhaltsstoff. Vermutlich werden Sie von diesem noch nicht gehört haben: **Cholin.** Das ist eine Fettsäure, die Bestandteil von **Lecithin** ist. Viel davon ist in Eiern enthalten, nur Rinder- und Schweineleber enthält mehr.
In Zahlen: 100 g Hühnerei enthalten 293,8 mg Cholin. Ein mittelgroßes Ei wiegt ca. 55 g, es enthält also ca. 161 mg Cholin. Der tägliche Cholin-Bedarf eines Erwachsenen wird mit 425 – 550 mg täglich angegeben. (Quelle: www.vitalstoff-lexikon.de/Cholin)
Daraus ergibt sich, dass die 3 Eier, die ich morgens zum Frühstück esse, meinen täglichen Cholinbedarf decken.

Nur – wofür brauchen wir die Fettsäure Cholin?
Im Kapitel „Fett" werden wir uns noch genauer mit dem Aufbau der Zellmembranen beschäftigen. Hier ein kurzer Überblick, um die **Bedeutung des Cholins für die Nervenzellen** zu beschreiben.
Zellen werden von einer Membran ummantelt. *Die „trennt die Zelle von ihrer Umwelt. Diese Membran besteht unter anderem aus sogenannten Phospholipiden. Die sorgen dafür, dass die Membran die richtige Dicke, die richtige Beweglichkeit und die richtige Form hat. Nur wenn eine Membran ordentlich funktioniert, kann die Zelle von innen nach außen und von außen nach innen mit ihrer Umwelt, deinem Körper, kommunizieren."*
(Michalk, Chris: 10 Superfoods, 2016, www. edubily.de, S.11–13)

Alle Membranen sind wichtig, aber für die Stimmung und den Antrieb sind die Membranen der Nervenzellen ganz besonders wichtig. *„Die Nervenzellen müssen untereinander kommunizieren, sich strecken und in ständiger Verbindung mit anderen Nervenzellen sein. Das geht nur, wenn die Membran voll funktionsfähig ist."* (Michalk, 2016, S.11ff.)

Ein Hauptbestandteil dieser Phospholipide ist Cholin, ein Vitamin-B-ähnlicher Stoff. Außerdem ist Cholin die Vorstufe des Neurotransmitters Acetylcholin, welches für die Gedächtnisleistung zuständig ist. Es kommt selten in Reinform vor, sondern ist in der Regel Bestandteil anderer Substanzen wie z. B. von Lecithin.

Ein Forscher *„namens Wurtman [hat] in beeindruckenden Experimenten gezeigt hat, dass eine Anreicherung von Cholin in der Zellmembran von Nervenzellen*

wie Dünger auf das Gehirn wirkt: Es stimuliert stark die Neurogenese, also das Wachstum von Nervenzellen.
Wurtman hat noch etwas anderes entdeckt: … man [erreicht] diesen „Doping-Effekt" nur dann, wenn man Cholin ordentlich im Körper anreichert."
(vgl. Michalk, 2016, S.11ff.)

Übrigens kann man auch mit Soja- oder Sonnenblumen-Lecithin seinen täglichen Cholin-Bedarf decken. Dazu reichen ca. 15 g aus, das ist nicht mehr als ein Esslöffel voll. Das Soja-Lecithin gibt es in Drogerie-Märkten, Reformhäusern oder Apotheken. Man kann es u. a. als Kaffeesahne-Ersatz in den morgendlichen Kaffee tun oder in den Quark, in den Joghurt oder in ein Getränk. Ich mache es gern in Möhrensaft, weil es darin wie ein Emulgator wirkt und sich gut auflöst.

Noch ein Hinweis für Bipolare, die vor allem mit einem nachlassenden Gedächtnis zu tun haben: *„In einer Untersuchung über das Kurzzeitgedächtnis konnten erheblich verbesserte Leistungen durch Zufuhr von Cholin konstatiert werden,"* schreibt Dr. Kuklinski in seine Buch „Gesünder mit Mikronährstoffen" auf Seite 296. Weiter heißt es dort: *„Hierbei geht es um das Filtervermögen des Kurzzeitgedächtnisses von wichtigen und unwichtigen Informationen sowie den Übergang von Informationen ins Langzeitgedächtnis. Beide Leistungen lassen im Alter nach oder können sogar ganz verlorengehen (Demenz)".*

Mythos: „Tierisches Eiweiß ist ungesund"

Diese Aussage lässt vermuten, dass es „gesundes" und „ungesundes" Eiweiß gäbe. Das kann nicht stimmen, die Aminosäuren werden durch ihren biochemischen Aufbau und Struktur bestimmt, wie ich Ihnen oben beschrieben habe und können aus verschiedenen Quellen stammen. *„Pflanzliches genauso wie tierisches Eiweiß wird im Darm zerlegt. In einzelne Aminosäuren. Die werden ins Blut transportiert. Ihr Blut weiß nicht mehr, ob das Tryptophan nun von einer Pflanze oder von einem Tier stammt. Woher auch? Nennt man gesunden Menschenverstand."* (Vgl. Strunz News vom 17.03.2015: Pflanze gegen Tier)
Richtig ist, dass Eiweiß selten in reiner Form in einem Lebensmittel zu finden ist und dass mit eiweißhaltigen Lebensmitteln auch andere Bestandteile aufgenommen werden, die u. U. nicht gesund sind. Es sind diese anderen Bestandteile, die die krankmachende Wirkung auslösen. Verantwortlich wird aber das „Eiweiß" gemacht.
„22 % der täglichen Eiweißzufuhr werden in Deutschland durch fette Wurst und fetten Käse gedeckt. Natürlich, dieser Weg der Eiweißaufnahme ist absolut ungesund. Es gelangt in Verbindung mit Fett in Ihren Körper, das die Arterien verkalkt, die Fettzellen füllt sowie auf Dauer zu Übergewicht und Herz-Kreislauf-

Erkrankungen führt. Heißt das für Sie jetzt: „Finger weg von tierischem Eiweiß"?
Meine Antwort ist ein entschiedenes Nein. Denn tierisches Eiweiß ist das hoch-
wertigste Eiweiß, das es gibt. Nur kommt es nicht ausschließlich im fetten Sonn-
tagsbraten und im dick bestrichenen Butterbrot vor. Sie nehmen es auch zu sich,
wenn Sie fettarme Milchprodukte wie Molke, Hüttenkäse oder Jogurt essen.
Auch in magerem Geflügel und Fisch steckt jede Menge Eiweiß."
(Vgl. Spitzbart 2016)

Auch beim tierischen Eiweiß gibt es Unterschiede in der Qualität. Tiere, die nie
die Sonne sehen, nie frisches Gras fressen, mit Getreide und Antibiotika voll-
gestopft werden, können auch kein hochwertes Fleisch bilden. Denn auch bei
Tieren entscheidet das, was gegessen wird, darüber, aus welchen Bausteinen sich
der Tierkörper aufbaut, den wir dann essen. „Bewegtes" Fleisch, also das von
Wild- und Weidetieren hat eine ganz andere Qualität und Zusammensetzung.
Ähnliches gilt für den Unterschied zwischen Wildfisch und dem Fisch aus Aqua-
Farmen.

Es gibt ein Lebensmittel, dem heutzutage viele Menschen nichts mehr abgewin-
nen können: **die Leber.** Chris Michalk schreibt in seinem E-Book „10 Superfoods
– Wie du mit diesen 10 nicht-exotischen Lebensmitteln fitter, gesünder und leistungsfähiger wirst" über die Leber von Tieren:

„Die Leber ist bei Naturvölkern ein Heiligtum. Ernährungsphysiologisch betrach-
tet ist es ein Multivitamin der Natur, voll mit nahezu allen Vitaminen und Spuren-
elementen (Eisen, Kupfer, Zink und Ca.) Die Leber enthält Vitamin A höchstkon-
zentriert, ca. 50.000 I.E. pro 100g." (Seite 6–7). Das sind ca. 18 mg Vitamin A
in 100 g. Diese 100 g Leber entsprechen in etwa einer Portion. Leber enthält pro
100 g 19,2 g Eiweiß und gehört damit zu den eiweißreichsten Lebensmitteln
überhaupt.

Und wenn man aber aus ethischen Gründen tierisches Eiweiß ablehnt? Was machen Vegetarier und Veganer? Auch wenn es heutzutage nicht modern ist, aber
wir Menschen sind nun mal Allesfresser. Das kann man gut an unserem Gebiss
erkennen. Ob man das nun gut findet oder nicht, unser Stoffwechsel ist an die
Aufnahme von tierischem Eiweiß besser angepasst.

„Als Vegetarier und noch mehr als Veganer müssen Sie sehr aufpassen, dass Sie
ALLE Aminosäuren aufnehmen. Den meisten Vegetarier fehlt Vitamin B 12, weil
dieses fast nur in tierischen Lebensmitteln vorkommt.
Eiweiß aus Pflanzen ist besser als überhaupt kein Eiweiß. Und so schlecht ist es
ja auch gar nicht: Den pflanzlichen Eiweißen fehlen zwar Aminosäuren, die für
den Menschen essentiell sind oder die sie in unzureichenden Mengen enthal-
ten. Der Umbau von Proteinen aus einer Sojabratwurst in körpereigene Eiwei-
ße läuft im Körper weniger effizient ab als der Umbau von Proteinen aus einer

Schweinebratwurst. Daher wird ihre biologische Wertigkeit niedriger bemessen. Aber: Sojabohnen kommen immerhin noch auf eine biologische Wertigkeit von 86, Linsen dann nur noch auf 45. Und noch ein ‚Aber': Pflanzliche Lebensmittel unterscheiden sich in ihrem Aminosäuren-Zusammensetzungen. Bohnen haben zum Beispiel sehr wenig Methionin. Mais hat sehr, sehr viel Methionin. Dafür hat er nur wenig Lysin. Das aber steckt reichlich in Bohnen. Was für Sie heißt: Wenn Sie sich mit den Details befassen und Ihre Ernährung sehr klug kombinieren, kommen Sie um gefährliche Löcher im Aminogramm herum."

(Quelle: Dr. Ulrich Strunz, Blut – das Geheimnis unseres „flüssigen Organs"; S. 115–120)

Mythos: „Eiweiß führt zur Übersäuerung"

„Eiweiß soll angeblich das Säure-Basen-Gewicht durcheinanderbringen. Natürlich tut Eiweiß das – wenn Sie ausschließlich tierisches Eiweiß essen. Wenn Sie aber pflanzliches Eiweiß, zum Beispiel aus Hülsenfrüchten, dazu reichlich Obst und Gemüse verzehren, bilden sich in Ihrem Körper viele Basen, die das saure Milieu ausgleichen und neutralisieren." (Vgl. Spitzbart 2016)

Unser Stoffwechsel findet in einem wässrigen Milieu statt. In diesem Milieu sind Wasserstoff-Ionen gelöst. Der pH-Wert gibt den sauren oder basischen Charakter der Lösung an. Je kleiner der pH-Wert, umso saurer ist die Lösung. Wir brauchen einen relativ konstanten pH-Wert, damit alle enzymatischen und biochemischen Prozesse in unserem Körper ablaufen können. Der Normwert liegt in einem leicht basischen Bereich zwischen 7,35 und 7,4. In verschiedenen Bereichen des Körpers herrschen unterschiedliche pH-Werte, so ist es im Magen zum Beispiel extrem sauer, zwischen 1,2 und 1,3. Wer schon mal Sodbrennen hatte, weiß wie sich das anfühlt. Der Magen ist die erste Barriere zwischen Außenwelt und Körperinnerem, deshalb ist dieses saure Milieu sehr sinnvoll. Eine Azidose, eine akute Übersäuerung des Blutes, ist dagegen lebensbedrohlich.

(Vgl.: Michalsen, Andreas: Heilen mit der Kraft der Natur, S. 161)

Sie kennen sicher noch diese oder eine ähnliche Abbildung aus dem Biologieunterricht in der Schule:

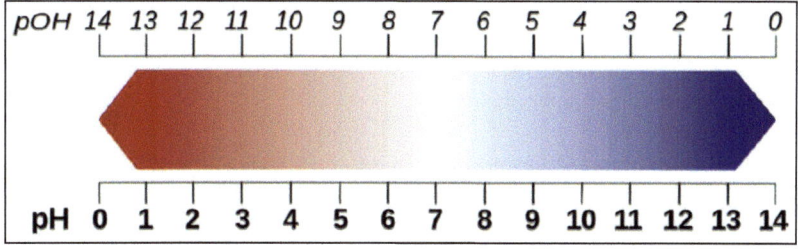

Typisches Schulbuchdiagramm für pH-Skala mit abgeschlossenen Achsen (rot = saurer Bereich, blau = basischer Bereich)

„Die Regulation des Säure-Basen-Haushalts erfolgt über ein ausgeklügeltes Puffersystem. Die beiden wichtigsten Organe sind dabei die Lunge, die Kohlendioxid abatmet, und die Niere, die Bicarbonat ausscheidet und auf diese Weise den pH-Wert regulieren kann. Dieses System ist sehr leistungsfähig. … Ein Säureüberschuss im Körper wird mit zunehmenden Alter ein Problem, weil die Funktionsfähigkeit der Nieren abnimmt und damit die generelle Pufferkapazität. Kommen noch andere Faktoren hinzu, etwas chronische Entzündungen, und überwiegen säurebildende Nahrungsmittel, sind gesundheitliche Schäden möglich.
Die heutige Ernährung mit viel tierischem Eiweiß führt oft zu einer schleichenden Übersäuerung des Körpers. Basisch wirkende Lebensmittel und ein gesunder Lebensstil bringen den Säure-Basen-Haushalt wieder ins Gleichgewicht.

Hier eine kleine Übersicht zur Säure-Basen-Balance:

Basisch	**Sauer**
Obst, Gemüse, Kartoffeln	*Fleisch, Wurst und Fisch*
Obst- und Gemüsesäfte	*Milchprodukte, Käse und Eier*
Heilwasser mit viel Hydrogencarbonat	*Brot, Getreide und Nudeln*
Bewegung und Entspannung	*stressige Lebensweise*

(Quelle: Michalsen, Andreas: Heilen mit der Kraft der Natur, S. 162)

Eine Mischung von Lebensmitteln aus beiden Bereichen verstehe ich unter einer „ausgewogenen Ernährung". Ich versuche diese Lebensmittelgruppen in meine Ernährung einzubauen, bevorzuge dabei Gemüse und Obst. Allerdings lasse ich Brot, Getreide, Nudeln und Kartoffeln weitgehend weg.

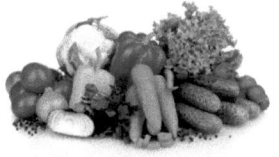

Da zum Beispiel Hülsenfrüchte oder Soja ebenfalls relativ viel Eiweiß enthalten, versuche ich meinen Eiweißbedarf sowohl aus tierischen, als auch aus pflanzlichen Quellen zu decken. Eiweiß führt also nicht generell zur Übersäuerung, man muss schon genauer unterscheiden!

Übrigens enthält mein Lieblingsmineralwasser „Staatlich Fachingen" recht viel Hydrogencarbonat und u. a. auch Lithium und Magnesium. Das trägt auch zu einer guten Säure-Basen-Balance bei.

Im Folgenden einige Vorschläge, was Sie sonst noch tun könnten, wenn Sie es über die Ernährung nicht schaffen sollten, ausreichend stimmungsaufhellende Aminosäuren aufzunehmen:

Für den Antrieb: Tyrosin

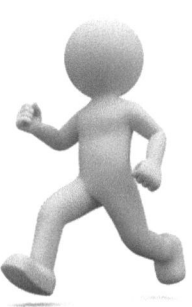

Antrieb, Stimmung und Schlaf sind Bereiche, in denen fast alle Bipolaren mehr oder weniger Probleme haben. Meist werden entsprechende Psychopharmaka, Benzodiazepine oder Schlaftabletten verschrieben. Wie wir oben gesehen haben, gibt es aber auch natürliche Aminosäuren, die der Körper selbst herstellt, die den Antrieb, Stimmung und den Schlaf beeinflussen.

„Tyrosin wird ausschließlich aus Phenylalanin gebildet und wurde traditionell als bedingt unentbehrlich eingestuft. Verschiedene Studien (vgl. Fernstrom 2000) haben ergeben, dass Tyrosin – in pharmakologischen Dosierungen angewandt – den Abfall der körperlichen und geistigen Leistungsfähigkeit unter Stressbedingungen zu verringern vermag. Ferner wird es in der Orthomolekularmedizin mitunter als Antidepressivum eingesetzt. Tyrosin ist eine Vorstufe der Katecholamine Dopamin, Noradrenalin und Adrenalin. Tyrosin ist aber auch ein wichtiger Baustoff für die Schilddrüse. Die Schilddrüsenhormone Trijodthyronin (T3) und Thyroxin (T4) werden daraus gebildet."

Wer sowohl Antriebsprobleme, depressive Verstimmungen als auch eine träge Schilddrüse hat, kann mit Tyrosin „zwei/drei Fliegen mit einer Klappe schlagen". Tyrosin wird ebenfalls bei der Bildung von Coenzym Q und Melanin benötigt.

(Zitat von MVZ Labor Dr. Kirkamm GmbH, Mainz)

Werden diese körpereigenen Stoffe – aus welchen Gründen auch immer – nicht in ausreichender Menge hergestellt, kann man sie von außen zuführen. Und das Gute daran ist, weil sie körpereigen sind, hat eine Zufuhr keine Nebenwirkungen. Tyrosin kann man als Nahrungsergänzungsmittel, also als Kapsel ohne Rezept kaufen. Bei Antriebsschwäche kann man morgens 0,5 bis 3 g Tyrosin nehmen. Ich habe täglich 2 g genommen. Heute brauche ich es nicht mehr. Im Abschnitt über die Aminosäuren haben Sie schon über Tyrosin gelesen.

Tyrosin sollten Sie nur von morgens bis mittags einnehmen, sonst kann der Nacht-Schlaf gestört werden. Außerdem konkurrieren verschiedene Aminosäuren um die Aufnahme, deshalb sollten Sie das Tyrosin am besten ca. eine halbe Stunde vor dem Frühstück einnehmen, damit es seine Wirkung entfalten kann.

Phenylalanin kommt vor allem in tierischem Eiweiß vor. Wenn Sie sich vegetarisch oder vegan ernähren, wird es schwer über die Ernährung ausreichend davon zu bekommen.

WICHTIG – bitte beachten!
Wenn Psychopharmaka eingenommen werden, bitte vor der Einnahme von Tyrosin Rücksprache mit dem Arzt nehmen. Antiepileptika und Neuroleptika sind meist Dopamin-Blocker, sie hemmen also Dopamin. Tyrosin macht das Gegenteil. Tyrosin könnte also die Wirkung des Medikaments abschwächen oder aufheben. **Und bitte nicht nehmen, wenn die Stimmung steigt und eine Manie droht, sonst gießen Sie Öl ins Feuer, da es antriebssteigernd wirkt.**

Im Buch von Julia Ross: *„Was die Seele essen will: Die Mood Cure"* wird sehr ausführlich beschrieben, wie diese natürlichen Aminosäuren bei Stimmungsschwankungen eingesetzt werden können – lesenswert. Auch bei *Ross* ist die Basis der Therapie eine Ernährungsumstellung, dazu stellt sie einen Masterplan zum Gute-Laune-Essen auf und stellt Rezepte dafür vor.

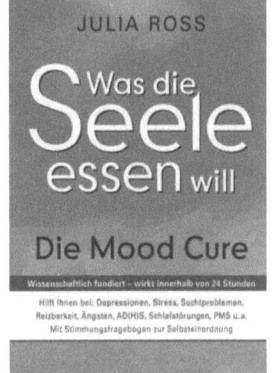

Die Autorin geht intensiv auf die verschiedenen Erscheinungsformen von Stimmungsschwankungen ein und unterscheidet folgende Stimmungstypen:

- Herabgestimmte (wie Sie die dunklen Wolken vertreiben)
- Antriebsgeminderte (Schluss mit der Antriebslosigkeit)
- Stressempfindliche (nichts als Stress)
- Schmerzsensible (zu sensibel für die Widrigkeiten des Lebens)

Für jeden Typ beschreibt sie detailliert, welche Aminosäuren hilfreich sind.

Für die Stimmung: Serotonin, das Glückhormon

Es macht keinen Sinn, Serotonin als Kapsel einzunehmen, denn es wird im Darm verstoffwechselt und kann die Blut-Hirn-Schranke nicht überwinden. Ich habe bisher auch keinen Anbieter dafür gefunden. In der obigen Abbildung haben Sie gesehen, wie und woraus das Gehirn Serotonin herstellt: aus **Tryptophan.**

Serotonin wird als das „Glückshormon" bezeichnet, Melatonin als „Schlafhormon" – beide sind wichtige Neurotransmitter für die Stimmung und den Schlaf.

Zum Thema Melatonin lesen Sie mehr im Kapitel „Schlaf". Fehlen die Co-Faktoren wie Folsäure (Vitamin B9) und B6 bzw. Zink und Magnesium, kann nicht genug Serotonin bzw. Melatonin hergestellt werden. Nach Prof. Bruce Ames gehört auch Vitamin D zu den nötigen Co-Faktoren.

Tryptophan kann man entweder über die Nahrung oder als Kapsel aufnehmen. Es braucht allerdings einen Helfer, ein Transportmolekül, um die Blut-Hirn-Schranke zu überwinden. Da dieses Transportmolekül auch von mehreren anderen Aminosäuren in Anspruch genommen wird, kann die Anwesenheit dieser konkurrierenden Aminosäuren wie z.B. Tyrosin, Leucin und Valin, den L-Tryptophan-Transport ins Gehirn verzögern. Deshalb sollten Sie Tyrosin nur morgens bzw. vormittags und Tryptophan nur nachmittags bzw. abends einnehmen.

Eine weitere Unterstützung für den Transport ins Gehirn ist, wenn Sie *„etwas Obst oder ein Stück Schokolade nach der Tryptophan-reichen Mahlzeit essen, um den Insulin-Spiegel anzuheben. Dadurch wandern die sieben konkurrierenden Proteinbausteine in den Muskel, während Tryptophan die schmale Brücke zum Gehirn allein passieren kann."* (vgl. Spitzbart 2010: S. 91)

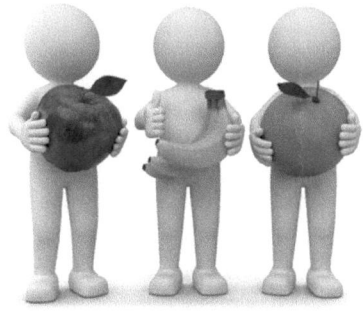

Auch Tryptophan gilt als Nahrungsergänzungsmittel, man kann es in Kapselform oder als Pulver kaufen. Als Dosis werden 500 mg – 2.000 mg empfohlen, am späten Nachmittag (nach 16:00 Uhr) die eine Hälfte der Dosis, die andere Hälfte vor dem Schlafengehen oder die gesamte Dosis eine Stunde vorm Zubettgehen. Julia Ross schreibt in ihrem Buch, dass es auch Menschen gibt, die besser mit dem 5-HTP zurechtkommen. Das 5-HTP ist der Stoffwechsel-Zwischenschritt, bevor Serotonin gebildet wird. Auch 5-HTP kann man als Nahrungsergänzungsmittel kaufen. Die Dosierung liegt bei 50 bis 100 mg. Man muss selbst ausprobieren, mit welchen man den größeren Erfolg hat.
Ich brauche kein Tryptophan zusätzlich, ich nehme genug über die Nahrung auf, wie mein Aminogramm beweist.

WICHTIG – bitte beachten! Wenn Psychopharmaka eingenommen werden, nehmen Sie bitte vor Einnahme von Tryptophan oder 5-HTP Rücksprache mit dem Arzt, damit sich die Wirkung der Antidepressiva oder Antiepileptika nicht ungewollt verstärken. Es gibt ein Serotonin-Überschuss-Syndrom, das durch zu hohe Serotoninspiegel ausgelöst wird und eine schwerwiegende Wechselwirkung darstellt.

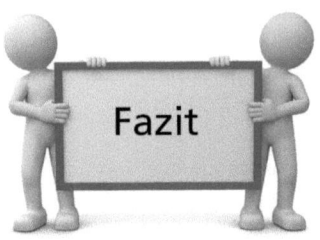

Fazit

1. Eiweiß ist der wichtigste Teil unserer Ernährung. Ohne würden wir gar nicht existieren.

2. Für die Stimmung und den Antrieb ist eine proteinreiche Ernährung notwendig – ohne ausreichend Eiweiß können keine Botenstoffe produziert werden. Denn alle Botenstoffe, die die Stimmung und den Antrieb beeinflussen, bestehen aus Eiweiß.

3. Haben wir zu wenig davon, vermindert sich die Stimmung und der Antrieb.

4. Aminosäuren im Blut kann man messen. Das ist nicht ganz billig, aber sehr aufschlussreich. Nur wenn Sie wissen, wo Ihre „Löcher" sind, können Sie gezielt auffüllen.

5. Einzelne Aminosäuren kann man als Nahrungsergänzungsmittel kaufen, z. B. Tyrosin für den Antrieb und Tryptophan für die Stimmung.

6. Eiweiß bedeutet nicht immer Fleisch, obwohl tierisches Eiweiß am einfachsten verstoffwechselt werden kann. Wer pflanzliches Eiweiß bevorzugt, muss klug kombinieren, um alle Aminosäuren zu bekommen und ggf. Vitamin B12 ergänzen.

7. Eine Übersäuerung durch zu viel Eiweiß kann man gut mit Obst, Gemüse und Mineralwasser abpuffern.

8. Es gibt viele Mythen über die angebliche Schädlichkeit von Eiweiß. Bei genauem Hinsehen erweisen sich diese oft als Missverständnisse, unbewiesene Behauptungen oder Fehldeutungen.

Gehirn-Öl Omega 3 oder haben die Fette für die Stimmung und den Antrieb Bedeutung?

Lange war ich davon ausgegangen, dass man die bipolare Störung mit Medikamenten behandeln müsse. Als ich davon las, dass **Fischöl,** vor allem die darin enthaltenen Omega-3-Fettsäuren ebenso gegen Depressionen helfen, war das für mich eine Sensation. Zum ersten

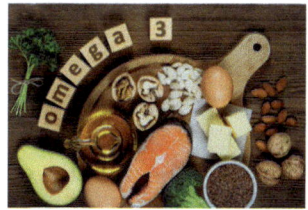

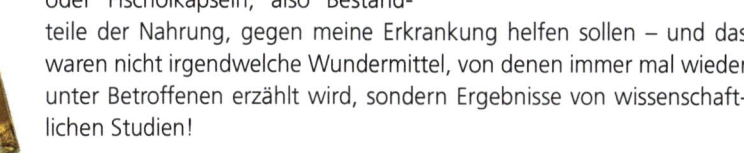

Mal hörte ich davon, dass fetter Fisch oder Fischölkapseln, also Bestandteile der Nahrung, gegen meine Erkrankung helfen sollen – und das waren nicht irgendwelche Wundermittel, von denen immer mal wieder unter Betroffenen erzählt wird, sondern Ergebnisse von wissenschaftlichen Studien!

Dr. Ulrich Strunz schreibt in seiner News vom 5.5.2015:

Depressionen durch Omega-3-Mangel

„4 Millionen Deutsche leiden unter Depressionen. 8,1 % der Bevölkerung hat häufige depressive Verstimmungen. Bei Frauen sogar 10 %. Das zeigt eine Studie des Robert Koch Instituts.

EPA/DHA-Fette wirken sich sogar auf die psychische Befindlichkeit aus, da sich die Funktion der Nervenbotenstoffe wie Serotonin oder Dopamin verbessern. Lange hatte man schon beobachtet: In Gebieten, in denen viel Fisch gegessen wird, findet man erheblich weniger Depressionen. Die Japaner essen fünfzehnmal so viel Omega-3-Fette wie Amerikaner. Studien zeigen, dass in Japan im Vergleich zu Amerika nur ein Zehntel der Menschen an Depressionen leidet. Schon 1995 untersuchte ein Team Psychologen die Bewohner eines japanischen Fischerdorfs. Kein einziger Fall konnte gefunden werden.

In den USA dagegen hat sich die Häufigkeit von Depressionen parallel zur Abnahme der Omega-3-Fette in den vergangenen 80 Jahren verzehnfacht! Inzwischen werden in den USA bereits 500.000 Schulkinder mit Medikamenten gegen Depressionen behandelt. Besonders die jüngere Generation bekommt kaum noch genügend Omega-3-Fette, um EPA herzustellen. Die Omega-6-Fette aus Fleisch und die Transfette aus Junkfood hemmen den Aufbau.

Niedrige Blutwerte bei Depression

*In einer Metaanalyse von 14 Studien konnte man zeigen, dass Depressive niedrigere Omega-3-Werte haben als Nichtdepressive. Vor allem kann man niedrige Blutwerte für EPA feststellen. Depressive sind daher auch besonders gefährdet für Herzkreislauferkrankungen. Der EPA-Mangel hat erheblich Folgen auf die Funktion der Neurotransmitter. Wie wirkt sich also dann die zusätzliche Gabe von EPA auf Depressionen aus. Eine Gesamtanalyse von 10 Studien (randomisiert, doppelblind, Placebo-kontrollierten) zeigt einer erhebliche Verbesserung von depressiven Symptomen. Was ist doppelblind, Placebo-kontrolliert? Hier weiß weder der Arzt noch der Patient, ob EPA oder eine Pflanzenölkapsel geben wird. Diese erhebliche Verbesserung der Depressionen wurde erreicht durch die Gabe von mindestens 1g EPA pro Tag über mehrere Monate. DHA wirkt bei Depressionen weniger. Wenn Sie also Depressionen aktiv angehen wollen, sollten Sie ein Produkt suchen in dem mehr EPA als DHA enthalten ist. Angststörungen, Depressionen nach der Schwangerschaft, **Bipolare Störungen,** Borderline und Schizophrenie **zeigen in Studien mit EPA erstaunliche Wirkung.** Das hört die Pharmaindustrie nicht gerne. 22 Milliarden Umsatz pro Jahr, Tendenz steigend, werden mit Psychopharmaka verdient. Zumindest als Zusatz zu diesen Medikamenten sollte EPA in Erwägung gezogen werden."*

(Quelle: Strunz-News vom 5.5.2015: Aktiv gegen Depressionen)

Diese Ergebnisse wurden 2016 in einer Studie aus Japan bestätigt.

(Quelle: Horikawa C, Otsuka R, Kato Y, et al. Cross-sectional association between serum concentrations of n-3 long-chain PUFA and depressive symptoms: results in Japanese community dwellers. Br J Nutr. 2016;115(4):672-80.)

In dieser Studie konnten japanischen Wissenschaftler eine enge Beziehung zwischen niedriger Konzentration von Omega-3 Fettsäuren im Blut und eindeutigen Symptomen von Depression nachweisen. **Es gibt eine enge Verbindung zwischen Symptomen depressiver Zustände und chronischen Entzündungen.** Diese neuen Studien beweisen, dass Verbindungen wie Omega-3 mit nachweislicher entzündungshemmender Wirkung zur Linderung von Symptomen der Depression beitragen können.

Dazu wurden in einer groß angelegten Querschnittstudie 2123 Probanden (davon 1050 Männer und 1073 Frauen) im Alter von 40 Jahren und älter befragt. Die Forscher verwendeten einen standardisierten Fragebogen mit einer 20 Punkte Skalenbewertung, in der vorab Werte von 16 oder höher als relevante depressive Symptome validiert wurden. Gleichzeitig wurden anhand von Blutproben verschiedene Arten von Fettsäuren ermittelt. Das aussagekräftigste Ergebnis der Studie ist, dass Probanden mit dem niedrigsten Gehalt an Omega-3-Fettsäuren gleichzeitig das am höchsten eingestufte Risiko für Depressionen aufweisen -

und umgekehrt. Die Wissenschaftler konnten weiterhin herausfinden, dass die Gruppe mit dem höchsten Wert an Omega-3-Fettsäuren ein 43 % geringeres Risiko für Depressionen haben.

„Omega-3 bei bipolarer Störung" steht sogar schon bei Wikipedia

Bei meinen Recherchen habe ich erstaunt festgestellt, dass sogar schon bei Wikipedia unter dem Stichwort „Omega-3-Fettsäuren" auf den Zusammenhang zu psychischen Erkrankungen hingewiesen wird. Warum habe ich das nie von einem Arzt gehört? Deshalb hier ein Zitat aus Wikipedia:

„(Unipolare) Depressionen und bipolare Störungen treten häufiger bei Personen mit geringer Zufuhr von Omega-3-Fettsäuren und/oder niedrigen Spiegeln von Eicosapentaensäure und Docosahexaensäure auf. Ein niedriger Omega-3-Index ist ein Risikofaktor für zukünftige Selbstmordversuche. Zu verschiedenen Interventionsstudien (Dosierungen zwischen 1 und 9,6 g/Tag) liegen mehrere Metaanalysen vor, deren Ergebnisse nicht übereinstimmen.

Es scheint einiges darauf hinzuweisen, dass es für den Nachweis eines antidepressiven Effektes darauf ankommt, welche der Omega-3-Fettsäuren den Teilnehmern der Studien verabreicht wurde.

Es konnte nachgewiesen werden, dass EPA einen antidepressiven Effekt bei einer Applikation von mehr als 1 g/Tag aufweist, während DHA allein nur einen geringfügigen bis keinen antidepressiven Effekt zeigt.

Mehrere Kombinationsstudien, die beide Omega-3-Fettsäuren in einem Verhältnis von > 1 von EPA:DHA verabreichten, konnten ebenfalls positive antidepressive Effekte aufzeigen. Betrug hingegen das Verhältnis von EPA zu DHA weniger als 1, konnten keine antidepressiven Effekte gemessen werden.

Es scheint somit noch Forschungsbedarf zu geben, um genaue Anweisungen für die Ernährung herausgeben zu können (sprich Monotherapie einzelner Omega-3-Fettsäuren gegenüber einer Kombinationstherapie und auch die Höhe der eingesetzten täglichen Dosis). Allerdings besteht ein nachhaltiges Interesse, auf diesem Gebiet weiter zu forschen, da die bisherigen Ergebnisse vielversprechend sind, insofern bei einer Reihe von Versuchspersonen Depressionen gemildert oder ganz aufgehoben wurden. Es wurde vorgeschlagen, sich in zukünftigen Studien an Omega-3-Fettsäurespiegeln zu orientieren."

Die Omega-3 und Vitamin-D Sensation

Nun gibt es ja Leute, die die freie Enzyklopädie Wikipedia als „unwissenschaftlich" verbrämen oder der Meinung sind, dass „da jeder rein schreiben kann, was er will". Für diese Skeptiker hier eine Studie von Rhonda P. Patrick und Bruce N. Ames mit dem Titel „Vitamin D und Omega-3-Fettsäuren steuern Synthese und Wirkung von Serotonin. Teil 2: Bedeutung für ADHS, bipolare Störung, Schizophrenie und unkontrolliertes Verhalten", die 2015 im FASEB Journal www.fasebj.org veröffentlicht wurde.

Der erste Teil wurde 2014 veröffentlicht. Dazu können Sie im Kapitel „Das Sonnenhormon" mehr lesen. Die Studie besteht aus über 20 Seiten eng beschriebener Text in Englisch, wovon die Hälfte auf die Quellenangaben entfällt. Vielleicht sind die Aussagen eines der meist zitierten Biochemiker der Welt akzeptabel?

Ich zitiere hier einige Auszüge aus der deutschen Übersetzung:
„Serotonin steuert eine große Bandbreite von Gehirnfunktionen und Verhaltensweisen. Hier führen wir frühere Erkenntnisse zusammen, wonach Serotonin die verstandesmäßige Kontrolle, das Filtern von Sinnesreizen und das soziale Verhalten steuert, und dass ADHS, bipolares Verhalten, Schizophrenie und unkon-

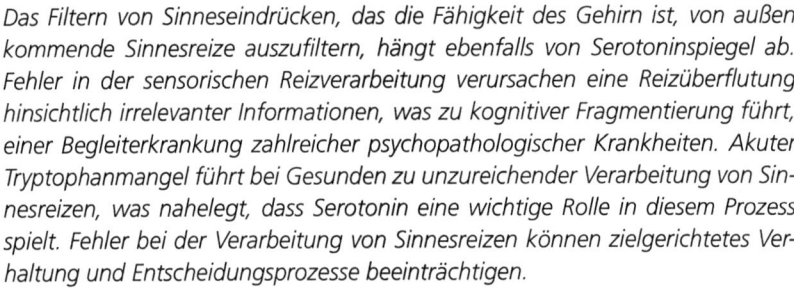

trolliertes Verhalten alle gemeinsame Defekte in diesen Funktionen haben. ...
Im Gehirn wird Serotonin aus Tryptophan gebildet durch Trypthophanhydroxylase 2, dessen Bildung im Wege der Transkription durch Vitamin-D aktiviert wird. Unzureichende Vitamin-D Spiegel (bei ca. 70% der Bevölkerung) und von Omega-3-Fettsäuren sind üblich, was nahelegt, dass die Serotoninsynthese im Gehirn nicht optimal erfolgt. ...

Das Filtern von Sinneseindrücken, das die Fähigkeit des Gehirn ist, von außen kommende Sinnesreize auszufiltern, hängt ebenfalls von Serotoninspiegel ab. Fehler in der sensorischen Reizverarbeitung verursachen eine Reizüberflutung hinsichtlich irrelevanter Informationen, was zu kognitiver Fragmentierung führt, einer Begleiterkrankung zahlreicher psychopathologischer Krankheiten. Akuter Tryptophanmangel führt bei Gesunden zu unzureichender Verarbeitung von Sinnesreizen, was nahelegt, dass Serotonin eine wichtige Rolle in diesem Prozess spielt. Fehler bei der Verarbeitung von Sinnesreizen können zielgerichtetes Verhaltung und Entscheidungsprozesse beeinträchtigen.

Serotonin steuert das soziale Verhalten und die Impulsivität

Serotonin spielt eine wichtige Rolle bei der Verhinderung von unkontrolliertem Verhalten gegen sich selbst, einschließlich Selbstmord, und Aggression gegen andere. Ein unzureichender Serotoninspiegel im Gehirn bei normalen Menschen führt dazu, dass sie sich von kooperativem Verhalten abwenden zugunsten von kurzfristigen Zielen, und mündet in antisozialem Verhalten, zunehmend unkontrolliertem aggressivem Verhalten, Gefühlen von Ärger, querulatorischem Verhalten und Ungerechtigkeit gegen sich selbst. Bei Heranwachsenden mit ADHS lässt ein unzureichender Serotoninspiegel im Gehirn aggressives Verhalten zunehmen. …

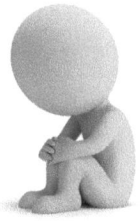

Es ist gezeigt worden, dass die Zuführung von Tryptophan bei normalen und gereizten Menschen soziale Ängste und nörgelndes Verhalten vermindert und daher insgesamt das soziale Verhalten verbessern kann. …

Epidemiologische Untersuchungen legen nahe, dass ein Mangel an Omega-3-Fettsäuren ein Risikofaktor für bipolare Störungen sein könnte: *das DHA ist im Plasma bei bipolaren Patienten deutlich abgesenkt. Suizidgedanken sind bei Personen mit bipolarer Störung und Depression üblich, und sie sind beide in Verbindung gebracht worden sowohl mit einem niedrigen Omega-3-Fettsäuren-Spiegel wie auch mit einem niedrigen Serotoninspiegel im Gehirn. … Der von uns vorgeschlagene Wirkungszusammenhang erklärt, wie Vitamin-D und die Omega-3 Fettsäuren in Übereinstimmung miteinander arbeiten, um kognitive Funktionen, Gesundheit und Verhalten zu verbessern. Dieses Zusammenwirken kann teilweise erklärt werden durch die Auswirkungen auf das Serotoninsystem.*

Vitamin D steuert die Serotoninsynthese, EPA beeinflusst die Serotoninfreisetzung und DHA verbessert die Zugänglichkeit des in die Zellmembran eingebetteten Serotoninrezeptors.

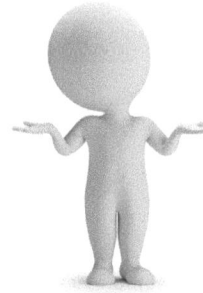

Es erklärt auch teilweise, weshalb die Zuführung von Vitamin-D, EPA und DHA einige Verhaltensweisen verbessert, die mit ADHS, bipolarer Störung, Schizophrenie und unkontrolliertem Verhalten in Verbindung gebracht werden, indem sie die Produktion und die Funktion von Serotonin steuern. …
Besonders weil Vitamin-D die Serotoninsynthese, EPA seine Freisetzung zwischen den Neuronen und DHA die Funktion des Serotoninrezeptors steuert, ist ein ausreichender Status an Vitamin-D und Omega-3-Fettsäuren wichtig, um Fehler in Entscheidungsfunktionen, bei unkontrolliertem Verhalten, bei der Verarbeitung sensorischer Reize und prosozialem Verhalten zu vermeiden. …
Die Steuerung des Serotoninsignalweges über die Ernährung, einschließlich Vitamin-D, EPA und DHA, sind ein einfacher Weg, um einzugreifen und die Serotoninsynthese und -funktion im Gehirn zu verbessern. …

Vielen Menschen mit mentalen Erkrankungen fehlen viele Mikronährstoffe, besonders Vitamin-D und Omega-3-Fettsäuren. Das kann erklären, weshalb die Versorgung mit diesen essentiellen Mikronährstoffen nachgewiesenermaßen wirkungsvoll ist, um Symptome zu behandeln, die mit ADHS, bipolarer Störung, Schizophrenie, unkontrolliertem Verhalten, Depression und Zwangsstörungen in Verbindung gebracht werden.

Darüber hinaus waren Gaben von Vitamin-D und Omega-3-Fettsäuren eine sicherere therapeutische Behandlung als Tabletten, die den Serotoninspiegel anheben, aber häufig negative Nebenwirkungen haben. Eine angemessene therapeutische Tagesdosierung von Omega-3-Fettsäuren aus Fischöl scheinen > 2 g EPA und 1 g DHA pro Tag zu sein."

(Quelle: Patrick, R.P., Ames, B.N. Vitamin D and the omega-3 fatty acids control serotonin synthesis and action, part2: relevance for ADHA, bipolar, schizophrenia and impisive behaviour. FASEBJ. 29, 000-000 (2015), www.fasebj.org)

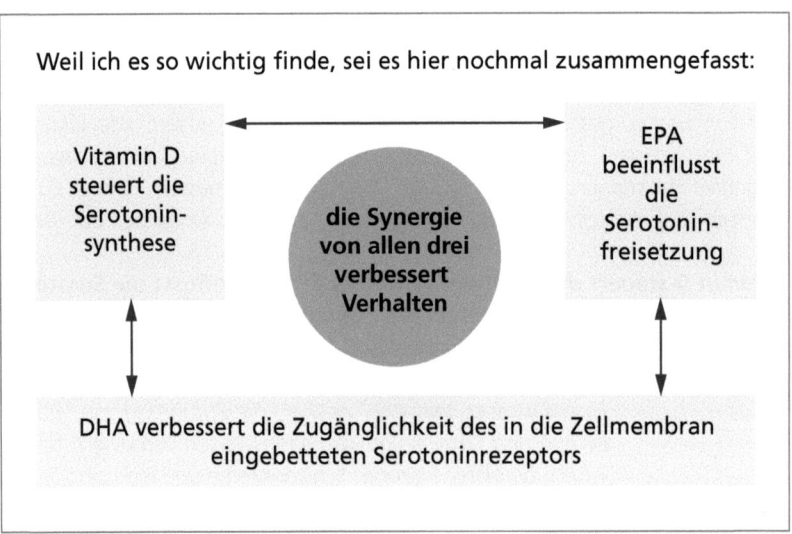

Weil ich es so wichtig finde, sei es hier nochmal zusammengefasst:

Vitamin D steuert die Serotonin-synthese

die Synergie von allen drei verbessert Verhalten

EPA beeinflusst die Serotonin-freisetzung

DHA verbessert die Zugänglichkeit des in die Zellmembran eingebetteten Serotoninrezeptors

Ohne Fett könnten wir nicht existieren

Wir haben nun ausführlich über die Bedeutung der Omega-3-Fettsäuren gehört. In unserer Ernährung spielen aber auch andere Fette und Öle eine Rolle: Butter, Oliven-, Lein- oder Rapsöl, Nüsse. Ohne Fett könnten wir gar nicht existieren. Im Grunde genommen gibt es keine „guten" und „bösen" Fette, denn alle haben ihre Funktion im Körper und diese ist recht vielfältig. Es kommt auf das Verhältnis zueinander an.

Fette werden im menschlichen Körper unter anderem benötigt als

- **Energielieferant:** Ein Gramm Fett bringt 9 kcal, also fast das Doppelte von einem Gramm Eiweiß oder einem Gramm Kohlenhydrate. Deshalb gilt Fett auch als DER Sattmacher. Außerdem ist Fett ein wichtiger Geschmacksträger und Konservierungsstoff.
- **Isolatoren** gegen Kälte: Hätten wir kein Unterhaut-Fettgewebe, könnten wir keine Schwankungen der Außentemperatur aushalten. Unser Inneres braucht eine gleichbleibende Temperatur und kann nur geringe Schwankungen tolerieren. Das Fettgewebe unter der Haut hat es möglich gemacht, dass der Mensch sich auf der ganzen Erde ausbreiten konnte.
- **Lösungsmittel** für fettlösliche Stoffe, wie einige Vitamine: Die Vitamine A, D, E und K können sonst nicht vom Körper aufgenommen werden.
- **Schutzpolster** für innere Organe und das Nervensystem: Unsere Organe sind mit einer Fettschicht ummantelt, die die Organe voneinander trennt und auch bei Bewegung an Ort und Stelle hält. Für den Gehirnstoffwechsel hat die Fettschicht um die Nervenfasern herum eine große Bedeutung.
- **Bestandteil der Zellmembranen:** Hier spielen die **Omega-3-Fettsäuren** eine außerordentliche Rolle. (Quelle: Wikipedia)

Sehen wir uns im Folgenden an, was Fett eigentlich ist und was einige Begriffe bedeuten, die im Zusammenhang mit Fett und Öl immer wieder auftauchen, z. B. die Begriffe „Triglyceride" oder „gesättigte und ungesättigte Fettsäuren".
Der Nahrungsbestandteil Fett bzw. Öl ist für uns ebenso essentiell wie Proteine oder Mikronährstoffe. Leider hat das Fett einen schlechten Ruf. Wenn man das Wort „Fett" hört, schwingt irgendwie immer eine abwertende Nuance mit. Der Satz „Fett macht fett" gehört nachgewiesenermaßen zu den Ernährungsmythen, die widerlegt sind, aber solche einfachen eingängigen Sätze halten sich hartnäckig. Dieser Satz ist **„eine fette Lüge"**!
Das Wort „fett" kommt vom mittelhochdeutschen „vet", was so viel wie „feist" bedeutet. Das Wort „feist" hat heute eine abwertende Bedeutung, wurde aber in Zeiten, in denen kein Nahrungsüberfluss herrschte, auch im Sinne von „üppig" und „fruchtbar" gebraucht. Davon zeugen u.a. die Frauendarstellungen der alten Meister. Wer als „fruchtbar" galt, hatte im Ringen um Fortpflanzungspartner Vorteile.
Ähnlich wie sich das Schönheitsideal im Laufe der Geschichte geändert hat, hat sich auch die Einstellung zu fülligen, feisten Menschen geändert.
Das Adjektiv „fett" wird heute auch als Schimpfwort verwendet, niemand möchte „fett" sein, aber viele sind übergewichtig. Die Fette werden aber zu Unrecht für das Übergewicht verantwortlich gemacht.
Vor über 40 Jahren hat man insbesondere in den USA das Fett zum „Feind der Gesundheit" erklärt, was zu einer regelrechten „Fetthysterie" führte. Man ver-

suchte, dass Fett aus der Ernährung zu verbannen. Als Ersatz dienten vor allem die Kohlenhydrate, denn von irgendetwas muss man ja satt werden. *„Was sie an Fett einsparten, wurde mit leicht verfügbaren Kohlenhydraten überkompensiert. Ein sattes Plus von 250 Kilokalorien täglich war die Folge."*

In den USA *„sank zwischen 1971 und 2000 der Fettanteil von 42 auf 33 Prozent. Gleichzeitig hoben die Amerikaner, wie empfohlen, den Kohlenhydratanteil ihrer Mahlzeiten auf über 50 Prozent an."* (Quelle: Gonder/Worm: MehrFett, S. 58/59)

Seit dieser Zeit steigt die Zahl der übergewichtigen und fettleibigen Menschen so extrem an, dass heute kaum noch jemand bestreitet, dass es zwischen beiden Erscheinungen offenbar einen Zusammenhang gibt.

Auch in Deutschland steigt die Zahl der Übergewichtigen, mehr als die Hälfte der Bevölkerung ist betroffen. Auch ich habe damit zu kämpfen.

Wahrscheinlich hat diese „Fetthysterie" auch dazu beigetragen, dass Depressionen ebenfalls zugenommen haben. Denn wer zu wenig von den Omega-3 Fettsäuren isst, hat davon zu wenig im Körper und letztendlich auch im Gehirn – egal, ob man dick oder dünn ist. Davon konnten Sie weiter oben in der Studie von Patrick/Ames schon ausführlich lesen.

Was ist Fett?

Fette und Kohlenhydrate bestehen aus den gleichen Elementen: Kohlenstoff (C), Sauerstoff (O) und Wasserstoff (H). Die Verknüpfung dieser Elemente ist unterschiedlich und deshalb unterscheiden sich Fette und Kohlenhydrate in ihren Eigenschaften.

Fettsäuren haben alle die gleiche chemische Struktur, nämlich eine unverzweigte Kohlenstoffkette, an die Wasserstoffatome gebunden sind. Am Ende befindet sich eine Carboxylgruppe. Das ist sozusagen die „Andockstelle", die es der Fettsäure ermöglicht, sich mit Glycerin zu verbinden. Bei der Verbindung entsteht Wasser (H_2O).

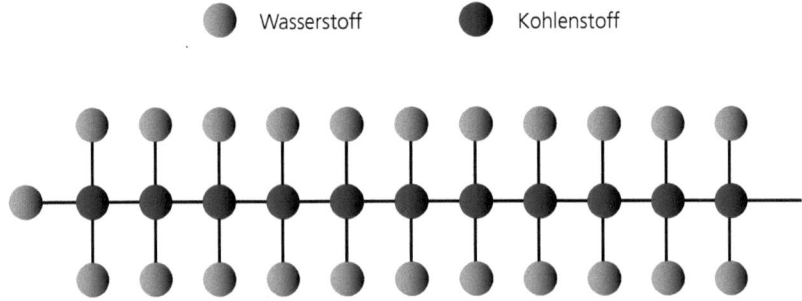

Nahrungsfette, ob tierischen oder pflanzlichen Ursprungs, sind aus Glycerin und jeweils drei Fettsäuren zusammengesetzt und zwar aus einer Mischung gesättigter, einfach ungesättigter und mehrfach ungesättigter Fettsäuren.

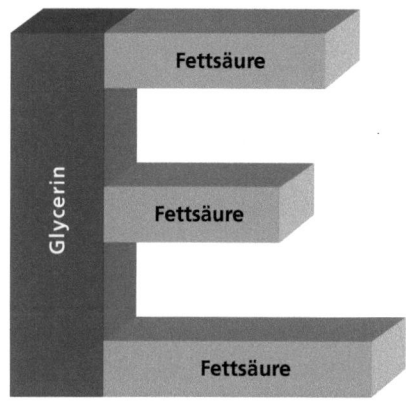

Es ist also ein Unterscheid, ob man von „Fett" oder von „Fettsäuren" spricht. Der Begriff **„Fett"** meint das Triglycerid-Molekül (siehe Abbildung). Der Begriff „Freie **Fettsäuren"** meint die einzelne Kohlenstoffkette. Diese Ketten haben je nach ihrer Länge Namen wie „Ölsäure", „Palmitinsäure", „Laurinsäure" oder auch „Essigsäure". Von diesen Namen liest man häufig in Artikeln oder sie werden in Schlagzeilen verwendet. Auch die Omega-3-Fettsäuren gehören zu den Fettsäuren.

Die Bezeichnung „Triglycerid" meint die Verbindung von drei Fettsäuren mit einem Glycerin-Molekül. Sie haben den Begriff bestimmt schon mal von Ihrem Hausarzt gehört, wenn er bei der Auswertung eines Blutbildes meinte, Ihre Triglyceride seien zu hoch. Er meinte damit, dass zu viel Fett in Ihrem Blut schwimmt. Diese Triglyceride werden im Darm aufgespalten, also in ihre Bestandteile zerlegt, erst dann kann unser Körper sie aufnehmen.

Wenn von ungebundenen oder freien **Fettsäuren** die Rede ist, meint man, dass diese gesättigten, einfach ungesättigten und mehrfach ungesättigten Fettsäuren NICHT an Glycerin gebunden sind.

Die Länge dieser Kohlenstoffketten und die Anzahl der Bindungen zwischen den C-Atomen sowie deren Stellung im Molekül unterscheiden die Fettsäuren voneinander.

Bei der Aufnahme in unseren Körper wird das mit der Nahrung ankommende Fett im Darm in seine Bestandteile zerlegt, also die Fettsäuren vom Glycerin-Molekül abgespalten. Kaum haben diese die Darmwand passiert, werden sie schon wieder verestert, also wieder gebunden, und von Transportmolekülen aufgenommen. Wohl „verpackt" gelangt das Fettmolekül über die Lymphe ins Blut von dort zur Fettzelle. Lipoprotein-Lipasen spalten die Fette wieder auf, die freien Fettsäuren werden in die Fettzelle aufgenommen, dort erneut verestert, also zusammengebaut und eingelagert. Das ist das Fett, das man beim Griff in die Bauchgegend zwischen den Fingern hat.

Dort lagert unser Körperfett, bis eines fernen Tages der Körper einen Bedarf nach Energie meldet, den er nicht anderweitig decken kann, z.B. weil der Mensch eine

Zeit lang auf Kohlenhydrate verzichtet. Nun wird das Lagerfett wieder in freie Fettsäuren gespalten, und mit einem anderen Transporter, er heißt Albumin, zum Zielorgan transportiert. Dort lässt Albumin die Fettsäure frei und sie kann endlich ihre Aufgabe erfüllen: z.b. im Muskel oder im Gehirn für Energiezufuhr sorgen. So wird vielleicht verständlich, warum unser Körper sein Körperfett nur ungern hergibt, der Prozess der Einlagerung und Wiederherausgabe ist aufwändig. Aber bei Bedarf steht dieser Speicher sofort zur Verfügung. (Vgl.: Chris Michalk, edubily, Fettstoffwechsel, www.edubily.de)

Gesättigte und ungesättigte Fettsäuren

Ob ein Fett zu den gesättigten oder ungesättigten Fettsäuren gehört, kann man an dessen Fluidität erkennen. Stellt man **Butter** in den Kühlschrank, wird sie so fest, dass man sie kaum mit einem Messer schneiden kann. Wenn Sie einen Zahnstocher nehmen, um hineinzubohren, werden Sie feststellen, dass Sie kaum Erfolg haben werden. Die Ursache dafür liegt in der chemischen Struktur der Butter. Da die Fettsäuren der Butter keine Doppelbindungen haben, liegen die einzelnen Moleküle eng gepackt nebeneinander, wie die Staketen eines Zaunes. Da kommen Sie mit einem Zahnstocher nicht hindurch.

Bei einem **Öl** werden Sie selbst bei Kühlschrank-Temperaturen erleben, dass es auch bei Kälte flüssig bleibt. Hier können Sie ohne Probleme mit einem Zahnstocher hineinkommen. Öle haben in ihrer chemischen Struktur eine oder mehrere Doppelbindungen. Diese Doppelbindungen „knicken" den Molekülstrang um ca. 30 Grad, so dass die Stränge nicht mehr dicht gepackt neben einander liegen können. Es entstehen Lücken und diese geben dem Ganzen eine biegsame und damit flüssige Konsistenz. (Vgl. www.edubily.de/2015/01/n3-fettsaeuren-und-depression/)

Ein Fett, das ungefähr in der Mitte zwischen Butter und Öl liegt, ist das **Kokosöl**. Es heißt zwar „Öl", aber wenn Sie es kaufen, wird es wahrscheinlich eine feste weiße Masse sein. Deshalb sagt man bei uns meist „Kokosfett". Kokosöl wird erst ab ca. 23 Grad Raumtemperatur flüssig. Auch hier liegt die Ursache in seiner chemischen Struktur.

Die **Omega-3-Fettsäuren** gehören zu den mehrfach ungesättigten Fettsäuren und bestehen aus besonders langen Kohlenstoffketten. Diese Sättigung entscheidet über die chemischen Eigenschaften dieser Fettsäuren. Sie sind aufgrund ihrer Länge und der Anzahl der Doppelbindungen besonders fluide und bilden räumlich gesehen, mehrere solche 30-Grad-Knicke und damit Lücken.

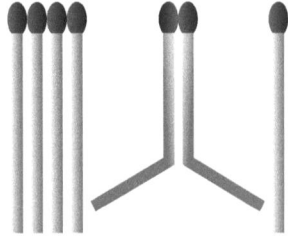

Das ist besonders für die Funktion der Zellmembranen wichtig. Dazu weiter unten mehr. Mehrfach ungesättigte Fettsäuren haben also mehrere Doppelbindungen und weil die letzte Doppelbindung – vom Carboxyl-Ende aus gesehen – an der dritte Stelle steht, hat sie die Bezeichnung 3 bekommen. Es gibt auch Omega-6 und Omega-9-Fettsäuren. Omega (ω) ist der letzte Buchstabe des griechischen Alphabets und bezeichnet das von der Carboxylgruppe entfernte Ende der Fettsäurekette. Die Bezeichnung „Omega-3" meint also lediglich: „Kohlenstoffkette, an der sich vom Ende aus gezählt, die erste Doppelbindung an der dritten Bindungsstelle befindet". Da ist die Bezeichnung Omega-3 doch griffiger und kürzer.

Übrigens hat man eine Zeit lang geglaubt, dass es sich bei den Omega-3-Fettsäuren um ein Vitamin handelt, weil sie ebenfalls wie die Vitamine essentiell sind. So bekamen sie die Bezeichnung „Vitamin F", die heute nicht mehr verwendet wird. Die Abbildung auf Seite 138 soll Ihnen die Struktur der Fettsäuren verdeutlichen: (↗ Abb. Fettsäuren in Fetten)

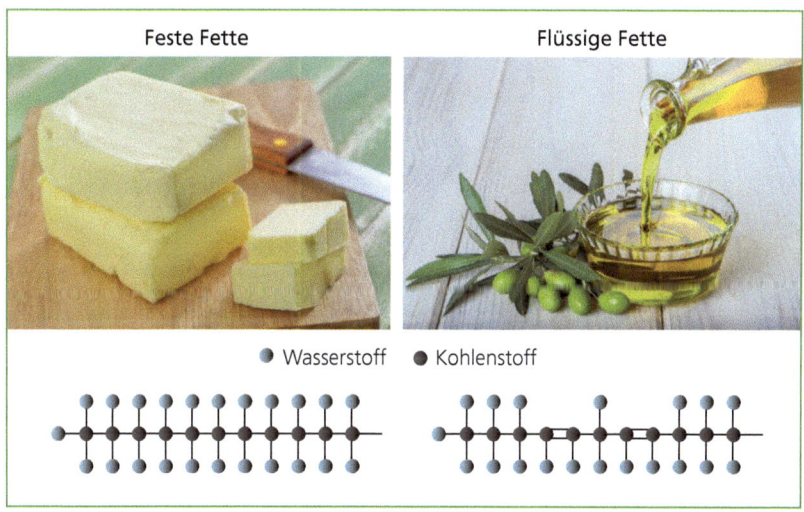

Wieso können Fettsäuren „gesättigt" sein? Waren sie vorher „hungrig"? Der Begriff „Sättigung" meint, dass ein Bindungsarm des Kohlenstoffatoms jeweils von einem Wasserstoffatom besetzt wird. Die Bindungsstelle ist nicht mehr frei, sondern besetzt. Es ist „abgesättigt".

Wenn nicht alle Bindungsarme besetzt sind, also Wasserstoffatome fehlen, bildet sich zwischen den Kohlenstoffatomen eine Doppelbindung heraus. Diese Fettsäuren nennt man „ungesättigt". Ungesättigte Fettsäuren können eine oder

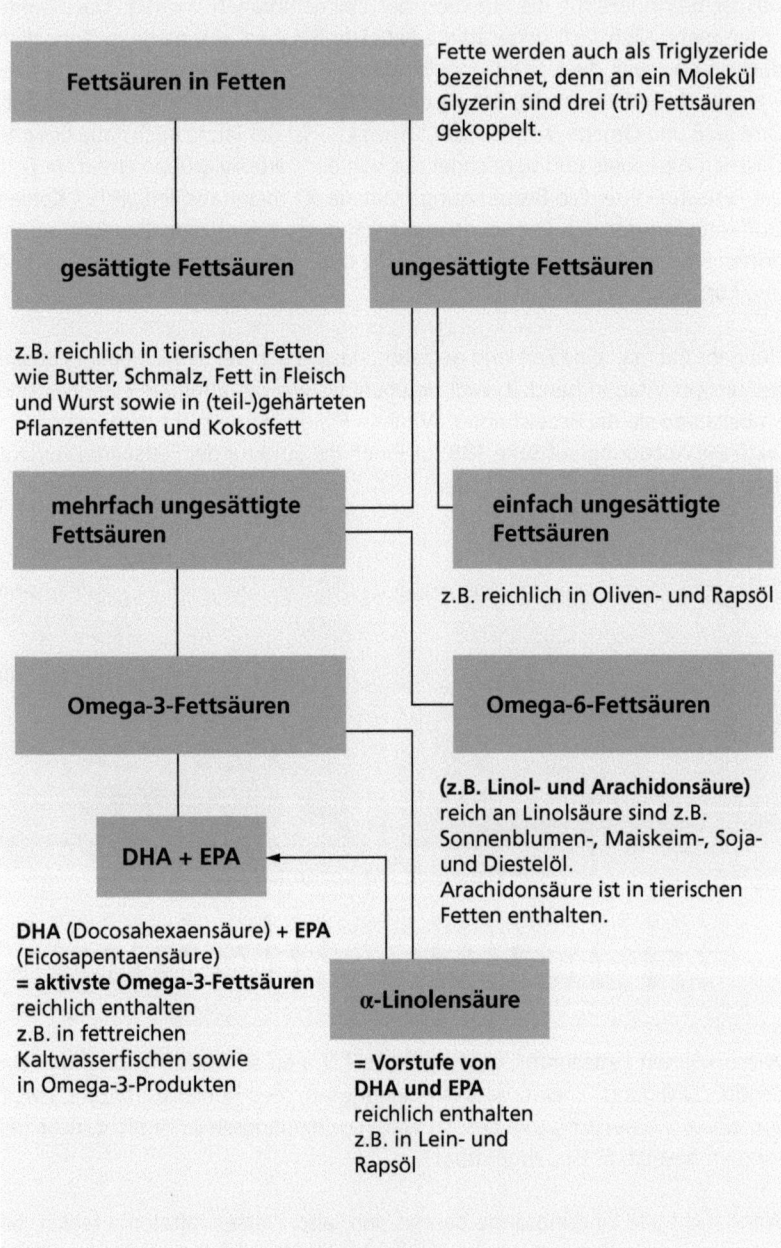

Fettsäuren in Fetten

Fette werden auch als Triglyzeride bezeichnet, denn an ein Molekül Glyzerin sind drei (tri) Fettsäuren gekoppelt.

gesättigte Fettsäuren

ungesättigte Fettsäuren

z.B. reichlich in tierischen Fetten wie Butter, Schmalz, Fett in Fleisch und Wurst sowie in (teil-)gehärteten Pflanzenfetten und Kokosfett

mehrfach ungesättigte Fettsäuren

einfach ungesättigte Fettsäuren

z.B. reichlich in Oliven- und Rapsöl

Omega-3-Fettsäuren

Omega-6-Fettsäuren

DHA + EPA

(z.B. Linol- und Arachidonsäure) reich an Linolsäure sind z.B. Sonnenblumen-, Maiskeim-, Soja- und Distelöl. Arachidonsäure ist in tierischen Fetten enthalten.

DHA (Docosahexaensäure) + **EPA** (Eicosapentaensäure) = **aktivste Omega-3-Fettsäuren** reichlich enthalten z.B. in fettreichen Kaltwasserfischen sowie in Omega-3-Produkten

α-Linolensäure

= **Vorstufe von DHA und EPA** reichlich enthalten z.B. in Lein- und Rapsöl

Quelle: www.ak-omega-3.de/omega-3-fettsaeuren/was-sind-omega-3-fettsaeuren

auch mehrere Doppelbindungen enthalten, dann nennt man sie „einfach unge-sättigte Fettsäuren" oder „mehrfach ungesättigte Fettsäuren".

Die Fettsäuren werden deshalb in drei Typen eingeteilt
- Keine Doppelbindung vorhanden, dann nennt man sie: gesättigte Fettsäu-ren
- eine Doppelbindung vorhanden, dann nennt man sie: einfach ungesättigte Fettsäuren
- mehrere Doppelbindungen vorhanden, dann nennt sie: mehrfach ungesät-tigte Fettsäuren

Was ist das Besondere an den Omega-3-Fettsäuren?

Omega-3 und Omega-6-Fettsäuren sind die einzigen Fettsäuren, die der Mensch über die Nahrung aufnehmen muss, alle ande-ren kann er – im Prinzip – selbst herstellen. Allerdings ist es ef-fizienter, wenn die anderen Fettsäuren auch durch die Nahrung aufgenommen werden, das spart Energie, aber unbedingt nötig ist das nicht.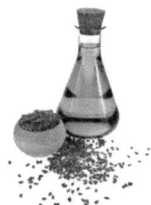

Die Omega-3 und -6 Fettsäuren werden u.a. für den Bau der Zellmembranen verwendet und sie garantieren die Leitfähigkeit der Nerven. Damit sind sie für den Botenstoffwechsel sehr wichtig. Damit diese Bautätigkeit richtig funktio-niert, braucht der Körper die beiden Fettsäuren in einem Verhältnis von etwa 1:3 bis 1:5. In den Industrieländern liegt das Verhältnis bei teilweise 1:20. Dieses Ungleichgewicht führt zu einem Verdrängungswettbewerb zuungunsten von Omega-3-Fettsäuren. Wie Sie bereits oben in der Ames-Studie lesen konnten, werden niedrige Spiegel von Omega-3-Fettsäuren mit Depressionen und bipola-rer Störung assoziiert.

Ich halte Omega-3 für so wichtig, dass ich täglich zwischen 3.000 mg und 5.000 mg in Kapselform nehme. Ich müsste mehrere Kilo Fisch am Tag essen, um auf solche Mengen zu kommen. Viel Fisch hat mir aber eine Quecksilberbelastung beschert, deshalb nehme ich lieber Kapseln und esse nur ein- bis zwei Mal in der Woche Fisch.

Die Kapseln, die ich nehme, enthalten 1.000 mg Omega-3, davon 400 mg EPA und 300 mg DHA. Mit drei Kapseln käme man auf die in der obigen Studie ge-nannte Menge von über einem Gramm EPA, genauer auf 1.200 mg EPA und 900 mg DHA pro Tag.

Ich nehme täglich Omega-3, weil es

- die Botenstoffproduktion des Gehirnstoffwechsels beeinflusst, die direkt auf die Stimmung und die Art, wie wir uns fühlen, wirkt. Das Besondere daran ist, dass die Produktion aller Botenstoffe gleichzeitig erhöht wird. Auch die der Gegenspieler Dopamin und Serotonin. Eine Wirkung der Psychopharmaka ist, dass diese nur auf einzelne Botenstoffe wirken. Erhöht man den einen, verringert sich der andere – das Gleichgewicht wird verschoben. (Vgl. Uwe Karstädt: Die 7 Revolutionen der Medizin, S. 102) Meine Überlegung: Ist das vielleicht die Ursache für die Nachschwankungen nach einer akuten Phase in die jeweils andere Richtung?
- die langfristige Leistungsfähigkeit des Gehirns, seine Lernfähigkeit und Gefühle wie Depression und Aggression bestimmt;
- die Impulsübertragung im Gehirn beeinflusst – man kann schneller denken, weil die Membranen der Zellen flüssig gehalten werden;
- die Zellmembranen hin zu einem sehr ölig-geschmeidigen Typ moduliert, sodass sowohl mehr Neurotransmitter als auch die entsprechenden Rezeptoren gebildet werden können. Damit verbessert sich auch die Funktion der Rezeptoren. In einer „aktuellen Arbeit *(„Omega-3 Fatty Acids and Depression: Scientific Evidence and Biological Mechanisms")* wurde gezeigt, dass nach der Gabe von n3-Fettsäuren sowohl 40 % mehr Dopamin vorhanden war ..., als auch eine deutlich bessere Fähigkeit des Rezeptors, Dopamin zu bilden. Oftmals ist gar nicht so sehr entscheidend, wie hoch der Wert eines bestimmten Hormons bzw. eines Neurotransmitters ist, sondern viel mehr, wie gut die Bindung an den jeweiligen Rezeptor funktioniert."* (Quelle: www. edubily.de/2015/01/n3-fettsaeuren-und-depression)
- das Nervenzellwachstum unterstützt, sodass man – auch im Alter – Neues lernen kann;
- das Arbeitsgedächtnis verbessert (vor allem Gedächtnisleistung, Ausdrucksfähigkeit und Erfassen von Zusammenhängen);
- das visuelle Gedächtnis, das abstrakte Denken und die exekutiven Fähigkeiten (wie Ziele setzen, Prioritäten setzen, Aufmerksamkeitssteuerung, Willensbildung) verbessert;
- Ängsten, Altersdepression, Demenz und Alzheimer entgegen wirkt, da es gegen entzündliche Prozesse im Gehirn hilft;
- geistigen Verfall, Gehirnalterung und Gehirnschrumpfung verlangsamt;
- eine Insulinresistenz vermindert;
- Symptome der ADHS (Unkonzentriertheit, Unruhe, Aggressivität, emotionale Schwankungen, feindliches und renitentes Verhalten, Lernschwierigkeiten) verbessert;
- Stress und (Prüfungs-)angst mindert;

- die DHA/EPA-Minderung durch Alkohol im Gehirn wieder auffüllt (deshalb haben 40 bis 50 % der Alkoholiker Depressionen);
- das Risiko für Brustkrebs mindert, da es in das Zellwachstum eingreift und beim Ablesen der Gene eine Rolle spielt;
- das Risiko für Herzinfarkt und Schlaganfall mindert, weil es das Blut dünnflüssiger und fließfähiger macht. Dadurch wirkt Omega 3 wie eine Antihaftbeschichtung für die Gefäße. Dadurch senkt es auch hohen Blutdruck.
- das Auftreten von bestimmten Autoimmunerkrankungen und chronischen Entzündungen vermindert, weil es entzündungshemmende Gewebehormone enthält. *„Arthritis, Schuppenflechte, Asthma, Morbus Crohn, Hashimoto, MS und entzündliche Darmerkrankungen können erfolgreich behandelt werden"*. (Zitat ebenda, S. 158) Bei mir haben sich die Schilddrüsen-Antikörper meiner Hashimoto-Thyreoiditis dadurch auf ein Drittel reduziert.

Wenn Sie Omega-3 Kapseln kaufen wollen, lassen Sie bitte die Billigprodukte aus dem Discounter stehen. Sie tun sich keinen Gefallen damit. *„Achten Sie auf Qualität und nicht auf den Preis. Fischöl von kleinen Hochseefischen ist am wenigsten mit Schadstoffen belastet, weil die Kleinen am Anfang der Nahrungskette stehen. Finger weg von Omega 3 aus Aquakulturen, weil dort über dreihundert verschiedene chemische und biologische Mittel eingesetzt werden, u. a. Antibiotika, Wachstumshormone, Immunstimulanzien, Pestizide und Biozide."*
(Quelle: Strunz / Jopp: Fit mit Fett, S. 127)

Achten Sie auch auf die Inhaltsangaben auf der Verpackung. Dort sollte die genaue Zusammensetzung des Öls erkennbar sein, vor allem wie viel EPA und wie viel DHA enthalten sind.

Ich kaufe zurzeit die Kapseln „UltraPure Omega 3" bei www.vitaminexpress.org, weil es die genannten Kriterien erfüllt und vor allem ausreichend viel EPA enthält.

Falls Sie Fischöl in flüssiger Form bevorzugen, kann ich Ihnen die Produkte der Firma *Norsan Omega* empfehlen: www.norsan.de. Die nebenstehende Übersicht gibt die Zusammensetzung des Omega-3-Öls mit der Bezeichnung „Omega-3 total" an.
Fischöl oxidiert schnell, deshalb sollten Sie es im Kühlschrank und verschlossen aufbewahren.

Menge pro tägl. Dosierung	8ml
Fischöl	5,3g*
Olivenöl	1,8g*
- gesättigte Fettsäuren	1,7g*
- einfach ungesättigt	2,6g*
- mehrfach ungesättigt	2,4g*
- Omega-3 Fettsäuren davon:	2,0g*
EPA	1152mg*
DPA	112mg*
DHA	496mg*
Vitamin D3	20µg/800IE**
Vitamin E	3,2mg***

Wenn Sie einen fischigen Nachgeschmack oder Aufstoßen haben, war die Qualität der Kapseln schlecht oder die Kapseln sind nach dem Öffnen oxidiert, also schlecht geworden. Dann entsorgen Sie die Packung lieber und nehmen Sie eine neue. Oxidiertes Omega-3 ist schädlich! Die Kapseln sollten Sie am besten zu einer fettreichen Mahlzeit nehmen, das verbessert die Aufnahme.

Wenn Sie ganz genau wissen wollen, wie Ihre Ausstattung aussieht, kann man den Fettsäurestatus im Blut messen lassen, allerdings machen das nicht alle Labore. Bei meiner Blutuntersuchung wurde der Omega-3-Index ermittelt. Das Ergebnis sah so aus:

Diese Skala zeigt an, dass mein HS-Omega-3-Index bei 9,57 % liegt. Der Zielbereich liegt bei 8 % bis 11 %. Mein Spiegel war also optimal.
Noch etwas genauer ist die Abbildung unten. Daher weiß ich, dass das Verhältnis vom Omega-6 zu Omega-3-Fettsäuren bei mir bei 3:1 liegt.

Ω-3 Fettsäuren		Mono ungesättigte Fettsäuren	
α-Linolen (ALA) 18:3 ω3	0.16%	Palmitolein 16:1n7 ω7	0.32%
Eicosapentaen (EPA) 20:5 ω3	1.16%	Öl 18:1 ω9	16.62%
Docosapentaen-n3 (DPA) 22:5 ω3	2.56%	Gondon 20:1 ω9	0.36%
Docosahexaen (DHA) 22:6 ω3	8.41%	Nervon 24:1 ω9	0.89%
Range²: 3.1% – 20.8%	**Summe: 12.29%**	**Range²: 11.6% – 29.3%**	**Summe: 18.19%**

Ω-6 Fettsäuren		Gesättigte Fettsäuren	
Linol (LA) 18:2 ω6	9.74%	Myristin 14:0	0.27%
γ-Linolen (GLA) 18:3 ω6	0.04%	Palmitin 16:0	21.58%
Dihomo-γ-linolen (DGLA) 20:3 ω6	1.19%	Stearin 18:0	15.55%
Arachidon (AA) 20:4 ω6	16.49%	Arachin 20:0	0.10%
Docosatetraen (DTA) 22:4 ω6	2.63%	Behen 22:0	0.20%
Eicosadien 20:2 ω6	0.19%	Lignocerin 24:0	0.76%
Docosapentaen-n6 22:5n6 ω6	0.42%	**Range²: 31.0% – 43.7%**	**Summe: 38.46%**
Range²: 18.6% – 39.6%	**Summe: 30.70%**		

Fettsäuren Relation		Trans-Fettsäuren	
Omega-6:Omega-3 (1:1 6.7:1)²	3:1	Trans Palmitolein 16:1 ω7t	0.16%
Mehrfach ungesättigte:Gesättigte	1.1	Trans Öl 18:1 ω9t	0.17%
		Trans Linol 18:2 ω6t	0.06%
		Range²: 0.1% – 2.1%	**Summe: 0.39%**

Was die Zellmembran mit der Stimmung zu tun hat

In den vorangegangenen Kapiteln habe ich Ihnen berichtet, welche Bedeutung die Zelle für die Stimmung und den Antrieb hat. Dort wird die Energie produziert, die uns so oft fehlt. Im Kapitel „Moleküle der Gefühle" habe ich Ihnen von den Nervenzellen im Gehirn, den **Neuronen** berichtet.

„Diese Nervenzellen und ihre langen Fortsätze, aber auch alle anderen Hirnzellen sind von einer Membran umgeben, die sowohl eine Grenze als auch eine Schalt- und Kommunikationsfläche darstellt." (Quelle: Gonder/Worm: Mehr Fett, S. 113)

In der Abbildung sehen Sie ein Modell einer Zellmembran, das ist die Außenhülle der Zelle. Die Zellmembran besteht bis zu 90 Prozent aus Fett, – vor allem aus **Phospholipiden** –, Cholesterin und etwas Eiweiß. Ohne diese Bestandteile könnte diese Zellbegrenzung nicht gebaut werden und vor allem könnten keine Stoffe in die Zelle hinein und wieder heraus transportiert werden. Diese Fettmembran garantiert u. a., dass das Innere der Zelle geschützt ist. Die Fette isolieren und bestimmen zusammen mit dem Cholesterin die Stabilität, Durchlässigkeit und Elastizität der Membranen. (Vgl: ebenda, S. 113)

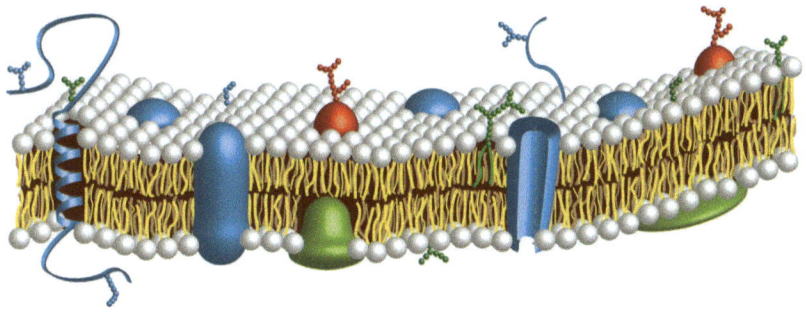

Je beweglicher – man sagt auch fluide – diese Membran ist, umso besser kann der Austausch stattfinden. Für die Durchlässigkeit der Schicht sorgen die Rezeptoren oder Ionenkanäle (in der Abbildung hellblau gezeichnet). Ähnlich wie im Märchen „Sesam, öffne dich" reagieren diese Schleusentore nur, wenn man den richtigen Schlüssel hat, denn sie arbeiten nach dem Schlüssel-Schloss-Prinzip. (↗ auch Kapitel „Moleküle der Gefühle") Dafür sind die Eiweiße zuständig. Die Rezeptoren ermöglichen der Zelle, auf äußere Signale zu reagieren, so können z. B. Hormone an dem jeweiligen Rezeptor andocken oder Nährstoffe in die Zelle gelangen. Dadurch wird in der Zelle eine biochemische Kaskade ausgelöst.

„Von den Eigenschaften der Fette hängt es ab, wie gut oder schnell die Enzyme in den Membranen wirken, wie effizient Hormonsignale weitergeleitet werden und wie viele Nährstoffe in die Zellen gelangen. Sie modulieren den Fluss von elektrisch geladenen Teilchen und damit auch die Erregbarkeit der Nervenzellen, die eigentliche „Nachrichtenübermittlung". Zusätzlich sind die langen Fortsätze der Neuronen von fettreichen, isolierenden Schutzzellen umgeben.

Fette sind also wichtige Baustoffe, Isoliermaterial und bedeutende Signalsubstanz für das Gehirn und überall dort, wo sich im Körper Nervenzellen befinden. "
(Quelle: ebenda, S. 114)

Die Fette der Membranen im Gehirn bestehen etwa zur Hälfte aus ungesättigten Fettsäuren, die andere Hälfte aus gesättigten Fettsäuren – wir brauchen sowohl die eine wie auch die andere. Deshalb sind Einteilungen in „gute" und „böse" Fette nicht haltbar. (Vgl.: ebenda, S. 115)

Diese Phospholipide haben besondere Eigenschaften. Sie unterscheiden sich von den Triglyceriden dadurch, dass nur zwei Fettsäuren an das Glycerin gebunden werden. Die dritte Stelle wird von einer Phosphatgruppe besetzt.

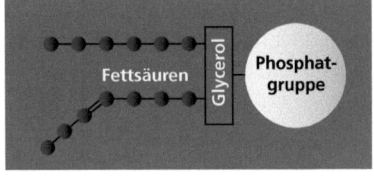

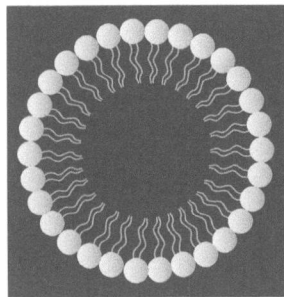

Diese Phosphatgruppe ist polar und deshalb besitzen Phospholipide einen polaren, hydrophilen (wasserliebenden) und einen unpolaren, hydrophoben (wasserabweisenden) Molekülbereich. In polaren Lösungsmitteln wie Wasser lagern sie sich spontan zusammen und bilden kugelförmige Aggregate, etwa einschichtige Micellen oder doppelschichtige Liposomen. In der Abbildung sehen Sie das Modell einer Micelle.

In Biomembranen lagern sich zwei gegenüberliegende Fettsäure-Ketten in Reihen von Phospholipiden aneinander und bilden so eine Doppelmembran. In dieser Membran lagern Rezeptoren. (↗ Abbildung S. 143 und 145)

Im Kapitel „Moleküle der Gefühle" hatte ich Ihnen zum Thema „Erhöhen Eier den Cholesterinspiegel?" bereits von **Cholin** berichtet (↗ S. 118). Cholin ist ein Hauptbestandteil dieser Phospholipide und Bestandteil von **Lecithin**. Wegen dieser Eigenschaften kann man Lecithin-Granulat zum Beispiel als Emulgator verwenden.

Wir nutzen das in folgender Weise für unseren Möhrensaft aus: Mithilfe eines leistungsstraken Entsafters stellt mein Mann regelmäßig einen Möhren-Saft her. Möhren enthalten viel Beta-Carotin, die Vorstufe von Vitamin A. Je frischer der Saft, umso mehr davon enthält er. Dazu kommt eine ganze Zitrone mit Schale, denn in der Schale befinden sich wertvolle ätherische Öle, die sonst ungenutzt bleiben. (Dafür kann man allerdings nur Zitronen verwenden, deren Schale zum Verzehr geeignet ist.) Des Weiteren kommen ein großes Stück Ingwer und einige Äpfel dazu, die ebenfalls entsaftet werden. In den fertigen Saft kommt noch fertig gekaufter Rote-Beete-Saft, den ich pur sonst nicht trinken mag.

Das Beta-Carotin gehört zu den fettlöslichen Vitaminen, es befindet sich jetzt aber in einer wässrigen Lösung. Damit der Körper es voll ausnutzen kann, gebe ich noch einen großen Schluck Leinöl in das Glas, denn man sollte fettlösliche Vitamine immer zusammen mit ein klein bisschen Fett aufnehmen. Wie Sie wissen, schwimmt Fett auf Wasser und verbindet sich nicht. Wenn ich nun einen Löffel vom Lecithin-Granulat hinzufüge, schließt das Lecithin aufgrund seiner chemischen Eigenschaften, die ich Ihnen oben erläutert habe, die Fettmoleküle des Leinöls ein. Es entstehen Liposome. Äußerlich sieht man jetzt keine Fettaugen mehr, sondern eine gleichmäßige Emulsion, die sich gut trinken lässt, ohne dass man den typischen Leinöl-Fettgeschmack hat. Im Übrigen schmeckt unser Multi-Vitamin-Möhrensaft ausgesprochen lecker – so etwas bekommen Sie nirgends zu kaufen!

Kommen wir zu den mehrfach ungesättigten Fettsäuren, zu denen auch Omega-3 gehört, zurück. In der Abbildung unten sehen Sie die ungesättigten Fettsäuren mit ihrem typischen 30 Grad-Knick. Dieser Knick verschafft der Membran die Beweglichkeit. Je beweglicher, umso besser, dazu braucht es Omega-3-Fettsäuren, die wir mit der Nahrung aufnehmen müssen.

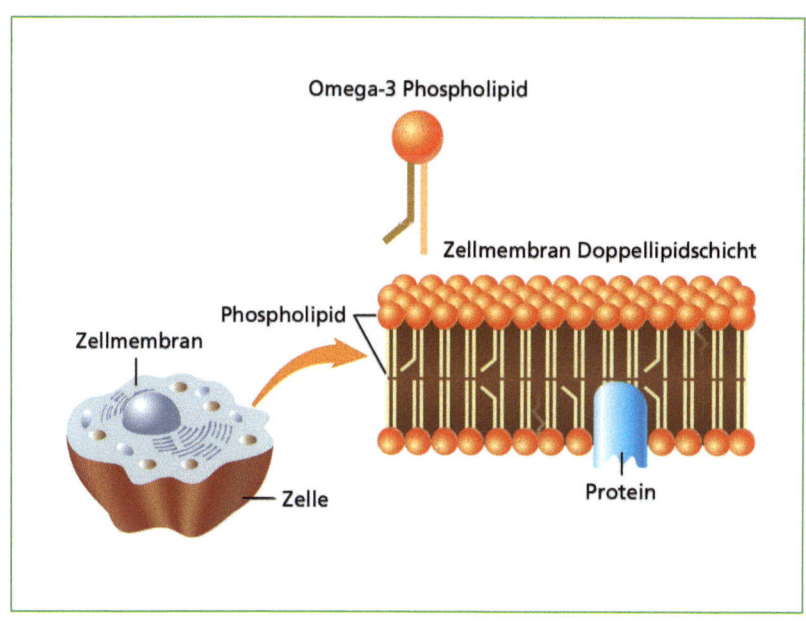

145

Phospholipide haben noch weitere Funktionen. Sie können z. B. dazu beitragen im Zellkern Gene ein- und auszuschalten *„Fettsäuren können zu stimmungsaufhellenden, schlaffördernden oder appetitregulierenden Signalstoffen umgebaut werden, und wer weiß, wie viele Stoffe künftig noch entdeckt werden. Klar ist jedoch, dass Fettsäuren weit mehr sind als Energielieferanten und Baumaterial. "*
(Quelle: Gonder/Worm: MehrFett, S.115)

Psychopharmaka können den Fettstoffwechsel ungünstig beeinflussen: *„Medikamente, die bei neuropsychiatrischen Erkrankungen wirksam sind (wie zum Beispiel Lithium oder Valproinsäure) [hemmen] den Stoffwechsel der Arachidonsäure. Und auch mit einer gesteigerten Omega-3 Zufuhr lässt sich der überschießende Arachidonstoffwechsel drosseln. "*
(Quelle: Gonder/Worm: MehrFett, S.117)

__„Omega-3-Fettsäuren scheinen im Kontext einer kohlenhydratreichen Ernährung anders zu wirken als im Rahmen einer fett- und eiweißreichen Kost. Ohne angemessene Versorgung mit hochwertigem Protein können auch die Omega-3-Fette ihre Wirkungen nicht vollständig entfalten.__
Zudem können Störungen der Hirnfunktionen viele verschiedene Ursachen haben und mehr Maßnahmen erfordern, als Makrele, Fischölkapseln oder Leinöl zu essen. Außerdem liefert Fisch nicht nur Omega-3-Fettsäuren, sondern auch Omega-6 und gesättigte Fette sowie Jod, Eiweiß, Vitamine und Mineralien. Vielleicht ist es die Kombination seiner Nähr- und Wirkstoffe, die Körper und Geist schützt. ...
Ärzte [berichten] von spürbaren Besserungen des Gemütszustandes bei Patienten mit milder Depression, __wenn sie mehr Omega-3-Fette aßen, zugleich aber auch stark blutzuckerwirksame Kohlenhydrate vermieden. Stimmung ist also nicht nur ein Fettproblem und es sind auf diesem Gebiet noch viele Fragen offen.__ Unstrittig ist jedoch, dass unser Hirn sein Quantum Fett braucht. "
(ebenda, S.118 f.)

Welche Lebensmittel enthalten Omega-3?

Wer regelmäßig **Fisch, Wild, Fleisch von Weidetieren und Eier** isst, braucht sich eigentlich um seine Omega-3 Versorgung nicht zu sorgen, da diese Lebensmittel gut mit vorgefertigter EPA, DPA und DHA aber auch AA und gesättigten Fettsäuren versorgt sind.

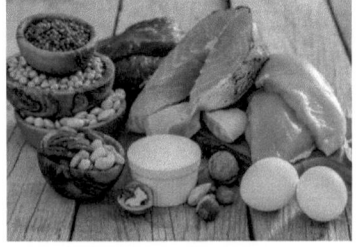

Entscheidend ist auch hier, womit die Tiere gefüttert wurden. Bekommen Sie reichlich Getreide, überwiegt der Omega-6-Anteil im Fleisch oder im Ei.

„Enthielt Hühnerfleisch in den 1970er-Jahren noch 170 Milligramm Omega-3-Fettsäuren, sind es heute nur noch 25 Milligramm. Das ist ein Rückgang um 85 %." (ebenda, S.119)

Wie sieht es bei Ihnen aus? Sind die genannten Lebensmittel regelmäßiger Bestandteil Ihrer Ernährung?

Auch die Öle aus Saaten, wie zum Beispiel **Lein-, Hanf- oder Rapsöl** tragen zu einer guten Versorgung bei, weil die daran enthaltene Alpha-Linolensäure vom gesunden Organismus in EPA umgewandelt werden kann. (Vgl.: ebenda, S. 118)

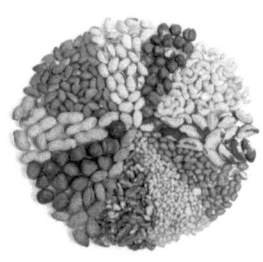

Weitere Omega-3 Quellen sind Nüsse, Avocado und Algen.
Sie sollten täglich ca. 30 g Nüsse essen, das ist etwa eine gute Hand voll. Am besten einmal abwiegen, dann bekommen Sie schnell ein Gefühl für die Menge. Dabei ist es unerheblich, welche Sorte Sie wählen, auch hier macht es die Mischung.

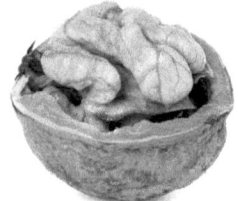

Mandeln, Haselnüsse, Paranüsse, Macadamia, Pinienkerne oder Erdnüsse u. a. eigenen sich. Wenn möglich, sollten Sie aber nicht die geröstete und gesalzene Variante wählen, andererseits sind gesalzene Nüsse immer noch besser als gar keine.

Zu den **gehirnbesten Nüssen** gehört die Sorte, die so aussieht wie ein Gehirn: Walnüsse!

Mögen Sie **Avocado?** Ich mochte sie nicht, bis ich die süße Variante entdeckte. Seit dem esse ich meinen Avococadomus fast täglich. Dafür brauchen Sie einen Mixer oder Smoothiemaker.

Das Mus wird so zubereitet:

- 300 ml Kokosmilch in den Mixer geben. (Kuhmilch eignet sich nicht so gut) Ich nehme die Kokosmilch aus dem Tetrapack und nicht die aus der Dose, man kann die Dosenmilch aber genauso gut nehmen.
- Dazu das Fruchtfleisch einer Avocado: Am besten sie schneiden die Avocado längst herum auf, sodass sie zwei Hälften erhalten. In der Mitte be-

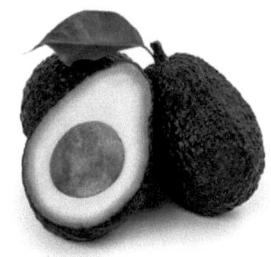

findet sich ein großer, sehr harter Kern, der sich meist recht leicht aus dem Fruchtfleisch löst.

Wenn die Avocado noch sehr fest ist, schneide ich das Fruchtfleisch mit einem Messer im Schachbrettmuster ein und löffele mit einem Teelöffel würfelweise das Fruchtfleisch heraus. Das kommt zur Milch in den Mixer. Ich habe gelesen, dass die Sorte „Hass" die beste sein soll. Beim Einkaufen achten Sie darauf, dass Sie die Frucht leicht drücken können, dann ist sie essreif. Manche mögen aber auch die unreife, harte Variante. Bricht die Schale beim leichten Drücken ein, ist die Avocado wahrscheinlich überreif, dann entweder gleich verarbeiten oder nicht kaufen. Übrigens sind bräunlich Verfärbungen nicht problematisch, sondern ein Oxidationszeichen. Sie können diese Teile mitverwenden, aber sollten die Frucht bald aufbrauchen. Wenn Sie nur eine halbe Avocado verarbeiten wollen, beträufeln Sie die übrige Hälfte mit Zitronensaft (das verhindert die Oxidation, erkennbar an der Braunfärbung) und bewahren Sie sie im Kühlschrank auf. Nicht zu lange liegen lassen!

- Dann gebe mein Vitaminpulver „Vitamineral 32" dazu. Es gibt die Süße und eine Vitamin- und Mineralstoffgrundversorgung und mixe alles ca. 10 Sekunden. Es entsteht ein dicker Brei.
- Sie können anstelle eines Vitaminpulvers oder auch zusätzlich süße Früchte, wie Banane, Mango oder Erdbeeren dazu geben. Entweder Sie mixen diese gleich mit oder geben sie zum fertigen Mus dazu.
- Die Zubereitung dauert nur wenige Minuten. Am längsten braucht es, die Avocado aus der Schale zu löffeln.

Ich hoffe, ich konnte Sie mit diesen Ausführungen davon überzeugen, dass die richtigen Fette für die Stimmung und den Antrieb sehr wichtig sind.

Für mich ist die regelmäßige Zufuhr von Omega-3 ein Baustein meiner Stabilität!

„Unser großes Gehirn ist eine enorme evolutionäre Errungenschaft. Ohne eine fettreiche Ernährung wäre es nicht entstanden und ohne Fett kann es nicht richtig funktionieren. Wir täten gut daran, uns mehr um eine gute Versorgung unseres Denk- und Fühlorgans mit den richtigen Fetten zu kümmern." (ebenda, S.120)

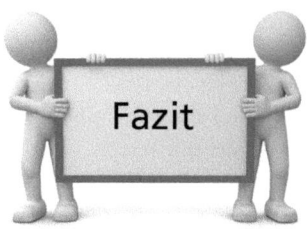

Fazit

1. Fette sind für den menschlichen Körper essentiell. Sie dienen als Energielieferant, Isolatoren gegen Kälte, Lösungsmittel für fettlösliche Stoffe wie Vitamine, als Schutzpolster für innere Organe und Nervenzellen und als Bestandteil der Zellmembranen.

2. Omega-3 und Omega-6-Fettsäuren sind mehrfach ungesättigte Fettsäuren. Diese kann der Mensch nicht selbst bilden, er muss sie über die Nahrung aufnehmen.

3. Ohne Fett kann unser Gehirn nicht richtig funktionieren. Die Omega-3-Fettsäuren DHA und EPA bewirken einerseits, dass mehr Botenstoffe (Neurotransmitter) gebildet und andererseits mehr Rezeptoren dafür gebildet werden bzw. dass diese besser funktionieren. Des Weiteren wirkt Omega-3 entzündungshemmend.

4. Fettsäuren können zu stimmungsaufhellenden, schlaffördernden oder appetitregulierenden Signalstoffen umgebaut werden.

5. Omega-3 in Verbindung mit Vitamin D wirkt nachweislich gegen Depressionen, Unkonzentriertheit, Unruhe, Aggressivität, emotionale Schwankungen, feindliches und renitentes Verhalten.

6. Ohne angemessene Versorgung mit hochwertigem Protein können auch die Omega-3-Fette ihre Wirkungen nicht vollständig entfalten. Deshalb sollte man solche Lebensmittel bevorzugen, die möglichst viel davon enthalten: Fisch, Wild, Eier, Leinöl, Nüsse, Avocado.

Stimmungskiller Kohlenhydrate

Seit dem ich weitgehend auf Kohlenhydrate aus Zucker, Brot, Nudeln, Reis und Kartoffeln verzichte, schwankt meine Stimmung nicht mehr und ich bin stabil. War das ein Zufall oder steckt mehr dahinter? Könnte diese Beobachtung eventuell auch anderen Betroffenen zu mehr Stabilität verhelfen? Diese Fragen beschäftigten mich sehr. In diesem Kapitel möchte ich Ihnen vorstellen, welche Zusammenhänge ich dazu entdeckt habe und warum ich zu der Behauptung komme, dass Kohlenhydrate Stimmungskiller sind.

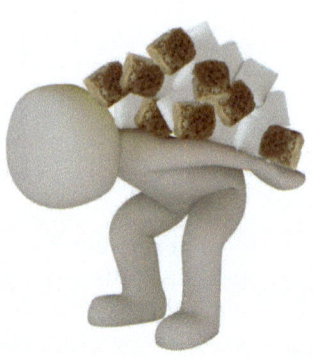

Zucker triggert die Stimmungsachterbahn

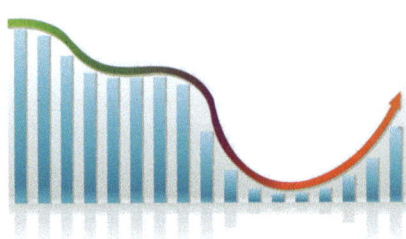

Die Stimmungsschwankungen von Bipolaren werden auch oft als **Stimmungsachterbahn** bezeichnet, weil es ähnlich schnell rauf und runter geht. Könnte es sein, dass ein stark schwankender Blutzuckerspiegel, der ebenfalls mit einer Achterbahn vergleichbar ist, Stimmungsschwankungen triggert?

Wie kommt es zu diesen Schwankungen?
Bitte sehen Sie sich das Bild auf der nächsten Seite zum Blutzuckerspiegel an. Es zeigt den Tagesverlauf des Blutzuckerspiegels (rot) und des Insulins (blau) beim gesunden Menschen bei drei Mahlzeiten an.

Nach jeder Mahlzeit steigt der Blutzuckerspiegel erst einmal an. Das ist eine völlig normale Reaktion unseres Stoffwechsels auf die Zufuhr von Nahrung. Für eine kontinuierliche Energieversorgung aller Körperzellen brauchen wir einen bestimmten Blutzuckerspiegel, der nüchtern im Bereich von 3,6 bis 5,6 mmol/l bzw. 70–99 mg/dl liegt.
Alles, was dauerhaft darunter oder darüber liegt, macht uns Probleme. Das ist vergleichbar mit unserer Körpertemperatur, auch diese muss in einem relativ engen Bereich liegen, damit wir uns wohl fühlen.

Sinkt der Blutzuckerspiegel ab, bekommen wir Hunger und unser Denken und Handeln richten sich immer mehr auf das Beschaffen und Zuführen von Nahrung. Sinkt der Blutzuckerspiegel zu stark ab, kann es zu Krampfanfällen, zittrigen Händen und sogar zum sogenannten „Zucker"-Schock kommen. **Das merkt man sehr schnell.**

Steigt der Blutzuckerspiegel wieder in den normalen Bereich, fühlen wir uns sofort besser. Die Stimmung steigt, wir fühlen uns wohl. Unser Gehirn ist enorm lernfähig, wenn es darum geht, angenehme Erfahrungen zu lernen bzw. sich zu merken, welche Situation oder welcher Stoff für das gute Gefühl gesorgt hat. Das passiert nicht nur beim Essen, sondern auch bei Sex, Erfolg oder Zärtlichkeiten. Verantwortlich dafür ist unser Belohnungssystem – und das wird dominiert von einem Botenstoff, der für Bipolare eine große Bedeutung hat: **Dopamin.** (Vgl.: Mosetter, Kurt u. a.: Zucker – der heimliche Killer, S. 48) *„Dass wir süß als gut bewerten, dafür sorgt auch ein weiteres Hormon: der Gute-Laune-Botenstoff Serotonin."* (Quelle: ebenda, S. 48)

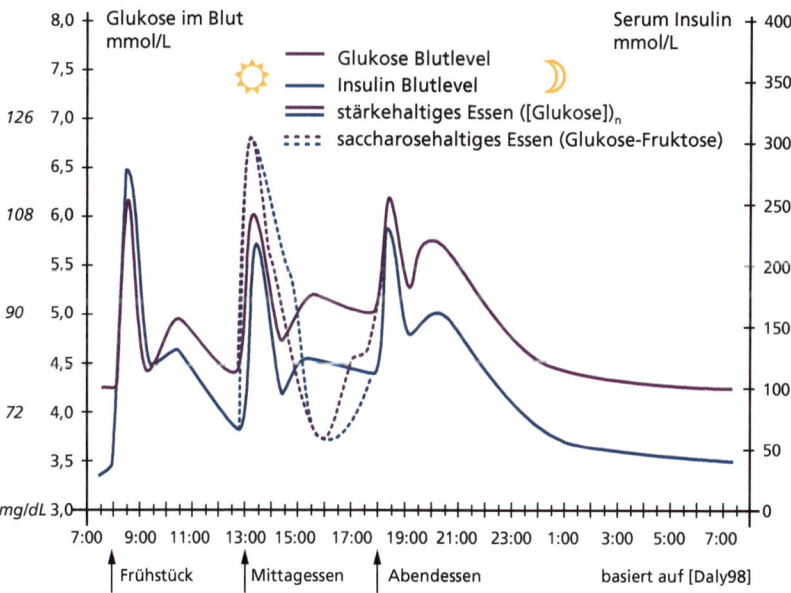

Im Bild die Schwankungen des Blutzuckers (rot) und des Blutzucker kontrollierenden Hormons Insulin (blau) beim gesunden Menschen über den Tagesverlauf mit drei Mahlzeiten. Ebenfalls aufgezeigt ist der Einfluss einer zuckerhaltigen (gestrichelt) gegenüber einer stärkehaltigen (durchgezogene Linie) Mahlzeit. https://commons.wikimedia.org/w/index.php?curid=13371861

Bleibt der Blutzuckerspiegel dauerhaft hoch, z. B. weil wir ständig Nahrung nachschieben, macht uns das über kurz oder lang krank, das nennt man Diabetes. **Davon merken wir lange Zeit nichts.**

Im Laufe der Evolution hat sich für das Auf und Ab des Blutzuckerspiegels (in der Abbildung rot) ein effektives Regulationssystem entwickelt. Steigt der Blutzuckerspiegel an, wird sofort Insulin (in der Abbildung blau) ausgeschüttet. Das in der Bauchspeicheldrüse gebildete Hormon hat die wichtige Aufgabe, alle Körperzellen für die Aufnahme der anflutenden Energie zu öffnen. Insulin fungiert also wie ein Schlüssel. So können die energieliefernden Bausteine aus dem Blut in die Zelle gelangen. Dort werden sie in den Mitochondrien zu körpereigener Energie verarbeitet oder z. B. im Muskel oder der Leber für spätere Anstrengungen als Reserve gespeichert.

Ist der Blutzucker aus dem Blut entfernt, sinkt der Blutzuckerspiegel wieder ab. Nun kommt aber die Stelle im System, die Menschen, die dafür sensibel sind, Stimmungsprobleme bereiten kann. Die Regulation nach unten erfolgt so rapide, dass der Spiegel nicht auf den Ausgangswert zurückfällt, sondern noch darunter sinkt. Das nennt man **Unterzucker.** Nach einem starken Blutzuckerausschlag kommt die entsprechende Gegenreaktion in den unter normalen Bereich. Wir nehmen das anfangs kaum wahr, je weiter der Spiegel aber sinkt, umso mehr verspüren wir Hunger, umso intensiver ist dieser bohrende Heißhunger mit all seinen Folgen.

Je stärker der Ausschlag nach oben, umso stärker ist die Unterzucker-Reaktion.

Das ist eine Gesetzmäßigkeit, auf die man keinen Einfluss hat. Denn nun kommt der Gegenspieler des Insulins zum Zuge: das Glukagon. Der Botenstoff wird immer dann ausgeschüttet, wenn zu wenig Zucker im Blut ist. Es sorgt dafür, dass in der Leber gespeichertes Glykogen ins Blut abgegeben wird und damit der Blutzuckerspiegel wieder steigt. Der Körper ist immer bestrebt, einen ausgeglichenen Zustand zu erreichen. Kommt von draußen nichts nach, werden die körpereigenen Speicher angezapft. Man könnte das mit einem Pendel vergleichen, das nach dem Anstoßen erst in die Gegenrichtung ausschlägt, bevor es wieder in der Mitte zum Stillstand kommt. Das Prinzip macht Sinn. Dadurch wird gewährleistet, dass konstant Energie zur Verfügung steht. Durch das Hungergefühl signalisiert der Körper, wann er wieder Energienachschub braucht. Das ist der ganz normale Kreislauf von Hunger und Sättigung.

Und nun kommt es: **Je tiefer der Absturz des Blutzuckerspiegels, je tiefer der Unterzucker sinkt, umso schlechter die Stimmung.**

Die schlechte Stimmung ist eine Folge des Energiehungers der Zellen, den wir als **Heißhunger** wahrnehmen. Meist nimmt man anfangs die schlechter gewordene Stimmung gar nicht bewusst wahr, sondern verspürt erst einmal (nur) Appetit, erst später Hunger. Kann dieser nicht gestillt werden, stellen sich Gereiztheit, Nervosität und schlechte Laune

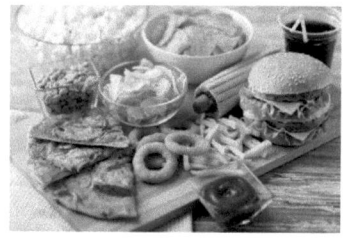

ein. Der Heißhunger bestimmt nun das gesamte Denken. Wir suchen etwas zu essen, das schnelle Energie verspricht, und das sind meist Lebensmittel, die viel Zucker und Fett enthalten. *„Denn Zucker in einer Mahlzeit bewirkt … die Ausschüttung von Serotonin im Gehirn. Zucker macht also happy, aber süchtig."* (Quelle: ebenda, S. 48)

Wer Heißhunger kennt, weiß, dass der eigene Wille dagegen so gut wie machtlos ist, man muss einfach essen. *„Das Sättigungsgefühl nach einer Mahlzeit hängt nicht mit den aufgenommenen Kalorien zusammen, sondern damit, wie eine Mahlzeit zusammengestellt ist. Je mehr Zucker und Stärke in der Nahrung stecken, desto schneller stellt sich erneut ein Hungergefühl ein."* (Quelle: ebenda, S. 31) Also isst man wieder etwas und die Blutzucker-Achterbahn beginnt von neuem. Dieses System, das völlig ohne unser Zutun abläuft, kann aus dem Ruder geraten, wenn immer wieder und dabei zu viele Kohlenhydrate gegessen werden. Kommt das gelegentlich vor, kann der Körper das kompensieren. *„Bei permanenter Glukosezufuhr in nur kurzen Zeitabständen und die damit verbundene permanente Insulinausschüttung stressen auf Dauer die Bauchspeicheldrüse."* (Quelle: ebenda, S. 33) Irgendwann ermüden die Systeme, bis es zu ernsthaften Schädigungen kommt.

Haben Sie gewusst, dass wir bei jeder „normalen" Mahlzeit im Schnitt ungefähr zehnmal mehr Kohlenhydrate essen, als wir verarbeiten können? (Vgl. Strunz, Ulrich: Warum macht die Nudel dumm? S. 27)

„Ein gesunder Mensch hat zu jedem beliebigen Zeitpunkt weniger als einen Teelöffel Zucker gelöst in seinem gesamten Blut. Kann man messen. Eine Dose Cola oder Limo schaufelt Ihnen zehn Teelöffel Zucker, ein Bagel, also ein Stück Gebäck gleich 16 Teelöffel Zucker in Ihren Körper." (Vgl. Strunz-News „Nur ein Teelöffelchen" vom 07.10.2013)

Bedenken Sie, dass Sie bei nur drei kohlenhydrathaltigen Mahlzeiten am Tag innerhalb von 10 Jahren knapp 11.000 Mal diesen Mechanismus in Gang setzen.

Nach 20 Jahren sind das bei 3 Mahlzeiten am Tag mal 365 Tage = 21.900 Mal
Nach 30 Jahren sind das = 32.850 Mal
Nach 40 Jahren sind das = 43.800 Mal
Nach 50 Jahren sind das = 54.750 Mal

Wenn Sie sich so ernähren, dann ist nicht mehr die Frage, **ob** Sie eine Erkrankung aus dem Bereich des metabolischen Syndroms entwickeln, sondern nur noch die Frage, **wann** das passiert. Bipolare haben außerdem noch einen zusätzlichen Risikofaktor für dieses metabolische Syndrom: Psychopharmaka. „Sie erhöhen die Insulinresistenz und damit den Gewichtszuwachs."

(Quelle: Kuklinski, Bodo: Mitochondrien, S.225)

Haben Sie gewusst, dass Sie den Anstieg des Blutzuckerspiegels durch die Auswahl der Nahrungsbestandteile beeinflussen können?

In einer Studie wurde der Anstieg des Blutzuckers und des Insulins nach dem Verzehr von Kohlenhydraten und von Eiweißen gemessen. Man wollte ermitteln, wie stark der Anstieg des Blutzuckerspiegels und die entsprechende Insulinantwort ausfallen.

Nach einer Hoch-KH-Mahlzeit stieg der Glukosespiegel von ca. 82 mg/dl auf ca. 139 mg/dl, nach einer Hoch-Eiweiß-Mahlzeit von 90 mg/dl auf 92 mg/dl. Anders ausgedrückt, wenn man die 82 mg/dl als Basis 100 bestimmt, hat sich der Spiegel auf 169 % erhöht, beim Eiweiß auf 102 %. Das bedeutet, dass eine KH-Mahlzeit den Blutzuckerspiegel stark ansteigen lässt, eine Eiweiß-Mahlzeit diesen aber kaum erhöht. Der Insulinausschlag war noch stärker: Nach einer Hoch-KH-Mahlzeit steigt er auf ca. 6000 pg/ml, nach einer Hoch-Eiweiß-Mahlzeit auf ca. 1000 pg/ml. Das ist das 6-fache gegenüber der Eiweiß-Mahlzeit. (Vgl. Strunz-News: Eiweiß macht Diabetes? vom 20.04.2017)

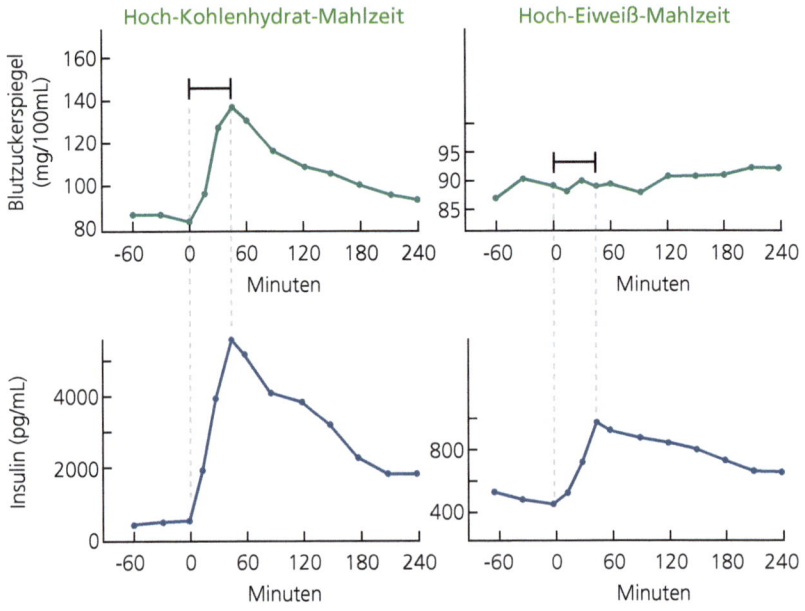

Haben Sie gewusst, dass ein dauerhaft erhöhter Blutzuckerspiegel Ihre Stimmung ruiniert?

Zu den heutigen Ernährungsgewohnheiten gehört (leider), dass wir zu oft und zu viel essen. Dazu mehr im unteren Abschnitt „Dilemma des Überflusses". Damit versetzen wir unsere Körper in einen andauernden Sättigungsmodus *„und dem damit einhergehenden oxidativen Stress. Unser Insulinspiegel ist dauernd erhöht, oft bis tief in die Nacht hinein. Dadurch wird nicht nur der physiologische Stressabbau verhindert. Auch der Tag-Nacht-Rhythmus ist gestört. Denn hohe Insulinspiegel abends und nachts hemmen die Synthese (die Bildung – Einschub A.O.) von Wachstumshormonen genauso wie die Synthese von Serotonin und des Schlafhormons Melatonin. Die möglichen Folgen: schlechte Stimmung, Ängste, zunehmende Schmerzempfindlichkeit, schlechter Schlaf bis zu Depressionen.*

Durch eine Ernährungsumstellung kann die Gleichgewichtsachse der Stoffwechselregulierung bewahrt oder wiederhergestellt werden. Besonders mit einer zuckerarmen Kost … wirken Sie dem Ungleichgewicht entgegen. ***Achten Sie vor allem darauf, abends keine Kohlenhydrate mehr zu essen."*** (Vgl.: Mosetter, Kurt u. a.: Zucker – der heimliche Killer, S. 73)

Ich ziehe aus diesen Informationen folgenden Schluss:

- Wenn ein stark ansteigender Blutzuckerspiegel, eine starke Unterzuckerreaktion zur Folge hat und
- Wenn diese Unterzuckerreaktion meine Stimmung drückt,

Dann sollte ich diese starken Ausschläge tunlichst vermeiden.

- Kohlenhydrate lassen den Blutzuckerspiegel stärker schwanken als Eiweiße oder Fette
- Da eine eiweißhaltige Mahlzeit den Blutzuckerspiegel nur geringfügig erhöht,

Kann ich mit Eiweiß meine Stimmung stabil halten!

- Wenn ein ständig erhöhter Insulinspiegel, den Stressabbau verhindert,
- Und dadurch meinen Schlafqualität beeinträchtigt wird,

Dann sollte ich abends keine Kohlenhydrate mehr essen. Denn guter und regelmäßiger Schlaf ist für Bipolare „die halbe Miete" für die Stimmungsstabilität.

„Der Blutzuckerspiegel ist nicht die einzige Stimmungsachterbahn, die uns gefangen hält. Wir haben noch eine zweite: Unser **Immunsystem** *sitzt hautsächlich im Darm. 95 % des Glückhormons Serotonin werden genau hier hergestellt. Wenn wir aber unseren Darm mit Gluten unter Beschuss nehmen, also viel Weizen essen, dann reagiert er mit Entzündungen. Die will er natürlich wieder loswerden, und dazu braucht er Tryptophan. Er nimmt sich also so viel Tryptophan wie*

möglich, um die Entzündungen zu heilen. Der Effekt: Tryptophan fehlt für die Produktion von Serotonin!

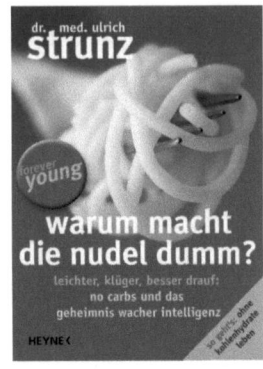

Das ist der Grund, warum unsere Laune in den Keller sinkt, wenn wir mit chronischen Entzündungen zu kämpfen haben – also mit Rheuma, Neurodermitis oder entzündlichen Darmerkrankungen wie Morbus Crohn. Das kann bis zu depressiven Verstimmungen führen. Wenn Sie immer wieder von Stimmungs-schwankungen in Verbindung mit heftigen Heiß-hungerattacken geplagt werden oder vielleicht sogar unter einer Essstörung leiden, dann könnte das auch an einem schwankenden Serotoninspiegel liegen. Experten vermuten, dass es sich hier nicht nur um ein psychologisches Problem handelt, sondern dass eine „Fressattacke" eigentlich dazu dient, **mit massiver Zuckerzufuhr den Sero-toninspiegel nach oben zu drücken.**

Das Problem dabei: **Werden nur Kohlenhydrate geschaufelt, steigt der Blut-zuckerspiegel zwar wie gewünscht an. Weil aber die wichtige Aminosäu-re Tryptophan in 500 Gramm Pasta genauso wenig vorkommt wie in Brot oder Torte, kann Serotonin gar nicht produziert werden.**
Der Effekt: Bestenfalls ein sehr kurzes Hochgefühl. Dann aber kommt es dicke: Der Heißhunger auf Käsesaucenspagetti oder Nuss-Nougat-Creme-Toast kehrt zurück. **Die schlechte Stimmung wird noch mieser.** *Und damit nicht genug: Immer mehr Bauchspeck und immer schlimmere Essstörungen treiben den Be-troffenen noch den letzten Funken Lebensfreude aus"* (Quelle: Strunz, Ulrich: Warum macht die Nudel dumm? S. 26–28)

Als ich diesen Abschnitt in dem Buch von Dr. Strunz gelesen hatte, kam es mir vor, als beschreibe er große Teile meines Lebens. Genauso ist es bei mir abgelau-fen: Essen – mindestens alle drei Stunden – war sehr wichtig. Fünf Mahlzeiten am Tag waren nötig, damit ich mich wohlfühlte, bei Stress bekam ich besonders schnell Hunger.
„Lassen Sie es nicht so weit kommen! Steigen Sie aus der kohlenhydratgetrie-benen Stimmungsachterbahn aus. Steigen Sie ein in das gute Lebensgefühl mit ausreichend Tryptophan! Mit dem richtigen und ausreichend Eiweiß." (Quelle: ebenda, S. 28)

<u>**In Bezug auf meine bipolare Störung habe ich folgende Erfahrung ge-macht: Seit dem ich auf Kohlenhydrate weitgehend verzichte und mein Blutzuckerspiegel nicht mehr stark schwankt, schwankt auch meine Stim-mung nicht mehr!**</u>

Kohlenhydrate wirken unterschiedlich

Um die Wirkung von Kohlenhydraten zu verstehen, muss man wissen, dass der Begriff „Kohlenhydrate" genau genommen ein **Oberbegriff** ist. Das erkennt man schon an der Pluralform des Wortes: es heißt „**die** Kohlenhydrate".
Kohlenhydrate und Fette bestehen aus den gleichen Elementen: Kohlenstoff (C), Sauerstoff (O) und Wasserstoff (H). Die Verknüpfung dieser Elemente ist unterschiedlich und deshalb unterscheiden sich Kohlenhydrate und Fette in ihren Eigenschaften. Kohlenhydrate enthalten linear- oder ringförmig angeordnete Kohlenstoffatome, die mit Wasserstoffatomen und jeweils einer Hydroxylgruppe verbunden sind. Die Bezeichnung Kohlenhydrat ist eine Zusammensetzung aus den beiden Hauptelementen Kohlenstoff und Wasser (altgriechisch „hydror".) und meint eine Substanz, die Kohlenstoff und Wasser enthält.

Kohlenhydrate sind das Produkt der **Photosynthese** in Pflanzen, Algen und Bakterien. Das ist ein biochemischer Prozess, bei dem aus den energiearmen, anorganischen Stoffen Kohlenstoffdioxid (aus der Luft) und Wasser (aus dem Boden) mithilfe von Sonnenlicht energiereiche, organische Stoffe, vor allem **Glukose** (Traubenzucker) und Sauerstoff entstehen. Beim Prozess der Umwandlung von anorganischen zu organischen Stoffen entstehen auch andere Kohlenhydrate wie Fructose, Stärke und Zellulose, aber auch Fette (z. B. in der Nuss).

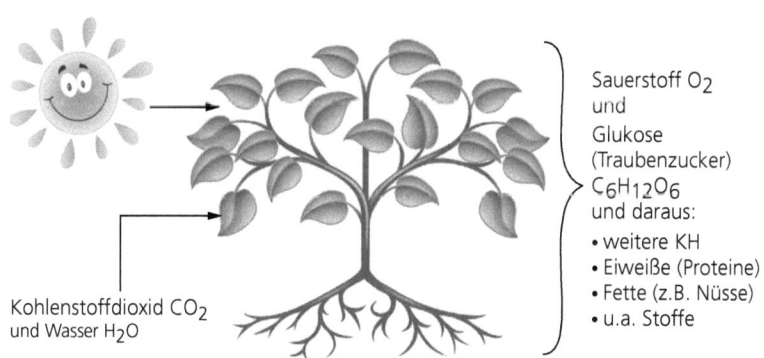

Sauerstoff O_2
und
Glukose
(Traubenzucker)
$C_6H_{12}O_6$
und daraus:
- weitere KH
- Eiweiße (Proteine)
- Fette (z.B. Nüsse)
- u.a. Stoffe

Kohlenstoffdioxid CO_2
und Wasser H_2O

Getreide und Gräser wie Weizen, Roggen, Hafer, Mais und Reis gehören genauso zur Stoffklasse der Kohlenhydrate wie Obst und Gemüse. Aus Getreide werden Brot, Nudeln und Kuchen gefertigt. Auch andere Pflanzenteile, wie z. B. Wurzeln und Knollen, am bekanntesten die Kartoffeln und Hülsenfrüchte, wie Erbsen, Linsen und Bohnen gehören zu den Kohlenhydraten.

Und hier kommt eine weitere Gesetzmäßigkeit, die völlig ohne unser Zutun abläuft: **Jedes Kohlenhydrat, das wir essen, muss erst in seinen kleinsten Bestandteil, ein Monosaccharid oder Einfachzucker genannt, zerlegt werden, vorher kann der Körper es gar nicht aufnehmen.** Diese Aufspaltung nennt man Verdauung, die beginnt bereits im Mund und findet vor allem im Dünndarm statt.

Also egal, welches kohlenhydrathaltige Lebensmittel Sie essen, es muss **immer** erst im Darm zerlegt werden. Wenn nur zwei Moleküle verkettet sind, wie bei unserem Haushaltszucker, geht das natürlich schneller, als bei einer Kartoffel, die aus einer langen Kette von Glukosemolekülen besteht.

Deshalb haben die Kohlenhydrate nicht immer die gleiche Wirkung auf den Körper, man muss schon genauer hinsehen. Die **„schnellen"** Kohlenhydrate, damit sind vor allem die Ein- und Zweifachzucker gemeint, werden viel schneller zerlegt und gelangen deshalb auch schneller ins Blut.

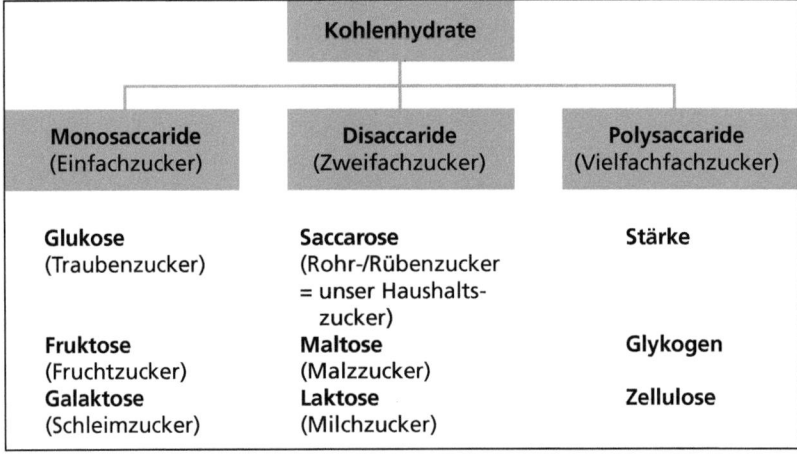

Kohlenhydrate		
Monosaccharide (Einfachzucker)	**Disaccharide** (Zweifachzucker)	**Polysaccharide** (Vielfachfachzucker)
Glukose (Traubenzucker)	**Saccarose** (Rohr-/Rübenzucker = unser Haushaltszucker)	**Stärke**
Fruktose (Fruchtzucker)	**Maltose** (Malzzucker)	**Glykogen**
Galaktose (Schleimzucker)	**Laktose** (Milchzucker)	**Zellulose**

In der Umgangssprache werden oft die Begriffe „Kohlenhydrate", „Zucker", „Glukose" u. ä. wie Synonyme benutzt, also wie verschiedene Begriffe für ein und denselben Inhalt. Die Begriffe bezeichnen aber **verschiedene** chemische Gebilde, die sich auch **in ihrer Wirkung auf den Körper und damit auch auf die Stimmung unterscheiden.** Deshalb halte ich eine Differenzierung für wichtig.

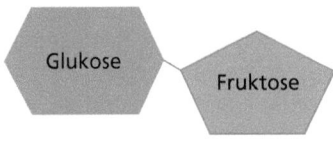

Hier eine stark vereinfachte schematische Darstellung der Saccharose, unser **Haushaltszucker**, ein Disaccharid. Das ist ein Zweifachzucker, der aus **Fruktose** und **Glukose** besteht.

Die Einfach-, Zweifach- und Dreifachzucker nennen wir umgangssprachlich **Zucker. Sie schmecken süß.** Es werden verschiedene Arten unterschieden: Fruchtzucker aus Obst, Milchzucker aus der Milch, der Haushaltszucker aus der Zuckerdose, dem Softdrink oder der Schokolade, der Malzzucker aus dem Bier.

Die Vielfachzucker kennen wir meist unter dem Begriff **Stärke. Sie schmeckt nicht süß.** Oft wird auch der Begriff **„komplexe Kohlenhydrate"** verwendet, weil viele Moleküle verkettet sind (↗ Abbildung). Am bekanntesten ist die Stärke aus der Kartoffel.

Stärke besteht – je nach Art – zu unterschiedlichen Anteilen aus dem baumartig verzweigten Amylopektin und der linearen (unverzweigten) Amylose. Hier eine Abbildung, die diese Struktur zeigt.

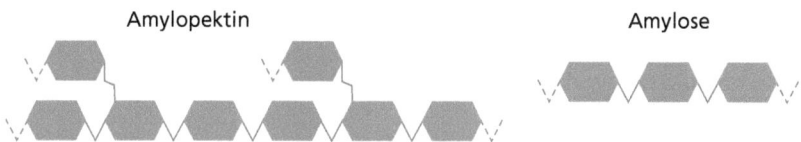

Amylopektin   Amylose

Stärke besteht nur aus Glukose-Molekülen, enthält also keine anderen Moleküle, wie z. B. die Zweifachzucker. Dieser Unterschied zum Haushaltszucker ist wichtig, denn Glukose wird etwas anders im Körper verarbeitet als Fruktose. Letztere wird ausschließlich in der Leber verstoffwechselt und hat deshalb eine begrenzte Kapazität, alles was zu viel ist, wird in Fettzellen in und außerhalb der Leber deponiert. Das trägt zur sogenannten „nicht-alkoholischen Fettleber" bei (ausführlich beschrieben im Buch von Robert Lustig: Die bittere Wahrheit über Zucker und im Buch von Nicolai Worm: Leberfasten). Glukose kann überall im Körper verwendet werden, vor allem in der Muskulatur und im Gehirn. Ihr Wirkungsgebiet ist damit viel größer, besonders ein bewegter Muskel nimmt gern Glukose auf.

Man hat lange Zeit geglaubt, dass Fruktose gesund sei und deshalb ohne Mengenbeschränkung konsumiert werden kann. Sie kennen sicher die Empfehlung: Man soll fünf Portionen Obst und Gemüse am Tag essen. Es scheint sich immer mehr zu bestätigen, dass die Fruktose mitverantwortlich ist für Fettleibigkeit. Allerdings ist damit nicht die Fruktose allgemein gemeint, sondern vor allem die von den Ballaststoffen isolierte Fruktose, wie z. B. der Glukose-Fruktose-Sirup, der vielen Industrieprodukten zugesetzt ist, insbesondere Getränken. Dazu finden Sie weiter unten im Abschnitt „Leere Kohlenhydrate in Fertigprodukten" weitere Informationen.

Einen Teil der Vielfachzucker bilden die **Ballaststoffe,** u. a. gehören Zellulose und Pektin dazu. Sie sind Hauptbestandteil der pflanzlichen Zellwand in Getreide,

Gräsern, Gemüse und Obst und dienen vor allem als Stützsubstanz. Ballaststoffe sind für den menschlichen Körper unverdaulich. Damit ist gemeint, dass diese Stoffe so gut wie unverändert unseren Körper passieren. Der Begriff „Ballast" lässt vermuten, dass sie unnütz sind. Das stimmt nicht. (↗ Kap. „Das zweite Gehirn)

Fassen wir noch einmal kurz zusammen:

1. Jedes Kohlenhydrat, das wir essen, muss erst in seinen kleinsten Bestandteil, ein Monosaccharid oder Einfachzucker genannt, zerlegt werden, vorher kann der Körper es gar nicht aufnehmen.
2. Je mehr Moleküle verkettet sind, umso länger braucht unser Körper, diese Ketten zu zerlegen.
3. Je länger die Zerlegung dauert, umso langsamer steigt der Blutzuckerspiegel.
4. Sind die Kohlenhydrate zusammen mit Ballaststoffen „verpackt", verzögern diese ebenfalls die Aufnahme

Das hat auch Auswirkungen auf die Stimmung: Süßes triggert Stimmungsschwankungen!

Warum wir Süßes lieben

Menschen jeden Alters und jeder Herkunft neigen dazu, sich bei einer Auswahl von Nahrungsmitteln für das Süße zu entscheiden. Dafür gibt es verschiedene Erklärungen.
Experimente mit Neugeborenen haben gezeigt, dass diese bereits zwischen den Geschmäcken bitter, sauer und süß unterscheiden können, bevor sie überhaupt das erste Mal Nahrung erhalten.
Schon der Naturforscher Charles Darwin zählte das Aufspüren von Essbarem und den Wettbewerb um Nahrungsquellen zu den wichtigsten Faktoren bei der Entfaltung der Lebewesen. Unsere Vorfahren existierten unter der ständigen Gefahr eines Nahrungsengpasses. Eine Vorliebe für alles, das schnell und viel Energie lieferte und verträglich war, scheint daher sinnvoll. Zu den schnellen Energielieferanten zählen vor allem die Einfach- und Zweifachzucker und auch Fetthaltiges.
In seiner Entwicklungsgeschichte musste sich der Mensch lange Zeit auf seine Sinne verlassen, um solche Nahrung aufzuspüren. Dabei spielten der Geruchs- und Geschmackssinn eine ebenso so große Rolle wie die Fähigkeit des Sehens, um die Farben Rot, Grün und Blau zu unterscheiden.
Beim Ausprobieren von möglichen Nahrungsmitteln konnte der Geschmack auf die Verträglichkeit hinweisen: Ein **bitterer** Geschmack konnte auf etwas Giftiges verweisen, das sogar lebensbedrohlich werden konnte – deshalb reagieren wir besonders heftig auf Bitteres.

Saures kann auf etwas Verdorbenes, aber nicht immer lebensbedrohliches hinweisen – deshalb können wir Saures in gewissen Grenzen vertragen. Bei einem Übermaß wird notfalls der Brechreiz aktiviert.

Nur der **süße** Geschmack war relativ verlässlich, was süß war, erwies sich als sicher, nahrhaft und wohltuend – wie z. B. bei Beeren und Obst. (Vgl.: GEO kompakt Nr. 30, 2012, Gesunde Ernährung, S. 25ff.)

Eine weitere mögliche Erklärung für diese Vorliebe für Süßes könnte in der Muttermilch zu finden sein. Diese schmeckt süßlich. Damit wird „Nahrung" mit dem Merkmal „süß" schon vom Lebensbeginn an verbunden. Das Kind lernt: Süßes tut gut.

Es gibt auch sozio-kulturelle Gründe: Zucker und Süßigkeiten waren vor Jahrhunderten teuer und nur wohlhabenden Schichten vorbehalten, deshalb galten diese als etwas Besonderes. Man wurde mit etwas Süßem „belohnt", daher bekamen Süßigkeiten eine positive Bewertung.

Das Dilemma des Überflusses

Einerseits ist es eine Errungenschaft unserer Zivilisation, dass ausreichend Nahrung zur Verfügung steht, andererseits wird der Überfluss immer mehr zum Fluch: Übergewicht, Herz-Kreislauf-Erkrankungen, Krebs werden mit **Überernährung** in Zusammenhang gebracht.

Das heutige Dilemma besteht vor allem darin, dass sich der menschliche Körper dem heutigen Überfluss und der ganzjährigen Verfügbarkeit fast aller Lebensmittel kaum anpassen konnte.

Unseren Vorfahren dienten Süßes und Fettiges zum Gewinn von Energie, die bei Überschuss als Körperfett gespeichert wurde, um magere Zeiten zu überstehen.

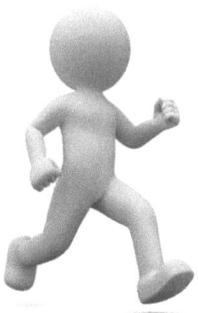

ABER: Diese mageren Zeiten treten kaum noch auf. Wer kennt bei uns heute noch Hungersnot?

Unsere Vorfahren mussten sich ihr Essen erst jagen oder sammeln, das war energieaufwändig und kostete Zeit. Der Erfolg war nicht immer gewiss.

ABER: Dank der Errungenschaften der modernen Technik bewegen wir uns viel weniger und deshalb wird die Energie aus dem Nahrungsmittel viel weniger verbraucht als in früheren Zeiten.

Von Natur aus sind wir darauf programmiert, nicht zu viel zu essen. Füllt sich der Magen, sorgen Signalketten u. a. aus der Bauchspeicheldrüse, dem Dünndarm oder den Fettzellen dafür, dass wir uns irgendwann satt fühlen. Dafür ist u. a. das Sättigungs-Hormon Leptin verantwortlich.

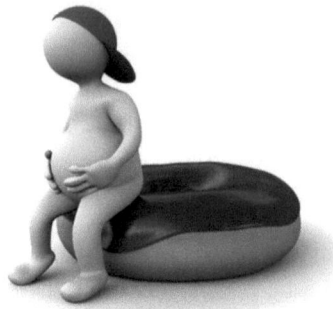

ABER: Das Sättigungsgefühl braucht ca. 20 Minuten, bis wir spüren, satt zu sein. Bis dahin springt unser körpereigener „Satt-Signalgeber" nicht an. Dank des Kochens und anderer Methoden der Essenzubereitung brauchen wir nicht mehr so viel kauen:
Essen wir zu schnell, essen wir zu viel. Die körpereigenen Regulationsmechanismen werden außer Kraft gesetzt.

Vermutlich verschmähten auch unsere Vorfahren nur selten einen nahrhaften Bissen. Denn es war ungewiss, wann es den nächsten gab. Daher nimmt man an, dass wir immer dann essen, wenn wir die Gelegenheit dazu haben. Und die Gelegenheit bietet sich uns heutzutage sogar schon auf dem Weg zur Arbeit, auf der Straße, beim Warten an der Haltestelle, am Bahnhof oder beim Tanken und das sogar oft rund um die Uhr.
Wir essen, wenn wir Gelegenheit dazu haben, aber auch aus Gewohnheit oder Langeweile. Der ehemals sinnvolle Mechanismus wird nun zum Fluch, weil wir unser Verhalten nicht an die geänderten Bedingungen der Nahrungsverfügbarkeit angepasst haben.

Das Übermaß an Kohlenhydraten ist das Problem

Mit dem **Übermaß,** an das unser menschlicher Stoffwechsel nicht genügend angepasst ist, verursachen Kohlenhydrate langfristig gesundheitliche Schäden, die letztendlich für die Zivilisationskrankheiten verantwortlich sind.
„Der prozentuale Anteil der Kohlenhydrate an der Gesamtkalorienmenge ist in den letzten 30 Jahren von **40 %** *auf* **55 %** *gestiegen (hier vor allem der Fruktosekonsum) Der Eiweißverzehr blieb relativ konstant bei* **15 %.** *Der Fettverzehr hat sich von* **40 auf 30 %** *reduziert".* (Lustig, Robert: Die bittere Wahrheit über Zucker, S.41)

Es scheint sich immer mehr herauszukristallisieren, dass der **Fruchtzucker** – die **Fruktose** dabei eine unrühmliche Rolle spielt. Fruktose ist insbesondere in Obst enthalten. Obst gilt als gesund, deshalb galt auch die Fruktose lange als gesund.

Das Fruktose-Problem entsteht, wenn wir das Obst be- und verarbeiten und dabei die „Ballaststoffe von diesem Zucker trennen. Das passiert zum Beispiel bei der Herstellung von Säften, Desserts und künstlich gesüßten Lebensmitteln. Ballaststoffe sind nur bedingt wasserlöslich. Daher bleiben sie im Fruchtfleisch enthalten, während die Fruktose und z.B. manche Vitamine im Saft landen. Somit füllt sich unser Magen nach einem Glas Orangensaft (aus drei Orangen) verhältnismäßig weniger als nach dem Verzehr dreier Orangen", während die aufgenommene Menge an Fruktose aber unverändert bleibt. „Wegen der mangelnden Magenfüllung bekommen wir kaum ein Sättigungsgefühl und wollen mehr von energiereichen Lebensmittel zu uns nehmen. Wenn wir den Konsum von ballaststoffarmen und fruktosereichen Lebensmittel (z.B. gesüßten Getränken und Säften) in unseren Alltag einbauen, erhöhen wir sehr schnell den Fruktose-Konsum. Langfristig belasten wir somit unsere Leber – unser wichtigstes Entgiftungsorgan." (Vgl.: http://stekovic.com/dr-mosleysdiaet/ – letzter Abruf 25.06.2017)

Das Übermaß an solchen schnell verfügbaren Kohlenhydraten, das letztendlich gesundheitlichen Schäden verursacht, schädigt auch das Gehirn, den Ort, an dem unsere Gefühle, Gedanken und Stimmungen entstehen.

Wenn das Gehirn nicht mit den notwendigen Nährstoffen versorgt wird und ein Ungleichgewicht an essentiellen Stoffen herrscht, kann es zu Fehlfunktionen, unter anderem auch zu Stimmungsschwankungen kommen.

Kohlenhydrate an sich sind nicht das Problem, ein Übermaß an Kohlenhydraten schon.

Braucht das Gehirn Zucker?

Immer wieder hört man diese Aussage: „Das Gehirn braucht Zucker", deshalb seien Kohlenhydrate **insbesondere für Depressive,** unverzichtbar. Stimmt das?

Richtig ist, dass der Genuss von schnellen Kohlenhydraten einen unmittelbaren stimmungsaufhellenden Effekt hat. Weiter oben habe ich bereits beschrieben, was Heißhunger anrichten kann. Es ist oft ein nur kurzfristiger Effekt, der aber einen Teufelskreis auslöst. Das Gehirn will immer wieder von diesem Stoff. Das ist der Grund, warum einige Autoren „Zucker als Suchtmittel" bezeichnen (z.B. Robert Lustig und Kurt Mosetter u.a.).

*„Der im Zusammenhang mit Zucker wichtigste Aspekt ... ist vielleicht, **dass Dopamin auch als wesentliche Triebkraft hinter jeder Art von selbstzerstö-***

rerischem Suchtverhalten *gilt. Das High-Gefühl beim Konsum von Drogen, das Empfinden von Glück, Freude und Zuversicht angesichts seiner Lieben, beim Besteigen eines Berggipfels oder auch nach einer Joggingrunde wird auf eine verstärkte Ausschüttung von Dopamin zurückgeführt. Verantwortlich dafür ist ein Belohnungssystem, das wir auch selbst stimulieren können. ... Die Dopamin-Konzentration im Gehirn ist übrigens dann am höchsten, wenn man nach einem bestimmten Reiz oder Stoff verlangt.*

*Typischerweise werden die höchsten Dopamin-Spitzen durch die Gedanken kurz vor der tatsächlichen Ausführung der berauschenden Tat entwickelt. Dann entwickelt man eine regelrechte **Gier** nach dem Verlangten. Hat man bekommen, was man will, sinkt der Spiegel wieder, und man giert nach immer mehr."*

(Quelle: Mosetter, Kurt u. a.: Zucker – der heimliche Killer, S. 49)

Richtig ist auch, dass der Ausgangsstoff des Serotonins, die essentielle Aminosäure Tryptophan erst vom Darm ins Gehirn gelangen muss, da das im Darm gebildete Serotonin die Blut-Hirn-Schranke nicht überwinden kann. Diesen Transport ins Gehirn schafft Tryptophan nicht allein. Es braucht ein „Taxi" dafür, ein Transporter-Molekül. Nun ist Tryptophan die kleinste Aminosäure und kann sich deshalb gegenüber den „größeren" Aminosäuren Tyrosin, Leucin, Valin, Isoleucin und Phenylalanin nicht durchsetzen. Diese Aminosäuren benutzen nämlich das gleiche „Taxi". Deshalb braucht Tryptophan einen Helfer, der die größeren Aminosäuren schnell aus dem „Taxi" wirft. Der Helfer ist: Glukose. Der durch die Glukose steigende Blutzuckerspiegel erzeugt eine Insulinausschüttung. Das Insulin wirkt wie ein Schlüssel zu den Zellen und lässt die größeren Aminosäuren ins periphere Gewebe, z. B. den Muskel, „eintreten" und damit hat Tryptophan das „Taxi" für sich allein und kann nun ungehindert ins Gehirn übertreten.

Sicher kennen Sie das alte Hausmittel zum besseren Einschlafen: **Warme Milch mit Honig.** Das Eiweiß aus der Milch wird im Darm aufgespalten, Laktose gehört zu den „schnellen" Kohlenhydraten, da es nur aus zwei Molekülen besteht (siehe Grafik oben). Der zuckerhaltige Honig bewirkt, dass die größeren Aminosäuren in den Muskel aufgenommen werden. Die Wärme fördert die Entspannung und das ins Gehirn gelangte Tryptophan wird zu Serotonin und das wiederrum zu Melatonin, dem Schlafhormon, umgebaut. Kurze Zeit später kann man einschlafen.

Das funktioniert aber auch, wenn Sie *„etwas Obst oder ein Stück Schokolade nach der Tryptophan-reichen Mahlzeit essen, um den Insulin-Spiegel anzuheben. Dadurch wandern die sieben konkurrierenden Proteinbausteine in den Muskel, während Tryptophan die schmale Brücke zum Gehirn allein passieren kann."*

(Vgl. Spitzbart, Michal: Entschlüsseln Sie Ihren Gesundheits-Code, S. 91)

Aus diesem Zusammenhang wurde wahrscheinlich abgeleitet, dass Depressive kohlenhydratreich essen sollten. Um den gewünschten Effekt zu erzielen, braucht es aber nicht über 50 % Kohlenhydrat-Anteil im Essen, es reicht eine verhältnismäßig kleine Menge, die bereits im Obst oder Gemüse enthalten ist. Daraus leitet sich auch eine Ernährungsempfehlung ab, die Sie weiter unten im Kapitel „Biologische Rhythmen" finden, nämlich: Süßes nur als Nachtisch zu einer Hauptmahlzeit, nicht zwischendurch!

Es gibt viele Ratgeber zum Thema bipolare Störung. Ich habe bisher nur in einem davon Hinweise auf die Ernährung gefunden. Im Buch „Ratgeber Bipolare Störung" von Dr. Daniel Illy steht: *„Kohlenhydrate sind wichtige Energielieferanten für das Gehirn und werden dort zum Aufbau der Botenstoffe benötigt. Eine sogenannte Low-Carb-Diät könnte also den Gehalt an Botenstoffen beeinflussen und eher depressiver machen."*
Einen Satz weiter wird eingeräumt: *„Entsprechende weiterführende Untersuchungen fehlen allerdings bislang, sodass es hier bei Mutmaßungen bleiben muss. Manche bipolare Patienten machen mit einer Low-Carb-Diät sehr gute Erfahrungen."* (Illy, Daniel: Ratgeber Bipolare Störungen, S. 82)

Für mich waren diese Aussagen wenig hilfreich. Was denn nun, LowCarb-Diät – ja oder nein? Der Autor legt sich nicht fest und gibt mir in dieser Frage keinen nützlichen Rat. Es scheint hier noch viel Unsicherheit zu geben, wahrscheinlich weil es an belastbaren Studien fehlt, auf die immer so viel Wert gelegt wird. Mir ist nicht bekannt, dass solche Studien für Bipolare überhaupt angedacht sind. Es bleibt mir und Ihnen also wahrscheinlich nichts anderes übrig, als selbst auszuprobieren, ob eine Ernährungsumstellung stimmungsstabilisierend ist.

Mein Fazit nach drei Jahren ist: **Ich gehöre zu den bipolaren Patienten, die mit der Ernährungsumstellung auf Low Carb gute Erfahrungen gemacht haben. Seit der Ernährungsumstellung habe ich keine Stimmungsschwankungen mehr.** Ob das bei Ihnen auch so wirkt, können Sie nur selbst herausfinden. Ich finde, einen Versuch ist es wert.

Noch zu einer weiteren Aussage im „Ratgeber Bipolare Störungen": Der Autor spricht von den Kohlenhydraten als „wichtiger Energielieferant", die für den Aufbau der Botenstoffe benötigt werden. Das sehe ich anders. Bereits im Kapitel „Moleküle der Gefühle – Eiweiß und seine Bedeutung für Stimmung und Antrieb" hatte ich erläutert, dass für den Aufbau der Botenstoffe die Aminosäuren, Proteine und Eiweiße essentiell sind. Kohlenhydrate liefern Energie, aber sie sind nicht der einzige Lieferant. Es geht auch anders und damit sind die Kohlenhydrate nicht essentiell.

Richtig ist, dass das Gehirn **Glukose** braucht. Um Glukose für das Gehirn zu erzeugen, muss man aber nicht zwingend Kohlenhydrate essen. Der Körper kann die relativ geringen Mengen, die das Gehirn braucht, (ca. 5 g pro Stunde, also 120 g in 24 Stunden) auch durch Umwandlung z.B. aus im Muskel gespeicherten Aminosäuren herstellen. Allerdings sind diese Prozesse aufwändig und weniger effektiv. Mehr dazu im Abschnitt „Das egoistische Gehirn". Auch **Ketonkörper,** die in der Leber aus Fett hergestellt werden, können dem Gehirn als Glukoseersatz dienen. (↗ Abschnitt „Energieproduktion geht auch in Ketose")

Eine *„LowCarb-Diät könnte noch depressiver machen"* – diese Aussage im Buch von Dr. Illy bezieht sich wahrscheinlich auf die Beobachtung, dass Menschen, die eine Diät machen, also weniger essen als sonst, in gedrückter, manchmal auch gereizter Stimmung sind.
Das hat aus meiner Sicht nichts mit der bipolaren Störung zu tun, sondern mit der Tatsache, dass der Körper weniger Energie bekommt als er gewöhnt ist. Ich glaube, dass jeder, der schon mal versucht hat abzunehmen, solche miesen Stimmungen erlebt hat.

Richtig ist, dass das Gehirn sich gegen den Entzug der Kohlenhydrate mit Magenknurren, Hunger, Energielosigkeit, „Watte im Kopf" und manchmal auch Kopfschmerzen „wehrt". Denn die sogenannte Stressachse springt panisch an. Die Dopaminproduktion sinkt in den Keller. (Vgl.: Mosetter, Kurt u. a.: Zucker – der heimliche Killer, S. 53)
Das Gehirn muss sich erst auf einen anderen Weg der Glukosebereitstellung umstellen und das dauert etwa eine Woche. Das beruht auf dem **Pull-Prinzip,** das ich im nächsten Absatz erläutern möchte.

Dieser Zustand während der Umstellung ähnelt tatsächlich depressiven Symptomen, er ist aber auch vergleichbar mit den Symptomen bei fallendem Blutzuckerspiegel, der Unterzuckerung. Beide Ursachen machen schlechte Stimmung. Übrigens hilft gegen solche unangenehmen Zeichen viel zu trinken, insbesondere mindestens einmal am Tag ein Glas Wasser mit einem halben Teelöffel Salz oder Sie nehmen gleich ein Hydrogencarbonat-haltiges Mineralwasser. Hilfreiche Tipps habe ich auch auf der österreichischen Webseite www.10in2.at gefunden sowie im Buch von Bernhard Ludwig: „Morgen darf ich essen, was ich will."

Nach nur einer Woche waren bei mir diese unangenehmen Symptome verschwunden. Damit Zeichen von Herabgestimmtheit und Energielosigkeit als Depression eingestuft werden, müssen diese aber laut ICD-10-Definition über einen längeren Zeitraum von mehr als einer Woche andauern.

Des Weiteren spricht gegen eine Depression, dass nach der Umstellung **meine Stimmung gleichbleibend gut und meine Energie größer als vorher** war, obwohl ich sehr wenig Kohlenhydrate gegessen habe.

Genau dieser Umstand hat mich motiviert, weiterzumachen!

Das egoistische Gehirn oder das Pull-Prinzip

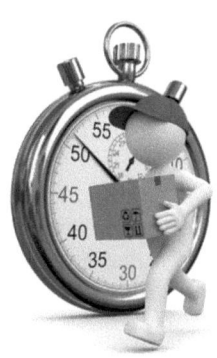

Das Gehirn benötigt sehr viel Energie, man geht von etwa einem Viertel des Grundumsatzes des Körpers aus, obwohl es von der Masse her etwa nur 2 % Anteil am Körper hat. Äußerst egoistisch wacht das Gehirn darüber, dass immer ausreichend Energie geliefert wird. Es ist auf eine konstante Versorgung mit Energie aus dem Brennstoff Glukose angewiesen, da es dafür keine großen Speicher hat. Unter Normalbedingungen braucht es bis zu zwei Drittel der Blutglukosemenge, kommt noch eine Stressbelastung dazu, entzieht das Gehirn dem Blut seines „Besitzers" sogar fast 90 Prozent davon. Um im richtigen Moment den aktuellen Bedarf an Glucose decken zu können, muss es diese dem Körper aktiv entziehen, gewissermaßen „on demand" – also wie „auf Bestellung".

Das beruht auf dem **Pull-Prinzip,** wobei erst der Empfänger einer Lieferkette einen Bedarf äußern muss, damit die Lieferung erfolgt. Die Bedeutung dieses Pull-Prinzips wird vor allem in Zeiten von Nahrungsknappheit deutlich, denn dann sinkt der Blutzuckerspiegel, und das Körpergewicht nimmt nachweislich ab, aber das Gewicht des Gehirns bleibt konstant.

(Vgl. Quelle: Stangl, W. (2014). Energieverbrauch des Gehirns. Arbeitsblätter-News. www.arbeitsblaetter-news.stangl-taller.at/energieverbrauch-des-gehirns/ letzter Abruf am 15.01.2017)

Bei mir funktioniert dieses „Glukose-auf-Bestellung-Prinzip" solange gut, wie ich regelmäßig Glukose „lieferte". Bei meiner Diät, also dem Verzicht auf Kohlenhydrate, war die Lieferkette unterbrochen, der Ausgangsstoff war „aus". Der Stoffwechsel des Körpers musste sich erst einen neuen „Lieferanten" besorgen und die „Lieferkette" neu organisieren. Das ging schneller als ich dachte, denn der Körper ist in der Lage von mehreren „Lieferanten" Glukose zu bekommen. Er ist nur ungeübt beim Umschalten von einer Lieferkette zur anderen und das macht kurzzeitig Probleme.

„Diese hier lebensnotwendige Glucose kann durch Leber und Nieren aus Aminosäuren, Milchsäure (Laktat), Glycerin hergestellt werden. Glycerin ist ein Ab-

bauprodukt von Fett. Sie kennen das Wort Triglyceride. Diesen Prozess in Ihrem Körper – unabhängig von Ihrer Zufuhr an Aminosäuren – nennt man Gluconeogenese.

Das bedeutet, dass der Körper sich komplett ohne Kohlenhydrate ernähren kann, wenn Sie ihm Eiweiße und Fette in ausreichender Menge zur Verfügung stellen. *...*

Nur haben wir uns schon so sehr an ein „falsches" Leben gewöhnt, ein Leben mit Mehl und Zucker, dass wir von Ketonkörpern nichts mehr wissen. Dass das Gehirn sich sehr wohl auch von diesen Stoffen, nämlich Abbauprodukten des Fettstoffwechsels, ernähren kann. Zu 80 Prozent. Bleibt also nur noch eine Minimenge unbedingt notwendigen Zuckers für das Gehirn. Und genau diese Minimenge stellt der Körper mit Leichtigkeit aus Eiweiß und Fett her.

Anders nämlich hätten die Menschen Eiszeiten oder lange Hungersnöte auch nicht überlebt. Und für den letzten Ungläubigen: Das ist längst klinisch untersucht und dokumentiert. ... 1929 wurden zwei Polarforscher ein Jahr lang im Bellevue-Hospital in New York interniert. Eingeschlossen. Und ein Jahr lang absolut nur von Fleisch ernährt.

Bei dieser reinen Fleisch-/Fettdiät (100–140 g Eiweiß, Rest Fett) zeigten beide Versuchspersonen über 12 Monate keinerlei Anzeichen von Mangelerscheinungen, Leistungseinbußen oder gesundheitlichen Problemen. Im Gegenteil (JAMA 1929; 93(1):20–22).

Schon damals wollte das niemand glauben. Obwohl es doch jeder Eskimo seit Jahrtausenden vormacht. Ausländische Professoren hatten sich damals in New York versammelt und haben wochenlang ausgeharrt in Erwartung eines frühen Todes der zwei Versuchspersonen. Nun ja...

Wenn der Mensch Kohlenhydrate essen müsste, wären wir längst ausgestorben.

..." (Strunz-News vom 14.01.2013: Brauchen wir Zucker zum Leben)

Energieproduktion geht auch in Ketose

Wir hatten bereits erfahren, dass Glukose auf verschiedene Weise gespeichert werden kann, um immer dann zur Verfügung zu stehen, wenn Energie benötigt wird: z.B. im Glykogenspeicher der Leber (Leberstärke) oder in der Muskulatur. Wir haben ebenfalls bereits erfahren, dass wir einen weiteren Energiespeicher besitzen: das Körperfett.

Der Glykogenspeicher in der Leber fasst ungefähr 450 g. Je nach körperlicher Tätigkeit ist der nach zwei Stunden (z.B. beim Marathonläufer) oder nach zwölf Stunden (z.B. beim Schreibtischarbeiter) verbraucht.

Der Fettspeicher, der 20 bis 30 Kilogramm (oder mehr) umfasst, ist viel größer.

In Amerika soll es einen Menschen geben, der über 400 kg wiegt. Er musste mit einem Kran aus seiner Wohnung gehoben werden. Ca. 60 – 80 % der Fettmasse des Körpers werden im Unterhaut-Fettgewebe gespeichert und der restliche Teil im Eingeweide-Fettgewebe, das die Organe umschließt. Im Vergleich zu den 450 g Glykogenspeicher ist dieser Speicher riesig und reicht wahrscheinlich „ewig". (Vgl.: Dr. Ulrich Strunz „Wieso macht die Tomate dick", S. 94)

Der Prozess, bei dem aus Fettsäuren Energie produziert wird, wird als **Ketogenese** bezeichnet. Dabei werden aus über die Nahrung aufgenommenen Fettsäuren als auch den körpereigenen Fettreserven **Ketonkörper** in der Leber gebildet. Eine Ernährungsweise, bei der der Fett- und Eiweißanteil deutlich überwiegt und fast keine Kohlenhydrate aufgenommen werden, wird deshalb auch als **ketogene Diät** bezeichnet. Menschen, die sich so ernähren, streben den Zustand der **Ketose** an. Dann bezieht man seine Energie ausschließlich aus Fetten.
Fettsäuren sind nicht wasserlöslich und relativ groß und können deshalb auch nicht die Blut-Hirn-Schranke überwinden. Die Fettsäuren werden bei der Ketogenese in sehr kleine und wasserlösliche Körperchen umgebaut und können nun ohne Transporter ins Gehirn gelangen und in den Mitochondrien zur Energieproduktion verwendet werden. Für diesen Umwandlungsprozess benötigt der Körper nur drei Enzymschritte, für die Glukoseverbrennung braucht er elf.
(Vgl. Pfeiffer, Daniela: Keto Basics, S. 16–17)
Menschen, die in die Ketose „switchen" berichten *plötzlich von einer nie gekannten geistigen Klarheit ... Die ... lässt sich folgendermaßen erklären:*

- *Die Ketose vermehrt Mitochondrien im Gehirn*
- *Die Ketose umgeht einen schlechten Kohlenhydrat-Stoffwechsel*
- *Die Ketose erhöht deutlich die Gehirndurchblutung*
- *Ketonkörper sind nicht nur Treibstoffe, sondern „Supertreibstoffe".*

Denn: Sie liefern pro konsumiertem Sauerstoff mehr ATP, sprich Energie. Mehr ATP pro O2-Aufnahme lässt sich übersetzen in „effizienter."
Das bedeutet ausdrücklich nicht, dass du den Rest deines Lebens in der Ketose verbringen musst. Es ist von enormer Bedeutung, dass du dir darüber im Klaren bist, wie und wo Energie entsteht und vor allem, wie man sich in Notsituationen helfen kann. Ein Gehirnstoffwechsel, der sich auch aus seinen Fettspeichern speisen kann, fährt im Prinzip dual, kann sowohl Glukose als auch Keton-Körper verwerten. Das ist genial, denn dadurch bist du nicht von Glukose abhängig."
(Quelle: Michalk / Böhm: Mitochondrien. Energie. Vitalität, S. 78–79)
Letztendlich ist für uns entscheidend, ob, wie viel und wie effizient wir Energie produzieren können. Die „Körperwährung" für Energie heißt ATP (Adenosintriphosphat). Das ATP und unsere Körperwärme sind das Endprodukt aus Verdauung, Glykolyse, Gluconeogenese, Beta-Oxidation, Citrat-Zyklus und Atmungs-

kette. Am Ende eines langen Prozesses entsteht ATP. Wie viel davon entsteht, hängt mit den Ausgangsstoffen zusammen und mit der Fähigkeit unserer Zellen, diese Ausgangsstoffe zu verwerten.

Dem schlussendlichen ATP – also der Energie – ganz hinten am Ende der Zellatmung ist es völlig gleichgültig, wer den Prozess angestoßen hat: ob Kohlenhydrate oder Fette. Molekül ist Molekül – egal, in welcher Verbindung es irgendwann vorher einmal steckte.

- Das aus Fett produzierte ATP ist immer da, es kennt keine Schwankungen, es macht stabil – energie-stabil.
- Das aus Kohlenhydraten produzierte ATP ist unstetig, weil es ständig rauf und runter geht.

(Vgl.: Dr. Ulrich Strunz „Wieso macht die Tomate dick", S. 94 und 110)

Man kann sich das vereinfacht also so vorstellen: Egal, ob Kohlenhydrate oder Fette den Ausgangsstoff liefern, die Zelle kann daraus Energie herstellen:

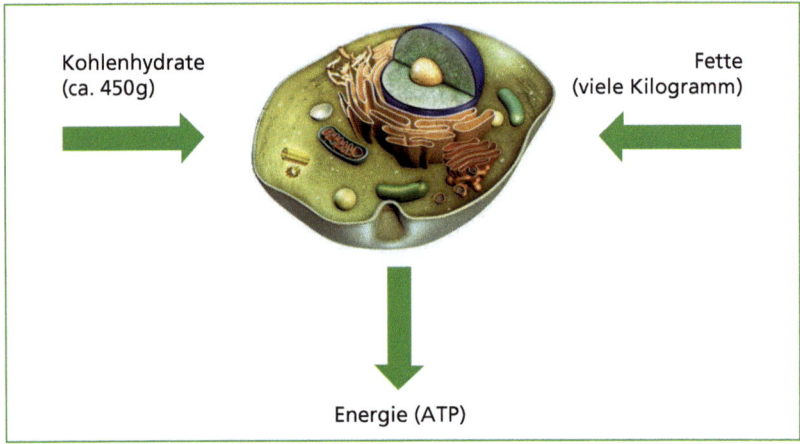

Kohlenhydrate
(ca. 450g)

Fette
(viele Kilogramm)

Energie (ATP)

Genau das ist es doch, was sich bipolar Betroffene wünschen: Stabilität – **Energie-Stabilität.** Sie entscheiden durch Ihre Nahrungsauswahl, welches System Sie für Ihre Energieproduktion nutzen! Es geht nicht um „Entweder (Kohlenhydrat-Stoffwechsel) – Oder (Fettstoffwechsel)". **Es geht um „Sowohl als auch".**

Nun können wir uns leider nicht aussuchen, ob wir für die Verarbeitung des eben Gegessenen den Kohlenhydrat-Stoffwechsel oder den Fettstoffwechsel benutzen wollen. Denn unser Körper setzt bei der Entscheidung, welche Art von Ausgangsstoff er für die Energieproduktion bevorzugt, Prioritäten. Es wird nicht verarbeitet, was rein kommt oder was wir gern zuerst verarbeitet hätten, sondern es wird das zuerst verarbeitet, was sich am effizientesten umsetzen lässt, der Rest geht auf Reserve. Das ist evolutionär betrachtet zwar sinnvoll, für uns moderne Menschen eher ein Problem. **Sowie Kohlenhydrate vorhanden sind, werden diese immer zuerst genutzt.** Auch das ist eine Gesetzmäßigkeit, die ohne unser Zutun abläuft.

„Jetzt kommt die Gemeinheit. Vielleicht die größte Gemeinheit der Natur. Die Schuld an Ihrem Problem, an Ihrem Riesenfettproblem: Das wirklich Dumme an diesen zwei Benzintanks des Menschen ist nämlich, dass die Kohlenhydrate für den Menschenmotor, für die Muskelzelle, leichter verbrennbar sind. Dass sie bequemer aufzuspalten sind. Die Kohlenhydrate mag er lieber, Ihr Muskel. Denn Kohlenhydrate verbrauchen bei der Verbrennung 10 % weniger Sauerstoff.
Und nachdem die Muskelzelle genau wie der ganze Mensch ziemlich faul ist, wird sie – wann immer Kohlenhydrate und Fett gleichzeitig angeboten werden – erst mal Kohlenhydrate wählen. Also immer. Ist einfach leichter. Ist bequemer.
Der Mensch ist ein Zuckerverbrenner. *Von Natur aus. …*

Hat der Mensch den Wunsch, leichter zu werden, Gewicht abzunehmen, Fett abzubauen, hat er keine Chance. Sein Motor wird immer den kleinen Benzintank mit Zucker entleeren, daraufhin Hunger kriegen und den kleinen Tank wieder füllen mit typischer Ernährung, nämlich mit Kohlenhydraten. …

Wenn Sie's wirklich satt haben, wenn Sie nachhaltig etwas ändern wollen, dann hilft eben auch nur etwas Drastisches. Etwas ganz Ungewöhnliches. Etwas, was Ihren Körper bis in seine Grundfesten erschüttert. Was den Stoffwechsel auf den Kopf stellt: Drehen Sie den Hahn zu. Sperren Sie die Benzinleitung, die von den Kohlenhydraten zum Motor führt, einfach ab. Geben Sie Ihrem Motor keine Kohlenhydrate mehr. Werden Sie radikal. Tun Sie's einfach. Null Kohlenhydrate! Dann nämlich bleibt dem armen Muskelzellmotor gar nichts anderes übrig, als sich – mühselig stotternd – umzustellen auf Fett. Denn von irgendetwas muss er ja leben. …
Kappen Sie die Zufuhr von Zucker und Ihr Motor muss, er muss einfach, er muss sich mit dem Fett beschäftigen und lernt das auch viel, viel schneller, als Sie glauben." (Zitat aus Strunz: Die neue Diät, S. 35–37)

Fixer mit Foxa2

Energiemangel geht auch mit einer großen Unlust für Bewegung einher. Wie wir noch im Kapitel zur Bewegung weiter hinten sehen werden, ist eine regelmäßige Bewegung ein wichtiger Baustein für die Stabilität. Prof. Markus Stoffel vom Institut für Molekulare Systembiologie in Zürich hat herausgefunden, dass im

Gehirn der Bewegungsdrang und die Nahrungsaufnahme durch ein „sehr raffiniertes Protein" mit dem wissenschaftlichen Namen Foxa2 gesteuert werden. Foxa2 aktiviert bestimmte Gene zur Bildung von MCH und Orexin.
(publiziert in „Nature" am 03.12.2009)

Foxa2 ist deshalb für uns Bipolare interessant, weil es immer dann verschwindet, wenn der Insulinspiegel ansteigt, also wenn wir Kohlenhydrate essen.
(Vgl.: ebenda, S. 94–95)

Daraus kann man schlussfolgern, dass Zucker und andere Kohlenhydrate den Bewegungsdrang unterdrücken. Es ist also nicht immer Ihr „innerer Schweinehund" schuld, sondern es sind auch die blutzucker-triggernden Lebensmittel. Schränken Sie die Kohlenhydat-Zufuhr ein, stellt sich auch wieder der Bewegungsdrang ein: dank Foxa2!
(Quelle: Strunz-News v. 11.12.2009 „Bewegungsdrang")

Leere Kohlenhydrate in Fertigprodukten

Wahrscheinlich werden Sie sich fragen, ob das Gesagte bedeutet, dass man nichts Süßes mehr essen soll? Handelsübliche Süßigkeiten triggern wohl eher die Zuckersucht. Eine Ausnahme ist Bitterschokolade mit mehr als 70 % Kakaoanteil. Es gibt aber gesunde Alternativen: Obst.
In Obst und Gemüse liegen die Kohlenhydrate nicht isoliert als reiner Zucker vor, sondern sind immer in Verbindungen verpackt, die auch noch Vitamine, Mineralstoffe, Spurenelemente, Ballaststoffe und sekundäre Pflanzenstoffe enthalten. Diese komplexe Form macht den gesundheitlichen Effekt aus.
Frisches Obst und Gemüse sind mehr als die Summe ihrer Bestandteile. Deshalb kann man sie auch nicht durch Nahrungsergänzungsmittel ersetzen.

Es sind vor allem die **Fertigprodukte der Lebensmittelindustrie,** die Saccharose u. a. Einfach- und Zweifachzucker enthalten. Man benutzt den Zucker in ähnlicher Weise auch wie Salz oder Fett, um einerseits die Haltbarkeit des Produkts zu erhöhen und andererseits den Geschmack zu verbessern. **Was besser schmeckt, wird mehr gekauft. Was sich länger hält, bringt mehr Gewinn. Der Gewinn steht an erster Stelle, nicht unsere Gesundheit, schließlich zwingt Sie niemand Fertigprodukte oder gesüßte Getränke zu kaufen.**

Hätten Sie gedacht, dass in folgenden Produkten so viel Zucker steckt? (Vergleichsgröße ist ein Zuckerwürfel a' 3 Gramm. Das kann man sich gut vorstellen:

Produkt	Zucker in Gramm/ Anzahl an Zuckerwürfeln
Essiggurken	12 g pro Glas = ca. 4 Stück Würfelzucker
Heringssalat (eine Portion 200 g)	16 g in 200 g Portion = ca. 5 Stück Würfelzucker
Ketchup (pro 300 g)	68 g in 300 g = ca. 22 Stück Würfelzucker
Joghurtdressing (50 g)	5 g in 50 g = knapp 2 Stück Würfelzucker
Dosenananas (kleine Dose a 570 g)	88 g Zucker = ca. 30 Stück Würfelzucker
Leberwurst (250 g)	9 g Zucker auf 250 g = 3 Stück Würfelzucker
Gummibärchen (1 Tüte a 300 g)	234 g Zucker = 78 Stück Würfelzucker

(Vgl.: Mosetter, Kurt u. a.: Zucker – der heimliche Killer, S. 16)

Niemand kann heute sagen, welche langfristigen Wirkungen die „Emulgatoren, Säureregulatoren, Farbstoffe, Konservierungsstoffe, Weichmacher, Säuerungsmittel, Backhilfsmittel, Treibstoffe ..." (Vgl. Strunz, Ulrich, „Die neue Diät", S. 23–24) die in den industriell hergestellten Lebensmittel verarbeitet werden, auf unsere Gesundheit haben. Dadurch enthalten solche Lebensmittel zwar eine lange Liste an Zutaten, aber die ursprünglichen Vitamine, Mineralstoffe, Spurenelemente, Ballaststoffe und sekundäre Pflanzenstoffe sind kaum noch enthalten. Sie bekommen ein fast „leeres" Produkt.

Haben Sie sich schon mal gefragt, warum in einem Erdbeer-Fruchtjoghurt auf 100 g 13,1 g Zucker stecken? Als Verbraucher erwartet man doch bei einem Joghurt, der aus Milch gemacht wird und Früchte enthält, dass nur diese Stoffe enthalten sind. Rechnen wir mal nach, was in einem 250 g Becher steckt: 8,0 g Eiweiß, 3,8 g Fett, 32,8 g Kohlenhydrate, davon 32,8 g Zucker, 0 g Ballaststoffe (Quelle: BMI-Rechner.net) Milch hat 5 g Milchzucker auf 100 ml x 2,5 = 12,5 g Milchzucker.
Damit sich ein Fruchtjoghurt so nennen darf, muss er mindestens 6 % Fruchtanteil haben. Bei 250 g Joghurt wären das 15 g Erdbeeren, etwa ein Stück Erdbeere. 15 g Erdbeeren haben 1,05 g Zucker (7 g auf 100g). Der 250 g-Becher bräuchte also nur 13,55 g Zucker haben, hat aber tatsächlich 32,8 g, also 19,25 g mehr als nötig. Warum wohl? Diese 32,8 g Zucker entsprechen ungefähr 11 Stück Würfelzucker!

Würden Sie auf die Idee kommen zum Nachtisch 11 Stück Würfelzucker zu essen? Bei einem Fruchtjoghurt macht man sich solche Gedanken nicht, da man ja glaubt, etwas „Gesundes" zu essen.

Übrigens empfiehlt die Weltgesundheitsorganisation in ihrem Richtlinienentwurf von 2014 als tägliche Zuckermenge 25 g. In Deutschland liegt der durchschnittliche Zuckerkonsum bei 96 g am Tag, das sind ca. 35 kg im Jahr. Mit einem Becher Erdbeer-Fruchtjoghurt liegen Sie bereits über der Empfehlung der WHO für die tägliche Zuckermenge in Höhe von 25 g.

Schauen Sie sich die Zutatenliste jedes Produktes an, das Sie kaufen wollen: Je länger die Zutatenlisten, um so „künstlicher" im Sinne von „industrieller" ist das Produkt. Haben Sie schon mal darüber nachgedacht, warum es für Obst und Gemüse eine solche Zutatenliste nicht gibt? Das liegt bestimmt nicht nur daran, dass lose verkaufte Produkte nicht deklariert werden müssen.

Die Zutatenliste ist so aufgebaut, dass die Bestandteile **nach ihrem Gewichtsanteil** am Produkt aufgelistet werden. Das bedeutet, dass zuerst die Hauptzutaten aufgeführt werden und am Ende Gewürze, Aromen und Zusatzstoffe, die in geringer Menge enthalten sind. Was vorn steht, davon ist also viel enthalten, was hinten steht, ist nur gering enthalten.

Dabei tauchen manchmal an verschiedenen Stellen der Liste mehrere Begriffe auf: Kennen Sie folgende Begriffe? Können Sie mit den Begriffen etwas anfangen? Nein? Ich auch nicht. Diese Begriffe haben alle etwas Gemeinsames: Sie bezeichnen verschiedene Arten von Kohlenhydraten:

Saccharose, Maltose, Glukosesirup, Hexose, Instantzucker, Invertzucker, Kandisfarin, Maissirup, Maltodextrin, Malzzucker, Melasse, Raffinade, Rübenzucker, Sirup, Sorbit, Stärkesirup, Xylit, Zuckeralkohole, Zuckercouleur, Maisstärke, Stärke, Vollrohrzucker, Vanillezucker, Puderzucker, Weißzucker, Würfelzucker, Monosaccharide, Cellulose, Glukose, Isoglukose, Dextrose, Fructose, Sorbit, Glyserin, Ahornsirup, Rübensirup, Birnendicksaft, Reisstärke, Modifizierte Stärke, Kartoffelstärke, Tapiokstärke

(Vgl: Strunz, Ulrich: Wieso macht die Tomate dick? S.16)

Das sind die eigentlichen Übeltäter: Gesüßte Getränke, Fastfood, Brot und Fertigprodukte

Wenn man sich die Zusammensetzung von natürlicher Nahrung genauer ansieht, fällt auf, dass es keine Nahrungsmittel gibt, die von allen Makronährstoffen gleiche Anteile haben. Ich habe kein Lebensmittel gefunden, in dem Eiweiß, Fette und Kohlenhydrate in einem Verhältnis von 1 : 1 : 1 vorhanden sind. Mir ist aufgefallen, dass kohlenhydrathaltige Nahrungsmittel oft fettarm sind und dass die meisten Obst- und Gemüsesorten dazu zählen.

Andererseits gibt es pflanzliche Nahrung, die viel Fett enthält, dann ist aber der Kohlenhydratanteil eher gering.

So haben z. B.

- 100 g Walnüsse: 14,4 g Eiweiß, 69,1 g Fett; aber nur 6 g Kohlenhydrate sowie 6,1 g Ballaststoffe
- 100 g Avocado: 1,9 g Eiweiß, 23,5 g Fett, darunter auch Omega-3 Fette; aber nur 0,4 g Kohlenhydrate und 4,1 g Ballaststoffe.

Lebensmittel, in denen ein hoher Anteil an Kohlenhydraten UND Fetten enthalten ist, kommen in der Natur kaum vor. Es gibt eine Ausnahme: die Muttermilch. 100 ml Muttermilch liefert im Durchschnitt 7,0 g Kohlenhydrate, 1,5 g Eiweiß und 4,0 g Fett. Die Kombination von anteilig viel Fett und vielen Kohlenhydraten ist typisch für industriell hergestellte Nahrung.

Neueste Untersuchungen scheinen darauf hinzuweisen, dass die Kombination aus 50 % Zucker und 50 % Fett einerseits das Belohnungszentrum im Gehirn aktiviert (dabei ist Dopamin im Spiel) und andererseits das Sättigungshormon Leptin unterdrückt. Das heißt, dass das Satt-Signal nicht im Gehirn ankommt und man viel mehr isst.

Ähnliches gilt für **Glukose-Fruktose-Sirup,** der vielen Getränken zugesetzt wird. Die Ballaststoffe, Vitamine und Mineralstoffe sind herausgefiltert, es bleiben nur die Zweifachzucker übrig. Diese erhöhen den Blutzuckerspiegel schnell und erzeugen durch die Unterzucker Gegenregulation den Heißhunger und die Lust auf „Mehr davon". So entsteht Kohlenhydrat-Sucht.

Welche Hürden muss man bei der Ernährungsumstellung überwinden?

Die Ernährung umzustellen, weitgehend auf Kohlenhydrate (vor allem Zucker, Brot, Kartoffeln, Reis, Nudeln) zu verzichten und dafür mehr Gemüse, Obst, Eier, Fleisch, Fisch, Eiweiß und gute Fette zu essen ist leichter gesagt, als getan. Die Umstellung ist vergleichbar mit einer Suchtbehandlung – allerdings müssen Sie dafür nicht in die Klinik. Konsequenz und Durchhaltewillen reichen aus. Hier können Sie beweisen, dass Sie eben nicht ein Vielfraß, Faulpelz und Bewegungsmuffel und auch nicht willenlos, schwach und träge sind.

Ich habe mich bei meiner Ernährungsumstellung vor allem an folgende Bücher gehalten, denn von der „Kohlenhydratsucht" wegzukommen, ist nicht so einfach: Strunz: *„Die neue Diät"* und *„Die neue Diät – das Rezeptbuch"*

Dank der dortigen Ratschläge ging es bei mir ganz gut, denn ich war auf zu erwartende Schwierigkeiten und anfängliche Kopfschmerzen vorbereitet. Unwohlsein und Watte im Kopf sind nicht angenehm, wenn man aber weiß, woher das kommt, kann man es aushalten. Es sind nur wenige Tage, bei den meisten dauert die Umstellung nur drei bis sieben Tage.

Die ersten sieben Tage waren hart, aber ich hatte den festen Willen, durchzuhalten. Ab dem vierten Tag ging es besser. Mein Körper begann sich umzustellen. Seit dem sind nun drei Jahre vergangen. Ich bin weder vom Fleisch gefallen noch vor Hunger fast vergangen. Ich hätte selbst nicht gedacht, dass ich so lange mit so wenigen Kohlenhydraten auskomme.

Im Literaturverzeichnis finden Sie weitere Bücher, die ebenfalls die Umstellung auf LowCarb erläutern, auch für den Fall, dass Ihnen die oben beschriebene Methode zu „streng" vorkommt:

Wovon soll man satt werden?

Wovon soll ich denn dann satt werden, habe ich mich oft gefragt? Mein bisheriger Speiseplan bestand doch überwiegend aus den Dingen, auf die ich jetzt verzichten sollte: Brötchen mit Wurst und Marmelade zum Frühstück; Kartoffeln, Nudeln oder Reis mit anderem zum Mittag und die Wurststulle zum Abendbrot; dazwischen zum Kaffee möglichst Kuchen oder Kekse, auf Arbeit ein Pausenbrot.
Die Rezepte in den Büchern halfen mir, die Frage zu beantworten, wie ich auf neue Art satt werden könnte. Inzwischen ist meine Kochbuch-Sammlung deutlich gewachsen. Im systemed-Verlag gibt es eine ganze Reihe „Low-Carb" Bücher, auch für Desserts und Kuchen.
Damit Sie eine ungefähre Vorstellung davon bekommen, wovon ich mich derzeit ernähre, hier einige Beispiele:

Frühstück: 3 gekochte Eier, 250 ml Natur-Joghurt verrührt mit 30 g Eiweiß-Pulver und Lecithin und ca. 100 bis 150 g frisches Beeren-Obst der Saison (oder gefrorene Beeren)
Mittag: Gemüse, Fleisch (vor allem Wild) oder Fisch. Sämtliche „Sättigungs-Beilagen" lasse ich weg und nehme dafür mehr Gemüse oder einen Salat, (das kann man auch im Restaurant gut so bestellen) Gemüsesuppen: (Ich habe diverse ausprobiert, z. B. Radieschen-, Mairübchen-, Zucchini-, Fenchel-, Weißkohl-, Wirsing-, Spitzkohl-, Blumenkohl-, Brokkoli-, Porree-, Tomatensuppe); Gemüse-Gratin bzw. Auflauf mit oder ohne Fleisch, Tomatensoße mit Thunfisch (statt

Nudeln), Schüttel-Pizza („falsche" Pizza aus gekörntem Frischkäse und verschiedenen Gemüsen); diverse indische, asiatische, nordafrikanische und ähnliche Gerichte, die vor allem aus Gemüse und Fleisch bestehen.

Abend: selbstgebackenes Brot (Anbieter unten) mit Butter und Belag nach Saison (Käse, Quark, Fleisch, Fisch, Wurst) Salat mit Tomaten, Gurken, Pilze, Radieschen, Mairübchen u. ä. nach Saison, dazu ein Dressing mit gutem Öl; Rührei; im Winter auch gern eine Gemüsesuppe.

Getränke: Mineralwasser „Staatlich Fachingen", grüner Tee mit Ingwer und Zitrone, Kaffee mit (Pflanzen-) Milch.

Süßes/Nachtisch: Frisches Obst, vor allem Beeren; Avocado-Mus; Bitterschokolade; LowCarb-Kuchen aus Mandel bzw. Kokosmehl.

Nie wieder Kohlenhydrate?

Heißt das jetzt „Nie wieder Kohlenhydrate"? Muss man wirklich auf etwas, was so gut schmeckt, für „immer" verzichten? – Es kommt drauf an.

Nachdem man etwa eine Woche auf ALLE Kohlenhydrate verzichtet hat, kann man Gemüse und Obst wieder zuführen. Nach einer gewissen Zeit der Stabilisierung kann man versuchen, z. B. Hülsenfrüchte, Kürbis oder Süßkartoffeln wieder einzubauen.

Wenn die Umstellung geschafft ist und man gelernt hat, wie viele Kohlenhydrate der Körper verträgt, kann man diese durchaus wieder maßvoll essen.

Ich bin so beschaffen, dass ich nur recht wenig, so ca. 50 g am Tag davon essen kann, ohne (Gewichts-) Probleme zu bekommen. Wenn ich z. B. zum Frühstück 40 g Haferflocken esse, fange ich ca. eine halbe Stunde später an zu gähnen und fühle mich alles andere als energiegeladen. Solche Wirkungen können bei jedem anders sein.

- Es kommt darauf an, **welche Art von Kohlenhydrate Sie essen.** Wenn Sie wieder zu Fastfood, Fertigprodukten, Zucker und Süßigkeiten greifen, schlägt die Kohlenhydrat-Sucht wieder voll zu. Greifen Sie aber zu Gemüse, werden Sie keine Heißhunger-Attacken erleben. Sie können dann auch probieren, stärkehaltige Kohlenhydrate, wie Kartoffeln, Linsen, Bohnen zu essen. Vielleicht entdecken Sie die Süßkartoffel (Batate) und die Pastinake für sich. Sie werden selbst merken, ob diese Ihnen gut tun.
- Es kommt darauf an, **was Sie ansonsten noch tun.** Wenn Sie die gegessenen Kohlenhydrate schnell wieder verbrennen, z. B. durch regelmäßige Bewegung, dann können Ihnen die Kohlenhydrate nicht viel anhaben und dann können Sie gelegentlich mal wieder konventionellen Kuchen, Torte

oder Eis essen. Dabei meine ich vor allem die Alltagsbewegung, die Teil Ihres Tagesablaufes ist und nicht unbedingt den Berlin-Marathon. Wie viele Schritte gehen Sie am Tag? Nutzen Sie doch mal den Schrittzähler in Ihrem Handy. 10.000 Schritte am Tag sollten es sein. Wenn Sie Fastfood lieben, müssten Sie allerdings mehr gehen: Um eine Fertigpizza zu „verbrennen", müssten Sie 25.800 Schritte gehen.

1 Croissant = 4.000 Schritte
1 Snickers = 10.400 Schritte
1 Dose Softdrink = 3.500 Schritte
1 Hamburger = 13.400 Schritte
1 Portion Pommes = 9.700 Schritte
1 Portion Chips (50 g) = 6.450 Schritte

(Quelle: Grillparzer, Marion: Die Carb-100-Formel, cleverer als no Carb, S. 94)

Mehr dazu finden Sie im Kapitel „Bewegung"

- Und es kommt vor allem darauf an, **wann Sie essen** bzw. **wie lange Sie Essenpausen einhalten.** Als erster hat mich Prof. Bräunig mit seiner Bemerkung, ich solle die Kohlenhydrate vor allem abends weglassen, auf diesen Zusammenhang aufmerksam gemacht.

Heute weiß ich, dass die Nachtruhe für den Stoffwechsel tatsächlich eine Art Fasten ist. Es kommt ca. 8 Stunden nichts nach. Wenn man dann abends keine Kohlenhydrate isst, verlängert man diese Phase noch. Das gilt natürlich auch für das Frühstück. Die Engländer nennen das Frühstück Breakfast – das heißt wörtlich übersetzt: Fasten brechen! Den Zusammenhang zum Stoffwechsel habe ich aber erst verstanden, als ich den Vortrag von Prof. Madeo gehört habe. Sie können diesen Vortrag als YouTube-Video ansehen. Es ist der Vortrag vom 04.02.2015 von Univ.-Prof. Dr. Frank Madeo, Institut für Molekulare Biowissenschaften, Universität Graz mit dem Titel: „Unser tägliches Brot – wie die Ernährung Gesundheit und Altern beeinflusst". Seine wichtigste Aussage lautet: **Pausen zwischen den Mahlzeiten sind wichtiger als die Nahrungsqualität.** Mehr dazu finden Sie im Kapitel „Biologische Rhythmen" auf Seite 303.

Um es nochmals klarzustellen:
- Um die Stimmung stabil zu halten, muss man nicht gänzlich auf Kohlenhydrate verzichten.
- Es geht um die Menge, um den Anteil am Essen und vor allem um die Art von Kohlenhydraten, die Sie zu sich nehmen sollten. (Gemüse, Hülsenfrüchte und Obst)

- Es geht um den Verzicht auf jede Form von Fertiggerichten, Fastfood und künstlich gesüßten Getränken.
- Die Umstellung von unserer „normalen" Kost auf „LowCarb", also einer Ernährung mit wenig Kohlenhydrat-Anteil, verlangt wahrscheinlich für einige Tage einen Totalverzicht, damit sich Ihr Stoffwechsel umstellen kann.
- Einige Tage heißt nicht „für immer".

Anbieter von LowCarb-Produkten:

Im Laufe der Zeit gibt es für jede Ernährungsmethode spezielle Anbieter. Sie werden bestimmt im Internet schnell fündig.

Mir gefallen die LowCarb-Produkte von zwei Firmen besonders gut. Auf beide habe ich schon im Modul „Eiweiß" hingewiesen: www.eat-performance.com, ein junges Start-Up aus der Ritterstraße in 10969 Berlin. Die Firma bietet ein Eiweißbrot aus Nussmehlen an – es ist recht fest, schmeckt aber prima. Noch besser sind die Nuss-Müsli, die die Firma herstellt – lecker!

Die Firma „Dr. Almond" www.lowcarb-glutenfrei.com hat ihren Sitz 67240 Bobenheim-Roxheim, das liegt in der Nähe von Worms. Die Backmischungen sind so raffiniert hergestellt, dass man oft nur Wasser dazu geben muss. Mir schmecken das Aachener Körnerbrot, das Toastbrot und die süßen Varianten besonders gut – dabei enthalten die Backmischungen zum Teil weniger als 5 g KH auf 100 g Fertigprodukt, weil sie vor allem aus Nussmehlen hergestellt werden. Es werden auch viele Backmischungen für LowCarb Kuchen angeboten. Meine Familie liebt den Marmorkuchen. Man muss auch darauf nicht verzichten.

Sonderthema: Was hat Brot mit der Stimmung zu tun?

Dr. David Perlmutter, praktizierender Neurologe und Facharzt für Ernährungsmedizin, hat sich in seinem Buch „Dumm wie Brot" mit den Auswirkungen des Glutens auf das Gehirn auseinander gesetzt. In der Buchreihe „Die Weizenwampe" von Dr. William Davis, amerikanische Arzt, Präventionsmediziner und Kardiologe fand ich weitere Aussagen dazu.

Im Folgenden einige Zitate daraus. Bilden Sie sich selbst eine Meinung. Seit dem ich alle diese Informationen und Zusammenhänge gelesen hatte, esse ich kein herkömmliches Brot mehr, sondern backe es mir selbst. Die oben genannten Firmen bieten eine große Auswahl.

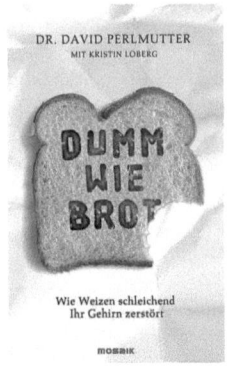

DR. DAVID PERLMUTTER
MIT KRISTIN LOBERG

DUMM
WIE
BROT

Wie Weizen schleichend
Ihr Gehirn zerstört

mosaik

Ich möchte noch darauf hinweisen, dass **Gluten** kein Kohlenhydrat ist, sondern das **Klebe-Eiweiß**, das in jedem Getreide, vor allem aber im Weizen vorkommt. Damit gehört dieses Kapitel genau genommen zu den Eiweißen. Brot besteht aber überwiegend aus stärkehaltigem Mehl, deshalb habe ich es diesem Kapitel zugeordnet.

„Dass ein geringer Prozentsatz der Bevölkerung auf den Kontakt mit Gluten, jenem Protein, das in Weizen, Gerste und Roggen vorkommt, mit Verdauungsstörungen reagiert, hat sich herumgesprochen – aber ist es denkbar, dass praktisch jedes Gehirn negativ darauf anspricht?"

(Quelle: Perlmutter, David: Dumm wie Brot, S.13)

„Depressionen und Ängste sind bei Patienten mit Glutensensitivität häufig massiv. Das liegt in erster Linie an den Zytokinen, welche die Produktion wichtiger Neurotransmitter im Gehirn blockieren, beispielsweise von Serotonin, das für die Regulierung der Stimmungslage maßgeblich ist." (ebenda, S.172)
„Aktuell leiden volle 52 % aller glutensensitiven Menschen an Depressionen" (S.182) *„Die durch Zöliakie angegriffene Darmschleimhaut kann wichtige essentielle Nährstoffe für die Hirngesundheit, darunter Zink, Tryptophan und die B-Vitamine, nicht mehr richtig aufnehmen. Diese Botenstoffe sind aber für die Erzeugung von Botenstoffen für Nervenimpulse wie Serotonin erforderlich. Zudem werden die allermeisten Wohlfühlhormone und –botenstoffe im Bereich des Darms erzeugt, der längst als „zweites Gehirn" des Menschen gilt. Die Nervenzellen und Hormone im Darm regulieren nicht nur Muskeln, Immunzellen und Hormone, sondern erzeugen auch 80 bis 90 Prozent des körpereigenen Serotonins, das heißt, Ihr „Darmgehirn" produziert mehr Serotonin als das in Ihrem Schädel."* (ebenda, S.182 f.)

„Eine der Methoden, wie Getreide und Kohlenhydrate sich im Gehirn als Brandstifter betätigen, **sind Blutzuckerspitzen mit ihren unmittelbaren Auswirkungen auf das Gehirn, das daraufhin die Entzündungskaskade in Gang setzt.** *An dieser Stelle kommen die Neurotransmitter ins Spiel. Neurotransmitter spielen bei der Regulierung von Grundstimmung und Gehirn eine zentrale Rolle. Eine Erhöhung des Blutzuckers führt unmittelbar zu einer Verausgabung bei den Neurotransmittern Serotonin, Epinephri, Norepinephrin (in Deutschland als Adrenalin bzw. Noradrenalin bezeichnet – Anmerkung A.O.) GABA und Dopamin. Gleichzeitig werden B-Vitamine verbraucht, die zur Herstellung dieser Neurotransmitter (und für diverse andere Aufgaben) benötigt werden. Auch die Magnesiumspiegel gehen zurück, und das behindert sowohl das Nervensystem*

als auch die Leber. Hinzu kommt, dass ein hoher Blutzucker die sogenannte Gly-
kierungsreaktion auslöst, ...
Wenn man neben den Getreideprodukten noch die anderen kohlenhydratrei-
chen Lebensmittel wie Kartoffeln, Reis, Früchte und natürlich Süßigkeiten hinzu-
rechnet, könnte man uns gut und gern als „Carboholiker" bezeichnen – süchtig
nach Kohlenhydraten" (ebenda, S. 94 f.)

Weizen macht alles noch schlimmer

Glutenhaltiges habe ich weitestgehend aus meiner Ernährung gestrichen. Nur
bei Feierlichkeiten esse ich auch mal ein Stück (herkömmlichen) Kuchen. Da kann
ich einfach nicht widerstehen – aber Brot aus Weizen und Roggen esse ich nicht
mehr. Der amerikanische Arzt, Präventionsmediziner und Kardiologe Dr. William
Davis hat darüber mehrere Bücher geschrieben, die alle den Begriff Weizenwampe im Titel tragen.

Der Titel ist auch seine Kernaussage: Weizen macht die **Weizenwampe.** Neben
den gesundheitlichen Problemen sieht er auch Auswirkungen auf die Psyche.
In seinem Buch aus der Reihe mit dem Titel: „Weizenwampe – Der Gesundheitsplan" beschreibt Dr. Davis, wie man eine Umstellung auf ein getreidefreies
Leben erfolgreich gestalten kann. Unter anderem geht er auch detailliert auf die
Probleme beim Abnehmen ein oder bei Schilddrüsenproblemen oder Autoimmunerkrankungen. Auch dieses Buch ist wieder mit einigen Rezepten ausgestattet.
Unter der Überschrift „Volles Korn für Hirn und Herz?" beschreibt er ausführlich
die Einflüsse von Getreide auf unser Gehirn. Dazu im Folgenden einige Auszüge.

Einflüsse von Getreide auf Geist, Psyche und Gehirn

„Die reversiblen (wieder rückgängig zu machenden –
Einschub A.O.) Einflüsse auf unser Gehirn beginnen
mit den Gliadinproteinen aus Weizen, Roggen und
Gerste, die zu kleineren, nur vier bis fünf Aminosäu-
ren langen Peptiden verdaut werden und dann klein
genug sind, um ins Gehirn vorzudringen und sich an
Opiatrezeptoren zu binden. Die Wirkungen dieser
Peptide, die als Exorphine (morphinähnliche Mole-
küle exogener Herkunft) gelten, schwanken je nach
individueller Empfänglichkeit. ...

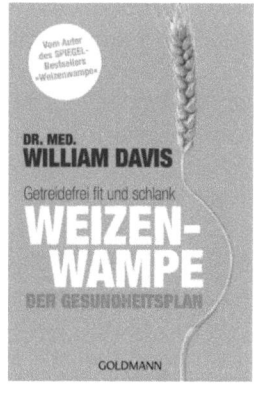

Erhöhter Appetit. Exorphine aus Getreide regen dazu an, 400 Kalorien zusätzlich zu verzehren – Tag für Tag. … Bei Getreidekonsum steigt insbesondere der Appetit auf schnell verfügbare Kohlenhydrate, in geringerem Maße auch auf Fett. Wie bei einer Sucht kommt es zum wiederkehrenden Verlangen nach solchen Lebensmitteln, sodass Essverhalten und sogar die Gedanken und Fantasien davon bestimmt werden. Ohne die Opiate aus dem Gliadin sinkt der durchschnittliche Kalorienverzehr um 400 Kalorien pro Tag. Auch die suchtartige Gier auf bestimmte Lebensmittel geht üblicherweise zurück oder verschwindet ganz. …"

Mein Kommentar: An diese Heißhunger-Attacken kann ich mich noch gut erinnern.

„Konzentrationsstörungen. Viele Betroffene fühlen sich nach dem Verzehr von Weizen, Roggen und Gerste wie benebelt. Sie haben Konzentrationsstörungen, können nicht lernen, ihre Entscheidungsfähigkeit ist gehemmt, und sie sind ständig müde. Am ehesten stecken auch hier die Opiate aus Gliadin dahinter, welche die Psyche beeinflussen. Ebenso wahrscheinlich spielen Blutzuckerschwankungen eine Rolle, die typischerweise mit Getreideverzehr einhergehen, besonders das spätere Zuckertief (Hypoglykämie). …"

Mein Kommentar: Deshalb war ich nach dem Essen immer so müde.

„Bipolare Störung. Wir wissen, dass Menschen mit einer bipolaren Störung mehr Antikörper gegen Gliadinprotein entwickeln, also ein ähnliches Phänomen wie bei Schizophrenie. Opiatpeptide aus Gliadin spielen somit vermutlich auch bei den Realitätsverzerrungen und dem veränderten Urteilsvermögen im Rahmen dieser Krankheit eine Rolle.

Depression. Wenn eine Prädisposition für Depressionen vorliegt, kann diese Tendenz durch Getreide – besonders Weizen, Roggen, Gerste und Mais – verstärkt oder überhaupt erst ausgelöst werden. Depressionen, die auf die Opiate aus Gliadin und Prolamin zurückgehen, können leicht ausfallen und zu einem anhaltenden Gefühl von Unglück und Teilnahmslosigkeit führen, aber auch eine lebensbedrohliche Form annehmen und mit Suizid- oder Selbstschädigungsgedanken einhergehen. Sowohl Weizen als auch Mais sind zudem für einen Rückgang des Gute-Laune-Hormons Serotonin im Gehirn verantwortlich."

(Quelle: Davis, William: Weizenwampe – der Gesundheitsplan, S. 136 –139)

Gluten, das in fast allen Gräsern vorkommt, scheint Entzündungsprozesse auszulösen und zu verstärken. Des Weiteren erhöht Gluten den Blutzuckerspiegel stärker als Zucker-haltiges. Ein schwankender Blutzuckerspiegel triggert (bei mir) Stimmungsschwankungen.

Der Mythos vom gesunden Vollkorn

Bereits auf der Titelseite des Buches von Klaus Wührer „Prophylaxe und Therapie durch **artgerechte Ernährung**" steht eine Frage – rot unterlegt: „...oder wollen Sie lieber mit voller Stärke ins Gras beißen?" Das Bild dazu lässt darauf schließen, dass wohl die Stärke aus dem Vollkornbrot gemeint ist.

Übrigens enthält das Buch umfangreiche Vitamintabellen. Es werden die wichtigsten Funktionen der Vitamine, die gehaltvollsten Nahrungsmittel, die richtigen Vitamin-Blutwerte und der tägliche Bedarf aufgelistet. Für jedes Vitamin eine Seite. Das ist ein gutes Nachschlagewerk! Sie müssten lange suchen, um solche kompakte Fakten zu finden. Auch wenn nicht ganz billig, hat sich der Kauf für mich gelohnt.

Spannend fand ich, dass der Autor erklärt, woher eigentlich die Ernährungsempfehlungen kommen, die man immer wieder überall liest. Sie werden zwar von der Deutschen Gesellschaft für Ernährung DGE herausgegeben, aber diese hat die Werte nicht selbst ermittelt.

„1859 beschrieb der niederländische Physiologe und Arzt Jakob Moleschott die Ernährungsgewohnheiten von Bauern, Landarbeitern und Eisenbahnarbeitern. Hierbei erfasste er die grundsätzliche Zusammensetzung der Nahrung. Im Durchschnitt wurden von diesen Arbeitern täglich 130 g Eiweiß, 84 g Fett und 404 g Kohlenhydrate gegessen. Dabei setzte sich die Kalorienmenge aus 20 % Eiweiß, 25 % Fett und 55 % Kohlenhydraten zusammen (Energieprozent).

Die Untersuchungen von Jakob Moleschott waren reine Bestandsaufnahmen, um festzustellen, „wie das Essen zusammengesetzt sein muss, um kräftig arbeiten zu können". Hierbei befragte er ausschließlich das schwer arbeitende Volk. Das schwer arbeitende Volk aber waren die Armen, die sich kein teures Fleisch leisten konnten und mit Brot und Kartoffeln sehen mussten, dass sie nicht verhungerten. Deshalb hatten sie eine eiweißarme, fettarme und kohlenhydratreiche Ernährung! Nachdem diese armen Arbeiter aber schwer arbeiten konnten, war ihre Ernährung optimal – logisch, oder?

Die Ernährungsempfehlung mit großen Kohlenhydratmengen in Form von Brot, Nudeln, Reis und Kartoffeln wurden von verschiedenen Autoren immer wieder wiederholt und durch die aufkommende Fett-Phobie in Stein gemeißelt... Seit 1956 spricht die DGE ihre Ernährungsempfehlung auf der Basis der internationalen Empfehlungen aus (20 % Eiweiß, 30 % Fett und mehr als 50 % Kohlenhydrate).

Die heutige Ernährungsempfehlung ist also nichts anderes als das „arme-Leute-Essen" vor 155 Jahren – „selten Fleisch und überwiegend Brot, Nudeln, Reis und Kartoffeln"! Allerdings hat die DGE nach eigenen Angaben „keine evidenzbasierte Begründung für die optimalen Energieanteile der energieliefernden Nährstoffe" (siehe DGE-Position: Richtwerte für die Energiezufuhr aus Kohlenhydraten und Fett). „Dann machen wir erstmal so weiter, wie seit 155 Jahren!""

(Quelle: Wührer, Klaus: Prophylaxe und Therapie durch artgerechte Ernährung, S. 297)

Diese Angaben der Deutschen Gesellschaft für Ernährung bezeichnet der Autor als **grundsätzlich falsch, entzündungsfördernd und gesundheitsgefährdend.** Leider sind diese Daten aber die Grundlage für alle „offiziellen" Ernährungsempfehlungen und auch für Kantinen- oder Krankenhausessen.

Auf Seite 303 seines Buches kommt er zu der Schlussfolgerung: *„Die Frage ist nicht, ob nährstoffarme Stärke-Nahrungsmittel gesund sind, sondern ob und wie lange der Körper diese unvorstellbare Zuckerbelastung aushält!"* siehe auch: www.artgerechteernährung.de

Was machen wir bloß falsch?

Sind wir zu blöd, uns gesund zu ernähren? Was läuft da falsch? Chris Michalk, der die Webseite www.edubily.de betreibt, schreibt dazu in einer Rund-Mail vom 23.04.2017 von „Die 6 Eckpfeiler gesunder Ernährung". Daraus stammen die folgenden Zitate. Ein amerikanischer Professor, Loren Cordain, ist Professor für Gesundheits- und Sportwissenschaften der Colorado State University in den USA. *„Er ist eine weltweit anerkannte Kapazität über die Paläo-Ernährung und ihre Relevanz hinsichtlich moderner Krankheiten. Vor über 10 Jahren veröffentlichte eine Arbeit, in der er die Ursachen für die zunehmenden gesundheitlichen Probleme der modernen Zivilisation auflistete:*

- *zu viel raffinierten Zucker*
- *zu viel Getreide*
- *zu viele Pflanzenöle*
- *zu viel Alkohol*
- *zu viel Salz*
- *zu viel der falschen Fette*
- *zu viel Milch*

Prof. Cordain wurde damit zum Superstar der Paläo-Bewegung. Er benannte nicht nur die Ursachen, sondern gab auch Empfehlungen für eine gesunde Ernährung:
1. *Wir sollten die guten Kohlenhydrate präferieren, also vor allem Wurzelgemüse. Der Grund dafür ist, dass die Kohlenhydrat / Volumen-Ratio viel niedriger ist, wir also pro Gramm zugeführtem Kohlenhydrat viel mehr Ballaststoffe, Mineralien und Co. aufnehmen.*

2. *Wir essen zu wenig Fisch und brauchen mehr gesunde Omega-3-Fettsäuren aus dem Meer. Die nämlich sind extrem wichtig für unsere Gesundheit. Außerdem sollten wir vermehrt Ölsäure statt Palmitinsäure konsumieren.*
3. *Wir brauchen also bessere Fette, aber gleichzeitig sollten wir viel, viel mehr Eiweiß essen. Der Eiweißanteil sollte ca. doppelt so hoch sein, was bedeutet, dass wir keine „Kohlenhydrat-Zwangsernährung" betreiben sollten.*
4. *Wir sollten viel besser auf unsere Mikronährstoffzufuhr achten, weil wir davon erschreckend wenig zuführen.*
5. *Wir brauchen mehr Obst und Gemüse in unserer Ernährung: Die liefern viele Basen und vor allem Kalium. Wir haben ein gravierend anderes Kalium/ Natrium-Verhältnis als viele unserer Vorfahren. Das schadet vor allem dem Herzkreislaufsystem.*
6. *Wir sollten viel größere Mengen an Ballaststoffen zuführen. Manche Jäger- und-Sammler-Kulturen schaffen 100 g, während wir gerade so 15 g am Tag schaffen."*

(Quelle: aus einer Rund-Mail von www.edubily.de „Die 6 Eckpfeiler gesunder Ernährung" vom 23.04.2017)

Aus meiner Sicht helfen alle sechs Punkte auch Menschen mit Stimmungsschwankungen, um stabil zu werden und zu bleiben.

In seinem Buch „Die Paleo-Diet" vergleicht Loren Cordain das Vollkorn, das reine volle Korn mit Gemüse und Fisch.

	Vollkorn (Angabe in mg/100g)	Gemüse (Angabe in mg/100g)	Fisch (Angabe in mg/100g)
Vitamin B 1	0,12	0,26	0,08
Vitamin B 2	0,05	0,33	0,09
Vitamin B 3	1,12	2,73	3,19
Vitamin B 6	0,09	0,42	0,19
Vitamin B 12 (µg)	0,00	0,00	7,42
Folsäure (µg)	10,3	208,3	10,8
Vitamin A (RE)	2	687	32
Vitamin C	1,53	93,6	1,9
Phosphor	90	157	219
Eisen	0,90	2,59	2,07
Zink	0,67	1,04	7,6
Calcium	7,6	116,8	43,1
Magnesium	32,6	54,5	36,1

Gucken Sie mal den Eisengehalt an. Oder Zink, so entscheidend für Ihr Immunsystem oder Phosphor, Bestandteil von ATP, der einzigen Energiequelle, die Sie haben. (Vgl. Dr. Ulrich Strunz: News vom 13.07.2011 Vollkorn)

Es ist ja richtig, dass Vollkornbrot eine Reihe von Vitaminen und Mineralstoffen enthält, die weißes Auszugsmehl nicht mehr hat. Im direkten Vergleich mit Gemüse und Fisch sehen Sie, dass es dabei immer auf die Relation ankommt, wenn man eine solche Aussage einordnen will. Vollkorn ist gesünder als Weißbrot, aber nicht so gehaltvoll wie Gemüse und Fisch und kann deshalb kein Ersatz oder Alibi dafür sein, dass man kein Gemüse oder Fisch isst.

Baukastensystem zum Zusammenstellen stoffwechsel-günstiger Ernährung

Dieses Baukastensystem entspricht nicht einer bestimmten Ernährungsform (vegetarisch, LowCarb, ketogen usw.), sondern berücksichtigt biochemischen Gesetze des menschlichen Stoffwechsels (Quelle: Chris Michalk: Das Handbuch zu Ihrem Körper, S. 278)

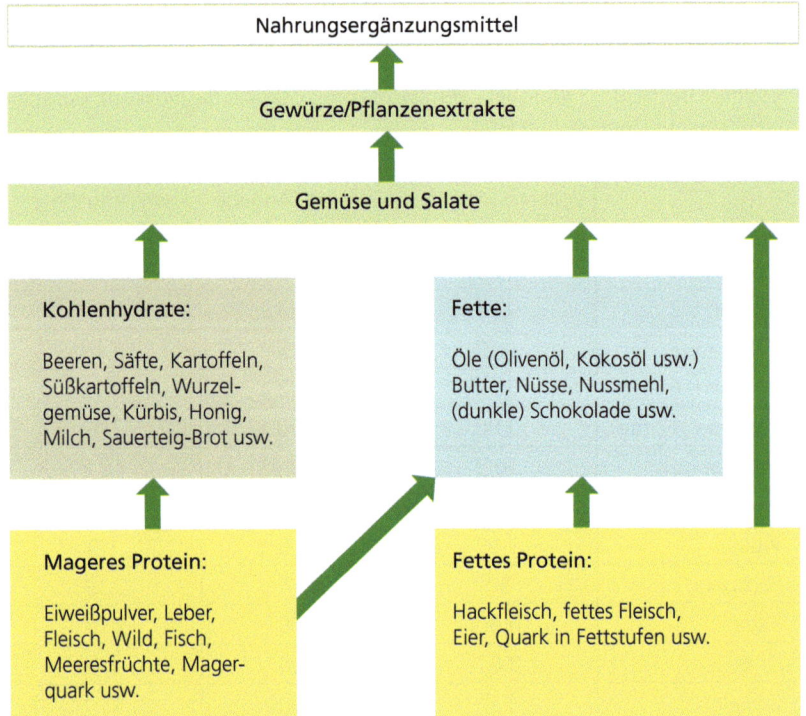

Als Grundlage dienen Eiweißquellen. Sie können entweder magere Eiweißquellen oder eben fette Eiweißquellen wählen.

Ab dieser Stufe sollten Sie immer nur einem Pfeil zu der „höheren Ebene" folgen.

Wenn Sie also mageres Eiweiß ausgewählt haben, dann können Sie das gern mit Kohlenhydraten kombinieren ODER (!) eben mit Fetten. Und umgekehrt können Sie fette Eiweißquellen nicht mit Kohlenhydraten kombinieren. Das sollten Sie aus stoffwechsel-physiologischer Sicht einfach nicht tun. Wenn Sie Ihren Stoffwechsel adäquat belasten und Insulin-Resistenzen verhindern wollen, dann konsumieren Sie einfach keine großen Mengen Fett und Kohlenhydrate in einer Mahlzeit.

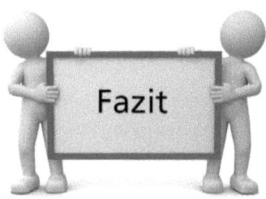

1. Der Begriff „Kohlenhydrat" ist ein Oberbegriff. Die verschiedenen Arten haben unterschiedliche Wirkungen im Körper. Je mehr Moleküle aneinander gekettet sind, umso länger braucht der Körper, bis er die Kette aufgespalten hat. Je länger die Kette, umso langsamer steigt der Blutzuckerspiegel.
2. Je stärker der Blutzuckerspiegel schwankt, umso stärker schwankt die Stimmung.
3. Vor allem Kohlenhydrate triggern Stimmungsschwankungen. Schwankt der Blutzuckerspiegel nicht mehr stark, bleibt auch die Stimmung normal.
4. Das Gehirn braucht Energie, diese muss aber nicht zwingend aus dem Zucker kommen. Es kann sich auch mithilfe von Ketonkörpern und im Körper gespeicherten Energiereserven versorgen.
5. Kohlenhydrate machen faul, müde, träge und verlangsamen Reaktionszeiten.
6. Nicht die Kohlenhydrate an sich sind das Problem, sondern ihr Übermaß in unserer Ernährung.
7. Fertigprodukte enthalten oft leere Kohlenhydrate, insbesondere der Glukose-Fruktose-Sirup wirkt wie „Gift".

8. Die Kombination von viel Zucker und viel Fett im Verhältnis von 50:50 scheint dazu beizutragen, dass man mehr isst als man braucht, um satt zu werden.

9. Eine Ernährungsumstellung auf LowCarb (wenig Kohlenhydrate) ist zwar nicht ganz einfach, aber zu schaffen. Es gibt viele Bücher, die dabei unterstützen.

10. Nach der Umstellung kommt es darauf an, welche Kohlenhydrate Sie wieder allmählich zuführen und ob Sie durch Bewegung diese wieder schnell verbrennen.

11. Essenpausen (Fasten) ist wichtiger als die Nahrungsqualität. Zugrunde liegt der Mechanismus der Autophagie, der zellulären Selbstreinigung. Sie sollten immer mal wieder eine Mahlzeit weglassen, am besten abends.

12. Im Brot kommen zu den Kohlenhydraten auch noch das Klebe-Eiweiß Gluten auf unseren Tisch. Gluten wird für Entzündungsprozesse im Gehirn mit verantwortlich gemacht, die ihrerseits Depressionen und die bipolare Störung triggern. Am schlimmsten wirkt sich Weizen aus.

13. Vollkorn ist zwar gesünder als Weißbrot, aber im Vergleich mit Gemüse und Fisch steht es viel schlechter da, als die Werbung uns erzählt.

14. Zu den Grundsätzen für eine gesunde Ernährung, gehören: mehr Fisch und insgesamt viel mehr Eiweiß; mehr Obst und Gemüse sowie Ballaststoffe, dabei süßes Obst in Maßen; mehr Omega-3- und andere gute Fette; auf die Mikronährstoffzufuhr achten. Diese Grundsätze helfen auch Menschen mit Stimmungsschwankungen, um diese in den Griff zu bekommen.

Vitamin-Alphabet gegen Depressionen

Als ich das erste Mal davon las, dass Vitamine gegen Depressionen helfen sollen, konnte ich das gar nicht glauben. Wie soll das denn gehen? Diese Behauptung schien mir sehr weit her geholt. Im folgenden Kapitel möchte ich Ihnen zeigen, wie und warum Vitamine wichtig für die Stimmung und den Antrieb sind.

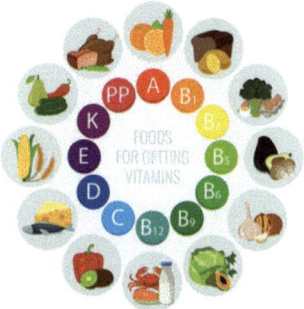

Der Unterschied zwischen den Makronährstoffen und den Mikronährstoffe besteht vor allem darin, dass der Mensch aus den Makronährstoffen die Bestandteile seiner Nahrung erhält, die er für den Körperbau und für die Energieproduktion benötigt. Davon ernährt er sich im wahrsten Sinne des Wortes. **Aus den Mikronährstoffen kann er keine Energie gewinnen, sie „nähren" also nicht. Trotzdem sind sie essentiell, da sie Stoffwechselvorgänge überhaupt erst möglich machen oder beschleunigen.**

Im Kapitel „Kann man Stabilität essen?" hatte ich Ihnen das Minimumgesetz nach Justus von Liebig vorgestellt. Auf den Körper des Menschen übertragen kann man dieses Gesetz so verstehen: **Der Mensch ist ein System, das aus vielen einzelnen Stoffen besteht, die sich gegenseitig bedingen. Fehlt eines davon oder ist nicht genug davon da, kann der Körper nur so gut arbeiten, wie es dieses Fehlende zulässt.** (Vgl. Spitzbart: Entschlüsseln Sie Ihren Gesundheitscode, S. 13)

Mit anderen Worten und vielleicht etwas drastisch gesagt, bedeutet das: Fehlt Ihnen auch nur ein Mikronährstoff, können Sie nicht leben, sind Sie also tot; fehlt Ihnen die Hälfte, sind Sie „nur ein halber Mensch" oder „ihr Motor stottert" oder Sie sind „ausgebrannt"; aber haben Sie eine optimale Versorgung, kann Ihnen keine Depression oder bipolare Störung etwas anhaben.
Ich habe solche und ähnliche Aussagen auch lange Zeit für unrealistisch, übertrieben und polemisch gehalten. Sind sie aber nicht, sondern einfach nur auf den Punkt gebrachte Naturwissenschaft und auch Ergebnis meines eigenen Erlebens. Dass Vitamine wichtig sind, weiß jedes Kind. Sicher werden Sie auch von sich selbst sagen, dass Sie auf Ihre Vitaminzufuhr achten. Aber warum ist das dann trotzdem ein Thema für Menschen mit Stimmungsschwankungen und Antriebsschwäche?
In den folgenden Kapiteln möchte ich Ihnen zeigen,
- dass Psychopharmaka Vitamin- und Mikronährstoffräuber sind, also zusätzlich Vitamine und Mineralstoffe aufbrauchen. Wer solche Medikamente nimmt, braucht schon deshalb mehr davon;

- dass Depressionen auch oft biochemischer Natur sind, weil ohne ausreichende Spiegel von Vitamin B6 kein Serotonin und Dopamin gebildet werden kann. Somit wird ein Mangel an B-Vitaminen zum Nadelöhr für den Serotoninaufbau;
- dass viele Depressive zu niedrige Vitamin D-Spiegel haben und deshalb eine Anhebung zu einer signifikanten Verbesserung der Depression führt;
- dass Vitamin D in Zusammenarbeit mit Omega-3 Fettsäuren das soziale Verhalten und die Reizverarbeitung verbessert;
- dass Magnesium an sehr vielen Stoffwechselvorgängen beteiligt ist und hilft, ausgeglichen zu werden und seine Mitte zu finden;
- dass ohne Zink viele Prozesse gar nicht oder schlecht ablaufen können, also auch keine Neurotransmitter gebaut werden können;
- dass Selen stimmungsaufhellend wirkt.

Psychopharmaka als Mikronährstoffräuber

Der Apotheker Uwe Gröger und Prof. Dr. med. Klaus Kisters schreiben in ihrem Buch „Arzneimittel als Mikronährstoffe – Was Ihr Arzt und Apotheker Ihnen sagen sollten", dass *„eine Vielzahl von Arzneimitteln ... bei regelmäßiger Einnahme die Aufnahme und Verwertung von Vitaminen und Mineralstoffen in unserem Körper stören. Dadurch steigt das Risiko für Nebenwirkungen mit der Folge, dass die individuelle Lebensqualität abnimmt."* (Quelle: Gröber/Kister „Arzneimittel als Mikronährstoff-Räuber: Was Ihr Arzt und Apotheker Ihnen sagen sollten", Seite 3)

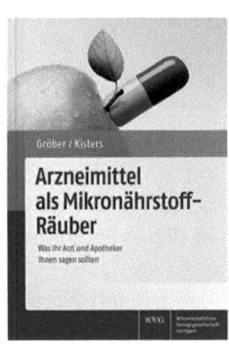

Die Autoren nennen als Beispiele *„die Hemmung der B12-Aufnahme aus der Nahrung durch Säureblocker wie Omeprazol oder durch das Diabetesmittel Metformin. Ein Mangel an Vitamin B12 kann sich durch allgemeine Abgeschlagenheit, **Depressionen,** Schlafstörungen, Nervenschmerzen oder Hirnleistungsstörungen bis hin zur Demenz äußern."* (Quelle: ebenda, S. 3)

Nehmen Sie solche Medikamente? Kennen Sie solche Symptome? Mehr dazu im folgenden Kapitel zur Familie der B-Vitamine. Ca. 80 % aller bipolar Betroffenen nehmen Psychopharmaka. **Wussten Sie, dass Antidepressiva den Homocystein-Spiegel erhöhen?** Wurde bei Ihnen schon mal **Homocystein** gemessen? Sie kennen den Begriff gar nicht? Mehr dazu lesen Sie im folgenden Kapitel zu den B-Vitaminen. **Wussten Sie, dass Antiepileptika Vitamin-D-Räuber sind?** Kennen Sie Ihren aktuellen Vitamin-D-Spiegel? Nicht, dann sollten Sie mal messen lassen. Mehr dazu im folgenden Kapitel zum Sonnenhormon Vitamin D.

„Vitamin" bedeutet Leben

Um zu verstehen, was Vitamine, Mineralstoffe und sekundäre Pflanzenstoffe sind und wie sie wirken, nun einige Erläuterungen dazu.

Schon der Begriff „Vitamin" macht deutlich, dass es hier um essentielle Grundlagen des Lebens geht. Der Begriff **Vitamin** setzt sich aus dem lateinischen Wort „Vita" = Leben und aus dem Wort „Thiamin", das heute als Vitamin B1 bekannt ist, zusammen. Thiamin wurde Ende des 19. Jahrhunderts entdeckt. Wegen der entdeckten Aminogruppe prägte Casimir Funk 1912, dem es gelang aus der Reiskleie Thiamin zu isolieren, aus *vita* und *amin* das neue Wort *Vitamin*. Bis Mitte des 20. Jahrhunderts wurden nach und nach alle Vitamine entdeckt, isoliert, ihre Strukturen aufgeklärt und ihre Wirkmechanismen untersucht. Dafür wurden zwischen 1928 und 1964 insgesamt 12 Nobelpreise in Chemie und Medizin vergeben, also für so gut wie jedes Vitamin, das entdeckt wurde, gab es einen Nobelpreis. Heute wissen wir, dass nicht alle Vitamine Aminogruppen enthalten. Sie sind chemisch überhaupt nicht einheitlich aufgebaut, sondern weisen sehr unterschiedliche Größen, Formen und weitere Bestandteile auf, und sie gehören ganz unterschiedlichen Stoffklassen an.

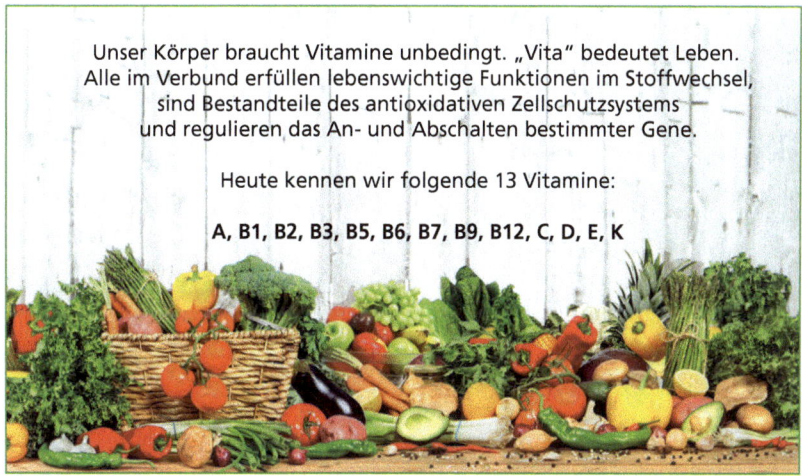

Unser Körper braucht Vitamine unbedingt. „Vita" bedeutet Leben. Alle im Verbund erfüllen lebenswichtige Funktionen im Stoffwechsel, sind Bestandteile des antioxidativen Zellschutzsystems und regulieren das An- und Abschalten bestimmter Gene.

Heute kennen wir folgende 13 Vitamine:

A, B1, B2, B3, B5, B6, B7, B9, B12, C, D, E, K

Die Vitamine A, B, C, D und E bilden eine schöne alphabetische Reihenfolge. In der Frühzeit der Vitaminforschung wurden immer wieder Substanzen gefunden, die von den Forschern zunächst für ein Vitamin gehalten wurden, sich dann aber doch als etwas anderes entpuppten. Ich hatte Ihnen schon von den Omega-Fettsäuren berichtet, die man anfangs als Vitamin F bezeichnete. Außerdem konnten sich manche Buchstaben einfach nicht durchsetzen:

So spricht heute zum Beispiel niemand mehr von Vitamin H, sondern meist von Biotin. Vitamin K landete ausgerechnet auf der elften Stelle im Alphabet, weil sein Entdecker, der Däne Carl Peter Henrik Dam, 1934 die Bezeichnung „Koagulations-Vitamin" vorschlug. Daher das K. (Vgl. Strunz, Ulrich: Vitamine, S.12–16)

Aber was sind denn nun diese Vitamine genau? Um diese Frage beantworten zu können, bitte ich Sie noch einmal nach vorn auf die Seiten 79 bis 81 zu blättern. Dort hatte ich Ihnen schon einiges über den Stoffwechsel in der Zelle berichtet. Alle biochemischen Prozesse finden dort statt. Wenn Ihre Zellen gut arbeiten können, haben Krankheiten kaum eine Chance, auch keine psychischen.
„Stoffwechselprozesse sind nichts anderes als komplexe biochemische Reaktionsabläufe", schreibt Dr. Kuklinski in seinem Buch „Gesünder mit Mikronährstoffen" auf Seite 22: *„Wie in jedem anderen chemischen Betrieb kann es zu Unregelmäßigkeiten bzw. Betriebsunfällen kommen. Erst in den letzten Jahrzehnten erkannte man, dass das grundsätzliche Muster dieser chemischen Unfälle immer gleich ist. Die Ursachen und Krankheitsbilder mochten dabei noch so unterschiedlich sein, sie alle entstanden nach einem einheitlichen Prinzip aus biochemischen Entgleisungen. In sehr vielen Fällen sind die Verursacher solcher Betriebsunfälle sehr aggressive Substanzen, die sogenannten freie Radikale."*

Freie Radikale – Fluch und Segen

Den Begriff *„Freie Radikale"* haben Sie bestimmt schon einmal gehört. Diese Teilchen bombardieren unaufhörlich unsere Zellen wie im Dauerbeschuss und richten Schäden an.
Freie Radikale *„sind aggressive, hochreaktive Stoffe, die biologisch nicht vorgesehene chemische Verbindungen eingehen,*

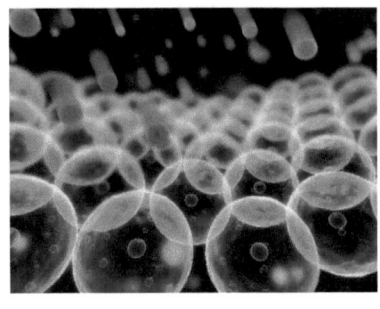

die unserem Körper schaden. Sie schwimmen wie weiße Haie im bio-chemischen Meer unserer organischen Kleinbetriebe, den Zellen, und gehen dabei blitzschnell irreversible Verbindungen ein, attackieren empfindliche Aminosäuren, Fette, Zellmembranen und machen auch vor der Erbsubstanz nicht Halt. Sie provozieren Kettenreaktionen und bilden Zwischen- und Abbauprodukte sowie ,Molekülkonglomerate', die ohne biologischen Nutzen sind. Am Ende derartiger Reaktionen verbleiben Substanzen, mit denen der Körper nichts anfangen kann, oder gar völlig zerstörte Zellen. Sukzessive füllen sie die Deponien in unserem Organismus und behindern dessen Funktionen – bis eines Tages nichts mehr geht."
(Kuklinski/Lunteren: Gesünder mit Mikronährstoffen, S.25f.)

Freie Radikale entstehen, wenn einem stabilen Atom ein oder mehrere Elektronen entrissen werden und damit keine paarigen Elektronen auf der Außenschale übrig bleiben (siehe folgende Abbildung.) Dieses Ungleichgewicht, auch „Unpaarigkeit" bezeichnet, macht aus dem Atom ein sehr reaktionsfreudiges Teilchen, denn nun versucht es so schnell wie möglich, fehlende Elektronen zurückzubekommen und reagiert mit allem und jedem, was ihm so in den Weg kommt. Da es dem nächsten Atom Elektronen wegnimmt, wird dieses wiederum zum freien Radikal und löst eine Kettenreaktion aus, die ganze Organe und letztendlich den gesamten Organismus zerstören. Diese Kettenreaktion kann durch **Radikalfänger** gestoppt werden. Sie geben ein eigenes Elektron ab und unterbrechen damit die verhängnisvolle Kette. Eine besondere Eigenschaft der Radikalfänger ist, dass sie selbst trotz fehlendem Elektron stabil bleiben oder auf anderem Weg neutralisiert werden können.

(Vgl. Kuklinski/Lunteren: Gesünder mit Mikronährstoffen, S. 30 f.)

Freie Radikale   Antioxidantien

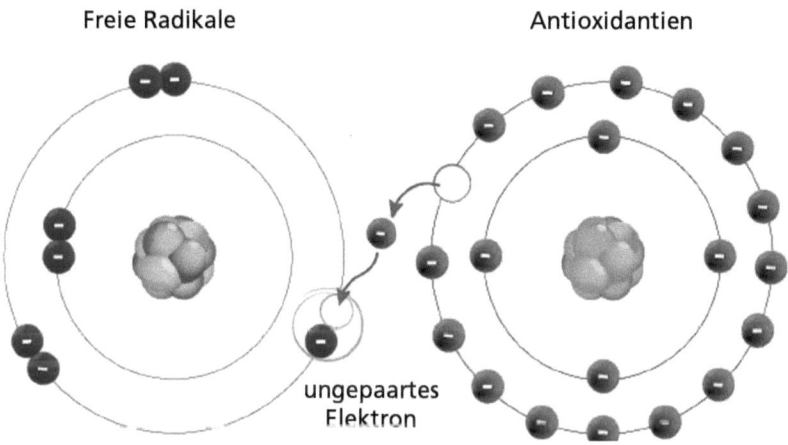

ungepaartes
Flektron

Was freie Radikale bewirken, ist Ihnen bestimmt aus dem Alltag bekannt. Denken Sie mal an einen Apfel, den Sie aufgeschnitten eine Weile liegen lassen: er verfärbt sich bräunlich. Das ist das sichtbare Zeichen für Oxidation, eine Reaktion mit Sauerstoff-Beteiligung, die genauso wie eben beschrieben abläuft. Jede Hausfrau, die Apfelkuchen backen will, weiß, dass man die geschnittenen Apfelscheiben sofort mit Zitronensaft beträufeln muss, um die Braunfärbung zu vermeiden. Zitronensaft enthält Vitamin C und das wirkt als Antioxidans, es verhindert, dass das Fruchtfleisch mit Sauerstoff reagieren kann. Die Schale des Apfels hat genau diese Schutzfunktion, denn einen ungeschälten Apfel können Sie viel länger liegen lassen. Die Fotoreihe zeigt, was der Dauerbeschuss der freien Radikale in der Luft über einen längeren Zeitraum betrachtet anrichtet:

Der Apfel bekommt braune Stellen, wird schrumpelig, fängt an zu faulen und geht letztendlich in Verwesung über. Das ist das Ergebnis der Arbeit von freien Radikalen. Übrigens laufen alle Alterungsprozesse ähnlich ab, für uns besonders sichtbar bei der Hautalterung.

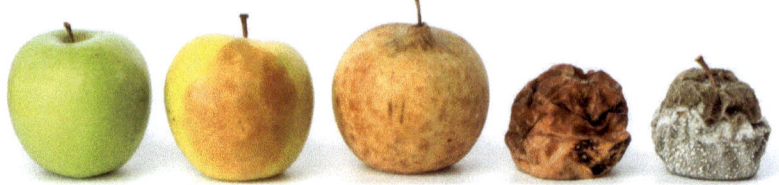

Die freien Radikale gelangen auf vielfältige Weise in unseren Körper, niemand ist davor geschützt oder kann sich davor schützen. Sie gelangen z.B. durch Atmung, Nahrungsmittel, Umweltschadstoffe oder Autoabgase, aber auch durch Medikamente oder Genussmittel, wie Alkohol oder Tabak, in den Körper. Auch Stressbelastungen, ausgedehnte Sonnenbäder oder falsche Ernährung erhöhen deren Anzahl. Auch ganz „normale" Stoffwechselprozesse, wie zum Beispiel die Zellatmung, bei der innerhalb der Zelle aus Nährstoffen Energie hergestellt wird, produzieren freie Radikale. Das heißt aber nicht, dass wir uns gegen die Auswirkungen dieser freien Radikalen nicht schützen können, sonst hätte die Menschheit mit Sicherheit nicht überlebt.

Vitamine sind Radikalfänger

Vitamine, Mineralstoffe und Spurenelemente sind Radikalfänger. **Das ist ihre Hauptaufgabe in unserem Körper, dafür brauchen wir sie und deshalb sind sie unverzichtbar.** Sie können die freien Radikale einfangen und unschädlich machen, weil sie selbst sehr reaktionsfreudig sind und „gern" Elektronen abgeben. Zwar werden sie dabei selbst zu einem freien Radikal, verhalten sich aber anders: *„Sie bleiben trotz fehlendem Elektron stabil oder können vom Organismus in einem gesonderten Vorgang neutralisiert, regeneriert oder ausgeschieden werden. Vitamin C bleibt zum Beispiel, wenn es ein Radikal abgefangen hat, stabil und kann auf normalem Weg den Körper verlassen.*
*In der Konsequenz bedeutet dies, dass radikalfangende Vitamine, Spurenelemente und Aminosäuren einerseits ‚Ex-und-hopp-Stoffe' sind und ständig im Körper verbraucht werden. **Darum ist ein ausreichender Nachschub für uns so wichtig.** Würden wir andererseits für jedes freie Radikal einen Radikalfänger zu uns nehmen müssen, kämen wir aus dem Essen nicht mehr heraus, zumal wir uns mit der Nahrung erneut freie Radikale einverleiben. Hier setzt die Ökonomie des Organismus ein."* (Quelle: Kuklinski/Lunteren: Gesünder mit Mikronährstoffen, S. 31)

Vitamine können sich aber auch gegenseitig recyceln und so äußerst wirtschaftlich wiederverwendet werden. Das funktioniert aber nur, wenn von allem genug da ist. So regenerieren sich Vitamin E und C gegenseitig, brauchen aber auch Coenzym Q10, Cystein und Selen dazu. Vitamin D ist an über tausend Stoffwechselprozessen beteiligt, Magnesium und Zink ebenfalls an mehreren Hundert. Die Familie der acht B-Vitamine braucht alle Mitglieder im Verbund, um wirksam zu werden, und so könnte man die Reihe der Wechselwirkungen und Synergien fortsetzen. **Deshalb brauchen wir eine ausreichende Zufuhr. Die Mikronährstoffe sind ursächlich dafür entscheidend, ob der Organismus genügend Radikalfänger erhält oder nicht.**

„Während sich die freien Radikale durch eine Vielzahl von Ursachen (von Stress bis Smog) allgemein drastisch vermehrt haben, ist zugleich das Angebot an Radikalfängern (Mikronährstoffen) gesunken. Die Auswirkungen sind verheerend und führen auf lange Sicht zu Verfall und vorzeitigem Siechtum. Würde man rechtzeitig seine Mikronährstoffaufnahme erhöhen und die Anhäufung von freien Radikalen reduzieren, bliebe einem Vieles erspart, was heute fatalistisch als unumgänglich hingenommen wird."

(Quelle: Kuklinski/Lunteren: Gesünder mit Mikronährstoffen, S. 35 f.)

Das hört sich bisher so an, als wenn die freien Radikale die großen Feinde des Menschen im Kleinen sind. Zur Komplexität des Lebens gehört, dass wir diese freien Radikale aber auch selbst brauchen. Kuklinski nennt sie *„Messer mit doppelter Klinge"*. Unser Immunsystem nutzt deren zerstörerische Potenz, um uns vor Viren, Bakterien, Pilzen und defekten Zellen schützen. Diese haben nämlich keine Antioxidantien als Schutz zur Verfügung. Es sind genau die gleichen Mechanismen, die von unserem Abwehrsystem genutzt werden, um unerwünschte Eindringlinge unschädlich zu machen.

„Was der Organismus im Fall einer Infektion vollbringen muss, gleicht einem wahren Drahtseilakt. Er muss eine Unmenge von freien Sauerstoffradikalen mobilisieren, um die Invasoren zu zerstören, und gleichzeitig vermeiden, dass eigene Strukturen in Mitleidenschaft gezogen werden. **Deshalb werden zum Zellschutz vermehrt Radikalfänger benötigt und verbraucht."**

(Quelle: Kuklinski/Lunteren: Gesünder mit Mikronährstoffen, S. 32 f.)

Auch dabei kann es gelegentlich zu überschießenden Reaktionen und „Betriebsunfällen" kommen. Das Immunsystem richtet sich versehentlich gegen gesunde, körpereigene Strukturen als wären es Feinde. Solche „Unfälle" bzw. Krankheiten kennen Sie unter den Begriffen „Allergie" und „Autoimmunerkrankungen". Sie sehen auch hier gibt es keine einfachen Wahrheiten, sondern immer ein „Sowohl als Auch". *„Die Erhaltung des diffizilen Gleichgewichts zwischen beabsichtigter und unbeabsichtigter Zerstörung durch freie Radikale entscheidet darüber,* *ob Krankheits- und Alterungsprozesse unter Kontrolle gehalten werden können oder nicht."* (Quelle: Kuklinski/Lunteren: Gesünder mit Mikronährstoffen, S. 35)

... und das gilt aus meiner Sicht auch für die bipolare Störung.

Wasserlösliche und fettlösliche Vitamine

Wir nehmen Vitamine und Mikronährstoffe in der Regel mit der Ernährung auf. Da wir im Körper sowohl ein wässriges als auch ein fettiges Milieu haben, brauchen wir Radikalfänger, die in diesen Umgebungen wirken können. Die 13 Vitamine unterteilt man in zwei Gruppen: in die wasserlöslichen und in die fettlöslichen Vitamine. Die Bezeichnung deutet schon auf den Unterschied – die Vitamine brauchen eine bestimmte Umgebung, sonst kann unser Körper sie nicht aufnehmen und sie verlassen uns ungenutzt wieder oder entfalten keine Wirkung.

Wasserlösliche Vitamine: B1, B2, B3, B5, B6, B7, B9, B12 und C Die Vitamine wirken in wässriger Umgebung der Zellen und in den Zellen selbst. Vor allem in Obst und Gemüse.	
Vorteile:	Nachteile:
Gelangt zu viel davon in den Körper, scheiden wir sie über den Urin einfach wieder aus.	Unser Körper ist kaum fähig, viel davon zu speichern, deshalb braucht er permanent Nachschub.

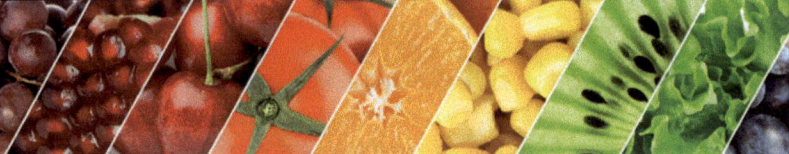

Fettlösliche Vitamine: A, D, E und K Diese Vitamine können wir nun dann nutzen, wenn sie in Nahrungsfette eingebaut sind und über die Lymphe (mit dem Fettstoffwechsel) ins Blut gelangen. Sie kommen dort zum Einsatz, wo es ebenfalls „fettig" ist: in den Wänden der Zellen, der Muskelfasern und der Leber Vor allem in Ölen und Nüssen	
Vorteile:	Nachteile:
Diese Vitamine können gespeichert werden.	Ein Übermaß kann zu gefährlichen Überdosierungen führen.

- In Kontakt mit Wasser werden diese Vitamine schnell ausgeschwemmt, vor allem Obst deshalb lieber roh und als ganze Frucht essen, im Fruchtsaft fehlen meist die wertvollen Ballaststoffe.
- Tiefkühlobst ist oft vitaminreicher als „Interkontinental-Obst", das sehr lange Transportwege hinter sich hat. Nach dem Auftauen aber bald verzehren.
- Für Vegetarier und Veganer: Vitamin B12 kommt nur in tierischen Produkten vor, es ist für unser Nervensystem aber sehr wichtig. Auf ausreichende Versorgung achten!
- Für Vegetarier und Veganer: Vitamin A kommt nur in tierischen Produkten vor. Wer diese nicht zu sich nimmt, kann sich über die Vitamin-A-Vorstufe Beta-Carotin behelfen. Es wird deshalb auch als Provitamin A bezeichnet. Unser Körper kann daraus Vitamin A selbst herstellen.
- Beta-Carotin ist z. B. in Möhren enthalten. Es wird schlechter als Vitamin A aufgenommen, deshalb braucht der Körper etwa sechsmal so viel β-Carotin, um dem Körper die gleiche Menge Vitamin A zur Verfügung zu stellen. Übrigens ist β-Carotin ein natürliches Bräunungsmittel, das zudem auch dazu beiträgt, dass das schädliche UV-B-Licht weniger in tiefere Hautschichten vordringen kann. Bestimmt haben Sie schon mal Babys gesehen, die einen leicht gebräunten oder bronzenen Teint hatten. Diese leichte Bräune ist ein äußeres Anzeichen für eine ausreichende Beta-Carotin Aufnahme.

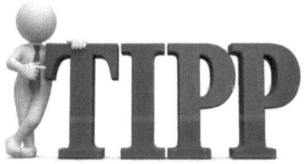

Möhren haben sehr feste Zellen. Unser Organismus kann deren Zellen schwer aufschließen. Um die Aufnahme zu verbessern, bricht man diese Zellen besser mechanisch auf, z. B. durch Schneiden, Stifteln, Raspeln, Reiben oder Entsaften. Bitte unbedingt immer ein bisschen Öl oder Fett zufügen, z. B. einen Teelöffel Öl, sonst kann unser Körper das wertvolle Beta-Carotin nicht aufnehmen, denn es gehört zu den fettlöslichen Vitaminen. Über diesen Zusammenhang hatte ich Ihnen schon auf Seite 146 berichtet. Der dort beschriebene Multivitamin-Möhren-Saft hat dazu geführt, dass ich mitten im Winter auf meine „gesunde Gesichtsfarbe" angesprochen wurde. Man fragte, ob ich im Urlaub gewesen sei. Es war aber nur das Beta-Carotin. Wenn Sie Möhren oder andere Lebensmittel, die Carotin enthalten, in weißen Plastegefäßen zubereiten, kann es sein, dass die Schüssel sich rötlich verfärbt und eine Reinigung mit Wasser die Färbung nicht beseitigt (auch nicht in der Geschirrspülmaschine). Dann kann es helfen, wenn sie das Gefäß **vorher mit Öl** einreiben und dann mit Spülmittel säubern. Das klappt auch prima bei Tomatensoße! Dieser Trick ist angewandte Biochemie, denn Beta-Carotin ist fett- aber nicht wasserlöslich.

Abwechslungsreich und ausgewogen – was bedeutet das?

Die „Kunst" besteht also darin, möglichst so vielseitig zu essen, dass alle wasser- und fettlöslichen Vitamine, aber auch Mineralstoffe und Spurenelemente sowie sekundäre Pflanzenstoffe aufgenommen werden. *„Diese Mikronährstoffe in unserer Nahrung sind ursächlich dafür entscheidend, ob der Organismus genügend Radikalfänger erhält oder nicht."* (Kuklinski/Lunteren: Gesünder mit Mikronährstoffen, S. 31)
Nun gibt in der Natur aber nicht ein einziges Lebensmittel, das alle für uns wichtigen Nährstoffe enthält. Wir müssen uns deshalb möglichst abwechslungsreich ernähren. Dabei können u.a. die unterschiedlichen Farben von Obst und Gemüse ein guter Wegweiser sein. Jede Farbe weist nämlich auf einen anderen sogenannten sekundären Pflanzenstoff hin, vielleicht haben Sie ja schon mal solche Begriffe wie Polyphenole, Carotinoide, Flavonoide, Lycopin, Anthocyane u. ä. gehört.
„Mit einer gemischten Kost werden täglich 5.000 bis 10.000 dieser Stoffe in einer Gesamtmenge von ca. 1,5 g aufgenommen. … Sekundäre Pflanzenstoffe, die früher Vitamin P genannt wurden, kommen praktisch in allen Pflanzen vor. In tierischen Produkten sind sie jedoch nicht enthalten. Der Bedarf kann also nur über Gemüse, Salate und Obst gedeckt werden. Von dem im Knoblauch enthaltenen Allicin ist zum Beispiel bekannt, dass es noch in einer Verdünnung von 1:125.000 das Wachstum von Bakterien und Pilzen hemmt. Bereits 10 g Meerrettich oder 40 g Gartenkresse führen zu antibakteriell wirksamen Konzentrationen, welche Infektionen der Harnwege oder Atemorgane beseitigen können. Die Inhaltsstoffe von Kohl und Brokkoli gelten als stark krebshemmend, Chlorophyll, der grüne Farbstoff der Pflanzenblätter, soll noch wirksamer gegen Krebs sein wie Beta-Carotin." (Kuklinski/Lunteren: Gesünder mit Mikronährstoffen, S. 298)
Abwechslungsreich heißt: Obst und Gemüse **und** hochwertige Fette und auch, sehr überlegt und in strengen Maßen, Kohlenhydrate. Nur so haben wir Zugang zu allen Vitaminen – also zu fettlöslichen und zu wasserlöslichen Lebensbausteinen. (Vgl. Strunz, Ulrich: Vitamine, S. 19 – 25)
Jede Farbe beinhaltet andere Stoffe, deshalb: **Essen Sie bunt, je mehr Farben auf dem Teller, umso besser: Obst + Gemüse + hochwertige Fette + (sehr wenig) Kohlenhydrate.**

Nach Dr. Kuklinski sind folgende Mikronährstoffe die allgemein wichtigsten: Vitamin C, Vitamin A, Carotinide und Selen. (Quelle: Kuklinski/Lunteren: Gesünder mit Mikronährstoffen, S. 225)
Aus meiner Sicht gehören für Menschen mit der Disposition für Manien und Depressionen die B-Vitamine und Vitamin D sowie Magnesium und Zink dazu.

Der Mythos von der ausreichenden Vitaminversorgung

Immer wieder hört man folgende Aussage: „Wer sich ausgewogen ernährt, bekommt alle Vitamine und Mineralstoffe, die man braucht." Bestimmt denken Sie doch auch von sich, dass Sie sich ausgewogen und damit gesund ernähren. Ich habe das auch geglaubt. In Gesprächen habe ich allerdings festgestellt, dass jeder irgendwie etwas anderes unter „ausgewogen" versteht. Richtig ist, dass Vitamin-Mangelerkrankungen wie Beriberi, Skorbut, Pellagra und Rachitis hierzulande kaum mehr auftreten, schließlich können immer und überall Nahrungsmittel aller Art und vor allem auch frisches Obst und Gemüse kaufen.

In seiner News vom 03.01.2013 zitiert Dr. Strunz unter der Überschrift **„Vitamin-Mobbing"** Prof. Dr. Dr. Karlheinz Schmidt, (international anerkannter Vitaminforscher, Professor für experimentelle Medizin an der Universität Tübingen) in der Zeitschrift „Ernährung und Medizin" 2012; S. 27–49:

	Männer unter Referenzwert	Frauen unter Referenzwert
Vitamin B1	21,2%	32,0%
Vitamin B2	20,0%	26,3%
Vitamin B12	8,2%	26,1%
Vitamin C	31,9%	29,3%
Vitamin D	82,2%	91,2%
Vitamin E	48,4%	48,7%
Folsäure (B9)	79,0%	85,8%

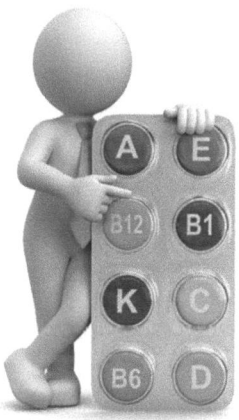

„Nun sind also die Vitamine 100 Jahre alt geworden und haben unter diesem Begriff ihre segensreiche Wirkung für Mensch und Tier in Deutschland und weltweit entfaltet. Ganz nebenbei gehören sie zu einer der wissenschaftlich am besten untersuchten Gruppen von Nährstoffen und kaum jemand bezweifelt, dass sie ähnlich wie die Mineralstoffe und Spurenelemente für unser Leben und unsere Gesundheit unerlässlich sind. Viele Menschen achten ganz besonders darauf, dass sie gut mit Vitaminen versorgt sind, und dennoch zeigt die Nationale Verzehrstudie II (2008), dass sowohl Frauen als auch Männer in Deutschland die empfohlenen Referenzwerte für die Nährstoffzufuhr zu einem hohen Prozentsatz nicht erreichen. Besonders dramatisch ist die Situation bei Vitamin D und bei Folsäure, wo 80–90% der Frauen und Männer unter den Referenzwerten bleiben (siehe Tabelle)

Die immer wieder gebetsmühlenartig zu hörende Aussage, dass mit einer ausge-
wogenen Ernährung schon alles gut sei, trägt dieser Situation nicht Rechnung,
da ein derartiges Ernährungsregime ein hohes Maß an Wissen, Zeitaufwand und
finanziellen Mitteln erfordert und damit in einer Fast-Food- und Convenience-
Gesellschaft völlig unrealistisch ist. Das heißt nicht, dass, wer es sich leisten kann,
wer das Wissen hat, wer die Zeit hat und sich auf die Kochkunst versteht, nicht
versuchen sollte, aus seiner Ernährung das Beste zu machen. Aber, für den Nor-
malbürger sind neben angereicherten Lebensmitteln Nahrungsergänzungen eine
realistische Alternative, um in einer modernen Gesellschaft zu einer bedarfsde-
ckenden Versorgung mit Mikronährstoffen zu kommen.
An dieser Stelle zeigt sich nun ein unerwartetes Phänomen, indem es offenbar
nicht mehr in erster Linie darum geht, die Versorgung mit den essenziellen Mik-
ronährstoffen sicherzustellen, sondern nach Art eines Kreuzzuges grundsätzlich
gegen den modernen Lebensstil einer Anreicherung von Lebensmitteln und zu
Ergänzung der Nahrung ins Feld zu ziehen. Die Publikumspresse greift begierig
unhaltbare Aussagen von „Experten" auf und beteiligt sich in unverantwortlicher
Weise an dieser Mobbing-Kampagne gegen Vitamine. Da werden Studienergeb-
nisse fehlinterpretiert, sodass Vitamin C plötzlich zu einem gentoxischen Stoff
erklärt wird. Da erhöht eine Zufuhr von Vitaminen plötzlich die Sterblichkeit, ob-
wohl es dafür keinerlei Indizien gibt, im Gegenteil. Da versteigt sich ein „Experte"
zu der Aussage, dass Folsäure zu Darmkrebs führt, oder ein Gesundheitspolitiker
negiert den im Winter unzweifelhaft bestehenden endemischen Vitamin-D-Man-
gel in Deutschland. Auf diesen Aussagen basieren dann reißerisch aufgemachte
Headlines von Magazinen wie „Vitaminlüge" und Buchautoren machen mit die-
ser Verunsicherung der Bevölkerung ihre „Kranken Geschäfte". Dieses Mobbing
haben weder die Vitamine verdient noch die vielen Menschen, die Vitamindefizi-
te ernst nehmen und ihre Versorgung sicher stellen wollen."
(Quelle: Strunz-News vom 03.01.2013 „Vitamin-Mobbing")

Vitamine sind sicher und preiswert

Der Chemiker Dr. Dirk Klante, Jahrgang 1969, befasst sich seit mehr als 25 Jahren mit alternativen Heilmethoden mit Schwerpunkt Orthomolekularmedizin. In
seinem Buch „Mir geht's gut: Was Vitamine und Co wirklich leisten" schreibt er
über „Vitamine – viel sicherer als Medikamente":
„Um es vorwegzunehmen, Vitamine gehören zu den sichersten und preiswer-
testen Heil-Substanzen überhaupt. Sie sind viel sicherer als Medikamente, die
uns die Pharmaindustrie so schmackhaft machen will. Deswegen sind sie beliebt
und gefürchtet zugleich." (Er meint damit vor allem: gefürchtet von der Pharmaindustrie).

„Wie sicher Vitamine sind, möchte ich Ihnen nun erläutern:

- Wir essen täglich **Kochsalz – Natriumchlorid.** Kochsalz ist um ein Vielfaches toxischer als Vitamin C. Ein schrecklicher Beleg dazu: Vor einigen Jahren hörte ich im Radio die Meldung, dass eine Mutter wegen gefährlicher Körperverletzung mit Todesfolge verurteilt worden war. Sie hatte ihrem Kind einige Teelöffel – das sind etwa 10 bis 20 g – Kochsalz unter den Milchreis gemischt. Möglicherweise wollte sie ihr Kind bestrafen und glaubte, versalzener Brei sei ungefährlich. Ein tödlicher Irrtum! Hätte die Mutter statt Kochsalz die gleiche Menge Vitamin C in den Milchreis getan, hätte das Kind lediglich Durchfall bekommen. Werden Sie nun auf Salz verzichten, weil es giftig ist? Vermutlich nicht. Sie werden es ganz einfach weiterhin vernünftig dosieren.
- Auch das allseits bekannte **Aspirin** mit dem Wirkstoff Acetylsalicylsäure (ASS) ist im Vergleich zu Vitamin C ausgesprochen toxisch. Es genügen 10 bis 20 g ASS, um einen erwachsenen Menschen zu töten. Dieselbe Menge Vitamin C kuriert eine beginnende Erkältung oder führt höchstens zu Durchfall. Werden Sie nun auf ASS verzichten? Vermutlich ungern. Sie werden es bedachter dosieren.
- Ein weiteres „beliebtes" Schmerzmittel ist **Paracetamol.** Wussten Sie, dass eine zu hohe Paracetamol Einnahme die häufigste Ursache für akutes Leberversagen ist? Dafür genügen mitunter schon 4 g. Wer weiß schon, dass beide Schmerzmittel bestens durch Boswellia und Weidenrinde ersetzt werden könnten?

Wie sicher Vitamine im Gegensatz zu Arzneimitteln sind, zeigen auch einige Daten aus den USA. Von 1983 bis 2005 – also in 23 Jahren – gab es in den USA lediglich 10 Todesfälle (www.aapcc.org), die mit der Einnahme von Vitaminen, einschließlich aller fettlöslichen, in Zusammenhang gebracht wurden. Das sind statistisch gesehen weniger als 0,5 Tote pro Jahr. Durch häusliche Selbstmedikation sterben in den USA dagegen im Durchschnitt 2.000 Menschen pro Jahr! Sie werden sich vielleicht fragen, wie es überhaupt zu Todesfällen durch Vitamine kommen kann? Die Antwort ist: Weil es grundsätzlich auch möglich ist, sich mit Lebensmitteln umzubringen, sogar mit Wasser, und ich spreche hier nicht vom Ertrinken. In den oben angegebenen 10 Todesfällen sind sowohl Unfälle mit Vitaminen als auch vorsätzliche Vergiftungen mit Vitaminen enthalten. In den USA sterben in Krankenhäusern jährlich über 100.000 Menschen an den Nebenwirkungen von „vorschriftsmäßig" eingenommenen Medikamenten und weitere knapp 90.000 an Infektionen (Null 2005). Es ist die „normale" Medizin, die absolut tödlich ist im Vergleich zu Vitaminen. **400.000 mal tödlicher!"**

(Quelle: Klante, Dirk: Mir geht's gut! Was Vitamine & Co wirklich leisten, S. 99–100)

Wie viel darf's denn sein?

Sicher werden Sie sich jetzt auch fragen, wie viel Vitamine nötig sind, um ausreichend versorgt zu sein. Wenn Sie versuchen konkrete Zahlen zu recherchieren, werden Sie bald feststellen, dass es ganz unterschiedliche Angaben dazu gibt. Als maßgebend werden die **Deutsche Gesellschaft für Ernährung** und das **Bundesamt für Risikobewertung für Deutschland** angesehen, in Europa gibt es die **europäische Behörde für Lebensmittelsicherheit,** die sich alle mit den gleichen Fragen beschäftigen: Wie viel Vitamine braucht der Mensch? Die Antwort ist leider nicht eindeutig, es kommt nämlich darauf an, wen Sie fragen! Jede Behörde hat andere Richtwerte. Woran soll man sich als Laie nun orientieren?

In der folgenden Tabelle finden Sie die Daten über den oberen sicheren Bereich von Vitaminen der **Europäischen Behörde für Lebensmittelsicherheit** (EFSA), **die für Europa gelten** und die Bereiche, die das **Bundesamt für Risikobewertung für Deutschland** festgelegt hat.

Vitamin	Angaben der Europäischen Behörde EFSA Werte gelten für Europa	Angaben des Bundesamtes für Risikobewertung BfR Werte gelten für Deutschland
A	3000 µg	400 µg
D	50 µg = 2.000 I.E.	5 µg = 200 I.E.
E	300 mg	15 mg
Beta-Carotin	Zu wenig Daten	2 mg
Vitamin C	Keine Obergrenze	225 mg
B1	Keine Obergrenze	4 mg
B2	Keine Obergrenze	4,4 mg
B3	Nikotinamid 900 mg	17 mg
B6	25 mg	5,4 mg
B7 (Biotin)	Keine Obergrenze	18 mg
B9 Folsäure	1000 µg	400 µg
B12	Bis 5000 µg	3–9 µg

(Quelle: Dr. Ulrich Strunz News vom 31.03.2013 – Vitamine? Europa blamiert Deutschland)

Warum gilt eine bestimmte Menge in Europa als sicher, in Deutschland aber nicht? Verstehe ich nicht. Die einzige plausible Begründung, die mir für diese

Diskrepanz einfällt, ist eine falsche Deutung. Vielleicht ist gemeint, dass es für das BfR gar nicht um eine Obergrenze im Sinne einer Überdosierung geht, sondern um eine Minimalmenge, die nur niemand als solche erkennt. (Bei der Mindestmenge Eiweiß hatte ich Ihnen schon einmal von diesem Missverständnis von Minimum und Optimum berichtet.) Ich habe an mir festgestellt, dass mir die europäischen Werte besser bekommen als die deutschen, deshalb habe ich für mich beschlossen, mich an den höheren Werten zu orientieren. Wenn sich Ihr Hausarzt an den BfR-Werten orientiert, wird er Sie wahrscheinlich vor „Überdosierungen" warnen.

Anhand der oben stehenden Zahlen konnten Sie sehen, dass sich nicht mal die Experten über die notwendigen Vitamin-Mengen einig sind. Woran soll man sich als Verbraucher bzw. als Laie denn nun halten? Am sichersten ist es, seinen Vitamin- und Mineralstoffstatus mal messen zu lassen. Dazu hatte ich Ihnen im Kapitel „Messen statt raten" schon einiges aufgeschrieben. Gibt es außerdem irgendwelche Anzeichen, an denen man selbst erkennen kann, ob man einen Vitamin-Mangel hat?
Die Anzeichen für Mikronährstoffmängel sind so unspezifisch, dass man alles Mögliche dahinter vermuten könnte. Trotzdem kamen mir folgende Symptome irgendwie bekannt vor: Müdigkeit, Stimmungsschwankungen und depressive Zustände, häufige Infekte, schnell gereizt und übellaunig sein. Kommt Ihnen dieses Szenario auch bekannt vor?
In den folgenden Kapiteln möchte ich Ihnen die für die Stimmung wichtigen Vitamine und Mineralstoffe vorstellen.

Die Familie der Nervenvitamine – die B-Vitamine

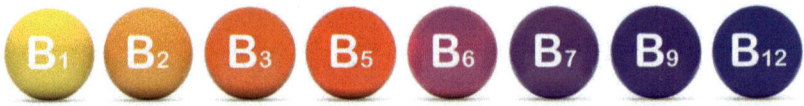

Die acht Vitamine des B-Komplexes werden auch als die „Nervenvitamine" bezeichnet, alle arbeiten eng zusammen. Von den B-Vitaminen hängt es ab, wie gut Sie sich fühlen, denn sie sind es, die uns Energie geben, die Nerven stark machen und die Zellen in Topform halten. Ihnen allen ist gemeinsam, dass sie unentbehrliche Coenzyme sind, die an grundlegenden Stoffwechselvorgängen beteiligt sind. Sie unterstützen andere Vitamine in ihrer Wirkung. Für die Stimmung sind alle im Verbund wichtig. Damit sie richtig arbeiten können, brauchen sich alle acht gegenseitig und dazu noch Co-Faktoren wie Zink und Magnesium. Ein Vitamin B-Mangel kann sich deswegen in Energielosigkeit, Konzentrationsschwäche, Depressionen und Unruhe bis zu Schlafstörungen zeigen. (Vgl. Jopp, Andreas: Risikofaktor Vitaminmangel, S. 16–18)

Die B-Vitamine gehören zu den wasserlöslichen Vitaminen, das bedeutet, dass sie rasch von Körper aufgenommen und ebenso schnell wieder ausgeschieden werden, deshalb sollten alle B-Vitamine idealerweise mehrmals täglich zugeführt werden. Nur Vitamin B12 kann über einen längeren Zeitraum gespeichert werden.

„Sie sind leider sehr instabil und werden durch Hitze, Lagerung oder Konservierung leicht zerstört. Im Prinzip arbeitet dieses B-Kollektiv gemeinsam, was zur Folge hat, dass das schwächste Glied das Arbeitstempo bestimmt. Mit anderen Worten: Die gesamte Gruppe wird in ihrer Funktion beeinträchtigt, wenn die Blutkonzentration auch nur eines Mitgliedes ungenügend ist.

Der individuelle Bedarf an den einzelnen B-Vitaminen ist unterschiedlich. Wird viel Eiweiß gegessen, brauchen wir mehr Vitamin B3, liegt der Schwerpunkt auf den Kohlenhydraten, benötigen wir mehr B1. Alkohol nimmt in dieser Verbrauchstabelle die Spitze ein: Er beansprucht praktisch alle Vitamin-B-Reserven."

(Quelle: Kuklinski/Lunteren: Gesünder mit Mikronährstoffen, S. 245)

Übrigens: **Aggressivität und Reizbarkeit kann auch durch einen Mangel an B-Vitaminen bedingt sein.** Ich frage mich, ob meine dysphorischen (gereizten) Manien vielleicht durch einen Mangel an B-Vitaminen mit ausgelöst wurden? Seitdem meine Spiegel gut sind, habe ich keine manischen Zustände mehr erlebt, keine Auslenkung meiner Stimmung, so als ob es jetzt eine natürliche Grenze oder Sperre nach oben und auch nach unten gibt.

Die Bedeutung der einzelnen B-Vitamine aus der Sicht der Stimmung und des Antriebs

Die Informationen für die folgende Zusammenstellung stammen aus den Büchern von Dr. Strunz: „Vitamine – Aus der Natur oder als Ergänzungsmittel – wie sie wirken und warum sie helfen", von Andreas Jopp: „Risikofaktor Vitaminmangel", von Dr. Dirk Klante: „Mir geht's gut! Was Vitamine & Co wirklich leisten" und von Dr. Bodo Kuklinski „Gesünder mit Mikronährstoffen".

B1 Thiamin: *„Dieses Vitamin gilt als ‚Nervennahrung'. B1 ist Mitarbeiter von etwa 25 verschiedenen Enzymen und ist an den Prozessen zur Energiegewinnung aus Kohlenhydraten beteiligt. Bei der Aufnahme von viel Zucker oder Produkten aus Weißmehl verbraucht der Organismus unter Umständen seine gesamten Vitamin-B1-Reserven, um Fettsäuren daraus herzustellen."*
(Quelle: Bodo Kuklinski, Ina von Lunteren: Gesünder mit Mikronährstoffen, S. 246)

Das heißt mit anderen Worten nichts anderes, als dass jemand, der sich „wie üblichen" ernährt, fast sein ganzes B1 für die Verstoffwechselung von Kohlenhydraten verbraucht. Kommen dann noch körperliche Überlastung, Stress in jeder Form und Alkoholkonsum hinzu, bleibt nicht mehr viel für seine anderen Aufgaben übrig:
B1 hilft bei Aufbau der Botenstoffe Acetylcholin (wichtig für ein gutes Gedächtnis) und Serotonin (wichtig für die innere Ruhe) und sorgt dafür, dass diese nicht zu schnell abgebaut werden. Durch Acetylcholin können Informationen überhaupt erst in das Gedächtnis geschrieben werden. Bei einem Mangel nimmt die Merk- und Lernfähigkeit ab, da die feucht-ölige Schicht der Nerven zu trocken wird.
Mangelsymptome sind recht diffus: Appetitlosigkeit, Müdigkeit, Gedächtnis- und Verdauungsstörungen, bei größerem Mangel außerdem Konzentrationsschwäche, Schlafstörungen, Reizbarkeit, Aggressivität – das sind alles Zustände, die Bipolare gut kennen.
Noch ein Tipp am Rande: Wenn Sie sehr von Mücken geplagt werden, kann man sich mit B1 helfen. Der Körper scheidet dieses Vitamin mit dem Schweiß aus und diesen Geruch kann die gemeine Haus- und Hofmücke nicht leiden. Allerdings sind dafür 1.000 mg B1 am Tag erforderlich. Dieser Wert scheint sehr hoch, wenn man die Empfehlung der DGE mit 1,0 bis 1,3 mg am Tag daneben stellt. Daran kann man sehen, dass man bei der Dosierung von B1 kaum etwas falsch machen kann – (außer bei Injektionen). (Vgl. ebenda, S. 246)

Vor allem Menschen, die regelmäßig rauchen und Alkohol trinken sowie Diabetiker und Menschen im fortgeschrittenen Alter haben einen erhöhten B1-Bedarf.

B 2 Riboflavin: B2 heilt und schützt die Haut. Es kommt außer in Pflanzenölen und Früchten praktisch in allen Nahrungsmitteln vor. Als wichtiges Coenzym spielt es bei der Zellatmung und der Energiegewinnung eine Rolle. Es hat eine leuchtende Orangefärbung und wird deshalb als natürlicher Farbstoff eingesetzt. Wenn man wissen will, ob man einen B2-Mangel hat, gibt es einen einfachen Test: Man nimmt mindestens 20 mg B2 und beobachtet danach seinen ersten Urin. Verfärbt sich dieser leicht ins Gelblich-Orange, hat man ausreichend B2. Wenn nicht, dann sollte man mehr rotes, gelbes und oranges Obst und Gemüse essen oder anders aufdosieren.

„Studien weisen darauf hin, dass damit unter anderem Migräne (stets mitochondriale Funktionsstörung) in hoher Dosierung bekämpft werden kann." Mehr dazu im Kapitel Magnesium.

(Quelle: Bodo Kuklinski, Ina von Lunteren: Gesünder mit Mikronährstoffen, S. 248)

B 3 Niacin: Niacin kommt als Nikotinsäure und Nikotinsäureamid vor. Trotz des Wortbestandteils Nikotin hat es mit Rauchen nichts zu tun. Vitamin B 3 nimmt innerhalb der B-Familie eine Sonderstellung ein. Genaugenommen ist es kein „richtiges Vitamin", da es der Körper aus Tryptophan selbst herstellen kann. Damit wäre es per Definition nicht essentiell. Das ist so lange nicht problematisch, solange ausreichend Tryptophan gegessen wird. Diese Umwandlung kann aber nur gelingen, wenn ein ausreichender Vorrat an B2, B6 und B9 genutzt werden kann. Deshalb kann der tägliche Bedarf meist nicht durch Eigensynthese gedeckt werden.

Das Problem entsteht, wenn durch ein Übermaß an vitaminarmer Kost, z. B. Nudeln, Reis oder Brot, zu wenig Tryptophan zur Verfügung steht und dieses dann auch noch fast vollständig für die Herstellung von B3 aufgebraucht wird. In der Folge fehlt Tryptophan, um als wichtiger Ausgangsstoff für Serotonin und Melatonin ins Gehirn transportiert zu werden. So löst ein Vitamin B3-Mangel einen Engpass für den Aufbau von Serotonin und Melatonin aus. Im Tierexperiment kann man es leicht nachstellen. Entzieht man Nagern B3 und Tryptophan, werden diese in kürzester Zeit hyperaggressiv, weil das Serotonin fehlt. Schon ein nur geringer Vitaminmangel beeinflusst sofort die Psyche. Außer Schlaflosigkeit, Unruhe und Kopfschmerzen kann auch das prämenstruelle Syndrom (PMS) mit einem B3-Mangel zusammenhängen.

Es sind Verhaltensauffälligkeiten bei einem latenten B3-Mangel, die auch als frühe Symptome der Pellagra bezeichnet werden, beobachtet worden, die mich sehr an meine eigenen bipolaren Phasen erinnerten. Dazu gehören u. a. Folgende: *„permanente Anspannung, Ungeduld und Gereiztheit, Zukunftsangst"* (bei uns Bipolaren nennt man das „katastrophisieren"), *„Routinetätigkeiten fallen zunehmend schwerer."* Kommt Ihnen das bekannt vor? Mir auch. Aber auch folgende Erscheinungen sind mir wohl vertraut: *„Der Patient ist verärgert über* *unwichtige Dinge und kann dies nicht ändern, ist sich über seine Fähigkeiten nicht im Klaren, hat über Wochen oder Jahre das Gefühl, nicht er selbst zu sein, ist nicht kooperativ, ist unglücklich ohne erkennbaren Grund, schläft schlecht, möchte oft alleine sein u.a.m."*

(Quelle: Klante, Dirk: Mir geht's gut! Was Vitamine & Co wirklich leisten, S. 62)

Mir kam diese Beschreibung vor, als ob sie aus einem Lehrbuch über die bipolare Störung stammt. Hier wird aber „nur" der B 3-Mangel beschrieben. Kommt Ihnen das auch merkwürdig vor? Gibt es da vielleicht Zusammenhänge?

Haben Sie gewusst, dass der kanadische Arzt und Psychiater Dr. A. Hoffer über fünf Jahrzehnte insgesamt etwa 5.000 Schizophrenie Patienten erfolgreich mit Vitamin B3 täglich behandelte? Hat Ihnen Ihr Arzt jemals angeraten, B 3 zu nehmen?

Dr. Dirk Klante schreibt dazu in seinem Buch: *„Vitamin B3 kann aber auch bei verschiedensten psychischen Problemen und Verhaltensstörungen hilfreich sein. Dazu gehören unter anderem Schizophrenie, Angst- und Panikstörungen. Der kanadische Arzt und Psychiater Hoffer sowie der britische Psychiater Osmond entwickelten ein Vitamin- und Ernährungsprogramm für Schizophrenie-Patienten. Dabei hatte Vitamin B3 neben einer Reihe anderer Nährstoffe wie zum Beispiel Vitamin C die Funktion einer orthomolekularen Leitsubstanz. In Nordamerika wurden nach diesem Programm über 100.000 Schizophrenie-Patienten erfolgreich mit 3 bis 60 g (!) Vitamin B3 täglich behandelt. Hoffer selbst hat über fast fünf Jahrzehnte insgesamt etwa 5.000 Schizophrenie Patienten mit hohen Vitamin B3-Dosierungen behandelt. Die übliche Dosis an Psychopharmaka konnte deutlich reduziert werden. Einige Patienten benötigten gar keine Medikamente mehr. Hoffer (2008) empfiehlt mindestens 100 mg Vitamin B3 täglich für jeden – auch für Gesunde. Das ist etwa die 5 bis 6-fache Menge dessen, was von der DGE empfohlen wird. 100 mg Vitamin B3 täglich sind nur durch Substitution zu erhalten."* (Quelle: Klante, Dirk: Mir geht's gut! Was Vitamine & Co wirklich leisten, S. 60)

Nun könnten Sie einwenden, dass es hier ja um eine ganz andere psychische Erkrankung geht. Das ist richtig, die Diagnosen Schizophrenie und bipolare Störung unterscheiden sich, aber es gibt eine Reihe von ähnlichen Symptomen. So ist eine manische Psychose kaum von einer schizophrenen Psychose zu unterscheiden, das ist vorrangig eine Definitionsfrage. Eine langjährig in der psychiatrischen Pflege Tätige erzählte mir, dass sie sich darüber gewundert habe, dass einige ihrer Schizophrenie-Klienten nach vielen Jahren Behandlung jetzt neue Diagnosen bekommen hätten: nämlich bipolare Störung. An der Symptomatik habe sich gar nichts geändert, nur an der Bewertung durch die Ärzte, meinte sie.

Aus dem vorigen Zitat ziehe ich meine Schlussfolgerungen so: Psychische Erkrankungen haben alle etwas Gemeinsames. Alle betreffen das Gefühls- und Seelenleben und führen zu einer Beeinträchtigung des Lebens des Betroffenen. Oft sind die Symptome ähnlich oder lassen sich verschiedenen Diagnosen zuordnen. Wenn Vitamin B3 schizophrenen Patienten derartig hilft, dass einige sogar ihre Psychopharmaka weglassen konnten, dann kann es doch auch für mein Problem hilfreich sein, zumal die Symptome eines B3-Mangel so ähnlich zu denen bei der bipolaren Störung sind. Ich nehme jedenfalls regelmäßig B3, 500 mg, täglich. Ich möchte mir mein kostbares Tryptophan nämlich für meine gute Stimmung aufheben.

Wenn Sie sich für eine B3-Einnahme interessieren, beachten Sie dabei bitte Folgendes:

1. Es gibt zwei Formen des B3 – a) **Niacin** – auch Nikotinsäure genannt und b) **Niacinamid** – auch Nikotinsäureamid genannt. Dr. Klante schreibt dazu: *„Die Nikotinsäure und das Nikotinsäureamid haben beide die Fähigkeit, Pellagra zu heilen. Dennoch gibt es gravierende Unterschiede, lediglich die Nikotinsäure kann Blutfette, die Triglyceride, also „schlechtes" Cholesterin (LDL) senken und „gutes" Cholesterin (HDL) erhöhen. Diese Beobachtung machte der kanadische Arzt und Psychiater Dr. A. Hoffer, als er Schizophrenie-Patienten mit Niacin und Niacinamid behandelte. Die Nikotinsäure war schon länger bekannt, ohne dass man ihr eine biologische Bedeutung zuschrieb."* (Quelle: Klante, Dirk: Mir geht's gut! Was Vitamine & Co wirklich leisten, S. 57–58) Wenn Sie neben Ihrer bipolaren Störung auch noch ein Problem mit zu hohem LDL haben, können Sie mit Vitamin B3 „zwei Fliegen mit einer Klappe" schlagen.

2. Der Körper muss aus dem B3 erst ein Coenzym bauen. Es hat den unaussprechlichen Namen Niacinamidadenindinucleotid (NAD) *„Wenn die Umwandlung von Vitamin B3 zum NAD, die über mehrere Reaktionsschritte verläuft, „gestört" ist, dann bildet sich zu wenig NAD, und der Patient bleibt trotz scheinbar ausreichender Vitamin B3-Mengen aus der Nahrung krank. Man benötigt mitunter sehr große Mengen Vitamin B3, damit am „Ende" noch genügend NAD gebildet wird."* (Quelle: Klante, Dirk: Mir geht's gut! Was Vitamine & Co wirklich leisten, S. 61)

3. Es gibt eine Nebenwirkung von Niacin: den sogenannte Flush. Das sind Hautrötungen und Juckreiz. Diese treten direkt nach der Einnahme auf und gehen in der Regel nach 20 bis 30 Minuten vorbei. Nimmt man die gewünschte Menge in Form von Niacinamid oder einer Mischung von Niacin und Niacinamid tritt das Problem nicht auf. Es gibt auch Retard-Kapseln und Niacin in einer so genannten Esterform. Dadurch entfällt der Flush. Auf der Verpackung steht dann meist „flushfrei". Wenn Sie aber Niacin (Nikotinsäure)

wegen seiner blutfettsenkenden Wirkung bevorzugen wollen, sollte Sie die Kapseln mit einem kühlen Glas Wasser einnehmen, heiße Getränke verstärken den Flush! Wenn sich der Körper an die Einnahme gewöhnt hat, lässt der Flush ebenfalls nach oder bleibt sogar ganz aus. (Vgl. Klante, Dirk: Mir geht's gut! Was Vitamine & Co wirklich leisten, S. 101)

B 5 Pantothensäure: *„Die biologisch aktive Form der Pantothensäure ist das Coenzym A (CoA), das im Zitratzyklus bei der Energiegewinnung eine Schlüsselrolle spielt. Auch die Neurotransmitter (Botenstoffe der Nerven) Acetylcholin und Dopamin sind abhängig von diesem B-Vitamin."*
(Quelle: Bodo Kuklinski, Ina von Lunteren: Gesünder mit Mikronährstoffen, S. 260)
Die meisten werden es als Hautschutzmittel in Kosmetika kennen, es hilft auch bei Sonnenbrand.

B 6 Pyridoxin: *„Genaugenommen handelt sich bei B6 um drei gleichwertige Substanzen: Pyridoxol, Pyridoxal, und Pyridoxamin, die man unter dem Sammelbegriff Pyridoxin zusammenfasst. Man sollte sich also nicht irritieren lassen, wenn auf einer Packungsbeilage abweichende Bezeichnungen zu finden sind."*
(Quelle: Bodo Kuklinski, Ina von Lunteren: Gesünder mit Mikronährstoffen, S. 251)

B6 hilft beim Aufbau aller eiweißhaltigen Strukturen, zu denen eben auch Neurotransmitter gehören, aber nur wenn ausreichend Zink und Magnesium vorhanden sind. Das Nervensystem ist auf B6 angewiesen. Nervenzellen sind von einer fettreichen Schicht (Myelinscheide) umgeben. Diese Schicht trägt dazu bei, dass Nervenimpulse schnell übertragen werden können.

Dr. Kuklinski schreibt in seinem Buch „Gesünder mit Mikronährstoffen" auf Seite 252: *„Bei allen Patienten mit depressiven Stimmungslagen, verminderter Agilität und Vitalität empfehlen wir neben der Serotoninmessung die Vitamin-B6-Cystathionin-Analyse.* **Ohne ausreichende B6-Konzentrationen kann der Körper kein Dopamin und kein Serotonin bilden."** Cystathionin wird im Urin gemessen, nur so ist ein Mangel erkennbar. *„Blutserum-Analysen führen häufig auf den Holzweg, da hohe Konzentrationen scheinbare Überdosierungen widerspiegeln und trotzdem Mangelzustände vorliegen können."* (Quelle: Bodo Kuklinski, Ina von Lunteren: Gesünder mit Mikronährstoffen, S. 252)

Vitamin B6 fördert den Abbau des gefäßschädigenden Stoffes Homocystein. Übrig bleibt Cystein, ein Antioxidans. Manche Depressive haben einen massiven B6-Mangel. Da es aber ein wesentlicher Co-Faktor für die Synthese von Serotonin ist, könnte ein Anheben des Spiegels **genauso wirkungsvoll wie Psychopharmaka** sein.

B7 Biotin (wird auch Vitamin H genannt): Biotin wird immer dann erwähnt, wenn es um Haut und Haare geht.

„Biotin ist am Fett- und Kohlenhydratstoffwechsel beteiligt und immer präsent, wenn Nahrungsenergie umgewandelt wird. … Der Bedarf wird weitestgehend vom Körper selbst produziert. … Biotin reagiert jedoch sehr empfindlich auf Radikalbelastungen, insofern ist eine erhöhte Zufuhr bei oxidativem Stress immer angebracht. Erste Hinweise auf ein Defizit sind Veränderungen der Haut, Haarausfall sowie brüchige und splitternde Fingernägel. … Bei nitrosativem Stress fanden wir sehr häufig marginal oder auch pathologisch

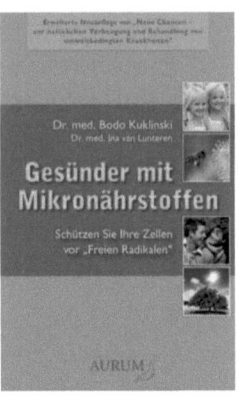

niedrige Biotinkonzentrationen im Blut. Ohne Biotin wirkt Vitamin B12 nicht, die B12-Wirkung lässt ohne Biotinsubstitution nach. Wir empfehlen dann zusätzliche Biotineinnahmen von 2,5 bis 5 mg."

(Quelle: Bodo Kuklinski, Ina von Lunteren: Gesünder mit Mikronährstoffen, S.261)

B9 Folsäure: Auch bei Folsäure handelt es sich um eine größere „Sippe". Folsäure ist immer dabei, wenn es um Wachstum und Leistung geht. Folsäuremangel ist der häufigste Vitaminmangel in den Industrienationen. In den USA wird Folsäure dem Brotgetreide (Backwaren) zugesetzt.

B9 spielt mit bei der Synthese und Verstoffwechselung von Neurotransmittern wie Serotonin. **Folsäure ist der Engpass bei der Herstellung von Serotonin, Noradrenalin und Dopamin.** Reizbarkeit und Unruhe, Angst und Depressionen, Blässe und Müdigkeit u. a. können damit in Verbindung stehen. Folsäure und auch B3 können an den Dopamin-Rezeptoren die Weitergabe von Neurotransmittern unterdrücken. Das ist genau das, was mit der Gabe von Dopamin-Blockern bezweckt wird. Zu den Dopamin-Blockern gehören alle Antiepileptika.

B12 Cobalamin: Die Cobalamine sind eine Stoffgruppe, die für die Nerven notwendig sind. *„Im Vergleich zu anderen B-Vitaminen fällt das Cobalamin etwas aus dem Rahmen, weil es größtenteils von Mikroorganismen im Darm hergestellt wird, und das einzige Vitamin der B-Reihe ist, das über längere Zeit hinweg in der Leber gespeichert werden kann."*

(Quelle: Bodo Kuklinski, Ina von Lunteren: Gesünder mit Mikronährstoffen, S.253)

Ohne B12 degenerieren Nerven, langfristig kommt es zu Schäden am Nervensystem. B12 spielt mit bei der Synthese und Verstoffwechselung von Neurotransmittern wie Serotonin. Depressionen, Psychosen, Gereiztheit, Gedächtnisstörungen, Taubheit und Kribbeln in Füßen und Händen können damit zusammenhängen.

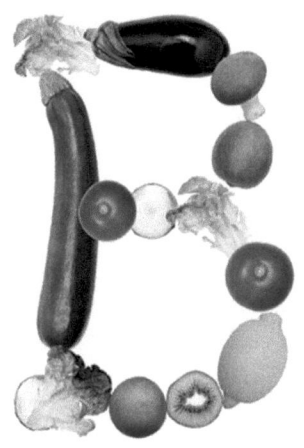

Damit hat ein Vitamin B-Mangel Folgen: Eine geringe Serotoninproduktion durch einen Mangel an B-Vitaminen kann bis in die Grenzbereiche der Seele und Gefühle hineinwirken. Depressionen bei einem Menschen hängen demzufolge nicht zwangsläufig mit seinen Lebensumständen zusammen, sondern sind häufig auch biochemischer Natur. Bei Depressionen lassen sich oft zu niedrige B-Vitaminwerte und zu niedriges Tryptophan, der Baustoff für Serotonin, messen. Zu hohe Homocystein-Werte durch eine zu niedrige B-Vitamin-Zufuhr kann man auch nachweisen. **So wird der Vitamin B-Mangel zum Nadelöhr für den Serotoninaufbau.**

Antidepressiva … verlängern die Anwesenheit von Serotonin im Gehirn. Man kann auch natürlich von der anderen Seite herankommen und für einen besseren Aufbau des Serotonins sorgen. So wie die Natur es seit Millionen Jahren macht. Depressive Stimmungslagen lassen sich mit Vitaminen B1, B3, B6, B12 und Folsäure beeinflussen. (Vgl. Jopp, Andreas: Risikofaktor Vitaminmangel, S.77–79)

Homocystein – ein Marker für die Vitamin B-Versorgung

Vermutlich geht es Ihnen so wie mir: den Begriff „Homocystein" hatte ich noch nie gehört. Über Cholesterin liest man viel, beim Hausarzt werden die Cholesterin-Werte immer wieder gemessen und intensiv beäugt, aber Homocystein? Noch nie gehört.

„Homocystein ist eine Aminosäure, die als Zwischenprodukt im Stoffwechsel des Menschen entsteht und nicht durch die Nahrung aufgenommen wird. Homocystein gilt inzwischen als zuverlässiger Indikator für eine ganze Reihe von Krankheiten, ein erhöhter Homocystein-Spiegel im Blut gilt als der zentrale Risikofaktor für Herz- und Gefäß-Erkrankungen, wie z. B. Arteriosklerose, Bluthochdruck, Verengung der Herzkranzgefäße, aber auch Glaukom und Migräne." (Quelle: Karstädt, Uwe: Die 7 Revolutionen der Medizin, S. 105)

… aber auch für die Vitamin-B-Versorgung im Körper.

Kennen Sie Ihren Homocystein-Spiegel? Ich schon – und ich konnte ihn erfolgreich von 10,0 auf 6,9 senken. Werte unter 8 gelten als optimal, den haben nur etwa 10 % der europäischen Bevölkerung.

Die Autoren Gröber und Kisters schreiben dazu: *„Folsäure und Vitamin B12 spielen eine wesentliche Rolle bei der Synthese und Verstoffwechselung von Neurotransmittern wie Serotonin. Bei depressiven Patienten findet sich häufig eine Unterversorgung mit diesen wichtigen Nervenvitaminen, der sich labortechnisch durch einen Anstieg des Homocysteinspiegels im Blut bemerkbar machen kann. Entsprechend liegen die Vitamin B12-Spiegel im Blutserum bei Betroffenen meist deutlich unter 450 pg/ml (Normalbereich 550-1.000 pg/ml). Auch erniedrigte Folsäurespiegel sind bei depressiven Patienten häufig nachweisbar.*

Die antidepressive Wirksamkeit von SSRI sowie die Ansprechrate auf Antidepressiva werden durch die begleitende Gabe von Folsäure und Vitamin B12 verbessert. ..." (Quelle: Gröber/Kister „Arzneimittel als Mikronährstoff-Räuber: Was Ihr Arzt und Apotheker Ihnen sagen sollten" S. 40)

Leider tragen die an Bipolare oft verordneten Medikamente nicht zu einem niedrigen Homocysteinspiegel bei, eher im Gegenteil. *„Antiepileptika senken den Folatspiegel (Carbamazepin, Gabapentin, Oxcarbazepin, Phenytoin, Primodon, Valproinsäure) und verstärken Vitamin B-12-Defizite (Phenobarbital, Pregabalin, Primidon, Topiramat.) Hohe Homocysteinspiegel lösen eine Homocysteinylierung an der Aminosäure Lysin aus. ... Kollagenfasern verlieren ihre feste Konsistenz und damit ihre Funktion. Bei jeder Entzündungsreaktion steigt Homocystein an, d.h. das aktivierte Immunsystem utilisiert [wörtlich „benutzt für sich" im Sinne von „verbraucht" – Einschub A.O.] B-Vitamine."* (Quelle: Kuklinski, Bodo: Mitochondrien – Symptome, Diagnose und Therapie, S. 372)

Außerdem haben viele Bipolare sogenannte **Komorbiditäten.** Das sind Zweit- oder Folgeerkrankungen, die neben der bipolaren Störung auftreten oder u. a. von den Psychopharmaka ausgelöst oder begünstigt werden. Das sind vor allem Übergewicht, Herz-Kreislauf-Erkrankungen und Diabetes. Wir Bipolaren haben dafür ein deutlich höheres Risiko als Nicht-Erkrankte und deshalb auch eine statistisch um 12 Jahre kürzere Lebenserwartung. Deshalb riet mir Prof. Bräunig: „Lassen Sie die Kohlenhydrate weg – vor allem abends" Kürzlich sagte er mir, dass er dabei vor allem das Diabetes-Risiko im Sinn hatte.

Der Homocystein-Wert zeigt Ihnen also, ob und welches Risiko Sie haben, an diesen somatischen Krankheiten zu erkranken. Spannend finde ich, dass es vor allem die B-Vitamine B6, B9 und B12 sind, die den Homocystein-Wert senken. Das sind die gleichen B-Vitamine, die einen großen Einfluss auf die Stimmung und den Antrieb haben.

Um den Homocystein-Wert signifikant zu senken, sollte das Vitamin-B-Präparat 1 Milligramm Folsäure, 100 Milligramm Vitamin B 6 sowie 1 Milligramm Vitamin B 12 enthalten. (Vgl. Karstädt, Uwe: Das Dreieck des Lebens)

Wenn Sie sich für einen Vitamin B-Komplex entscheiden, der auch Vitamin B2 enthält, verfärbt sich der erste Urin nach der Einnahme gelblich. Allerdings nur, wenn der B2-Spiegel ausreichend ist, denn ein Überschuss wird über den Urin ausgeschieden. Das ist eine harmlose chemische Reaktion. Diese Reaktion wird von Ärzten übrigens dazu genutzt, um ohne Blutmessung zu bestimmen, ob genug B2 vorhanden ist.

Beispiele für Lebensmittel, die B-Vitamine enthalten

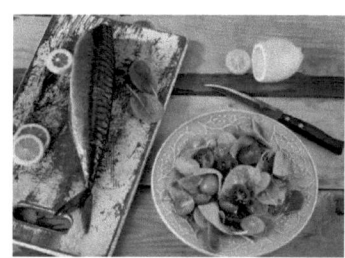

B1 Thiamin: Schweinefleisch, Paranüsse, Salami, Kürbiskerne, Ente, Walnuss, Hirsch, Fisch, Rind, Mandel, Zucchini, Broccoli, Hühnerei

B2 Riboflavin: Käse, Champignon, Hühnerei, Fisch, Rind, Schwein, Hirsch, Geflügel, Ente, Milch, Broccoli, Paprika, Nüsse

B3 Niacin: Erdnüsse, Pute, Fisch, Champignon, Rind, Mandel, Ente, Schwein, Salami, Pecannuss, Kohlrabi, Erbsen

B5 Pantothensäure: Erdnüsse, Champignon, Pecannüsse, Forelle, Melone, Hühnerei, Broccoli, Pute, Erbsen, Fisch, Quark, Rind

B6 Pyridoxal: Haselnuss und Walnuss, Fisch, Erdnuss, Geflügel, Banane, Rosenkohl, Broccoli, Salami, Paprika, Schwein, Mandel, Käse, Hirsch, Rind

B7 Biotin: Haselnuss, Walnuss und Erdnuss, Fisch, Hühnerei, Champignon, Kürbiskern, Pecannuss, Quark, Banane, Karotte, Apfel, Schwein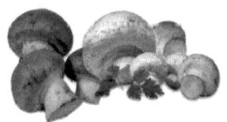

B9 Folsäure: Erdnuss, Erbsen, Feldsalat, Spargel, Rosenkohl, Haselnuss, Hühnerei, Paprika, Fisch, Mandel, Erdbeere, Käse

B12 Cobalamin: Makrele, Forelle, Rind, Käse, Salami, Hühnerei, Garnele, Schwein, Hirsch, Geflügel, Quark, Joghurt

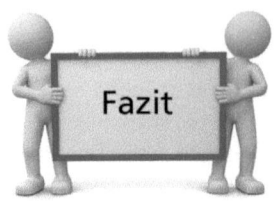

Fazit

1. Die Vitamine der B-Familie sind die Nervenvitamine und deshalb für Menschen mit Stimmungsschwankungen oder psychischen Problemen bedeutsam.
2. Sie gehören zu den essentiellen wasserlöslichen Vitaminen, d. h. sie müssen von außen zugeführt werden und ein Zuviel wird über den Urin ausgeschieden.
3. Ein Mangel kann zum Nadelöhr für die Serotoninsynthese werden.
4. Depressionen hängen nicht zwangsläufig mit den Lebensumständen zusammen, sondern sind häufig biochemischer Natur. Das kann man im Blut messen.
5. Der Homocystein-Wert ist ein Marker für die Versorgung mit Vitamin B6, B9 und B12. Er sollte unter 10 liegen.
6. Die B-Vitamine findet man in Fisch, Fleisch, Nüssen, Eiern, Gemüse und Obst

Das Sonnenhormon hilft gegen Depressionen

Im Kapitel über Omega-3 habe ich Ihnen bereits die Studie von Professor Ames aus den Jahren 2014 und 2015 vorgestellt. Er hat über den Zusammenhang von Vitamin D und Omega-3 für die Serotoninproduktion geforscht und dabei vor allem die Auswirkungen für ADHS, bipolare Störung, Schizophrenie und impulsives Verhalten untersucht.

Er hat nachgewiesen, **dass Vitamin D stimmungsaufhellend wirkt, weil es im Zusammenspiel mit Tryptophan die Serotoninproduktion im Gehirn verstärkt.** Um den stimmungsaufhellenden Effekt zu erhöhen, rät Prof. Ames außerdem zu **Omega-3, Vitamin B6 und Eisen.** Erst das Zusammenspiel der Stoffe bringt den Effekt, fehlt eines, kann das ganze System nicht optimal arbeiten. Das ist das Minimumgesetz, von dem schon weiter oben die Rede war.

Hier das Titelbild seiner Studie. Übersetzt heißt die Überschrift: Vitamin D und die Omega-3 steuern die Synthese und Wirkung von Serotonin

The FASEB Journal article fj.14-268342. Published online February 24, 2015.

The FASEB Journal • Review

Vitamin D and the omega-3 fatty acids control serotonin synthesis and action, part 2: relevance for ADHD, bipolar, schizophrenia, and impulsive behavior

Rhonda P. Patrick[1] and Bruce N. Ames[1]

Nutrition and Metabolism Center, Children's Hospital Oakland Research Institute, Oakland, California, USA

Diese Skizze stammt aus der oben genannten Studie und zeigt die Unterschiede bei A = ausreichendem Spiegeln und B = zu geringen Spiegeln:

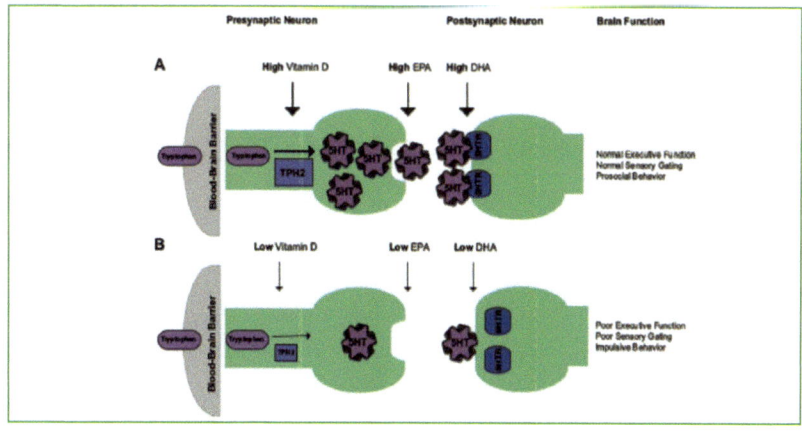

Prof. Bruce N. Ames und seine Kollegin Rhonda P. Patrick kommen in ihrer Studie zum Zusammenhang von Tryptophan, Vitamin D und Omega-3 Fettsäuren zu folgenden Ergebnissen:

Ein niedriger Vitamin D und Omega-3-Fettsäure Spiegel haben Auswirkungen (also einen synergetischen Effekt) auf
- die exekutiven Funktionen des Gehirns
- die sensorische Reizverarbeitung
- und auf das soziale Verhalten

Bei niedrigen Spiegeln funktioniert das Gehirn in diesen Bereichen schlechter und das Verhalten ist impulsiv.
Bei hohen Spiegeln sind alle Funktionen normal und das soziale Verhalten angemessen.

Ich finde diese Ergebnisse spektakulär, denn es sind genau diese Funktionen des Gehirns, die bei Manien und Depressionen beeinträchtigt sind und die uns Menschen mit bipolaren Störungen das Leben, den Alltag so schwer machen.

Mit dem Terminus exekutive Funktionen werden geistige Funktionen bezeichnet, mit denen Menschen ihr eigenes Verhalten unter Berücksichtigung der Bedingungen ihrer Umwelt steuern. Als Synonym für dieses Bündel an Fähigkeiten wird u. a. auch der Begriff „kognitive Kontrolle" benutzt. (Quelle: Wikipedia)

Ich möchte Ihnen an meinem Erleben während meiner manischen und depressiven Phasen veranschaulichen, wie sich bei mir die Steuerung dieser geistigen Funktionen verändert hat:

Exekutive Funktion u.a. gehören folgende Funktionen dazu:	Bei mir zeigte sich die Störung dieser exekutiven Funktionen im Alltag u.a. in Folgendem:
– die strategische Handlungsplanung zur Erreichung von selbstgesetzten Zielen	– in Manien habe ich Vieles angefangen, aber nur Weniges planvoll zu Ende gebracht – in der Depression setzte ich mir keine Ziele
– Einkalkulieren von Hindernissen auf dem Weg dahin	– in der Manie gab es keine Hindernisse, die blendete ich einfach aus – in der Depression waren die Hindernisse dafür riesig, unüberwindbar

– Entscheidung für Prioritäten	– In der Manie war alles gleich wichtig und dringend, ich konnte nicht mehr Wichtiges vom Unwichtigen unterscheiden – in der Depression konnte ich mich sogar bei Kleinigkeiten, z.B. was ich anziehen sollte, einfach nicht entscheiden, manchmal brach ich deshalb sogar in Tränen aus
– Impulskontrolle und emotionale Selbstkontrolle	– in Manien fühlte ich mich von meinen Impulsen getrieben und war emotional enthemmt, jedem Impuls gab ich nach – in der Depression war ich wie erstarrt
– das Arbeitsgedächtnis	– ich konnte mir keine vier Zahlen am Stück merken; Telefonnummern waren sofort wieder vergessen; was ich nicht aufgeschrieben hatte, war unrettbar verloren
– bewusste Aufmerksamkeitssteuerung	– besonders in Manien war ich sehr leicht ablenkbar – in der Depression konnte ich mich nicht konzentrieren, musste immer wieder nachfragen, was gerade gesagt worden war
– motorische Umsetzung, Beobachtung der Handlungsergebnisse und Selbstkorrektur	– in der Manie hämmerte ich auf meiner Computertastatur herum, sodass der Cursor nicht mehr hinterher kam – in der Depression fiel mir selbst das Kochen schwer, weil ich es einfach nicht schaffte, alles zur gleichen Zeit fertig zu bekommen

Könnte es sein, dass sich die Auswirkungen der bipolaren Störung im Bereich der exekutiven Funktionen durch Vitamin D und Omega-3-Gaben beeinflussen, vielleicht sogar verbessern lassen?

Nach meinen eigenen Erfahrungen kann ich diese Frage mit einem eindeutigen JA beantworten. Aus meiner Sicht hat die Kombination von Omega-3 und Vitamin D **bei der Behandlung der bipolaren Störung oberste Priorität.**

Alles andere kommt erst danach. Deshalb möchte ich jedem Betroffenen emp-fehlen, sich mit diesen beiden Stoffen intensiv zu beschäftigen. Mehr zu der Studie finden Sie im Kapitel Omega-3.

Vitamin D kann noch viel mehr

Es gibt nur wenige Stoffe, die allein so viel bewirken können, wie Vitamin D. Wahrscheinlich haben Sie schon mal davon gehört, dass Vitamin D über die Haut gebildet wird und für den Knochenstoff-wechsel wichtig ist. Wussten Sie aber, dass Vitamin D an über tausend Stoffwechselvorgängen beteiligt ist und deshalb Folgendes kann:

- verringert das Risiko für Krebs um mehr zwei Drittel,
- verringert das Risiko an chronischen Krankheiten zu sterben um ein Drittel,
- verringert das Risiko für einen Herzinfarkt bei Bluthochdruck um die Hälfte,
- verringert das Risiko für die Schaufensterkrankheit (Gefäßverschluss) um ein Viertel,
- verringert das Risiko für Multiple Sklerose, Colitis ulcerosa, Morbus Crohn,
- verringert das Risiko Diabetes Typ 1 und Typ 2 (sogenannte Altersdiabetes),
- verringert das Risiko für Hautkrebs,
- verringert das Risiko für Osteoporose und das Sturzrisiko,
- verringert das Risiko für Infektionskrankheiten wie Tuberkulose, Influenza u. ä.,
- verringert die Häufigkeit von Asthma und Erkältungen bei Schulkindern,
- verringert das Risiko für Depressionen, bipolare Störung, Schizophrenie, ADHS, Morbus Parkinson, Alzheimer und Demenz

Ähnliche umfassende Schutzwirkungen werden nur noch den Faktoren: **Bewe-gung, Gemüse und Obst, Omega-3-Fettsäuren** zugeschrieben. Damit nimmt Vitamin D eine Sonderstellung unter den Vitaminen ein.

Vitamin mit Hormonwirkung

Genaugenommen ist Vitamin D gar kein Vitamin. *„Denn definitionsgemäß sind Vitamine, wie alle anderen essentiellen Nährstoffe, Substanzen, die der Körper nicht selbst herstellen kann, die er aber zum Leben benötigt und die ihm daher zugeführt werden müssen.*
Vitamin D kann man aber selbst herstellen! In der Haut – und zwar aus Choles-terin plus Sonne! Etwa 90 bis 95 % unseres Vitamin-D-Vorrats im Körper werden selbst produziert. Das sagt aber noch nichts darüber aus, ob die Versorgung

ausreichend oder unzureichend ist. Denn 95 Prozent von „zu wenig" bleibt „zu wenig"! Voraussetzung für eine optimale Versorgung ist, dass man genügend vom richtigen Sonnenlicht zur Verfügung hat. Aber das ist für uns hier in Mittel-europa mit dem heutigen Lebensstil ein Problem."
(Quelle: Dr. Nicolai Worm: Heilkraft D, S. 16)

„Vitamin D wird im Körper über mehrere Stufen in das aktive 1,25-Dihydroxy-Vitamin D oder auch Calcitriol umgewandelt. Das 1,25D gehört zur Gruppe der Steroidhormone, wie auch Cortison. ... Vitamin D ist im Grunde ein Pro-Hormon oder Hormonvorläufer, und sobald es aktiviert wurde, ein echtes Hormon!"
(Quelle: Dr. Nicolai Worm: Heilkraft D, S.19)

Das Sonnenvitamin braucht ausreichend Sonne

Vitamin D trägt seinen Spitznamen „Sonnenvitamin" zurecht – den Großteil des Bedarfs deckt im Idealfall die Sonne. Die Aufnahme über die Nahrung spielt eine wesentlich klei-nere Rolle. Stellt oder legt man sich im Sommer bei strahlendblauem Himmel nur mit Bikini oder Badehose für 20 Minuten in die Mittagssonne bildet der Körper ungefähr 10.000 bis 20.000 I.E. Es wären 20 solcher Sonnentage erforderlich, um den landesweiten typischen Mangel mit 400.000 I.E. zu be-seitigen. Wie oft stellen oder legen Sie sich so in die Sonne? An wie vielen Tagen war das wegen des Wetters überhaupt möglich?

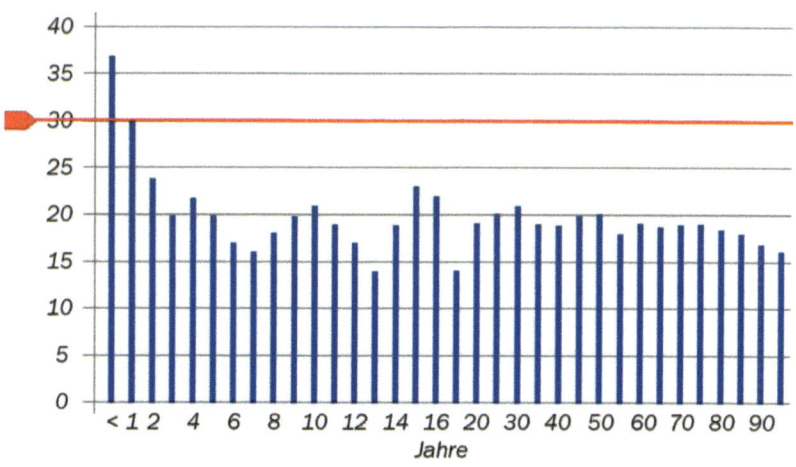

Die obige Grafik aus dem Buch von Jörg Spitz: Ohne Sonne kein Leben, zeigt den Vitamin-D-Spiegel (ng/ml) von mehr 5000 Patienten zwischen dem 1. und 95. Lebensjahr. Abgesehen von den routinemäßig zur Vorbeugung gegen Rachitis mit Vitamin D versorgten Kindern im ersten Lebensjahr weisen nahezu alle untersuchten Personen einen mehr oder weniger ausgeprägten Vitamin-D-Mangel auf. Die rote Linie markiert die Zahl 30 ng/ml, ab der der Spiegel ausreichend ist. ... und wie hoch ist Ihr Vitamin D – Spiegel?

Wie viel Vitamin D über die Haut produziert wird, hängt von einer Reihe von Faktoren ab. Zunächst ist es dabei vor allem die Haut selbst, die großen Einfluss auf den Umfang der Vitamin-D-Produktion hat:

- *Je heller der Hauttyp, desto mehr Vitamin D wird produziert und desto weniger Sonne ist dafür nötig. Gleichzeitig sind helle Hauttypen aber auch anfälliger für die negativen Auswirkungen von zu viel Sonnenstrahlung.*
- *Je älter und/oder kränker die Haut, desto schlechter die Fähigkeit zur Vitamin-D-Produktion – im Alter reduziert sich die Fähigkeit um fast 75 Prozent, ältere Menschen brauchen deshalb auch im Sommer oft Vitamin-D-Präparate.*
- *Sonnenschutzmittel und Kleidung verhindern die Vitamin-D-Produktion.*

Gleichzeitig beeinflussen zahlreiche äußere Umweltfaktoren die Vitamin-D-Bildung in der Haut. Die Vitamin-D-Produktion ist hier zum Beispiel abhängig
- *von der Intensität der Sonne (UV-Index)*
- *der Bewölkung*
- *dem Einfallwinkel (abhängig vom Breitengrad)*

Grundsätzlich gilt für unsere Breitengrade, dass eine Vitamin-D-Produktion nur im Sommer und auch nur in der Zeit von ca. 10–16 Uhr in ausreichendem Maße gegeben ist." (Zitat von http://www.vitamind.net/haut/)

Für den zur Vitamin D Produktion nötigen Einfallwinkel der Sonneneinstrahlung kann man sich folgende einfache Regel merken: Wenn die Schatten der Dinge länger sind, als die Dinge selbst, wird kein Vitamin D mehr produziert! Für Deutschland bedeutet das, dass von Oktober bis April kein Vitamin D gebildet werden kann.

Und das auch nur, wenn genügend Hautfläche bestrahlt wird. In der Mittagspause das Gesicht in die Sonne halten, bringt für den Vitamin–D–Spiegel nicht viel, wenn das Gesicht dann auch noch eingecremt oder Makeup aufgelegt ist, wird gar kein Vitamin D gebildet.

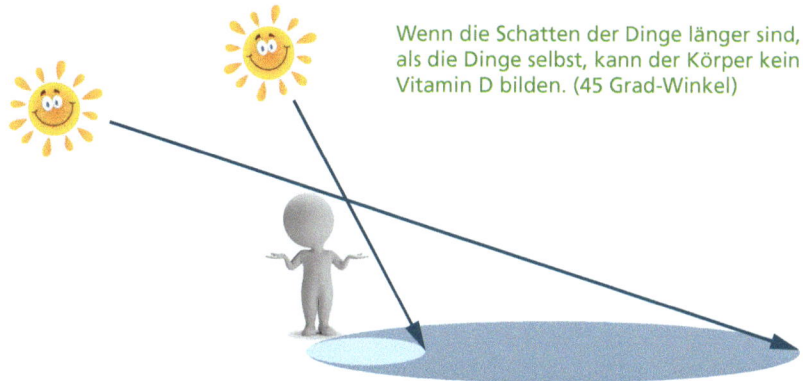

Wenn die Schatten der Dinge länger sind, als die Dinge selbst, kann der Körper kein Vitamin D bilden. (45 Grad-Winkel)

Zusammenfassend könnte man mit den Worten von Prof. Jörg Spitz sagen: *„Niemand fällt tot um, wenn sein Vitamin-D-Spiegel zu gering ist. Früher sagte man: Arme sterben früher. Heute könnte man sagen: Unterbelichtete sterben früher."*

Vitamin D-Mangel und Depression

„Die Ursachen für eine Depression können nach aktueller Einschätzung vielfältig sein. Schwierige Lebensumstände, Stress und Burn-Out, genetische Defekte und – heute leider noch vernachlässigt – auch Nährstoffmängel. **Insbesondere ein Mangel an Vitamin B6, Vitamin B12 und Vitamin D wird heute mit Depressionen assoziiert.** *Bei allen drei Vitaminen gibt es zum Teil sehr gute Behandlungserfolge."*
(Zitat von http://www.vitamind.net/mangel/depression/)

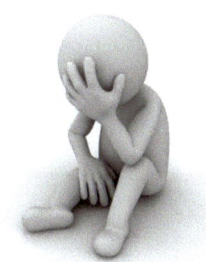

„Depressive Menschen weisen sehr häufig sehr niedrige Vitamin-D-Spiegel auf. *Eine aktuelle Meta-Analyse diverser verfügbaren Studien aus dem Jahr 2013 kam jedoch zu dem Ergebnis, dass Vitamin-D-Spiegel und Schwere der Depression eine deutliche umgekehrte Abhängigkeit zueinander zeigen.* **Dies bedeutet: Je ausgeprägter der Vitamin-D-Mangel ist, umso schlimmer sind die Symptome der Depression.** *Ein Anheben des Vitamin-D-Spiegels führt umgekehrt zu einem Abklingen der Symptome."*
(Zitat von http://www.vitamind.net/mangel/depression/)

Auf der DGBS-Tagung 2016 in Chemnitz hat Dr. Stamm von der Charité Berlin-Mitte über eine Studie an seiner Klinik zum Zusammenhang von Vitamin D und bipolaren Depressionen berichtet. Man kam zum Ergebnis, dass bei Personen, die einen niedrigen Vitamin-D-Spiegel hatten, die Gabe von Vitamin D zu einer Verbesserung der Depression führte und zwar **in der gleichen Effektstärke wie bei einem Antidepressivum!** Des Weiteren gab es eine signifikante Verbesserung der Symptome bei Rapid Cycling von Personen mit Vitamin D Mangel. Ein Nebenergebnis der Studie war, dass bei Personen, die einen Vitamin D – Mangel hatten, das Körpergewicht am höchsten war. Dr. Stamm leitete daraus die Empfehlung ab, dass bei Patienten mit Übergewicht und Rapid Cycling die Bestimmung des Vitamin D Spiegels ratsam sei und eine Substitution zur Symptomlinderung versucht werden sollte.

Ich habe mich gefreut, dass ein Klinik-Arzt, der eine Bipolar-Spezialsprechstunde abhält, zum ersten Mal öffentlich auf einer bundesweiten Tagung der Deutschen Gesellschaft für bipolare Störung sich zu diesem Thema äußerte. Genau diese von Dr. Stamm beschriebene Erfahrung habe ich zwei Jahre zuvor gemacht: Ich hatte Übergewicht, ich hatte einen **Rapid Cycling Verlauf** (damit werden Verläufe bezeichnet, bei denen innerhalb von zwölf Monaten mehr als vier Phasen auftreten), von Vitamin D hat damals aber niemand gesprochen.

Ich habe zufällig das Buch von Dr. Helden „Gesund in sieben Tagen" in die Hand bekommen, gelesen und daraufhin beschlossen, selbstständig meinen Vitamin-D-Spiegel, der bei 23 ng/ml lag, aufzufüllen. Das hat nur sieben Tage gedauert. Jetzt liegt er bei ca. 60 ng/ml und meine bipolaren Symptome sind verschwunden. Das liegt sicher nicht nur am Vitamin D, aber es war ein entscheidender Anfang. Denn diesen Energie- und Vitalitätsschub, den ich beim Auffüllen erlebte, motivierte mich, mich weiter mit meiner Körperchemie zu beschäftigen. Schön, dass diese Charité Studie meine persönliche Erfahrung bestätigt.

Kürzlich erhielt ich von einer Betroffenen, die ebenfalls einen niedrigen Vitamin-D-Spiegel aufdosiert hat, die freudige Nachricht: *„Ich laufe total beschwingt durch die Gegend. Mein Antrieb ist super. Die Stimmung ist einfach klasse. Mein Mann erkennt mich gar nicht wieder. Der kennt mich nur mit Psychopharmaka. Es ist, als wenn ich ein zweites Leben geschenkt bekommen habe. Meine Lebensqualität hat sich dermaßen erhöht. Ich kann es noch gar nicht richtig fassen. Ich bin so froh, dass ich diesen Schritt gewagt habe."* (Sabine E.)
Schön, dass auch Frau E. meine persönliche Erfahrung bestätigt. Schade, dass diese Erkenntnisse so wenig bekannt sind. Da ich noch andere Betroffene kenne, die die Vitamin-D-Aufdosierung ähnlich erlebt haben, glaube ich nicht mehr an einen Zufall oder einen Einzelfall. Kennen Sie Ihren Vitamin D-Spiegel, wenn nicht, sollten Sie diesen messen lassen und dann gezielt aufdosieren. Vielleicht erleben Sie ja Ähnliches.

Medikamente sind Vitamin-D-Räuber

Wussten Sie, dass Antiepileptika Vitamin-D-Räuber sind? (Quelle: Gröber/Kister „Arzneimittel als Mikronährstoff-Räuber: Was Ihr Arzt und Apotheker Ihnen sagen sollten" Seite 79 ff.)

Antiepileptika werden vielen Bipolaren in akuten Phasen, zur Stabilisierung und zur Phasenprophylaxe verschrieben, zu denen gehören u.a. Valproinsäure, Carbamazepin, Oxcarbazepin, Levetiracetam, Lamotrigin, Clonazepam, Diazepam, Lorazepam, Pregabalin, Gabapentin, Topiramat.

Die Autoren schreiben dazu: *„Antiepileptika haben ein hohes Potenzial, Wechselwirkungen mit anderen Medikamenten einzugehen, darunter Antibiotika, orale Kontrazeptiva, Herz-Kreislauf-Medikamente, Schmerzmittel, Psychopharmaka und blutgerinnungshemmende Medikamente. Auch der Haushalt lebenswichtiger Mikronährstoffe kann erheblich gestört werden. Antiepileptika sind echte Mikronährstoff-Räuber, da sie im Körper Enzyme aktivieren, die zu einem Abbau von Mikronährstoffen, wie z.B. Vitamin D führen."* (↗ ebenda S. 79–80)

Es könnte also sein, dass Ihnen diese Medikamente Ihren Vitamin D – Speicher zusätzlich leeren. Das muss nicht so sein, aber ich finde es lohnt sich, das mal zu überprüfen. Das geht nur mit einer Blutuntersuchung.

Vitamin D Spiegel messen lassen

Wie Sie anhand der Zahlen aus der nationalen Verzehrstudie 2008 sehen konnten, haben fast alle Deutschen unzureichende Vitamin-D-Spiegel. Der Durchschnitt in Deutschland liegt bei 16 ng/ml. Der 25-OH-Cholec.-Wert sollte zwischen 40 – 60 ng/ml liegen, bei manchen Autoren wird 80 ng/ml als oberer Wert genannt. Menschen, die am Äquator leben und sich viel im Freien aufhalten, haben Werte um 90 ng/ml. Die Messung des Vitamin D (25-OH-Cholec.) kostet ca. 30 € und ist fast immer ein IGeL-Leistung, also eine individuelle Gesundheitsleistung, die die Krankenkasse nicht bezahlt.

Bitte lassen Sie sich nicht davon beeindrucken, wenn der Arzt Ihnen sagt, dass Ihr Wert ausreicht und Sie keinen Vitamin D – Mangel hätten. Das kann zum Beispiel eintreten, wenn das Labor einen Wert von 23 ng/ml ermittelt. Damit liegen Sie im vom Labor genannten Referenzbereiche von 20–70 ng/ml und haben damit keinen „Mangel". Ihr Arzt richtet sich bei seiner Interpretation in der Regel nach dem Laborreferenzwert. Wenn Ihr Arzt nicht weiß, dass ein ausreichender Spiegel erst ab 40 ng/ml beginnt, bekommen Sie eine Antwort, die Sie wahrscheinlich beruhigt, aber nicht hilft, Ihre Stimmungsschwankungen in den Griff zu bekommen.

Dr. Nicolai Worm nennt in seinem Buch „Heilkraft D" Seite 12 folgende Referenzbereiche:

- Werte **über 150 ng/ml** (375 nmol/l) bedeuten eine Vitamin-D-Intoxikation (Vergiftung)
- Werte **über 90 ng/ml** (225 nmol/l) bedeuten eine übermäßige Vitamin-D-Versorgung
- Werte **von 61–90 ng/ml** (150–225 nmol/l) bedeuten eine hohe bis sehr hohe Versorgung
- Werte **zwischen 30–60 ng/ml** (75–150 nmol/l) bedeuten eine sicher ausreichende Versorgung (bei Dr. Raimund von Helden im Buch „Gesund in sieben Tagen" beginnt dieser Bereich erst bei 40 ng/ml = 100 nmol/l)
- Werte **unter 20 ng/ml** (50 nmol/l) bedeuten einen langfristig relevanten Vitamin-D-Mangel
- Werte **unter 11 ng/ml** (27,5 nmol/l) bedeuten eine ernste Rachitis Gefahr für Kleinkinder und Säuglinge

Je nach Labor kann eine andere Maßeinheit als ng/ml angegeben werden, nämlich nmol/l oder µg/l.

$$1 \text{ ng/ml} \times 2,5 \quad = 1 \text{ nmol/l}$$
$$1 \text{ nmol/l} : 2,5 \quad = 1 \text{ µg/l}$$
$$1 \text{ µg/l} \quad\quad\quad = 1 \text{ ng/ml.}$$

Einige Labore benutzen die Einheit **µg/l**. Der absolute Zahlenwert muss nicht umgerechnet werden, denn µg/l = ng/ml. Umrechnungsmöglichkeiten und weitere Informationen finden Sie auf dieser Seite: www.vitamindservice.de oder www.vitamind.net

Leider wissen selbst viele Hausärzte nicht, dass Vitamin D mit einer hohen Einmaldosis, die über fünf bis sieben Tage verteilt wird, aufdosiert werden muss und dass diese Aufdosierung vom Körpergewicht des Patienten abhängt. Vitamin D wird nämlich im Fettgewebe gespeichert, je mehr Fettgewebe, desto weniger Vitamin D im Blut! Wer viel Fettgewebe hat, braucht mehr Vitamin D als jemand mit wenig Fettgewebe aber dem gleichen Körpergewicht.
Von meinem Hausarzt erhielt ich die Anweisung, wöchentlich eine Kapsel zu nehmen, nach meinem Gewicht hat er nicht gefragt. Nach einem Jahr war mein Wert von 7 ng/ml auf 23 ng/ml gestiegen und war damit von einem optimalen Wert immer noch sehr weit entfernt.

Dr. med. Raimund von Helden hat eine Formel entwickelt, die abhängig vom Körpergewicht und dem Ausgangs-Blutwert ist. Auf seiner Homepage www.vitamindservice.de kann man sich den Wert ausrechnen lassen – allerdings muss man dafür ein Jahresabonnement von 10 € abschließen. Dafür kann man beliebig viele Berechnungen machen lassen. Die Erhaltungsdosis ist wesentlich geringer und wird gleich mit berechnet. In seinem Buch „Gesund in sieben Tagen" erläutert er ausführlich diese Zusammenhänge. Diese Formel ist aber nur ein Richtwert. Den tatsächlichen Vitamin D – Bedarf bzw. den Vitamin D - Verbrauch kann man nur durch Messung ermitteln, etwa alle drei Monate nachmessen und die Dosierung entsprechend anpassen. Ich habe erst durch diese Labormessungen herausgefunden, dass ich viel Vitamin D tatsächlich verbrauche. Es war mehr als durch die Formel berechnet, das kann aber bei jedem anders sein. Ich bin mir bewusst, dass sich das kompliziert anhört. Das ist es aber gar nicht.

Falls Sie keine Möglichkeit haben, solche Berechnungen durchführen zu lassen, stelle ich Ihnen hier noch eine weitere Methode vor. Diese ist allerdings ungenauer. Man weiß, dass bei einem Menschen, der 70 kg wiegt, 10.000 I.E. Vitamin D den Spiegel um 1 ng/ml anhebt. Am folgenden Beispiel möchte ich Ihnen zeigen, wie man sich selbst ausrechnen kann, was man braucht. Allerdings braucht man dazu auch seinen aktuellen Vitamin-D-Blutspiegel.

1. Angenommen, man hat einen Spiegel von 15 ng/ml und möchte auf 60 ng/ml erhöhen, dann braucht man 45 x 10.000 I.E. = 450.000 I.E.
2. Die kann man zum Beispiel auf 9 Tage verteilen. 450.000 geteilt durch 9 = 50.000 I.E. am Tag.
3. Wenn man ein Präparat hat, das 20.000 I.E. enthält, kann man auch die Gesamtmenge so aufteilen: 4 Tage lang nimmt man 4 Kapseln a' 20.000 I.E. = 80.000 I.E. pro Tag. In den vier Tagen kommt man auf eine Menge von 4 x 80.000 I.E. = 400.000 I.E.
4. Zur Gesamtdosis fehlen dann noch 50.000 I.E. So kann man am 5.Tag 3 Kapseln a 20.000 I.E. nehmen = 60.000 I.E. und hat somit einen Spiegel von 61 ng/ml erreicht.
5. Je nach Körpergewicht kann die benötigte Dosis davon abweichen.
Wenn Sie mehr wiegen als 70 kg, müssten Sie etwas mehr nehmen, sind Sie leichter, etwas weniger. Hier genau zu dosieren, geht nur über ein Berechnungsprogramm.
6. Es wird empfohlen, täglich nicht mehr als 100.000 I.E. einzunehmen, dann verlängern Sie lieber die Einnahmedauer.

Übrigens brauchen Kinder genauso Vitamin D wie Erwachsene. In der Tabelle auf Seite 219 ist sichtbar, dass auch Kinder unterversorgt sind. Um Kindern eine Blutmessung zu ersparen, kann man sich an folgenden Werten orientieren: pro 15 kg Körpergewicht brauchen Kinder am Tag 1.000 I.E. Diese Angabe nannte Prof. Spitz in seinem Vortrag zu Vitamin D auf dem LowCarb-Kongress 2017 in

Düsseldorf. Meine Enkelkinder sind seit dem entsprechend versorgt. Mein Enkel Max wiegt etwas über 30 kg, er bekommt 2 Tropfen des VitaminD3/K2-Öls, meine Enkelin Lisa wiegt 14 kg, sie bekommt täglich einen Tropfen.

Vitamin-D-haltige Lebensmittel

Viele Menschen halten sich hauptsächlich in geschlossenen Räumen auf und bekommen viel zu wenig Sonne. Deshalb spielt die Aufnahme von Vitamin D über die Ernährung eine größere Rolle. Wer sich weniger im Freien aufhält, sollte täglich wenigstens einige Vitamin-D-haltige Lebensmittel auf den Speiseplan setzen.

Vitamin D findet sich sowohl in pflanzlichen als auch in tierischen Lebensmitteln. Bei den tierischen Lebensmittel findet es sich in der Form von Vitamin D3 vor allem in:
- Fettfischen (in absteigender Menge: geräucherter Aal, geräucherte Sprotte, Bückling, Matjeshering, Hering, Forelle, Aal, Lachs, Sardine)
- Innereien (besonders Leber)
- Eier (Das ist einer der Gründe, warum ich zum Frühstück täglich drei Eier esse.)
- Käse und Butter (Schmelzkäse, Gouda, Butter, Vollmilch, Emmentaler, Schlagsahne 30 %, Bavaria Blue)

Bei den pflanzlichen Lebensmittel findet es sich in Form von Vitamin D2 vor allem in:
- Pilzen (Steinpilze, Morcheln, Pfifferlinge, Champignons)
- Avocado (Quelle: http://www.vitamind.net/lebensmittel/)

Um allerdings **ausreichende** Mengen an Vitamin D aufzunehmen, müssten Sie **täglich** essen:
- 400 g fette Makrele oder
- 10 kg Briekäse oder Kalbsleber
- 18 Eier
- 20 Liter Vollmilch
- 600 g Avocado
- 1 kg Steinpilze

(Quelle: Dr. Yael Adler: Hautnah, S.148)

Eine wirklich gute Versorgung wird damit jedoch kaum zu erreichen sein, so dass mangelnde Sonne langfristig nur durch Vitamin-D-Präparate zu ersetzen ist.

(Vgl.: Raimund von Helden: Gesund in sieben Tagen, S. 92–93)

Trotzdem sollten Sie die genannten Lebensmittel in den Fokus nehmen, denn es sind meist solche, die auch Omega-3 Fettsäuren und Mikronährstoffe enthalten, die für die richtige Verwertung von Vitamin D im Körper notwendig sind.

Substitution

Wenn das Wetter nicht mitspielt und zu wenig Sonne scheint oder Sie keine Möglichkeit haben, für mehrere Wochen in Sonnenländer zu reisen, bleibt am Ende nur übrig, Vitamin D durch Präparate zu substituieren, also zu ergänzen. Soweit mir bekannt ist, gibt es zurzeit nur ein Vitamin D-Präparat, das die Krankenkassen bezahlen, wenn zuvor ein Mangel nachgewiesen wurde: **Dekristol 20.000 I.E.** Dazu benötigt man ein ärztliches Rezept.
Ich finde es schon irgendwie widersprüchlich, dass die Krankenkassen die *Messung* des Spiegels nicht bezahlen, weil das in den Bereich der Prävention gehört. Wenn dann aber ein Mangel festgestellt wurde, darf der Arzt ein Vitamin-D-Präparat verordnen und kann mit dem Laborwert (den ich selbst bezahlt habe) die Verordnung begründen.
Das Dekristol 20.000 I.E.-Präparat ist dafür gedacht, dass man einmal in der Woche die wöchentliche Dosis nimmt.

Erst seit Kurzem weiß man, dass eine tägliche Aufnahme günstiger ist als eine Aufnahme einmal in der Woche. Die Studien haben ergeben, dass Vitamin D nur 24 Stunden in freier Form im Körper verfügbar ist, danach wird es an Globuline gebunden und nicht mehr so wirkungsvoll. (sagt Prof. Spitz in seinem Vortrag.) Das scheint mir auch irgendwie logisch. In der Entwicklungsgeschichte des Menschen waren wir täglich in der freien Natur der Sonne ausgesetzt und nicht nur einmal in der Woche.

Es gibt inzwischen viele Anbieter, die Vitamin D-Tropfen oder -Kapseln verkaufen, oft auch in Verbindung mit K2. Diese sind freiverkäuflich und ohne Rezept erhältlich. Leider ist die Deklarierung nicht immer eindeutig bzw. es werden unterschiedliche Einheiten angeben, die es einem als Laien schwer machen, richtig zu dosieren. Beachten Sie dabei bitte immer folgende Relationen:

1 µg = 40 I.E. (Internationale Einheiten) bzw. 1 I.E. = 0,025 µg

Das können Sie beispielsweise so anwenden:
Sie kaufen ein Vitamin D-Öl, das 20 µg Vitamin-D pro Tropfen enthält. Wie viele I.E. sind das?
Lösung: 20 µg x 40 = 800 I.E – ein Tropfen enthält also 800 I.E.

Angenommen Sie haben sich ausgerechnet, dass Sie wöchentliche 60.000 I.E. benötigen, dann rechnen Sie so:

1. 60.000 I.E. geteilt durch 7 Tage = 8.571 I.E. am Tag
2. 8.571 I.E. am Tag geteilt durch 800 I.E. = 10,71 Tropfen.
3. Sie können jeweils im Wechsel an einem Tag 10 Tropfen und am zweiten Tag 11 Tropfen nehmen.

Übrigens lautet die Empfehlung der Deutschen Gesellschaft für Ernährung **20 µg = 800 I.E.** Vitamin D am Tag. Das ist der Grund, warum genau diese Menge bei vielen Vitamin-D-Ölen angeboten wird. Es steht dann drauf: *Verzehrempfehlung 1 Portion am Tag.* Was bedeutet, Sie sollen einen Tropfen am Tag nehmen.

Nun hat sich aber herausgestellt, dass die Empfehlung von 20 µg = 800 I.E. pro Tag, **auf einem massiven Rechenfehler beruht.**
In seiner News „Vitamin D: Die Blamage des Jahrhunderts" vom 18.05.2015 schreibt Dr. Strunz: *„Das Institute of Medicine (IOM) generiert Empfehlungen. Die fließen dann in die Recommended Dietary Allowance (RDA), also die emp-fohlene Tagesdosis. Die soll den korrekten Blutwert bei 97,5 % aller gesunden In-dividuen erreichen. Die RDA für Vit D ist auf dieser Basis 600 IU. Gilt für USA und Canada. Im Oktober 2014 nehmen sich zwei Forscher aus Kanada die Berech-nungen der IOM zur Brust. Die beruhen auf 10 wohldurchdachten Studien. Die zwei jungen Forscher beweisen nun, dass die statistische Auswertung schlicht und einfach falsch war. Dass die empfohlenen 600 I.U. falsch sind. Richtig wären für den gleichen Zweck 8895 I.U. Vitamin D.*
Also mehr als eine 10er Potenz höher. Ganz unglaublich. Wenn man Ihr Monats-gehalt um den Faktor 10 steigern würde… Das würden Sie merken, oder?
Und dann folgt im März 2015 die Antwort des IOM. Die sich sehr präzise mit den Vorwürfen auseinandersetzt. Und tatsächlich zum Schluss kommt, sie hätten sich geirrt. In Wahrheit sollte jeder Mensch so etwa 7000 I.U. Vitamin D täglich zu sich nehmen. … Quelle: 1. Nutrients 2014, 6, 4472; 2. Nutrients 2015, 7, 1688"

Der gerade zitierte Text stammt vom Mai 2015. Ich habe kürzlich auf der Seite der DGE nachgesehen, ob man dort diesen Rechenfehler korrigiert hat. Nein, hat man nicht. Die Referenzwerte sind 2012 angepasst worden, davor waren sie nur halb so hoch, also für einen Erwachsenen 400 I.E.
Nur zum Vergleich: Ich brauche am Tag 8.500 I.E., um meinen Vitamin-D-Spiegel bei ca. 60 ng/ml halten zu können. Das habe ich durch mehrmaliges Nachmessen in meinem Blut ermittelt.

Auf der Webseite der www.dge.de steht unter dem Stichwort „Referenzwerte" folgende Tabelle:

Schätzwerte für eine angemessene Vitamin D-Zufuhr bei fehlender endogener Synthese (lt. DGE)		
Alter	Vitamin D bei fehlender endogener Synthese µg/Tag	Von mir umgerechnet auf internationale Einheiten
Säuglinge (= bis unter 12 Monate)	10 µg	400 I.E.
Kinder (1 bis unter 15 Jahre)	20 µg	800 I.E.
Jugendliche und Erwachsene	20 µg	800 I.E.
Erwachsene ab 65 Jahre	20 µg	800 I.E.
Schwangere	20 µg	800 I.E.
Stillende	20 µg	800 I.E.

(Quelle: www.dge.de/wissenschaft/referenzwerte/vitamin-d/ – letzter Abruf am 29.06.2017)

Es ist Ihre Entscheidung, ob Sie sich an diese Empfehlung halten oder mehr nehmen. Wenn Sie die genannten Bücher lesen, werden Sie feststellen, dass diese Dosis viel zu gering ist. Ihre eigene Dosis können Sie nur ermitteln, wenn Sie Ihren aktuellen Spiegel messen lassen.

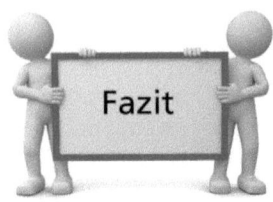

Fazit

1. Vitamin D ist für den menschlichen Körper essentiell.

2. Es wirkt nachweislich stimmungsaufhellend. Vitamin D hat für die Stimmung und den Antrieb Bedeutung.

3. Zusammen mit Omega-3-Fettsäuren, Vitamin B 6 und Eisen trägt es dazu bei, dass die Impulskontrolle und Selbstregulation besser funktionieren.

4. Vitamin D wird in der Haut gebildet. Aufgrund des Einfallswinkels der Sonneneinstrahlung kann zwischen Oktober bis April kein Vitamin D gebildet werden. Wer im Sommer zu wenig Vitamin D gespeichert hat, reicht damit nicht über den Winter.

5. Den Vitamin D-Spiegel kann man nur durch Blutmessung ermitteln. Das bezahlt die Krankenversicherung in der Regel nicht.

6. Über die Höhe des optimalen Blutspiegels gibt es verschiedene Angaben. Er sollte mindestens über 30 ng/ml liegen. Der optimale Bereich wird mit 40 – 80 ng/ml angegeben.

7. Medikamente, wie z. B. Psychopharmaka, entleeren den Vitamin-D-Speicher zusätzlich.

8. Damit Vitamin D im Körper richtig wirken kann, werden Cofaktoren wie die Mineralstoffe Zink, Magnesium und Calcium benötigt.

9. Vitamin D findet man vor allem in Fisch, Eiern, Käse und Butter sowie in Pilzen. Die meisten Lebensmittel, die Omega-3-Fettsäuren enthalten, liefern auch Vitamin D.

10. Menschen, die sich wenig im Freien aufhalten, können über die Ernährung nicht genug Vitamin D aufnehmen. Dann bleibt nur die Substitution mit einem Vitamin-D-Präparat und das am besten täglich.

Magnesium – das Salz der inneren Ruhe

Als ich das erste Mal davon hörte, dass man einen Magnesium- und Zinkmangel haben könne und dass sich dieser auf die Stimmung und den Antrieb auswirkt, dachte ich zuerst an den Zaun vor unserem 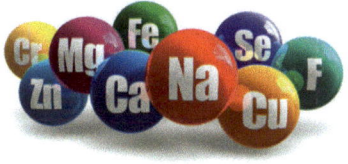 Haus. Dieser wurde verzinkt, um ihn vor Rost zu schützen. Bei Magnesium fiel mir das Experiment im Chemieunterricht ein. Magnesium produziert beim Verbrennen ein sehr helles Licht. Wenn ich mit einem Arzt über das Thema sprach, fiel manchmal das Wort „Elektrolyte". Das fand ich alles irgendwie verwirrend und ich fragte mich, was das wohl mit dem Körper zu tun hat und vor allem mit meiner Stimmung, wo wir doch aus „Fleisch und Blut" bestehen und nicht aus Metall oder Gestein?

Erst beim Lesen mehrerer Bücher ist mir aufgegangen, dass die Bezeichnung tatsächlich irreführend ist und in der Ernährungslehre etwas anderes gemeint ist, wenn von *Mineralstoffen* oder *Mineralsalzen* gesprochen wird. Beide Begriffe werden synonym für verschiedene anorganische Nährstoffe verwendet, die in Wasser gelöst sind. Werden Mineralsalze in Wasser gelöst, entstehen elektrisch leitende Lösungen, die auch Elektrolyte genannt werden. Wenn Ihr Arzt also davon spricht, meint er die Konzentration von z. B. Natrium, Kalium und Calcium in Ihrem Blut.

Durch die Lösung in Wasser zerfallen die Mineralstoffe oder Mineralsalze in verschiedene elektrisch geladene Teilchen, die Ionen. Sie können eine positive Ladung haben, wie zum Beispiel Kalium, Calcium und Magnesium. Ihre elektrischen Ladungen bestimmen die Rolle, die sie im Stoffwechsel haben. Positiv geladene Ionen nennt man *Kationen*. Die negativ geladenen *Anionen* bestehen oft aus den Elementen Stickstoff (und werden dann als Nitrat bezeichnet), aus Phosphor (und werden dann als Phosphat bezeichnet), aus Kohlenstoff, (dann findet man den Begriff Hydrogencarbonat) oder aus Sauerstoff. Am bekanntesten ist unser Kochsalz, das aus positiv geladenen Natrium-Ionen und negativ geladene Chlorid-Ionen besteht. Jeder weiß, dass sich das kristalline Kochsalz in Wasser auflöst. In solchen und ähnlichen Lösungen können die Mineralstoffe sowohl von Pflanzen als auch vom Menschen aufgenommen werden. Lesen Sie mal die Zusammensetzung eines Mineralwassers, dort finden Sie viele solcher Mineralien aufgelistet.

Ob sich ein Element in Wasser gelöster Ionenform im Körper befindet oder in seiner ursprünglichen elementaren Form kann überlebenswichtig sein. So ist elementares Jod giftig, wohingegen Jod-Ionen wichtig für die Hormonproduktion der Schilddrüse sind. Sicher ist Ihnen bekannt, dass Napoleon an einer schleichenden Arsenvergiftung gestorben sein soll. Die organische Arsenverbindung Arsphenamin *(Salvarsan)* war Anfang des 20. Jahrhunderts ein Durchbruch in der Behandlung der Syphilis. (Quelle Wikipedia)

Im Zusammenhang mit der Ernährung werden die anorganischen Mineralstoffe mit ihrem Elementnamen benannt, obwohl es chemisch korrekt wäre, die Ionenbezeichnung zu verwenden. Ich denke, es reicht für meine Zwecke im Rahmen dieses Buches aus, wenn ich das so übernehme.
In unserem Körper benötigen wir sehr unterschiedliche Mengen. **Natrium, Kalium, Calcium, Magnesium, Phosphor, Schwefel, Chlor u.a.** befinden sich in einer Größenordnung von 30g bis 1.000 g im menschlichen Körper und sind vor allem für unseren Wasserhaushalt zuständig. Sie werden auch als Mengenelemente bezeichnet.
Die sogenannten Spurenelemente wie **Chrom, Cobalt, Eisen, Jod, Kupfer, Mangan, Molybdän, Selen, Silicium** u.a. sind nur in Mengen von 1 mg bis 5 g vorhanden. Ihre Hauptaufgabe ist die Mitwirkung im Stoffwechsel. Im Kapitel zu den kleinen Stoffen möchte ich Ihnen zeigen, warum Zink und Selen für die Stimmung so wichtig sind.

Einige Beispiele für den täglichen Bedarf an Mineralstoffen:

Calcium:	ca. 1000 mg	z. B. in: Joghurt, Milch, Käse, grüne Bohnen
Magnesium:	ca. 350 mg	z.B. in: Bananen, Schweinefleisch, Vollkornprodukte
Selen:	ca. 0,03 – 0,07 mg	z.B. in: Eier, Leber
Eisen:	ca. 10 – 15 mg	z.B. in: Fleisch, Linsen, Vollkornbrot
Jod:	ca. 0,2 mg	z.B. in: Seefisch, Algen, Eier

(Vgl.: www.vitamine.com/mineralstoffe – letzter Abruf am 26.06.2017)

Unsere „Biochemiefabrik" menschlicher Körper hat viele „Betriebsstätten", die für sich relativ autonom arbeiten. Die Abbildung zeigt Ihnen z.B. den Blutkreislauf, das Nervensystem oder das Skelett- oder Muskelsystem. Jede „Abteilung" muss mit den anderen zusammenarbeiten, damit alles am Laufen gehalten wird.
„Ein Mechanismus sind Enzyme. Trilliarden dieser eigens gebauten Arbeitsenzyme werden eingesetzt, um jeweils eine bestimmte Stoffwechselreaktion in Gang zu setzen. Aber aktiviert werden diese Enzyme erst durch Vitamine, Mineralien und Spurenelemente." (Quelle: Strun /Jopp: Mineralien – das Erfolgsprogramm, S. 20)

Über die Arbeit der Enzyme können Sie im Kapitel „Kleine Stoffe mit großer Wirkung" mehr lesen. **Diese Kommunikation innerhalb des Körpers wird über die Mikronährstoffe gewährleistet.**

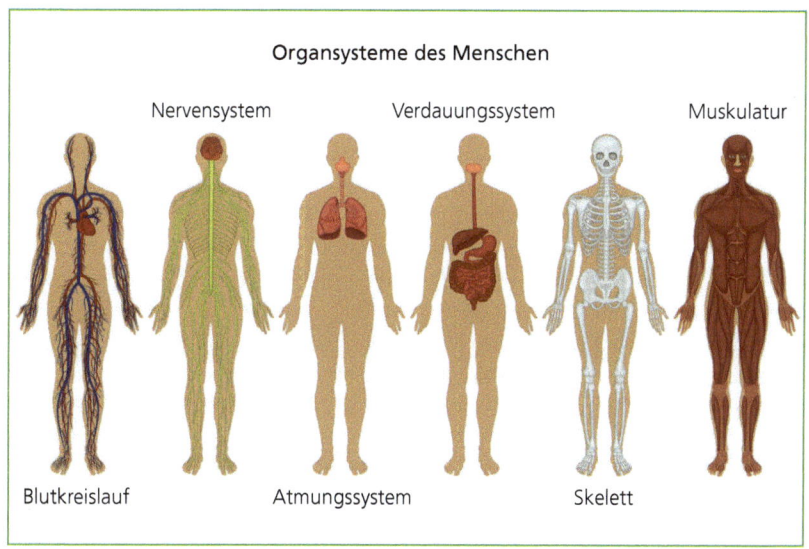

Organsysteme des Menschen

Nervensystem   Verdauungssystem   Muskulatur

Blutkreislauf   Atmungssystem   Skelett

„Wussten Sie, dass durch die elektrischen Spannungsunterschiede von Calzium-ionen überhaupt erst ein Nervenimpuls geleitet werden kann? Dass Magnesium und Kalium beim Elektronentransport zur Energiegewinnung im Herzen beteiligt sind? Oder dass das Verhältnis von Natrium zu Kalium es überhaupt erst möglich macht, lebenswichtiges Wasser in die Zellen hinein- und wieder herauszupum-pen? (Quelle: Strunz / Jopp: Mineralien – das Erfolgsprogramm, S. 17ff.)

Hier einige Beispiele für das, was Mineralstoffe noch so im Körper bewirken:
- Magnesium steigert die zur Verfügung stehende Energie
- Magnesium und Kalium stärken zusammen die Nerven
- Magnesium hilft gegen Migräne
- Kalzium vermindert Allergien
- Selen hellt die Stimmung auf
- Eisen baut Müdigkeit bei Frauen ab
- Jod ist der Zündfunken für geistige und körperliche Energie
- Mit Zink halbiert man Erkältungszeiten
- Fluorid hilft, die Zähne zu erhalten

Im Kapitel „Moleküle der Gefühle" habe ich Ihnen anhand der Grafik auf Seite 94 den Botenstoffwechsel in einer Nervenzelle vorgestellt. Dort befinden sich auch Calcium-, Natrium- und Kalium-Ionen, von denen gerade die Rede war. Ohne diese Ionen gäbe es keinen Stoffaustausch zwischen den Zellen, auch nicht zwischen den Nervenzellen.

Jetzt können Sie sich vielleicht vorstellen, was es bedeutet, wenn der Nachschub an diesen Elementen fehlt, auch wenn es nur ganz winzige Mengen sind.

„Bei Zinkmangel sind zum Beispiel alle Arbeitsschritte betroffen, die Eiweiß aufbauen. Die Folge: Ein paar Neurotransmitter fürs Gehirn zu wenig hier, ein paar Immunzellen zu wenig dort, der Stoffwechsel verlangsamt sich etwas ... So können schon wenige Milligramm einiger Mineralstoffe den Unterschied ausmachen zwischen Müdigkeit oder Energie, zwischen guter Abwehr und Infektanfälligkeit. Das zeigt sich nicht gleich mit aller Macht:
Zuerst sind die Symptome diffus. Müdigkeit, Nervosität, Verstimmtheit, schuppige Haut, schlechte Nägel – keiner denkt sich etwas dabei oder wenige würden an einen Mikronährstoffmangel denken. Über Jahre hinweg aber sind diese fehlenden Teilchen, Mineralien und Spurenelemente der Grund für immer größer werdende Stoffwechselstörungen wie Bluthochdruck, Herzrhythmusstörungen, Schilddrüsenversagen, einen schlechten Zellschutz und vieles mehr."
(Quelle: Strunz / Jopp: Mineralien – das Erfolgsprogramm, S. 21)

... und bei Menschen mit bipolaren Störungen führen solche Mängel zu Stimmungsschwankungen, Antriebslosigkeit und Krisen, für die es scheinbar keine Erklärung gibt. Dann hat sich die Krankheit angeblich „verselbstständigt".

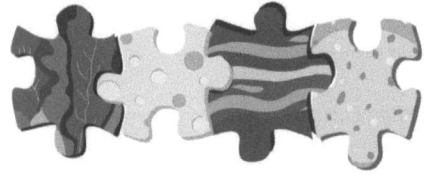 Wie ich Ihnen bereits im Kapitel zu den Vitaminen dargestellt hatte, wird immer wieder behauptet, dass man heutzutage durch eine ausgewogene, gesunde Mischkost alle Vitamine und Mineralstoffe bekäme, die man braucht. Überlegen Sie mal, woraus Ihr tägliches Essen besteht. Wussten Sie, dass das Auszugsmehl, also das weiße Mehl aus dem sehr viele Backwaren sowie Weißbrot und Brötchen gemacht werden, nur noch 20 % der ursprünglichen Vitamine, Mineralien und Spurenelemente enthält. Im Kapitel Kohlenhydrate habe ich mich mit dem Sonderthema Brot ab Seite 185 auseinander gesetzt. Am besten, Sie lesen dort noch mal nach.

Auch wenn Sie jetzt dachten, dass Sie ja auf Vollkornbrot umsteigen könnten oder schon umgestiegen sind, erinnere ich noch einmal an die Übersicht auf Seite 191. Sehen Sie sich insbesondere den unteren Teil der Tabelle an. Ich finde, durch diesen Vergleich kann man die Lebensmittel erst richtig einschätzen.

Im Folgenden möchte ich Ihnen am Beispiel von Magnesium zeigen, wie ein einziger Mineralstoff einen direkten Einfluss auf Ihre Stimmungslage haben kann.

Magnesium – dreihundertfach nötig

Magnesium gehört zu den essentiellen Stoffen und ist daher für alle Organismen unentbehrlich. Der Körper eines Erwachsenen enthält etwa 20 g Magnesium (zum Vergleich 1000 g Calcium). Im Blutplasma ist das Magnesium zu 40 % an Proteine gebunden; der normale Serumspiegel beträgt 0,8–1,1 mmol/l. Ich hatte Ihnen gerade davon berichtet, dass die Kommunikation im Körper auch über Enzyme abläuft. Magnesium ist an circa 300 Enzymreaktionen als Enzymbestandteil oder Coenzym beteiligt. Magnesiummangel löst Ruhelosigkeit, Nervosität, Reizbarkeit, Konzentrationsmangel, Müdigkeit, allgemeines Schwächegefühl, Kopfschmerzen, Herzrhythmusstörungen und Muskelkrämpfe aus. Es kann auch zum Herzinfarkt kommen. **Im Bereich Stoffwechsel und Psyche wird vermutet, dass Magnesiummangel Depression und schizophrene Psychosen verstärkt.** Magnesiumsalze wie etwa Citrat, Gluconat, Aspartat und Aspartathydrochlorid sind in Deutschland als Arzneimittel zugelassen, und zwar in Tages-Dosen von 100 bis 400 mg. (Vgl.: Wikipedia)
Wenn ich solche Aussagen bei Wikipedia lese, werde ich hellhörig. Warum sagt mir das keiner? Warum weist mich niemand auf solche Zusammenhänge hin?

Dr. Strunz hat sich sehr ausführlich mit diesem Mineral beschäftigt, die folgenden Aussagen stammen aus seinen News vom 15.05.2006 mit dem Titel „Magnesium, das Salz der inneren Ruhe", vom 28.01.2017 mit dem Titel „Magnesium in der Frohmedizin" vom 28.01.2017 und vom 05.01.2017 mit dem Titel „Frösteln auch im Sommer")

Magnesium hilft,

- **Gelassenheit zu erlangen, Innere Ruhe wiederzufinden, besonnener zu handeln;** *„Mg macht Sie widerstandsfähiger gegen Stress als jeder andere Vitalstoff und wirkt schneller als jede Entspannungsübung auf der Bettkante. Denn Mg bringt Ihr hochtourig laufendes Nervensystem in kurzer Zeit zur Ruhe. Es bastelt aus Ihren angegriffenen Nerven wieder belastungsfähige Drahtseile. … Sind Sie stressanfällig? Dann können Sie davon ausgehen, dass Ihr Mg-Spiegel im Blut und damit in den Zellen zu niedrig ist. Denn Druck, Stress im Job, Überstunden und Familie zugleich, finanzielle Sorgen, zu hohe Ansprüche an sich selbst, Partnerprobleme, Lärm und viele andere Stressfaktoren lassen den Mg-Bedarf enorm*

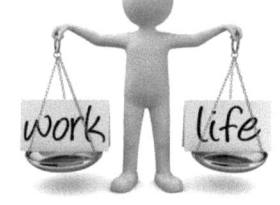

steigen. Stress frisst Mg weg und führt zur zusätzlichen Ausscheidung von Mg. ... Leider sind die Mg-Blutwerte der Deutschen jämmerlich. Sie liegen im unteren Drittel."

- **beim Einschlafen;** *„Über 300 Funktionen des Energie-, Eiweiß- und Fettstoffwechsels sind magnesiumabhängig. Magnesium ist das Salz der inneren Ruhe. Je mehr Sie von diesem Powermineral haben, desto besser funktionieren Ihre inneren Kraftwerke, die Mitochondrien. Sie werden ruhig und energiegeladen zugleich. Denn Mg reguliert die Erregbarkeit der Zellmembranen, was eine wichtige Rolle bei der Erregbarkeit der Muskel- und Nervenzellen spielt. Müdigkeit und Leistungsschwäche verschwinden. Die Muskeln werden entspannt, die Gefäße weiten sich, der Blutdruck senkt sich, das Herz schlägt rhythmischer und Sie schlafen besser ein."*

- **beim Bau der Botenstoffe Dopamin und Serotonin;** Ohne Magnesium u. a. andere Co-Faktoren wie Zink, Folsäure und Omega-3 können die Neurotransmitter nicht gebaut werden. *„Wenn das Heer der Enzyme, die auf Mg angewiesen sind, dezimiert daniederliegt, dann leiden Sie. Dann kämpfen Sie mit folgenden Symptomen: Migräne, Kopfschmerzen, Schlaflosigkeit, Muskelverspannungen, hoher Blutdruck, Herzrhythmusstörungen, Herzrasen, innere Unruhe, depressive Verstimmung, Tinnitus, Chronisches Müdigkeitssyndrom".*

- **bei Migräne;** siehe dazu den Abschnitt weiter unten

- **bei prämenstruellen Stimmungsschwankungen** (PMS); Magnesium entspannt die glatte Muskulatur, deshalb hilft es bei Wadenkrämpfen oder auch bei Menstruationsschmerzen.

- **beim Blutabnehmen;** Wer Roll-Venen hat und deshalb Probleme beim Blutabnehmen bekommt, hat zu wenig Magnesium im Blut. Auch die Blutgefäße bestehen aus glatter Muskulatur.

- **bei der Durchblutung oder ständigem Frösteln;** Große Mengen Magnesium im Blut stellen die Blutgefäße weit, fördern die Durchblutung, machen Hände und Füße warm und die **Waden** weich. Wer ständig kalte Hände und Füße hat, hat wahrscheinlich zu wenig Magnesium im Blut. Magnesium stellt die Blutgefäße weit, lässt die glatte Gefäßmuskulatur erschlaffen und zwar überall – nicht nur in den Waden, sondern auch im **Gehirn** und **Innenohr** (Migräne, Tinnitus) und in der **Körpermitte** (Frigidität), aber auch im **Darm** oder im **Herz,** denn auch diese sind aus glatter Muskulatur aufgebaut. Arginin kann das auch, aber auf einem anderen Weg: Es öffnet Gefäße aktiv. Magnesium passiv. Der kluge Mensch nutzt beides.

- **bei geistiger Erschöpfung von Schreibtischarbeitern:** *„Auch Schreibtischtäter brauchen große Mengen an Magnesium. Ihr auf Hochleistung getrimmtes Gehirn verbraucht sage und schreibe 30 % Ihrer gesamten Körperenergie, obwohl das Gehirn an sich schon durchschnittlich 10-mal mehr*

Energie produziert als andere Gewebe. Und Sie ahnen: Mit zu wenig Magnesium macht Ihr Gehirn schneller schlapp. Kaum heben Sie einen niedrigen Magnesium-Spiegel an, erwachen Körper und Geist aus der Lethargie. Kümmern Sie sich um Ihren Magnesiumhaushalt! Raten und glauben sie nicht – lassen Sie messen, und füllen Sie auf und werden Sie – souverän."

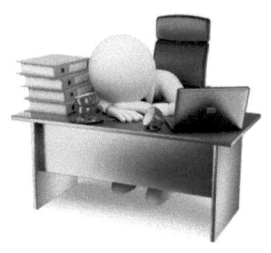

Magnesium und Vitamin D

Magnesium und Vitamin D arbeiten prima zusammen. Wie Sie ja nun schon mehrfach gelesen haben, entstehen gesundheitliche Effekt oft erst im Zusammenspiel und beim Wechselwirken der einzelnen Stoffe miteinander. Das habe ich Ihnen am Beispiel von Omega-3 und Vitamin D in den Kapiteln dazu weiter vorn schon gezeigt. Nun wurde also auch ein Zusammenhang zwischen Magnesium und Vitamin D entdeckt.

Eine seit vielen Jahren laufende Großstudie mit dem Titel NHANES III „US National Health and Nutrition Examination Survey III" veröffentlicht immer Zwischenergebnisse (hier BMC Medicine 2013, 11:187). Über deren neuste Einsichten schreibt Dr. Strunz in seiner News „Magnesium und Vitamin D" vom 07.04.2017:
„Neu gelernt aus dieser Studie habe ich eine ganze Menge. …

- *Viel Magnesium reduziert das Risiko für eine Vitamin D-Unterversorgung. Hätte ich so nicht gewusst.*
- *Viel Magnesium beeinflusst positiv den bekannten Zusammenhang zwischen Vitamin D und dem Sterberisiko (besonders für Herzinfarkt und Dickdarmkrebs).*
- *Diesen erfreulichen Zusammenhang (viel Vitamin D, geringere Sterblichkeit) gibt es tatsächlich nur bei höherer Magnesium-Aufnahme. Hätten Sie das gewusst?*
- *Wenn bei einem Vitamin D-Defizit gleichzeitig ein Magnesiummangel vorliegt, erhöht sich das Sterberisiko.*
- *Genauer: Patienten mit dem tiefsten Vitamin D-Spiegel hatten ein 31% höheres Sterberisiko, verglichen mit hohen Vitamin D-Werten.*
- *Liegt gleichzeitig ein Magnesiummangel vor, erhöht sich das Sterberisiko zusätzlich um 29 %, also auf 60 %. Ungeheuerlich, wenn es SIE betrifft.*

Heißt übersetzt für uns: Der flapsige Spruch „Vitamine haben wir alle genug", der ja auch für Mineralien und Spurenelemente gilt, erweist sich als tödliches Missverständnis der Mehrheit der deutschen Ärzte. …

Wir sollten immer praktisch übersetzen, uns bildlich vorstellen: Was heißt denn ein 30 % höheres Sterblichkeitsrisiko? Ja du meine Güte: Wenn Sie eine Million Menschen nehmen, sind halt 300.000 umsonst zu früh gestorben. Die hätten noch ein viel längeres Leben genießen können. Gestorben, weil sie die offiziellen Märchen (Vitamine haben wir alle genug) geglaubt haben. ... "

(Quelle: Strunz, Ulrich „Magnesium und Vitamin D", News vom 07.04.2017)

Nach all dem können Sie nun vielleicht nachvollziehen, warum ich zu folgender Schlussfolgerung komme:

Ich halte Magnesium für jeden Menschen, der mit Stimmungsproblemen zu tun hat, für essentiell.

Jedem,
- der seine Aggressionen nur schwer kontrollieren kann,
- den die innere Unruhe plagt,
- der das Gefühl hat, wie aufgezogen zu sein, empfehle ich **Magnesium!**

Jedem,
- der nicht weiß, wo eigentlich seine Mitte ist,
- der Ruhe sucht, aber nicht findet,
- der Ausgeglichenheit anstrebt, aber immer daran vorbei schießt, empfehle ich **Magnesium!**

Jedem,
- der endlich wieder Licht am Ende des Tunnels sehen will,
- der endlich aus diese Gefühlslosigkeit heraus will,
- der diese unendlich scheinende Depression hinter sich lassen will, empfehle ich **Magnesium!**

Gut kann ich mich daran erinnern, dass ich diese Ausgeglichenheit, diese ruhige Mitte verzweifelt gesucht habe. Meist war ich über „dem Strich" (damit meine ich die Nulllinie auf meinem Stimmungskalender – Null bedeutete: ausgeglichene Stimmung), gelegentlich auch drunter.

Richtig schätzen gelernt habe ich **„Das-in-sich-selbst-ruhen"** erst, als ich Magnesium nahm, weil es sich jetzt erst *richtig* anfühlte. Diese innere Ruhe war nicht durch Selbstdisziplin erzwungen oder durch Psychopharmaka aufgesetzt, sondern kam von innen. Jetzt erst weiß ich, was **innere Ruhe** wirklich bedeutet.

Magnesium-Blutwerte – füllen Sie Ihre Depots wieder auf

„Mg-Mangel ist eine Plage: Eine Routineuntersuchung an 1033 Personen, prä-
sentiert auf dem Welt-Magnesium-Kongress, zeigte, dass nur 10 % ideale Mag-
nesium-Blutwerte hatten. Wissen Sie, wie es um Ihren Mg-Spiegel steht?

> **0,5 – 0,75 mmol/l**
> *In den Zellen herrscht akuter Mg-Notstand.*
> *Typisch: Migräneattacken, Überreiztheit, Müdigkeit, Tinnitus bis zum*
> *Hörsturz, später Herzkreislauferkrankungen.*
>
> **0,75 – 0,90 mmol/l**
> *Unteres Drittel der Norm. Mg-Mangel in den Zellen. Sie fühlen sich*
> *schlapp, sind stressanfällig und wenig leistungsfähig.*
>
> **0,9 – 1,1 mmol/l**
> *Ideal. Zelldepots sind gefüllt.*

Heben Sie Ihren Mg-Spiegel über 0,9 mmol/l an. Nur mit 300 – 400 mg zusätz-
lichem Mg, und zwar über mehrere Monate, gleichen Sie den Mangel in den
Zellen wieder aus. Erst dann steigt auch Ihr Mg-Blutspiegel wieder an.

Wie Sie das am einfachsten schaffen? Lösen Sie 400 mg Magnesium in einem Li-
ter Wasser auf und trinken Sie schluckweise über den Tag verteilt. So verbessern
Sie die Mg-Aufnahme und produzieren keinen teuren Urin, denn ein zu viel an
Magnesium wird sofort wieder über die Niere ausgeschieden. Und achten Sie auf
eine gute Qualität des Magnesiumpräparates. Magnesium-Citrat ist der Stoff der
Wahl, denn der wird vom Körper am besten aufgenommen. (Quelle: ebenda)

Magnesiumbedarf decken

Magnesium steckt in vielen Lebensmitteln, z.B.
Vollkornprodukten, Hülsenfrüchten, Sojabohnen und Blattgemüse, Bananen, Eiern, Kürbis-
kernen, Nüssen, ja und auch in Schokolade bzw.
im Kakao. *„400 mg sollten Sie sich jeden Tag*
gönnen. Falls Sie sich gesund – also wirklich ge-
sund – ernähren, bekommen Sie diese Mengen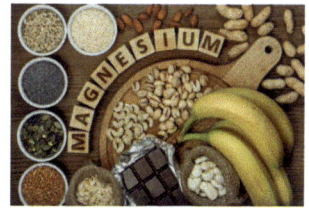
auch. Theoretisch. Doch leider nimmt der Körper nur 20 – 50 % davon täglich
auf." Des Weiteren kann in unseren Pflanzen nur das drin sein, was auch im

Boden ist – und unsere Böden gelten als „magnesiumverarmt". Zu unserer „üblichen" Ernährung gehört aber auch Salz, Fett, mal ein Gläschen hier und eine Cola dort. *„Salz fördert die Mg-Ausscheidung. Fett schäumt Mg im Darm auf und verhindert dessen Aufnahme. … Und das Gläschen Alkohol am Abend? In Null-Komma-Nichts scheiden Sie mit der Aufnahme von Alkohol 50 mg Magnesium über die Niere aus. Phosphathaltige Softdrinks und Cola vermindern die Mg-Aufnahme erheblich. Deswegen sind so viele Jugendliche zappelig und entnervt: Mg-Mangel durch Phosphat."* (Quelle: ebenda)

Zur Deckung des **Tagesbedarfs** müssten Sie heute:

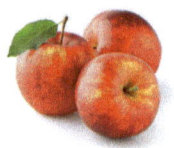 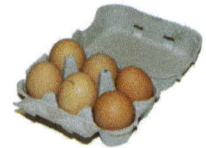 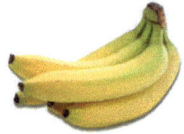 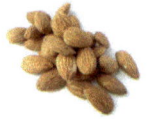

45 Äpfel oder 60 Hühnereier oder 11 Bananen oder 140 Gramm Mandeln essen

„Immer wieder werden Stimmen laut, die vor einer zu hohen Magnesiumzufuhr warnen, da überschüssiges Magnesium andere Blutsalze auswaschen würde. Als natürlicher Gegenspieler des Kalziums beeinflusst Mg dessen Verschiebung im Körper. Ein Überschuss an Mg hemmt tatsächlich die Kalziumbewegung, allerdings erst ab einer Zufuhr von über 2 g pro Tag. Und das müssen Sie erst mal schaffen …"
Magnesium kann vom Körper nicht in Reinform aufgenommen werden, sondern nur in Verbindung mit anderen Stoffen. Am besten eignet sich Mg-Citrat, eine Verbindung mit Zitronensäure. Wenn man die Einnahme von Magnesium nicht gewöhnt ist, kann es zu Durchfällen kommen. Deshalb mit geringer Dosis beginnen, z. B. 300 mg direkt vor dem Schlafengehen und allmählich die Dosis erhöhen. Am besten wäre es, wenn Sie nach jeder Mahlzeit 300 mg zuführen, also dreimal am Tag. Als Gegenstrategie zum Durchfall kann ich Flohsamenschalen empfehlen. Diese sind geschmacklos, werden in eine Flüssigkeit eingerührt und sollten gleich getrunken werden, da sie sonst gelieren, denn sie binden enorme Mengen Flüssigkeit. Damit führen Sie auch gleich noch Ballaststoffe zu, die Ihrem Darm gut tun. Ich habe gelesen, dass man seinen Mg-Spiegel auch mit Magnesiumchelat erhöhen könne, welches kaum oder weniger Durchfall verursacht.

Magnesium Diasporal bekommen Sie in der Apotheke oder im Internet. Es lohnt, die Preise zu vergleichen und größere Packungen zu kaufen. Es gibt auch Mg-Pulver, das man in Wasser einrührt. Ich kam damit nicht zurecht und nehme jetzt Mg-Kapseln. Der Blutspiegel von Magnesium steigt nur sehr langsam, bleiben Sie am Ball, es lohnt sich. Bei mir hat es **fast fünf Monate gedauert,** bevor ich eine Wirkung bemerkte: nämlich meine Migräne fast verschwunden war.

Im Internet gibt es mehrere Webseiten, die ausführlich über die verschiedensten Verbindungen informieren und Tipps zur Einnahme geben: z. B. www.magnesium-ratgeber.de oder www.tri-mag.eu. Es gibt auch eine von Ärzten gegründete „Gesellschaft für Magnesium-Forschung e. V." Unter dem Link www.magnesium-ges.de/empfehlungen können Sie zum Beispiel nachlesen, warum diese Ärzte Magnesium bei ADHS empfehlen oder wie man Mg im Blut richtig misst.

Sonderfall Migräne

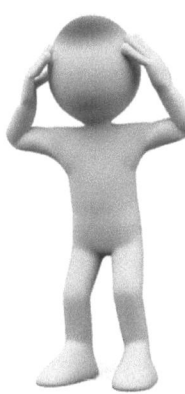

Von Prof. Bräunig hörte ich, dass überdurchschnittlich viele Bipolare auch an Migräne leiden, auch das ist eine Komorbidität der bipolaren Störung.

Wussten Sie, dass auch **Vincent van Gogh** an Migräne litt. Ihm zu Ehren wurde sein Geburtstag, der 30. März, zum **Welt-Bipolar-Tag** erklärt. Medizinhistoriker sind sich sicher, dass auch er an einer bipolaren Störung litt. Jährlich finden an diesem Tag Veranstaltungen statt, die auf das Thema „Bipolare Störung" aufmerksam machen sollen. Darüber können Sie sich auf der Webseite von bipolaris www.bipolaris.de oder der DGBS www.dgbs.de informieren.

Mein Zusammenbruch begann mit ständig zunehmenden Migräneattacken, anfangs jeden Monat eine Attacke, dann sieben Attacken im Monat, zum Schluss fünfzehnmal a 2–3 Tage, also praktisch kaum noch Tage ohne Migräne.

Seit meinem 32. Lebensjahr plagte ich mich damit herum. Ich habe übliche Schmerzmittel, Betablocker, Antidepressiva und Physiotherapien ausprobiert – nichts hat die Anfälle verhindert. Mit Triptanen konnte ich wenigstens die Attacken auf einige Stunden reduzieren, war aber an dem Tag nicht arbeitsfähig, brauchte absolute Ruhe, ein abgedunkeltes Zimmer und keinerlei Gerüche, welcher Art auch immer, in meiner Nähe.

Erst in den Büchern von Dr. Strunz habe ich davon gelesen, dass Migräne wahrscheinlich von einer Überspannung kommt und Magnesium wegen seiner muskelentspannenden Wirkung helfen kann und ab welchen Blutspiegeln mit einer Linderung zu rechnen ist. Magnesium hat letztendlich tatsächlich bei mir geholfen. Ich habe nur dann Kopfschmerzen und ganz selten auch mal (einen Tag) Migräne, wenn ich das Mg nicht regelmäßig nehme.

Magnesium gegen Migräne: *„8,8 Millionen Deutsche, die unter Migräne leiden, könnten vom Magnesium unmittelbar profitieren. Menschen mit Migräne haben viel zu wenig Magnesium in den Zellen.*
Hunderte von Studien haben das mittlerweile nachgewiesen. Auch im Gehirn und in den Muskeln ist dann zu wenig Magnesium. Die entleerten, unterversorgten Zellen der Migräne-Patienten saugen das Magnesium auf wie ein trockener Schwamm. In Studien wurde nachgewiesen, dass zusätzliches, hochdosiertes Magnesium über mehrere Monate eingenommen, die Migräne-Attacken deutlich verringert. Und zwar sowohl in ihrer Heftigkeit als auch in ihrer Anzahl. Übrigens: Schon 1930 bekamen Migräne-Patienten Mg in die Ader gespritzt. Und waren geheilt."

„Nach meiner persönlichen Erfahrung muss Magnesium im Blut über 1,0 mmol/l liegen (normal 0,7 – 1,1 mmol/l), um zu helfen. Weshalb Magnesium in der richtigen Menge (deshalb oft per Infusion) Ihnen die Migräne nimmt, kann man heute hochwissenschaftlich erklären. Ist meinen Patienten völlig gleichgültig. Die wollen nur schmerzfrei sein. Ich auch." (Quelle: Strunz, Ulrich „Migräne ist überflüssig", News vom 24.06.2016)

Dr. Strunz weist in seinen Artikeln darauf hin, dass es Frauen gibt, die durch regelmäßiges Joggen migränefrei bleiben und dass Ketose, also der Verzicht auf Kohlenhydrate, zusammen mit Magnesium *„unschlagbar"* sei. (Quelle: Strunz News: „Migräne ein Überblick" vom 24.06.2016)

Und hier etwas ganz Neues: In seiner News vom 18.06.2017 unter der Überschrift: „Migräne: ein eleganter Ausweg", schreibt Dr. Strunz: *„Neu, auch für mich. Publiziert soeben am 06.05.2017. Könnte man hier über Nacht Millionen migränegeplagte Deutsche… glücklich machen? Das Geheimnis sei, so lesen wir, Omega 3 und Curcumin in Kombination. Die Kombination sei das wahre Geheimnis. Die Einzelstoffe für sich wirken leider nicht. Man wusste: Migräne darf man als Neuro-entzündliche Störung bezeichnen. Messbar ist dabei insbesondere der Tumornekrosefaktor Alpha (TNF – α). TNF – α stimuliert die Prostanoidproduktion, die Übererregbarkeit der Neuronen, aktiviert sogenannte Nocicezeptoren und resultiert in Neuro-Entzündung und Schmerz.*

Neu auch für mich: Omega 3 genauso wie Curcumin (Sie wissen schon, dieser geheimnisvolle Anti-Krebsstoff aus Indien) blockieren TNF – α. Das wusste man. Also hat man
- *74 Migränepatienten zwei Monate lang entweder Omega 3 oder Curcumin, oder beides gegeben.*

- *Resultat: Deutliche Reduktion von Migräne-Attacken, wenn beide Stoffe genommen wurden.*

Und natürlich wurde hochwissenschaftlich bewiesen, dass TFN – α im Blut absank, das sogar das entsprechende Gen „runterreguliert" wurde. Alles ziemlich aufwendig. … Quelle: Immunogenetics, 2017 May 6. DOI: 10.1007/s00251-017-0992-8. PS: Ach ja: Verwendet wurde nano – curcumin. Löst sich besser."
Das wird unter dem Handelsnamen Theracurmin verkauft.

Für Dr. Kuklinski liegt der Migräne immer eine Mitochondrien-Funktionsstörung zugrunde, eine systemische Mitochondriopathie. *„Sie kann maternal vererbt oder auch durch HWS-Traumatisierungen erworben werden."*
Denken Sie mal nach, hatte Ihre Mutter oder andere Vorfahren der mütterlichen Linie auch Migräne? Hatten Sie irgendwann mal einen Autounfall oder einen Sturz auf den Hinterkopf? Bei mir trifft beides zu, meine Mutter litt heftig an Migräne und ich bin beim Schlittschuhlaufen mal ausgerutscht und auf den Hinterkopf gefallen.
„Das instabile Genickgelenk löst Trigeminusirritationen aus. Deshalb treten besonders am Morgen Nacken-, Occipitalschmerzen [Hinterhaupt-Schmerzen – Einfügung A.O.], *die entlang der Trigeminus-Äste nach frontal bis hinter das Auge, in die Kieferhöhle und eine Gesichtshälfte ausstrahlen. Sie können fließend in die Migräne übergehen. Trigeminale Nervenenden setzen die Substanz P frei. Diese induziert Entzündungen der Zahnwurzeln, besonders jedoch der Nasennebenhöhlen und des Zahnfleisches. Nicht immer treten Migräneattacken mit Aura auf. Sie können mit Cluster-Kopfschmerzen wechseln. Auslösende Ereignisse sind nicht die Ursache. Sie demaskieren nur die Mt-Funktionsschwäche."*
(Quelle: Kuklinski, Bodo: Mitochondrien – Symptome, Diagnose und Therapie, S. 353)

Übrigens wird an dieser **Substanz P** intensiv geforscht. Man könnte sagen, das ist der Stoff, der Schmerzen macht. Ihr Überschuss wird als Ursache für die Fibromyalgie angesehen und deshalb sind Substanz P Antagonisten für die Schmerztherapie und als Antidepressivum interessant. Substanz P ist ein Neuropeptid und wird von Nervenzellen, aber auch von Leukozyten u. a. bei lokalen Entzündungen gebildet. Der Buchstabe P stand ursprünglich für engl. *powder,* weil die Substanz als Pulver vorlag, heute wird das P als pain (für engl. Schmerz) interpretiert. Substanz P bewirkt eine starke Erweiterung der Blutgefäße und steigert die Durchlässigkeit der Gefäßwand. Zudem bewirkt sie eine Steigerung der Sensitivität der Schmerzneurone im Rückenmark. (Quelle: Wikipedia) Substanz P ist an Migräne beteiligt.
Dr. Kuklinski erläutert auf Seite 353, warum bestimmte Migräne-Trigger als solche wirken. Einige dieser Auslöser sind mir wohl bekannt:

Stress:	Erhöhter Energiebedarf des Gehirns und sympathikotone Vaskokonstriktion
Schlafmangel:	erhöhter sekundärer Sympathikustonus am Tage
Menstruation:	Serotoninabfall, Störung der Blut-Hirn-Schranke
Wochenende:	Erhöhter Vagustonus mit gesteigerter NO-Bildung
Gerüche:	Parfüms, Zigarettenrauch, Autoabgase etc.; direkte neurotoxische Wirkung

Histaminhaltige Nahrungs- und Genussmittel:

Schokolade, ausgereifter Käse, Rotwein etc.; Substanz P und NO-Freisetzung gesteigert

Lichtirritationen, grelles oder reflektiertes Licht:

Stressauslösung

Hunger: Verstärkung des Energiemangels

Instabiles Genickgelenk:

Manualmanipulationen, Schief-, Schräglagen des Kopfes nachts etc.; direkte Trigeminusreizung

Körperliche, geistige Anstrengung:

erhöhter Energiebedarf

„Für fast 50 % der Trigger sind die Menstruation, Licht und Geräusche verantwortlich. Trigeminale sensorische Neuronen reagieren empfindlich bei Homocysteinerhöhung. … Hierin liegt die Bedeutung von Vitamin B12, Folsäure und Vitamin B6 als eine Säule der Migränetherapie."
(Quelle: Kuklinski, Bodo: Mitochondrien – Symptome, Diagnose und Therapie, S. 354)

Dr. Kuklinski betont, dass Schmerzmittel (Analgetika) wie ASS, Diclofenac, Ibuprofen, Paracetamol, Triptane und Ergotamin hier kontraproduktiv sind, obwohl sie in der evidenzbasierten Migränetherapie empfohlen werden. *„Sie schädigen die Mitochondrien. Paracetamol löst eine Glutathionverarmung aus …"* Dadurch sinkt die ATP-Synthese, das ist die Energieproduktion in der Zelle.
(Quelle: Kuklinski, Bodo: Mitochondrien – Symptome, Diagnose und Therapie, S. 354)

Gegen Migräne halfen bei mir letztendlich nur Triptane, die verschreibungspflichtig sind. Ihr Wirkmechanismus beruht auf einer selektiven Stimulierung von bestimmten Serotonin-Rezeptoren, die zu einer Verengung der erweiterten zerebralen Blutgefäße, der Hemmung der Ausschüttung u. a. der Substanz P und der Hemmung der Ausbreitung des Schmerzreizes über die Hirnrinde führen. Wie jedes Medikament haben auch Triptane Nebenwirkungen, die ich in Kauf genommen habe. Der Kopfschmerz war schlimmer. Ich wusste es damals aber nicht besser. Seit meiner Ernährungsumstellung und dem Aufdosieren der B-Vitamine und Magnesium habe ich nur noch ganz selten Migräne.

Übrigens führte viel Trinken bei Migräne bei mir ebenfalls zu einer gewissen Erleichterung, allerdings sollte man es auch hier nicht übertreiben. Ab zwei Litern pro Tag kommt es zur Proteinurie, einem übermäßigen Ausscheiden von Protein über den Urin. Im Kapitel „Moleküle der Gefühle" hatte ich Ihnen erläutert, wie wichtig die Eiweiße für uns sind – also auch Trinken mit Maß und Verstand.

Folgende drei Substanzen sind bei Migräne hilfreich, weil sie die Mitochondrien-Aktivität <u>nebenwirkungsfrei</u> steigern:

- Riboflavin (Vitamin B2)
- Coenzym Q 10
- Magnesium

Im Kapitel über die B-Vitamine hatte ich Ihnen schon davon berichtet, dass B2 eine harmlose Gelbfärbung des Urins verursacht. Das Fehlen dieser Gelbfärbung brachte Ärzte auf die Idee, bei ihren Migränepatienten nach einem B2-Defizit zu forschen. Schon 1998 wurde publiziert, dass 300 bis 400 mg B2 Migräneattacken senken konnte. Haben Sie jemals von Ihrem Arzt etwas davon gehört? Ich auch nicht. Zum Coenzym Q10 können Sie im Kapitel „Kleine Stoffe mit großer Wirkung" mehr lesen.

Wenn Sie unter Migräne leiden, probieren Sie mal Folgendes aus. Dr. Kuklinski rät: *„Verfärbt sich der Urin nach Einnahmen von 10 bis 20 mg B2 nicht gelb, sollten täglich 200 mg Vitamin B2 eingenommen werden und zwar gemeinsam mit Magnesium mit zweimal 600 mg und reduziertem Ubiquinol Q10 mit 3 mg/kg Körpergewicht."*

(Quelle: Kuklinski, Bodo: Mitochondrien – Symptome, Diagnose und Therapie, S. 355)

Ich finde schon irgendwie originell, dass die gleichen Stoffe auch an einer guten Stimmung beteiligt sind. Langsam wundert mich das nicht mehr.

Wenn Sie auch von **Migräne** geplagt werden, haben Sie nun sogar sieben Möglichkeiten, sich zu helfen:
1. Magnesium
2. Magnesium und Tryptophan kombinieren
3. regelmäßiges Joggen
4. Magnesium und Ketose
5. Omega-3 und Kurkuma (Theracurmin) kombinieren
6. B6, B9, B12 zur Senkung des Homocysteinspiegels
7. Vitamin B2 200 mg + 2 x 600 mg Magnesium + Ubiquinol (3 mg/kg Körpergewicht)

Sie können natürlich auch alle fünf Möglichkeiten kombinieren. Es ist ja oft die Synergie, die hilft.

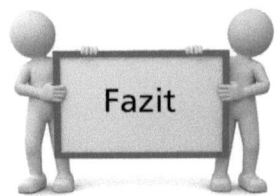

Fazit

1. Mineralstoffe und Spurenelemente gehören zu den 47 Stoffen, die der Mensch unbedingt braucht.
2. Es mangelt heute in unserer Ernährung an einer ausreichenden Mikronährstoff-Zufuhr.
3. Für die Stimmung und den Antrieb haben insbesondere Magnesium, Zink und Selen Bedeutung.
4. Magnesium ist an über dreihundert Enzymreaktionen beteiligt. Enzyme werden benötigt, damit ein geordneter Stoffwechsel überhaupt ablaufen kann.
5. Für Menschen mit Stimmungsschwankungen ist Magnesium vor allem das Salz der inneren Ruhe.
6. Magnesium wird durch zu viel Salz, Fett und Alkohol schneller verbraucht.
7. Der Tagesbedarf ist unterschiedlich, 400 mg pro Tag ist eine Untergrenze. Ist der Darm an die Dosis nicht gewöhnt, kann es zu Durchfall kommen.
8. Damit sich die Speicher wieder füllen, kann es mehrere Monate dauern. Messen lassen, statt raten.
9. Magnesium hilft gegen Migräne. Auch die Kombination mit Tryptophan und Ketose, Omega-3 und Kurkuma ist hilfreich. Die Kombination von Vitamin B2, Coenzym Q10 und Magnesium ist eine nebenwirkungsfreie Möglichkeit die Mitochondrien-Aktivität zu steigern und damit Migräne zu verhindern.

Kleine Stoffe mit großer Wirkung

Die kleinen Stoffe sind nicht weniger wichtig, als die Makronährstoffe Eiweiß, Fette und Kohlenhydrate. Zu den unbedingt notwendigen Spurenelementen gehören **Chrom, Cobalt, Eisen, Jod, Kupfer, Mangan, Molybdän, Selen, Silicium und Zink.** Die Elemente Arsen, Nickel, Rubidium, Vanadium und Zinn zählt man zu den wahrscheinlich essentiellen Stoffen. (Quelle: Wikipedia)

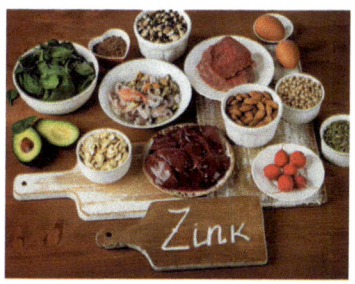

Was haben diese Spurenelemente mit der Stimmung und dem Antrieb zu tun? Wie Ich Ihnen bereits auf der Seite XXX dargestellt hatte, brauchen wir diese Spurenelemente für bestimmte Stoffwechselabläufe. Für die Stimmung sind die Elemente **Zink** und **Selen** besonders wichtig. Hier wirkt wieder das Minimumgesetz: Auch wenn die Spurenelemente eben nur in Spuren, also in ganz winzigen Mengen gebraucht werden, hat eine nicht ausreichende Versorgung Folgen für den gesamten Stoffwechsel und damit auch für die Stimmung und den Antrieb. Um Ihnen zu veranschaulichen, über welche Größenordnungen wir reden, hier einige Zahlen und Vergleiche: Wenn Sie Zucker und Mehl kaufen, sind diese meist in 1 Kilogramm Tüten verpackt. Ein Kilogramm hat 1.000 g. Stellen Sie sich nun eine Prise Salz vor. Das ist die Menge, die zwischen Daumen und Zeigefinger passt. Diese Prise wiegt ungefähr 40 mg = 0,040 g. Vom Spurenelement Zink brauchen wir Mengen im Milligramm-Bereich. Der Tagesbedarf bei Selen liegt bei ca. 100 Mikrogramm, das sind 100 Millionstel Gramm.

1 Kilogramm **kg**	= 1 Tausend Gramm	= 1.000 g
1 Gramm **g**		= 1 g
1 Milligramm **mg**	= 1 Tausendstel Gramm	= 0,001 g
1 Mikrogramm **μg**	= 1 Millionstel Gramm	= 0,000.001 g
1 Nanogramm **ng**	= 1 Milliardstel Gramm	= 0,000.000.001 g
1 Pikogramm **pg**	= 1 Billiardstel Gramm	= 0,000.000.000.001 g

Enzyme ermöglichen geordneten Stoffwechsel

Die kleinen Stoffe machen oft erst biochemische Prozesse im Körper möglich, weil sie als Biokatalysatoren, insbesondere beim Enzymstoffwechsel, wirken. Ohne diese Katalysatoren können Stoffwechselprozesse nicht ablaufen – egal wie viel von Einzelstoffen (Substrate) vorhanden ist. *„Sie dachten bisher viel-*

leicht: 'Naja, ein paar Milligramm eines Spurenelements aus einem Vollkornbröt-chen kann ja wohl nicht den Unterschied machen' Weit gefehlt! Oft brauchen Sie pro Tag nur ein Millionstel Gramm eines Spurenelements, damit es in Ihren 70 Milliarden Körperzellen reibungslos abläuft. Manchmal genügt eine Messerspitze für ein ganzes Leben wie bei Chrom oder Kobalt. Und doch wäre unser Leben – bestimmte lebenswichtige Stoffwechselabläufe – nicht möglich, wenn Ihnen die winzigen geladenen Teilchen auch nur eines Spurenelements fehlen würden. Schon bei einem leichten Mangel verlangsamt sich der Stoffwechsel sofort. ..."
(Quelle: Strunz / Jopp: Mineralien – das Erfolgsprogramm, S. 18)

Katalysatoren arbeiten so wie in der Abbildung dargestellt. Ohne Katalysator findet keine Reaktion statt. Dabei gilt das Schlüssel-Schloss-Prinzip, das heißt, dass nur bestimmte Enzyme mit bestimmten Einzelstoffen (Substraten) reagie-ren, aber nicht beliebig mit allen. Das Besondere daran ist, dass der Katalysator bei dem Prozess nicht verändert wird.

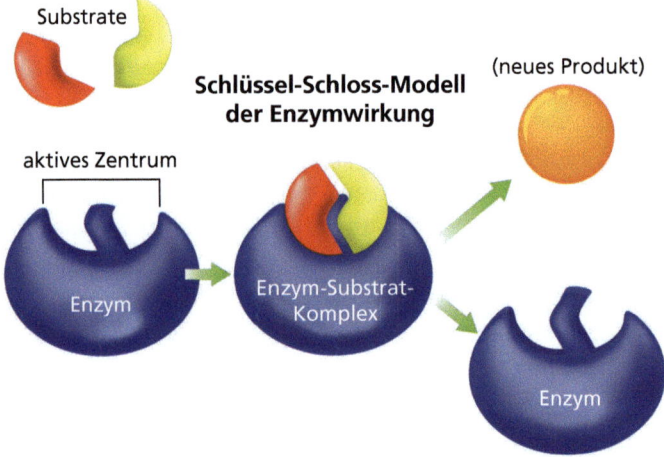

So ist zum Beispiel eine Verbrennung organischer Substanzen bei unserer relativ geringen Körpertemperatur überhaupt nur möglich, weil es über 700 verschie-dene Biokatalysatoren gibt. Wollte man diese Verbrennungsprozesse außerhalb des Körpers durchführen, müssten wesentlich höhere Temperaturen herrschen.

Auch die Prozesse bei der Zellatmung in den Mitochondrien der Zellen laufen als sogenannte „kontrollierte Knallgasreaktionen" ab, weil es diese Katalysatoren oder Coenzyme gibt. Vielleicht können Sie sich noch an Ihren Chemieunterricht erinnern: Knallgas-Experimente waren immer spektakulär. Man kann gar nicht glauben, dass so etwas ständig im eigenen Körper abläuft. Man merkt davon gar nichts.

Bei ihrer Arbeit sind die Enzyme häufig von einem kleineren Partner abhängig, den sogenannten Coenzymen. Und diese benötigen für ihre Arbeit wiederum Vitamine, fast ausschließlich B-Vitamine und bestimmte Spurenelemente. So schließt sich der Kreis. Wir brauchen eben alle 47 essentiellen Stoffe, wenn nur eines fehlt, kommt das ganze System aus dem Lot.

(Vgl. Kuklinski/Lunteren: Gesünder mit Mikronährstoffen, S. 28 f.)

Ohne Coenzym Q_{10} (Ubichinon) keine Energie

Wie ich im Kapitel „Was hat das Essen mit der Stimmung zu tun" ab Seite 79 bereits erläutert hatte, wird die Energie, die uns Bipolaren so oft fehlt, in den Mitochondrien der Zellen hergestellt. Die Umwandlung von Sauerstoff zu Energie wird vom Coenzym Q_{10} gesteuert. Davon gibt es zehn Varianten von Q_1 bis Q_{10}. Die niederwertigen Formen werden über die Nahrung aufgenommen, der Mensch, der die höherwertigen Formen unbedingt braucht, kann diese selbst umwandeln. *„Diese Fähigkeit lässt jedoch im Laufe der Lebensjahre nach, und der Stoffwechsel ist immer mehr auf ein zusätzliches Angebot von reinem Q_{10} angewiesen. ... Überraschend ist das Ausmaß des Mangels. Praktisch jeder Mensch über 40 leidet an einem Defizit des hochwertigen Q_{10}. Auch wenn die Ursachen noch ungeklärt sind, steht zweifelsfrei fest, dass der Organismus seine Fähigkeit verliert, niedrigwertiges Coenzym Q in höherwertiges umzuwandeln. Auch hier gilt, was für alle Nährstoffe zutrifft: Könnte der Mensch seinen wirklichen Bedarf aus der Nahrung decken, dann wären Defizite und die daraus entstehenden Krankheiten kein Thema. Doch das mit den Jahren abnehmende Umwandlungsvermögen des Körpers kann mit einer ‚ausgewogenen Ernährung' nicht mehr ausgeglichen werden."*

(Quelle: Kuklinski/Lunteren: Gesünder mit Mikronährstoffen, S. 263)

Leider gehören die älteren trizyklischen Antidepressiva ebenfalls zu den Mikronährstoff-Räubern. Diese Medikamentengruppe führt zu einem Mangel an Coenzym Q_{10}. Allerdings werden diese heutzutage nicht mehr so oft verschrieben. Ich habe es vor zehn Jahren, ganz zu Anfang meiner Odyssee auch kurzzeitig genommen, von Coenzym Q_{10} hat damals niemand gesprochen.

„Zu den älteren Arzneimitteln, die in der Therapie von Depressionen eingesetzt werden, zählen die trizyklischen Antidepressiva, wie Amitriptylin. Diese hemmen unter anderem die Wiederaufnahme der Neurotransmitter Serotonin, Noradrenalin und Dopamin. In einer aktuellen Studie konnte nachgewiesen werden, dass

*Amitriptylin zu einem Mangel an Coenzym Q_{10} führt. Coenzym Q_{10} spielt eine zentrale Rolle bei der Energiegewinnung in den Kraftwerken unserer Zellen, den sogenannten Mitochondrien. Nur wenn ausreichend Coenzym Q_{10} im Körper vorhanden ist, sind unsere Zellen in der Lage, die für alle Stoffwechselprozesse notwendige Energie aus Nahrungsmitteln zu produzieren. Eine Unterversorgung an Coenzym Q_{10} kann sich durch Symptome wie Abgeschlagenheit, Antriebsschwäche, Muskelschwäche und Muskelschmerzen äußern. ... **Wenn Sie mit Antidepressiva vom Typ der trizyklischen Antidepressiva behandelt werden, dann sollten Sie neben Folsäure und Vitamin B12 auch auf eine gute Versorgung mit Coenzym Q_{10} achten.** Empfehlenswert ist die tägliche Einnahme von 100–300 mg Coenzym Q_{10}. "*

(Quelle: Gröber/Kisters: Arzneimittel als Mikronährstoff-Räuber, S.42 f.)

Übrigens gibt es eine lange Liste von Medikamenten, die das Coenzym Q_{10} verbrauchen oder blocken, darunter sind u.a. solche, die auf „-statin" enden (Cholesterinsenker), die Neuroleptika Chlorpromazin, Promethazin, Trimipramin und Blutdruckmittel wie Bisoprolol und Valsartan. (Quelle: Vortrag von Kurt E. Müller, Umweltmediziner, auf dem Kongress für menschliche Medizin, 2015)

Das Coenzym Q_{10} Ubichinon ist ein sehr potentes Antioxidans. Seine Bedeutung für die Energieherstellung hatte ich Ihnen gerade erläutert. Es schützt aber noch an einem anderen wichtigen Ort: der Zellmembran. Coenzym Q_{10} kann geschädigte Zellmembranen besser schützen als Beta-Carotin (z. B. in Möhren, Paprika u. ä.), Alpha-Tocopherol (eine Form von Vitamin E) oder Lycopin (Inhaltsstoff der Tomate).

Wenn Sie unter Energiemangel leiden, sollten Sie Ihren Coenzym Q_{10} –Spiegel messen lassen. Er sollte im oberen Referenzbereich liegen, streben Sie Werte an, die oberhalb 2,5 mg/l im Serum liegen. Die Messung muss lipid-korrigiert erfolgen. (Vgl. Kuklinski/Lunteren: Gesünder mit Mikronährstoffen, S. 263 f.)

Ohne Zink keine gute Stimmung

Ohne ausreichend Zink im Körper können Sie so viel Eiweiß, das die Aminosäure Tryptophan enthält, futtern, wie Sie wollen. Es wird im Gehirn nicht in Serotonin umgewandelt werden, also nicht zu der gewünschten Stimmungsaufhellung führen. *„Zink ist DER Eiweißstoffwechselmanager"* schreiben Dr. Ulrich Strunz und Andreas Jopp in ihrem Buch „Mineralien – das Erfolgsprogramm", S. 149.

Ohne Zink kein Serotonin! Ohne Serotonin keine Stimmungsaufhellung!

Wie Sie bereits im Kapitel „Moleküle der Gefühle" lesen konnten, bestehen unsere Gefühle aus Eiweiß. Ohne Zink sind der Eiweißaufbau sowie die Aktivierung sämtlicher Hormone und der Botenstoffe im Gehirn einfach nicht möglich. (Vgl. ebenda, S. 149)

Außer Magnesium gibt es kein Mineral bzw. Spurenelement, von dem mehr Enzyme abhängen. Depressionen, Angstzustände, Hyperaktivität, Erregbarkeit, fehlender Geschmacks- und Geruchssinn können durch einen Zinkmangel bedingt sein bzw. sich bessern, wenn man Zink auffüllt. Auch wenn im gesamten Körper nur 2 bis 4 Gramm Zink benötigt wird, geht ohne Zink nichts bei der Eiweißsynthese, beim Fettstoffwechsel, bei der Freisetzung von Neurotransmittern und bei der Stabilisierung von Zellmembranen. Nach Eisen ist Zink das im Körper am häufigsten vorkommenden Spurenelement. Sowohl das Immunsystem als auch viele Hormone benötigen Zink für ihre Funktion.

Kennen Sie Ihren Zinkspiegel im Blut? Welchen ganz konkreten Zink-Bedarf Sie haben, kann man nur durch eine Blutmessung (entweder im Vollblut oder intrazellulär) herausfinden und dann natürlich durch einen Selbstversuch. Ob Sie mit 10 mg, 15 mg oder 30 mg (oder vielleicht sogar mehr) am Tag auskommen, werden Sie relativ schnell an Ihrer Stimmung und an Ihrem Antrieb merken. Es wirkt, als ob jemand den Bremsklotz vom Gaspedal nimmt. Auch hier gilt: Das muss nicht bei jedem so sein. Wenn Ihnen gar kein Zink fehlt, wird ein „Mehr vom Gleichen" auch keinen Effekt bringen.

Zinkmangel führt zu Depression und folgenden Symptomen

Häufige allgemeine Anzeichen:
- Erschöpfungszustände
- Leistungsabfall
- Konzentrationsschwierigkeit
- Antriebslosigkeit
- Depressionen
- trockene Augen
- häufige Erkältungen
- Fortpflanzungsprobleme

Anzeichen bei Nägel, Haaren und Haut:
- Haarausfall, brüchige und dünner werdende Haare
- schlechte und verzögerte Wundheilung
- entzündliche Hauterkrankungen, unreine Haut, Akne
- brüchige Nägel
- weiße Flecken im Nagelbett

Zinkmangel ist gleichzusetzen mit einem Wirkverlust von Vitamin B1 und B6, da der Phosphatstoffwechsel hierdurch gestört wird. Deshalb sind die Symptome gleich und machen sich insbesondere bei der mangelhaften Bildung der Neurotransmitter im Gehirn bemerkbar, sowie in einem schwächelnden Immunsystem und mangelhafter ATP-Bildung. Noch einmal zur Erinnerung, ATP ist die Energiewährung des Körpers, ATP bedeutet Adenosin-Tri-Phosphat. Und dieser Phosphatstoffwechsel wird durch Zinkmangel gestört. Wenn Sie also solche Symptome an sich bemerken, könnte es sowohl ein Vitaminmangel als auch ein Zinkmangel sein. Da hilft eben nur: Messen!

(Vgl. Kuklinski/Lunteren: Gesünder mit Mikronährstoffen, S. 269 f.)

Folgende Nahrungsmittel sind gute Zinkquellen:

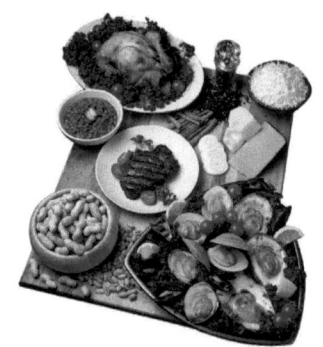

- Austern
- rote Fleischsorten (Leber, Rind)
- Haferflocken
- Käse
- Weizenkeime (Weizen)
- Walnüsse und Pecannuss
- Pilze und Hefen
- Linsen
- Meeresfrüchte und Schalentiere
- Grüner Tee

Selen – Der Stimmungsaufheller

Deutsche gelten in der Welt als missmutig, schnell verstimmt und Grübler. Das deutsche Wort „Angst" ist in viele Sprache übernommen worden, so heißt es im Französischen „Le Angst" und im Englischen sogar „The German Angst". Ob das vielleicht mit unseren selenarmen Böden zu tun hat? In einer Studie, in der selenarme und selenreiche Ernährung miteinander verglichen wurde, fühlten sich die Leute aus der Gruppe mit der selenreichen Ernährung konzentrierter, selbstbewusster, heiterer, angstfrei und energiegeladener.

Wenn niedrige Selenwerte gesteigert werden, hellt sich bei vielen eine triste Stimmung auf. Selen wirkt anscheinend auf die Botenstoffe im Gehirn, bei einem Selen-Mangel sind als erstes die Botenstoffe betroffen, es kommt häufig zu depressiven Phasen oder in Vorstufen zu Ängstlichkeit und Selbstzweifeln.

(Vgl. Strunz/Jopp: Mineralien – das Erfolgsprogramm, S. 144 ff)

Selen ist bei der Produktion unserer Lebensenergie in den Mitochondrien der Zellen genauso beteiligt wie Magnesium. Auch hier gilt das Minimumgesetz, das schon mehrfach zur Sprache kam. Sind diese essentiellen Stoffe nicht ausreichend vorhanden, kann das ganze System Mensch nur so gut arbeiten, wie es der mangelnde Stoff zulässt. Deshalb kann auch ein Mangel an Selen eine Ursache für fehlende Energie, ständige Müdigkeit und schlechte Stimmung sein.

Gute Selenwerte sind in Deutschland selten. Das hat auch etwas mit der Eiszeit zu tun, in der das Selen aus den Böden gewaschen wurde. Die Durchschnittswerte der deutschen Bevölkerung liegen bei 80 µg/l, nach Angaben der WHO in den USA bei 160, in Kanada bei 190 und in Guatemala bei 240 µg/l.
(Quelle: Strunz-News vom 09.06.2014 Selen oder … Denken ist schwer)

Im Vollblut sollten Werte von 120–160 µg/l bzw. im Plasma/Serum Werte von 100–140 µg/l vorliegen, um ausreichende Spiegel zu haben. Dr. Strunz empfiehlt Werte über 150 µg/l. Der Krebsschutz durch Selen beginnt bei etwa 135 µg/l. Werte über 200 µg/l gelten als zu hoch, da dann wieder andere Prozesse behindert werden können. Auch bei den Mineralstoffen sollte immer ein bestimmtes Gleichgewicht gehalten werden.
Die Blutmessung kostet zwischen 24 € und 28 € … und wie hoch ist Ihr Selenwert im Blut? Mein Wert liegt im Vollblut bei 185 µg/l.
Im menschlichen Organismus befindet sich Selen überwiegend im Blut, im Herz, im Gehirn, in den Nieren und der Leber. Hier bildet Selen als Bestandteil wichtiger Enzyme gemeinsam mit den Vitaminen A, C und E eine Abwehr gegen schädliche Stoffwechselprodukte. Es

- stärkt die Abwehrkräfte und das Immunsystem,
- schützt vor freien Radikalen, giftigen Schwermetallen und UV-Strahlung,
- bedingt die Bildung von Schilddrüsenhormonen,
- trägt zur Verbesserung männlicher Fruchtbarkeit bei,
- hat eine prophylaktische Wirkung gegen Krebserkrankungen sowie eine unterstützende Funktion bei Krebstherapien.

Das Spurenelement schützt Zellen vor den Angriffen von freien Radikalen, denn es ist zusammen mit Cystein ein wichtiger Bestandteil des Enzyms Glutathionperoxidase. Was freie Radikale anrichten, hatte ich Ihnen bereits im Kapitel „Vitamin-Alphabet" beschrieben.
Selen können wir genauso wenig als reines Element aufnehmen, wie Magnesium oder Zink. Es gibt zwei verschiedene Selenverbindungen, die organisch gebundene nennt man Selenmethionin, die anorganische nennt man Natriumselenit. Diese Unterscheidung ist wichtig, wenn man Selen substituieren möchte, denn die organische Verbindung wird leichter vom Körper aufgenommen, kann aber schnell kumulieren, sich also anhäufen. Deshalb werden hier Tagesdosen von 100 µg bezogen auf den Selenanteil empfohlen. Bei der anorganischen Verbindung kann höher dosiert werden, hier liegt die Obergrenze bei 700 µg, erst darüber treten toxische Reaktionen auf. Natriumselenit wird im Körper über den Urin und auch die Ausatmungsluft als Metabolit ausgeschieden und macht Knoblauchgeruch. (Vgl.: Kuklinski/Lunteren: Gesünder mit Mikronährstoffen, S. 274 f.)

Auf der Webseite Vitamin-Ratgeber.com wird unter dem Stichwort Selen darauf hingewiesen, dass bei Schilddrüsenfehlfunktionen Selen teilweise empfohlen wird. So habe die Einnahme von 200 µg Natriumselenit pro Tag bei Hashimoto-Thyreoiditis zu einer geringeren Anzahl von TPO Antikörpern geführt. Die Thyreoglobulin-AK konnten aber nicht mit Natriumselenit gesenkt werden. Ich kann solche Wirkungen bestätigen. Ich war sehr erstaunt, dass sich meine TPO Antikörper etwa auf ein Drittel reduziert haben. Ich habe allerdings Selenmethionin genommen, 200 µg am Tag und Omega-3. Welcher Stoff für den Effekt letztendlich verantwortlich war, kann ich auch nicht sagen. Ich fand originell, dass der Schilddrüsenarzt mir bei der Diagnose der Hashimoto-Thyreoiditis gesagt hatte, dass man nichts dagegen tun könne, weil es sich um eine Autoimmunerkrankung handle. Ich solle von Zeit zu Zeit die Schilddrüsenwerte kontrollieren lassen, weil ich über kurz oder lang Medikamente einnehmen müsse. Und nun haben sich meine Schilddrüsenwerte sogar verbessert. Na sowas! Geht also doch?

Faktoren, die Selenmangel im Körper begünstigen

Der Selengehalt pflanzlicher Nahrungsmittel ist abhängig von der Bodenbeschaffenheit. Ist der Boden selenarm, kann die Pflanze nur das Wenige aufnehmen. Durch die über Düngemittel eingebrachten Sulfate kann die Selenaufnahme der Pflanzen gestört werden und entsprechend niedrige Werte aufweisen. Selen ist vorwiegend in Nüssen (vor allem Kokosnüssen), Paranüsse, Kokosöl, Kokosmilch, Kokosflocken, Sesam, Hülsenfrüchten, Knoblauch, Steinpilzen, Sonnenblumenkernen, Hirse, Vollkorngetreide, Fisch (insbesondere Bückling), Schweineleber und Rindfleisch, Ei, Käse, Rosenkohl, Weizenkleie und Haferflocken enthalten. Selen wird an Eiweiß gebunden aufgenommen. Um beispielsweise 50 Mikrogramm Selen pro Tag aufzunehmen, müsste man 200 g Fisch, 350 g Fleisch oder 3 bis 4 Eier täglich zu sich zu nehmen.

Folgende Faktoren begünstigen den Selenmangel:
- starker Alkoholkonsum, da Alkohol die Selenaufnahme behindert und die Selenausscheidung über den Urin fördert
- einseitige Diäten und Fastenkuren,
- streng vegane Kost
- zunehmendes Lebensalter, da die Selenaufnahmefähigkeit mit steigendem Alter sinkt
- Schwermetallbelastungen, da Selen Schwermetalle bindet und in diesem Zustand für den Körper nicht mehr verwertbar ist (kann man messen lassen)
- starke (Menstruations-) Blutungen.

Powermineral gegen Schwermetalle

Da Selenmangel vor allem Funktionsstörungen nach sich zieht, ist eine Unterversorgung nicht immer an äußerlichen Merkmalen zu erkennen. Mögliche Anhaltspunkte können z.B. auffällige Nagelveränderungen, schuppige Haut und Wachstumsbeeinträchtigungen sein. Selen gilt als das **Powermineral gegen eine Schwermetallbelastung.** Es *„bindet Arsen, Blei, Kadmium, Quecksilber und Aluminium. … Typische Anzeichen von Schwermetall- und Schadstoffbelastungen sind heute depressive Verstimmungen, Unkonzentriertheit, Nervosität, Migräne, Muskel- und Gelenkentzündungen und Ekzeme."* (Quelle: Strunz/Jopp: Mineralien, das Erfolgsprogramm, S. 134–135)

Das hat auf den ersten Blick nur wenig mit der Stimmung zu tun. Die genannten Symptome sind mir aber als Begleiterscheinungen in Krisen wohl bekannt. Die Beseitigung von lähmenden Schwermetallen im Körper und die Verbesserung der Schilddrüsenfunktion kann demzufolge ein weiterer Baustein zur Stabilität werden. Beseitigen Sie die Bremsklötzer für Ihre gute Stimmung. Ein aktives Schilddrüsenhormon T3 gilt als wahres Aufputschmittel, aber es ist ein körpereigenes! Ohne Selen und Jod – kein hohes T3! Ohne T3 kein Antrieb!

Von mir unbemerkt hatte ich zu hohe Werte bei Aluminium und Quecksilber im Blut. Da es so vielfältige Ursachen dafür gibt, kann man einen konkreten Übeltäter nur schwer identifizieren. Beim Aluminium kann es das Deodorant oder die Salatschüssel sein, beim Quecksilber vielleicht der Meeresfisch, der als Letzter in der Nahrungskette die höchste Belastung hat, oder vielleicht die Amalgam-Füllungen, die ich mir schon vor Jahren entfernen ließ?

Wechselwirkungen mit toxischen Metallen:			
Blei	11,1 µg/l	< 28	x
Cadmium	0,2 µg/l	< 0,6	x
Nickel	1,0 µg/l	< 3,8	x
Quecksilber	0,9 µg/l	< 1,0	x

Meine Gegenstrategie war deshalb, diese Schwermetallbelastungen so schnell wie möglich los zu werden. Gegen das Aluminium habe ich auf Empfehlung von Dr. Strunz Glutathion 200 und Selen genommen, gegen das Quecksilber habe ich eine Weile auf Seefisch verzichtet und bin auf Omega-3 Kapseln umgestiegen. Beide Werte sind nun im grünen Bereich. Das lasse ich beim Mineralstoffprofil immer wieder nachmessen. Im Vortrag des Umweltmediziners Kurt E. Müller habe ich gehört, dass die Schwermetallbelastungen noch immer unterschätzt werden. Ich bin froh, dass ich mir meine Amalgamfüllung schon vor Jahren entfernen ließ, sonst hätte ich das bestimmt spätestens jetzt machen lassen.

„Bei Entgiftungsprozessen mittels Selen wird dieses Element nicht „Recycelt", sondern verbraucht und muss daher ständig zugeführt werden. … Selen bildet mit diesen Schwermetallen, wie Blei, Cadmium, Quecksilber, sogenannte Metallkomplexe, die vom Körper nicht verwertet werden können." Selen wird so „zu einem wichtigen Neutralisator schwermetallhaltiger Schadstoffe und freier Radikale. … Auch hierbei wird Selen verbraucht. Es ist eine Musterbeispiel für die Nährstoffschwere, in der wir uns befinden: Während der Selenbedarf sich wegen der Schadstoffe erhöht hat, ist das natürliche Angebot aus dem gleichen Grund gesunken." (Quelle: Kuklinski/Lunteren: Gesünder mit Mikronährstoffen, S. 273 f.)

Wie gut der Körper Selen verwerten kann, hängt in geringem Maße von der jeweiligen Selenverbindung ab. Als besonders verträglich gelten natürliche Selenomethionine wie sie beispielsweise in Selenhefe enthalten sind. Die Firma PURE Encapsulations bietet ein Selenmethionin an, das Sie in der Apotheke kaufen können. Die Kapseln enthalten je 200 µg. Achten Sie auf die Inhaltsangaben auf der Verpackung. Wie viel Sie tatsächlich brauchen, lässt sich nur über eine Blutmessung feststellen.
Die Empfehlungen zur täglichen Aufnahme von Selen schwanken zwischen 100 und 300 µg. Natriumselenit ist eine andere, oft verwendete Form, das gibt es zum Beispiel unter dem Produktnamen „Cefasel". Es ist billiger, wird aber nicht so gut im Körper verstoffwechselt. Achten Sie auf die Zutatenliste, wenn Sie Selen kaufen. Wie viel Sie tatsächlich brauchen, lässt sich nur über eine Blutmessung feststellen.

In der Kombination mit Vitamin E wirkt Selen synergistisch, d.h. die Wirkung beider Stoffe verstärkt sich – was sich besonders bei rheumatischen Erkrankungen als positiv erweist. Auch zur Verbesserung der Qualität männlichen Spermas werden oft Vitamin E und Selen gleichzeitig eingenommen.

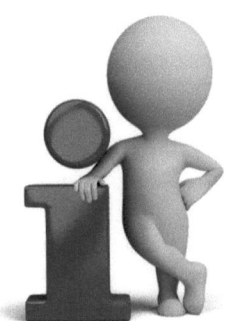

Bitte beachten: Zink kann die Aufnahme von Selen im Körper geringfügig beeinträchtigen. Nimmt man Nahrungsergänzungsmittel mit Zink und Selen in getrennten Kapseln ein, sollten man diese idealerweise zeitversetzt einnehmen. Üblicherweise genügt dafür ein Abstand von etwa zwei bis drei Stunden, z.B. das Selen morgens und Zink mittags.

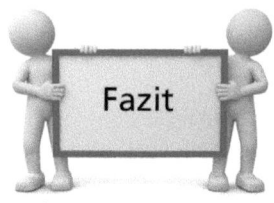

Fazit

1. Zink gehört nach Magnesium zu den essentiellen Metallen.
2. Außer Magnesium gibt es kein Mineral, von dem mehr Enzyme abhängen.
3. Ohne Zink kann kein Serotonin gebildet werden, ohne Serotonin keine gute Stimmung.
4. Depressionen, Angstzustände, Hyperaktivität, Erregbarkeit, fehlender Geschmacks- und Geruchssinn können durch einen Zinkmangel bedingt sein bzw. sich bessern, wenn man Zink auffüllt.
5. Neben Zink spielt auch das Coenzym Q_{10} eine wichtige Rolle, da trizyklische Antidepressiva zu einem Mangel an Coenzym Q_{10} führen.
6. Selen wird von der Schilddrüse benötigt und ist ein wichtiger Gegenspieler der Schwermetalle, die sich im Körper anreichern können.
7. Wenn niedrige Selenwerte gesteigert werden, hellt sich bei vielen die Stimmung auf.
8. In Kombination mit Vitam E wirkt Selen synergistisch.
9. Ein Mangel an Mikronährstoffen kann grundsätzlich drei Ursachen haben:
   – Es wird zu wenig aufgenommen (Ernährungsfehler)
   – Der Bedarf ist höher als vermutet.
   – Es liegt eine Verwertungsstörung vor.

Das zweite Gehirn redet mit oder wie der Darm Stimmung und Antrieb beeinflusst

In den bisherigen Kapiteln konnten Sie lesen, auf welche Weise die Nahrungsauswahl, die Sie jeden Tag treffen, auf Ihre Stimmung und Ihren Antrieb Einfluss hat. Sie entscheiden, was Sie sich tagtäglich in den Mund stecken. Im folgenden Kapitel möchte ich mich der Frage zuwenden, was denn nach dem „In-den-Mund-stecken" passiert und diese Prozesse ebenfalls aus der Sicht auf die Stimmung und den Antrieb betrachten.

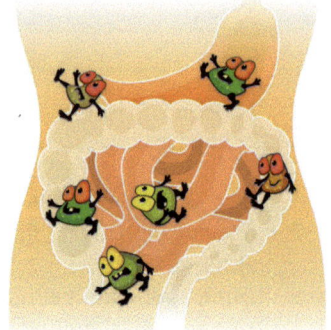

Die Nahrung muss nicht nur in den Körper hinein, sondern muss auch von diesem verwertet werden. Das nennt man **Verdauung**. Schon an unserer Sprache kann man erkennen, dass Emotionen oder Stress oft mit einer körperlichen Reaktion des Verdauungssystems einhergehen. Sprüche wie *„Da bleibt mir glatt die Spucke weg."* (Botschaft: Es hat einem die Sprache verschlagen), „Das soll ihm im Halse stecken bleiben" (Botschaft: Jemand hat etwas unberechtigt genommen und man selbst konnte es nicht verhindern), *„Mir ist ganz flau im Magen"*, (Botschaft: Erregung) *„Da kommt mir ja alles hoch."* (Botschaft: Ekel), „Ich habe Schiss" oder *„Er macht sich vor Angst in die Hose"* (Botschaft: Angst), werden von jedem verstanden. Diese Metaphern dienen in der Umgangssprache dazu, eine ganz bestimmte Botschaft zu umschreiben und damit anschaulich zu machen. Die weite Verbreitung dieser Metaphern zeigt, dass Emotionen und körperliche Reaktion offensichtlich zusammengehören.

Bei Stimmungsschwankungen und Antriebslosigkeit sucht man die Ursache im Gehirn und behandelt so auch. Neuste wissenschaftliche Erkenntnisse werfen aber die Frage auf, was hier „Henne und Ei" ist, also ob die Ursache im Gehirn liegt und eine körperliche Reaktion zur Folge hat oder ob es sich nicht eher umgekehrt verhält. Dabei rückt das **Mikrobiom** immer mehr in den Fokus der Forschung.

Das Ökosystem und sein genetischer Fingerabdruck in unserem Darm nennt man **Mikrobiom**. Der Begriff setzt sich aus „mikro" für *klein* und „biom" für *Lebensraum* zusammen, man könnte das Wort mit *„Der Lebensraum der Mikroorganismen"* übersetzen. So individuell wie die Persönlichkeit eines Menschen, so einzigartig ist auch sein Mikrobiom – nicht mal bei eineiigen Zwillinge ist es identisch. Im Gegensatz zu unserem Genom, unserem Erbgut, das bei allen Menschen praktisch gleich ist.

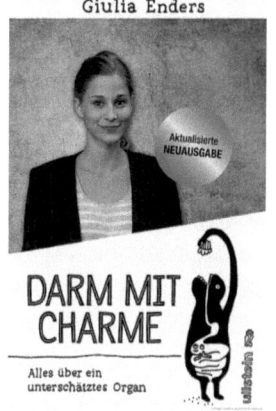

Giulia Enders

DARM MIT CHARME

Alles über ein
unterschätztes Organ

Giulia Enders Buch „Darm mit Charme" ist seit seinem Erscheinen ein Bestseller. Sie erklärt amüsant und ohne Tabu, wie Verdauung vor sich geht – vom Anfang bis zum Ende. Wenn Ihr Biologieunterricht schon etwas länger her ist, sollten Sie sich von dieser jungen Wissenschaftlerin „Alles über ein unterschätztes Organ" erklären lassen. Das Lesen ist ein Genuss und ein Gewinn. Auch sie schreibt: „Bei Übergewicht, Mangelernährung, Nervenkrankheiten, Depressionen oder chronischen Darmproblemen stößt man auf veränderte Bakterienverhältnisse im Darm. Mit anderen Worten: Wenn etwas schiefläuft bei unseren Mikroben, laufen wir vielleicht auch schiefer." (Quelle: Enders, Giulia: Darm mit Charme, S.156)

Inzwischen sind noch weitere Bücher zu diesem Thema erschienen. Den Autor Dr. David Perlmutter hatte ich Ihnen bereits im Kapitel zu den Kohlenhydraten vorgestellt, denn er ist der Autor des Buches „Dumm wie Brot". Im zweiten Buch dieser Reihe mit dem bezeichnenden Titel „Scheiss schlau" geht er auf die Zusammenhänge von Darm und Psyche ein.

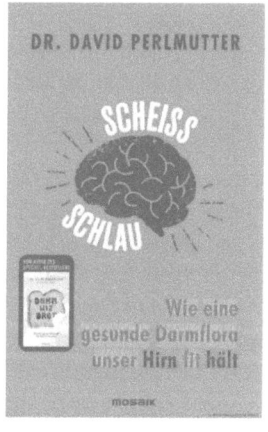

Die neuen Erkenntnisse zum Bauchhirn könnten unser Weltbild auf den Kopf stellen. So gibt es bereits Wissenschaftlicher, die sagen: *„Alle Aspekte unserer Gesundheit – wie wir uns körperlich und seelisch fühlen – hängen mit dem Zustand unseres Mikrobioms zusammen."* (Quelle: Perlmutter, David: Scheiß schlau, S.17)

oder noch stärker auf den Punkt gebracht: **Wie gut oder wie schlecht dieses Mikrobiom arbeitet, <u>entscheidet</u> über die Stimmungslage und den Antrieb.** Wenn Sie diesen Satz verinnerlicht haben, stellen sich Ihnen vermutlich Fragen: Wie bitte, der Darm soll entscheidend sein? Kann ja gar nicht sein! Zu unserem Selbstverständnis als Individuen gehört, dass wir glauben, einen freien Willen zu haben und frei entscheiden zu können – und das passiert im Kopf und nicht im Bauch. Basta!

Wer will schon eingestehen, von winzigen Bakterien sozusagen „fremdgesteuert" zu werden, aber leider sprechen die Tatsachen dafür, dass unser Bauch mehr zu sagen hat, als einem vielleicht lieb ist. Hirn und Darm sind u. a. über den Vagus-Nerv miteinander verbunden. *„Dieser Nerv ist der wichtigste und schnellste Weg vom Darm zum Hirn. ... Der Nerv funktioniert also ein bisschen wie eine*

Telefonleitung zur Kopfzentrale, über die ein Außendienstmitarbeiter seine Eindrücke mitteilt. Das Gehirn braucht diese Informationen, um sich ein Bild davon machen zu können, wie es im Körper so zugeht. ... All diese Informationen sammelt der Darm nicht nur mit Hilfe eines beachtlichen Nervensystem, sondern auch auf einer riesigen Fläche. " (Quelle: Enders, Giulia: Darm mit Charme, S. 136f.)

Die wissenschaftliche Forschung deutet immer mehr in die Richtung, dass das zweite Gehirn oder **das Bauchhirn** mitentscheidet, wie wir denken, wie wir uns (frei) entscheiden. Im Darm wird entschieden, ob alle Ausgangsstoffe, die das Gehirn braucht, aufgenommen und bereitgestellt werden können. Es wird auch entschieden, welche Signale bis ins Gehirn „durchgestellt" werden. Kleine unwichtige Verdauungssignale werden nicht weitergeleitet, wir nehmen vielleicht nur irgendein Glucksen wahr. Werden aber zum Beispiel Blähungen zu stark, meldet unser Schmerzzentrum im Gehirn, dass da was nicht stimmt und wir dringend etwas dagegen unternehmen sollten. Und wenn wir etwas gegessen haben, was uns gar nicht bekommt, fragt der Magen nicht erst lange im Gehirn nach, was damit passieren soll, sondern aktiviert sofort den Brechreiz, sodass wir es manchmal kaum noch zur Toilette schaffen.

(Vgl: Enders, Giulia: Darm mit Charme, S. 138 ff.)

Besonders interessant fand ich Enders Darstellung von der Zusammenarbeit von Gehirn und Darm beim Thema Stress: *„Stress ist vermutlich einer der wichtigsten Reize, die Hirn und Darm miteinander besprechen. Wenn unser Gehirn ein großes Problem (wie Zeitdruck oder Ärger) fühlt, dann will es das Problem lösen. Dafür braucht es Energie. Die leiht es sich vor allem vom Darm. Der Darm bekommt über sogenannte sympathische Nervenfasern mitgeteilt, dass hier gerade eine Notsituation herrscht und er ausnahmsweise gehorchen muss. Er spart kollegialerweise Energie beim Verdauen ein, produziert weniger Schleimstoffe und fährt seine eigene Durchblutung herunter.* " (Quelle: Enders, Giulia: Darm mit Charme, S. 136f.)

Wird dieses System überbeansprucht, können Symptome wie Abgeschlagenheit, Appetitlosigkeit, Unwohlsein oder auch Durchfall auftreten. Wahrscheinlich verändert Stress auch das Darmmilieu, sodass das Gleichgewicht der Bakterien gestört wird. *„Jeglicher Stress aktiviert Nerven, die unsere Verdauung hemmen – dadurch holen wir nicht nur weniger Energie aus dem Essen, sondern brauchen dafür auch länger und belasten den Darm.* " (Quelle: Enders, Giulia: Darm mit Charme, S. 144)
Hierin sieht die Autorin auch die Ursache für bekannte Nebenwirkungen von Antidepressiva, wie Übelkeit, Durchfall, Verstopfung: *„Das liegt daran, dass unser Darmhirn genau die gleichen Nervenrezeptoren besitzt, wie das Kopfhirn. Antidepressiva behandeln also immer automatisch beide.* " (Quelle: Enders, Giulia: Darm mit Charme, S. 147)

Wir wissen ja bereits, dass über 90 % des Serotonins im Darm produziert werden. Dort regelt es u.a. den Appetit, indem es die Darmmotorik beeinflusst, aber auch die Körpertemperatur und den Schlaf-Wach-Rhythmus mit. Es wird also für viele Aufgaben gebraucht. Laut Julia Enders sind die Serotoninrezeptoren im Gehirn und im Darm gleich und es gibt eine direkte Verbindung von Gehirn und Darm. Das wirft ganz neue Fragestellungen auf: Wenn man diese Rezeptoren im Darm so beeinflussen könnte, dass sie wieder ausreichend auf den Botenstoff reagieren, und diese „Fähigkeit" über die Direktverbindung auch ans Gehirn weitergeben, dann könnte es vielleicht ausreichen, bei Depressionen NUR den Darm zu behandeln, weil dann das Gehirn automatisch mit behandelt wird???
„Vielleicht muss nur ihr Bauch auf die Couch – und der Kopf ist gar nicht schuld daran?" Das wäre doch mal ein völlig neuer Ansatz! Das sind allerdings nur Forschungsansätze, noch lange keine Behandlungsstrategien. Es bleibt spannend!
(Quelle: Enders, Giulia: Darm mit Charme, S. 148)

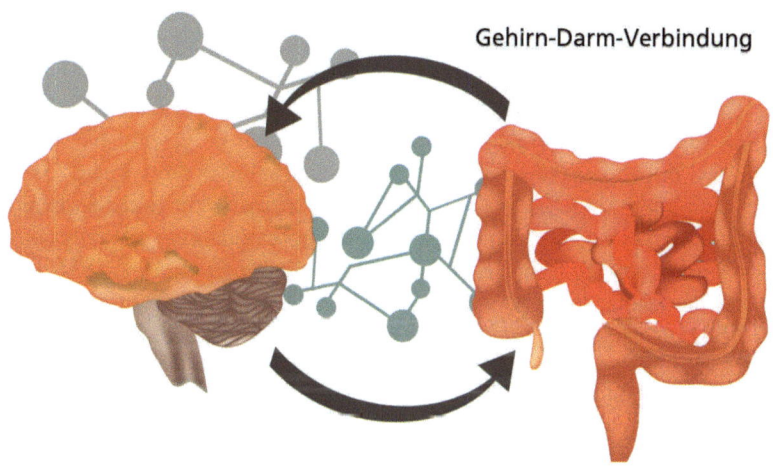

Gehirn-Darm-Verbindung

Unsere vielen Mitbewohner haben ebenfalls ein gewichtiges Wort mitzureden, wenn es darum geht, wie wir uns fühlen. Sie helfen uns, die Ausgangsstoffe aufzunehmen, die uns überhaupt erst ein selbstbestimmtes Leben ermöglichen. Sie leben mit uns in Symbiose, also in einer Gemeinschaft, die für beide Seiten nützlich ist. Diese „brüderlichen Keime" entscheiden mit, ob wir fröhlich und gutgelaunt durchs Leben gehen oder uns Allergien, Asthma, ADHS, Akne, Bluthochdruck, Krebs, Diabetes, Demenz, Erkältungen, Ekzem, Menstruationsbeschwerden, Müdigkeit, Verstopfung, Übergewicht, Zöliakie oder eben auch Stimmungsschwankungen und Antriebsprobleme zu schaffen machen.
(Vgl.: Perlmutter, David: Scheiß schlau, S. 17)

Das zeigt schon ihre Anzahl in und auf uns: Die Bakterien in unserem Darm machen ca. 2 kg unseres Körpergewichts aus. In einem Gramm Kot sind mehr Bakterien als Menschen auf der Erde. (Vgl.: Enders, Giulia: Darm mit Charme, S. 156)
In unserem Körper haben wir ca.

Zellen: 50 000 000 000   = 50 Milliarden

Bakterien: 500 000 000 000   = 500 Milliarden (10 mal so viel)

Viren: 5 000 000 000 000   = 5 Billionen

Pilze: ?unbekannt?   = die Wissenschaft weiß noch nicht, wie viele es gibt, wo sie überall sind und was sie bewirken, bekannt sind einige, z. B. der Fußpilz. (Quelle: Prof. Jörg Spitz in seinem Vortrag auf dem Kongress für menschliche Medizin, 2017)

„Es lässt sich nicht mehr bestreiten, dass die Bakterien unseres Verdauungsapparates an einer Vielzahl körperlicher Vorgänge beteiligt sind, ob an Immunfunktionen, Entgiftung, Entzündungen, der Erzeugung von Neurotransmittern und Vitaminen, der Nährstoffaufnahme, den Signalen für Hunger oder Sättigung oder der Verwertung von Kohlenhydraten und Fetten. … Wohl kein zweites System im Körper reagiert empfindlicher auf Veränderungen der Darmflora als das zentrale Nervensystem, insbesondere das Gehirn." (Quelle: Perlmutter, David: Scheiß schlau, S. 16 f)

Keine Sorge, diese Überzahl an Bakterien machen uns keine Probleme, sie nehmen uns nichts weg. Unsere Darmbakterien sind nämlich an unserem „Essen" gar nicht interessiert. Sie leben von dem, was wir gar nicht verdauen können: den **Ballaststoffen**. Die Ballaststoffe sind Hauptbestandteil der pflanzlichen Zellwand in Getreide, Gräsern, Gemüse und Obst und dienen vor allem als Stützsubstanz. Sie gehören zu den Vielfachzuckern, darüber hatte ich bereits im Kapitel zu den Kohlenhydraten berichtet. Bekannte Ballaststoffe sind Zellulose, Pektin und Inulin, diese finden sich besonders reichlich in Chicorée (daraus wird Inulin gemacht), in Schwarzwurzeln und Spargel sowie in Topinambur als auch in sämtlichem Gemüse und Obst.

Ist das nicht eine tolle Symbiose! Die Bakterien futtern das, was wir nicht gebrauchen können und danken uns mit Verdauungsgehilfen, z. B. den kurzkettigen Fettsäuren. Darmbakterien *„produzieren sogenannte kurzkettige Fettsäuren. Das sind spezielle gesättigte Fettsäuren, die in unseren Zellen u. a. den Stoffwechselturbo einschalten. Sie helfen uns allerdings auch dabei, eine gute Darmbarriere aufrecht zu erhalten, sie modulieren das Immunsystem und neuerdings wird sogar an der "Darm-Hirn-Verbindung" geforscht. Denn diese Fettsäuren wirken anscheinend auch auf das Gehirn."* (Quelle: edubily, in einer Rund-Mail vom 18.06.2017)

Nach neusten Forschungen sind Ballaststoffe wahrscheinlich sogar wichtiger für unseren Stoffwechsel, als man bisher annahm, denn sie verzögern den Blutzuckeranstieg nach dem Verzehr von Kohlenhydraten, verlangsamen also die Aufnahme von Zucker in unserem Körper. Durch die Beeinflussung der Verdauungs-Geschwindigkeit bekommt unser Körper mehr Zeit sich auf den Zuckerabbau vorzubereiten. Leber und Bauchspeicheldrüse haben nicht mehr so einen Stress die aufgenommenen Zucker schnell abzubauen und können viel effizienter arbeiten. Man vermutet, dass die gesundheitsfördernde Wirkung von Obst und Gemüse auch mit den Ballaststoffen zusammenhängt. Allerdings muss man ausreichend davon auch essen, sonst haben die Darmbakterien nichts zu tun und fangen an, sich zu „langweilen."

Man kann sowohl „Futter" für diese Bakterien als auch diese Bakterienstämme selbst kaufen (siehe am Ende des Kapitels unter „Probiotika"). Zum „Futter" gehört zum Beispiel Inulin oder Resistente Stärke. Diese spezielle Form der Stärke können wir mit Hilfe unserer Verdauungsenzyme nicht spalten. Wir können sie also nicht verdauen. Wenn auf der Verpackung von solchen Präbiotika steht, dass das Produkt aus 100 % Kohlenhydraten besteht, brauchen Sie keine Bedenken haben. Diese Kohlenhydrate beeinflussen Ihren Blutzuckerspiegel nicht. Nun können Sie diese Information ja einordnen. Der resistenten Stärke werden einige gesundheitliche Effekte zugeschrieben, bei Interesse mal googlen. Wenn Sie diese aufnehmen, ist es für Ihre Darmbakterien, als ob Ostern und Weihnachten auf einen Tag fallen. Bitte nicht verwechseln mit „modifizierter Stärke" – das ist etwas völlig anderes!

Ich kenne übrigens einen Betroffenen, der über eine Darmsanierung seiner bipolaren Störung ihren Schrecken nehmen konnte. Er hat eine mehrwöchige Darm-Kur mit Prä- und Probiotika gemacht. Er ist heute zwar nicht gänzlich symptomfrei, hat aber nicht mehr diese mächtigen Stimmungseinbrüche. Er hat mir erzählt, dass sich dadurch seine Lebensqualität deutlich verbessert habe.

Entzündungen und Depression

„Die Verbindung zwischen Depression und Darm ist keine neue Erkenntnis. Anfang des 20. Jahrhunderts haben Wissenschaftler und Ärzte sich intensiv mit diesem Thema befasst, weil sie der Ansicht waren, dass giftige Stoffe aus dem Darm Psyche und Hirnfunktion beeinflussen könnten. Dieser Prozess bekam sogar einen Namen, nämlich Autointoxikation (Selbstvergiftung). ...
Mitte des 20. Jahrhunderts wich die Vorstellung, dass der Darminhalt Einfluss auf die Psyche haben könnte, der Auffassung, dass Depression und Angst wichtige Faktoren seien, die den Darm beeinträchtigen können und nicht etwa umgekehrt. ... Erst über 80 Jahre später schließt sich der Kreis. Heute konzentriert man sich auf Studien, die Verbindungen zwischen Darmstörungen und dem Gehirn

herstellen, insbesondere zwischen dem Vorliegen von Entzündungsmarkern im Blut (ein Hinweis auf die Alarmbereitschaft des Immunsystems) und dem Depressionsrisiko.

Eine stärkere Entzündungsbereitschaft erhöht das Depressionsrisiko nämlich dramatisch. Und je höher der Spiegel der Entzündungsmarker ausfällt, umso schlimmer ist die Depression ... Depressionen können also nicht länger als Krankheiten eingestuft werden, die lediglich im Gehirn wurzeln. ... Die tatsächliche Wirkweise moderner Antidepressiva hat womöglich gar nichts mit ihrer Wirkung auf das Serotonin zu tun, sondern beruht vielmehr auf einer Senkung der Entzündungen. ... Der Zusammenhang zwischen Depression und Entzündung ist so auffällig, dass man inzwischen prüft, ob Depressionen auf Mittel ansprechen, die das Immunsystem verändern. "
(Quelle: Perlmutter, David: Scheiß schlau, S. 99 ff.)

Im Kapitel „Gehirn-Öl Omega-3" hatte ich Ihnen berichtet, dass Omega 3 auch entzündungshemmend wirkt. Man nimmt an, dass **chronische Entzündungen** im Zusammenspiel mit freien Radikalen (siehe Kapitel „Kleine Stoffe mit großer Wirkung") Depressionen begünstigen, vielleicht sogar mit auslösen. Erhöht man den Omega-3-Spiegel, verbessern sich Depressionen, das führt man auch auf die entzündungshemmende Wirkung von Omega-3 zurück.

„Die Darmflora ist eng mit Entzündungen verbunden, auch mit der Frage, ob wir freie Radikale bekämpfen können oder nicht."
(Quelle: Perlmutter, David: Scheiß schlau, S. 21)

Um Entzündungen in Schach zu halten, tritt das **Immunsystem** auf den Plan. Nicht jede Entzündung ist per se schlecht. Mit ihrer Hilfe bekämpft das Immunsystem unerwünschte Eindringlinge oder krankgewordene Zellen, wie zum Beispiel Krebszellen. Ist das Immunsystem geschwächt, z. B. weil sich ununterbrochen mit einer unterschwelligen Entzündung („silent inflammation") im Körper auseinandersetzen muss, kann es seine eigentliche Aufgabe der Abwehr von Eindringlingen nicht vollumfänglich erfüllen. Dann „nehmen wir jede Erkältung mit". Manchmal bekämpft es aber auch körpereigene Strukturen, dann können Allergien oder Autoimmunerkrankungen ausgelöst werden. **Etwa 70 bis 80 %** unseres gesamten Immunsystems befinden sich im Darm. Das ist schon deshalb verständlich, weil der Darm das Eintrittstor von außen nach innen darstellt. Vor allem dort muss entschieden werden, wer oder was hinein darf und was nicht.

Die Darmschleimhaut erfüllt drei Funktionen:
- Sie schleust Nährstoffe aus der Nahrung in den Körper.

- Sie verhindert, dass potentiell gesundheitsschädliche Partikel, chemische Stoffe, Bakterien und andere Organismen ins Blut gelangen.
- Sie enthält chemische Substanzen (Immunoglobuline), die sich mit Bakterien und Fremdproteinen verbinden können, damit diese sich nicht an die Darmschleimhaut anheften können. Diese Antikörper sorgen dafür, dass die krankmachenden Keime im Darm bleiben und letztendlich ausgeschieden werden.

Die Nährstoffaufnahme aus dem Darm erfolgt auf zwei Wegen:

- Transzellulär – die Nährstoffe wandern durch die Epithelzellen hindurch
- Parazelluär – die Nährstoffe passieren die Darmwand zwischen den Epithelzellen

Beim Leaky gut – Syndrom, dem „Sickerdarm-Syndrom" gibt es Probleme bei dieser Durchlässigkeit. Es gelangen zu viele Stoffe hindurch, die eigentlich draußen bleiben sollten. Auch diese Ursache wird mit Depressionen in Verbindung gebracht. Mehr dazu weiter unten.

Die Darmbakterien tragen dazu bei, unser Immunsystem zu trainieren. Im Darm lernt es sozusagen im „Probemodus" sich mit Unbekanntem auseinanderzusetzen. Dabei spielt die Vielfalt der Bakterien die größere Rolle als deren reine Anzahl. Es gibt keine rein „guten" oder „schlechten" Bakterien, sie haben alle eine Aufgabe. Nur wenn sich eine Art übermäßig vermehrt und dabei andere Arten verdrängt, entstehen Probleme. *„Bakterien machen mehr als 90 Prozent der Darmwesen aus. Wenn wir Bakterien ordnen, teilen wir sie in etwas mehr als zwanzig Stämme ein. … Die meisten Darmbewohner kommen größtenteils aus fünf Stämmen: hauptsächlich Bacteroidenten und Firmicuten, zusätzlich Actinobakterien, Proteobacteria und Verrucomicrobia. … Einzelne Familienmitglieder haben dann so eindrucksvolle Namen wie Bacteroides uniformis, Lactobacillus acidophilus oder Heliobacter pylori."* (Quelle: Enders, Giulia: Darm mit Charme, S. 178 f.)

Es gibt eine einfache Methode, mit der Sie herausfinden können, ob Ihre Verdauung im Wesentlichen gut funktioniert: nämlich der Rhythmus Ihrer Stuhlentleerung, die Konsistenz und der Geruch, der dabei entsteht. In der Literatur wird gesagt, dass der Mensch etwa einmal am Tag Stuhlgang haben sollte, mehrere Male seien auch kein Problem. Wer aber seltener als einmal am Tag zur Toilette muss, sollte seine Aufmerksamkeit mehr auf seine Verdauung richten. Wenn der Darm gut verdaut, gibt es kaum Geruch. Gerüche entstehen, wenn der Darminhalt zu lange liegt oder nicht komplett verdaut wird und dadurch Fäulnis entsteht. Wenn es also nicht riecht und Sie kaum Toilettenpapier brauchen, kann man Sie zu Ihrer guten Verdauung nur beglückwünschen. Das sind natürlich nur sehr grobe Anhaltspunkte, aber ich finde, dass man sich so wenigstens schon mal orientieren kann, wo man selbst steht.

Im Kapitel „Der depressive Bauch" nennt Dr. Perlmutter folgende Sachverhalte, bei denen die Wahrscheinlichkeit besteht, dass das Mikrobiom erkrankt ist:

- Durch Kaiserschnitt auf die Welt gekommen,
- Nicht gestillt worden,
- Wiederholte Antibiotika-Einnahme, insbesondere in der Kindheit,
- Hoher Anteil von Kohlenhydraten und wenige Fette im täglichen Essen,
- Einnahme folgender Medikamente: Cholesterinsenker, Mittel gegen Magenschmerzen oder Sodbrennen, Schlafmittel

„Zu meinen bemerkenswertesten Fallstudien zählen Menschen, die durch einfache, gehirnfördernde Veränderungen ihrer Ernährungsauswahl ihrem Leben und ihrer Gesundheit eine positive Wende gegeben hatten. Diese Menschen haben Kohlenhydrate reduziert und gesunde Fette ergänzt, vor allem Cholesterin, das für Gehirn und Psyche eine zentrale Rolle spielt. Ich konnte miterleben, wie diese grundlegende Ernährungsumstellung Depressionen und deren engste Begleiter wie chronische Angst, Gedächtnisstörungen und sogar ADHS beheben konnte. … Denn wenn der Magen grollt, schmollt offenbar auch das Gehirn."
(Quelle: Perlmutter, David: Scheiß schlau, S. 94 f.)

Weiter unten stelle ich Ihnen einige Vorschläge vor, was man selbst Gutes für sein Mikrobiom tun kann.

Kopplung der Depression an die Inflammation

In der öffentlichen Wahrnehmung wird das Thema Depression mit unserem schnelllebigen und stressreichen Leben der Gegenwart in Verbindung gebracht. Es scheint so, als ob die Depression eine Erscheinung der Neuzeit sei. In seinem Vortrag auf dem Kongress für menschliche Medizin, 2017, erläuterte Dr. Kurt E. Müller, dass die Depression schon immer zum Menschsein gehörte und eine überlebenswichtige Funktion hatte. In diesem Zusammenhang sieht er den Ansatz für eine erfolgreiche Behandlung. Und das erklärt er so:

Ein Ort, an dem ebenfalls Neurotransmitter gebildet werden, sind die immunologischen Zellen, die sich überwiegend im Darm befinden. Mir war neu, dass neben dem zentralen Nervensystem ZNS und der Nebennierenrinde auch die Immunzellen sowohl Rezeptoren als auch die Nervenbotenstoffe selbst produzieren. Diese Botenstoffe kennen Sie bereits aus dem Kapitel „Moleküle der Gefühle".

Es sind Dopamin, Adrenalin und Noradrenalin – die als die Katecholamine bezeichnet werden.

Welchen Sinn hat es, dass im Immunsystem Botenstoffe für den Antrieb und die Flucht-oder Kampfreaktion gebildet werden?

Die Katecholamine gehören wie das Hormon Cortisol zu unserem Stresssystem. Wie Sie sicher wissen, ist Stress erst einmal „nur" eine Anpassungsreaktion und nicht per se schlecht, aber seine Wirkung auf den Körper kann ganz unterschiedlich sein. Es wird zwischen dem „positiven" Eustress und dem „negativen" Disstress unterschieden.

Im Laufe unserer Entwicklungsgeschichte, wir laufen hier schließlich schon ca. 2,5 Millionen Jahre herum, konnten wir uns nur deshalb an eine veränderte Umwelt anpassen, weil wir ein System entwickelt hatten, das für die Verfügbarkeit der erforderlichen Ressourcen sorgt. Dieses System besteht aus einer „langsamen" (Cortisol-Achse) und einer „schnellen" (Katecholamine) Variante, die beide ihre Vorteile und Nachteile haben.

Das Stresshormon Cortisol steuert u. a. unsere circadiane Rhythmik, das heißt unseren Tag-Nacht-Rhythmus. Es bestimmt, wann wir aktiv sind und wann wir schlafen und deshalb schwankt seine Konzentration im Blut in einem regelmäßigen Rhythmus von 24 Stunden. Darauf gehe ich im Kapitel zum Schlaf näher ein. Cortisol wird in der Nebennierenrinde gebildet. Die Nebenniere ist eine Hormondrüse, die direkt auf den Nieren sitzt, sie hat aber mit diesen gar nichts zu tun. Dort werden viele Hormone des Körpers gebildet, u.a. auch ein Teil der Sexualhormone. Die Ausschüttung von Cortisol wird vom Kopf aus, und zwar im Hypothalamus und der Hypophyse gesteuert. Die Verbindung zwischen diesen Organen nennt man deshalb auch die Cortisol-Achse. Diese Nebenniere kann sich bei übermäßiger Beanspruchung, also wenn auf Anspannung zu wenig Entspannung erfolgt, erschöpfen und regelrecht „ausbrennen" und so entstand die Bezeichnung „Burnout" für eine anfänglich als Managerkrankheit bezeichnete moderne Form der Depression.

Diese Cortisol-Achse, die unser Stresslevel reguliert, ist recht träge. Das war in früheren Zeiten auch kein Problem. Unter den heutigen Anforderungen reagiert die Cortisol-Achse aber viel zu langsam, viel zu lahm und auch viel zu statisch, um den sich schnell ändernden Anforderungen unseres Lebens gerecht zu werden. Heutzutage muss immer alles schnell, sofort und gleich gehen; jeder ist überall und immer erreichbar. Nun haben wir noch ein weiteres Stresssystem, das sich durch seine Geschwindigkeit auszeichnet: die Katecholamine, zu denen

Dopamin, Adrenalin und Noradrenalin gehören. Dieses System ist dafür vorgesehen, in speziellen Situationen, wo schnelle Entscheidungen getroffen werden müssen, wo in kurzer Zeit komplexe Zusammenhänge verstanden werden müssen und wo Handlung aus der Erkenntnis erfolgen musste, einzuspringen. In der modernen Zeit benutzen wir dieses Stresssystem immer häufiger auch für Alltagssituationen, für die es gar nicht gedacht ist, um auf all die diversen Reize, die auf uns einwirken, reagieren zu können und diese zu verarbeiten. Mit dem Begriff „Reizüberflutung" ist genau dieses Übermaß gemeint: Wir schaffen es nicht mehr, alle Reize zu verarbeiten und wie sich das anfühlt, wissen Bipolare sehr genau. Reizüberflutung ist ein wichtiger und häufiger Auslöser für akute Phasen. Dieser Teil des Stresssystems ist aber nicht für den Dauergebrauch vorgesehen.

Denn es hat einige Nachteile für den menschlichen Organismus.

- einerseits verschleißt es viel Energie, denn die Katecholamine haben einen extrem hohen Energiedarf und
- andererseits wird das Immunsystems dereguliert, also aus dem Gleichgewicht gebracht.

Im Kapitel über die Kohlenhydrate hatte ich Ihnen bereits die „Körperwährung" für Energie ATP (Adenosin-Tri-Phosphat) vorgestellt. In den Mitochondrien der Zellen wird dieses ATP produziert. Ohne ATP, keine Energie!

Stress bewirkt eine Aktivierung der Stresshormone. Als der Mensch blitzschnell entscheiden musste, ob er vor dem Säbelzahntiger wegrennt oder gegen ihn kämpft, brauchte er Energie, viel Energie und zwar schnell. Eine solche Stresssituation führt auf Zellebene zur Abspaltung der Phosphatreste vom ATP (Adenosin-Tri-Phosphat) und das freiwerdende Adenosin hemmt das Immunsystem. Diese Hemmung ermöglichte eine Freisetzung der letzten Energiereserven und die Fokussierung aller Ressourcen auf die Flucht vor dem Feind oder eben den Kampf, je nach dem. So war das Überleben gesichert. Dieser Prozess ging aber zu Lasten des Immunsystems. Der Mensch wurde dadurch anfälliger für Entzündungen.

Entzündungen oder – wie die Wissenschaftler sagen – Inflammationen schwächen den Menschen. Dadurch kommt es zu einem Anstieg der Zytokine, der Entzündungsbotenstoffe, die die Serotoninproduktion drosseln. Das inaktiviert den Menschen, der lieber in der Höhle bleiben wollte und sich nicht mehr an der Nahrungsbeschaffung beteiligte. Weil er in der Höhle lag, waren die Überlebenschancen besser, er war nicht mehr so der Witterung ausgesetzt und wurde von seinen Mitmenschen umsorgt. Verständlich wird das nur aus entwicklungsgeschichtlicher Sicht. Wenn wir eine solche Entzündung bekamen, entschied sich innerhalb von 28 Tagen, was geschieht – entweder überleben oder sterben.

Noch bis ins 19. Jahrhundert starben die meisten Menschen an Infektionen. Daraus resultierte, dass die durchschnittliche Lebenserwartung über viele Generationen bei 35 Jahren lag und nur langsam stieg. Die Lebenserwartung ist ein Kriterium für die Gesundheit einer Bevölkerung. Noch um das Jahr 1840 betrug sie in Deutschland bei Webern 46 Jahre. Heute geborene Mädchen haben die Chance 83 Jahre alt zu werden, bei den Jungen liegt die durchschnittliche Lebenserwartung bei 78 Jahren. Das erste Antibiotikum Penicillin wurde 1941 angewendet. Alexander Fleming erhielt 1945 den Nobelpreis dafür. Da ist noch gar nicht so lange her. Man sich heute kaum noch vorstellen, dass die Menschheit lange ohne Antibiotika auskommen musste.

Ob eine Entzündung überlebt werden konnte, entschieden dann zwei Dinge: einmal die Kopplung der Depression an die Inflammation. Der Mensch, der still im Bett lag, hatte größere Überlebenschancen als jemand, der seine Energie anderweitig verbrauchte. Die Kopplung der Depression an die Inflammation hatte damit eine Funktion!

Der zweite Prozess, der jetzt einsetzte, war die Blockierung eines Enzyms, das die Katecholamine abbaut. Auch dieser Vorgang wird von der Entzündung gesteuert. Wenn das Dopamin hoch bleibt, bleibt auch der Wille da, sich „durchzubeißen", das Problem durchzustehen, nicht aufzugeben, die Inflammation zu bekämpfen. Damit steigen ebenfalls die Überlebenschancen. Der Mensch versank also nicht ins Bodenlose, sondern wurde gerade so viel ausgebremst, dass er ausreichend Ruhe zum Erholen hatte, aber andererseits nicht seinen Lebensmut verlor.

Diese Mechanismen waren für kurze Zeiträume vorgesehen. Sie waren nicht geplant, dass solche Ausnahmesituationen für mehrere Monate oder sogar Jahre anhalten. Die lange Zeitdauer aber schafft die Probleme, weil Regulationssysteme eben auch überbeansprucht werden können. Ich denke, das wird jeder Betroffene sofort unterschreiben können. Die Stimmungsschwankungen werden nicht getriggert, weil es mal kurzzeitig stressig ist, sondern der Dauerstress macht uns krank – und nun kennen Sie auch die Mechanismen, die dahinter stecken. Herabgestimmtheit und Antriebslosigkeit bei Infektionen sind also für eine kurze Zeit sogar förderlich für die Genesung, das kennt man ja von Erkältungskrankheiten. Wenn aber diese „stillen" Infektionen unbemerkt immer weiter schwelen, führen sie zu einer Überlastung der Regulationssysteme. Eine Folge kann die Depression sein.
Auch in der psychiatrischen Diagnose der Depression gibt es einen Zeitfaktor. Erst wenn die depressiven Symptome über längere Zeit anhalten, wird der Begriff „Depression" verwendet.

Die Produktion der Katecholamine in den immunologischen Zellen wird über den sympathischen Nerv gesteuert. Nein, dieser Nerv ist nicht dafür verantwortlich, ob wir als „sympathisch" wahrgenommen werden, sondern er heißt so, weil er Teil unseres vegetativen, also nicht willentlich beeinflussbaren Nervensystems ist, abgeleitet von dem griechischen Wort für „mitleiden". Laut Wikipedia ist „das sympathische Nervensystem neben dem Parasympathikus und dem enterischen Nervensystem (Darmnervensystem) ein Teil des vegetativen Nervensystems. Die meisten Organe werden von den ersten beiden Systemen gesteuert, die als Gegenspieler einander ergänzend (antagonistisch) wirken und dadurch eine äußerst feine unwillkürliche Regulation der Organtätigkeit ermöglichen. Der Sympathikus hat im Rahmen dieser Gesamtsteuerung meist eine ergotrope Wirkung, das heißt, er erhöht die nach außen gerichtete Aktionsfähigkeit bei tatsächlicher oder gefühlter Belastung („Fight-or-flight")".

Die Katecholamine bewirken eine Aktivierung des Sympathikus-Tonus. Ausgeglichen ist man, wenn Sympathikus und Parasympathikus in etwas gleich aktiv sind. Das kann man mit einer VNS-Analyse – HRV messen. Menschen, die eine massive Dominanz des Sympathikus-Tonus aufweisen, haben andererseits oft eine fast nicht mehr vorhandene Aktivität des Parasympathikus.

Dr. Kurt E. Müller stellte in seinem Vortrag eine psychiatrische Patientin vor, die trotz Quetiapin einen extrem hohen Sympathikus-Tonus aufwies. Ihr System war durch die Überproduktion von Dopamin „hochgeheizt". Es fehlte offensichtlich der hemmende Botenstoff GABA. Dazu weiter unten mehr. Das äußerte sich in großer Unruhe und einem unstillbaren Bewegungsdrang. Der Maniker ist sozusagen „überfüllt" mit Energie. Hier macht es wenig Sinn, an dessen Disziplin und Einsichtigkeit zu appellieren und ihm zu sagen, er möchte doch endlich mal zur Ruhe kommen. Der Betroffene wird seine Energie nicht los und kann das nicht willentlich steuern. Wer schon mal in einer solchen Situation war, weiß, wie quälend diese Anspannung sein kann und wie wenig man diese mit seiner „Einsicht" beeinflussen kann. Ich erlebte diese Phasen wie ein inneres Beben oder Brennen, das einfach nicht aufhören wollte und bin dann in die Klinik geflohen, um mich mit einem Asenapin, einem Dopaminblocker, „abschießen" zu lassen, um endlich zur Ruhe zu kommen und schlafen zu können. Andere Strategien waren mir damals nicht bekannt. Ich wusste nur, dass sich jede Manie irgendwann „ausbrennt", der Körper es also nicht mehr schafft, diesen hohen Energieverbrauch zu kompensieren. Man „entleert" seine Speicher also bis ins Letzte, eine Art Tiefenentladung. Das ist wahrscheinlich auch der Grund, warum es danach so lange dauert, bis man diese wieder aufgefüllt hat.

Jede Entzündung aktiviert das Immunsystem. Das entzündlich aktivierte Immunsystem arbeitet vor allem in der Nacht und verbraucht ein Drittel der Energie von

24 Stunden. Jede Entzündung verbraucht zusätzliche Energie! Dr. Müller sagte: „Stress stresst das Immunsystem. Die Therapie der Stressreaktion der Katecholamine ist eine Immuntherapie. Gelingt es, das Stresssystem einzufangen, verbessert sich das Immunsystem." Ein gut funktionierendes Immunsystem sorgt dafür, dass die Katecholamine ihre Arbeit so machen können, wie sie sollen und es keine Entgleisungen gibt. Das hilft, unsere Stimmung und unseren Antrieb stabil zu halten. Und dieses Immunsystem ist vor allem im Darm zu Hause.

Was GABA und Glutamin mit der Stimmung zu tun haben

Wie ich oben erwähnt habe, können Neurotransmitter auch von Darmbakterien direkt gebildet. Sehen wir uns das mal etwas genauer an: Einige Darmbakterien haben die Fähigkeit, Nerven-Botenstoffe herzustellen. Diese werden ins Blut abgegeben und je nachdem, ob sie klein genug sind, um die Blut-Hirn-Schranke zu überwinden, können sie ins Gehirn transportiert werden und dort wirken.
Einer dieser Botenstoffe bzw. Neurotransmitter ist die Aminosäure GABA (Gamma-Aminobuttersäure). Weitere Details über deren Bedeutung können Sie im Kapitel „Moleküle der Gefühle" und „Biologische Rhythmen und Schlaf" lesen.

GABA ist der zentrale Botenstoff für die Hemmung bzw. für die Beruhigung der Nervenaktivität.
- Sie setzt elektrische Ladungen einer Nervenzelle herab, sodass sie umliegende Nervenzellen nicht so leicht reizen kann.
- Das bedeutet, sie sorgt dafür, dass die Reize, die im Nervensystem ankommen, verlangsamt werden
- Deshalb wirkt sie entspannend und beruhigend
- GABA zählt zu den natürlichen Anti-Stress-Mitteln
- GABA ist der direkte Gegenspieler des Dopamins.
- Die Produktion von GABA im Gehirn wird angeregt durch Serotonin. Das benötigt wiederum Tryptophan, Vitamin B6 und Zink.
- GABA wird aus der semi-essentiellen Aminosäure Glutamin gebildet. Es muss also genug Glutamin im Körper sein, damit daraus GABA gebildet werden kann.

Eine mangelnde GABA-Aktivität hat zur Folge, dass bestimmte Gehirnareale nicht mehr gebremst werden. Das antreibende Dopamin wird nicht mehr gehemmt. Was dabei genau abläuft, haben Sie gerade gelesen.

„2012 identifizierten Wissenschaftlicher vom Baylor College of Medicine und der Kinderklinik Texas einen Stamm Bifidobakterien, der große Mengen GABA

erzeugt. … Da GABA die neuronale Aktivität bremst, kann sie Angst in Schach halten …" (Quelle: Perlmutter, David: Scheiß schlau, S. 70)

GABA wird im Körper aus der Aminosäure **Glutamin** gebildet. Glutamin ist die am häufigsten vorkommende Aminosäure in unserem Körper. Laut Wikipedia werden in den Biowissenschaften die Begriffe Glutamin und Glutaminsäure synonym verwendet. Das Natriumsalz der Glutaminsäure, das **Glutamat** ist ebenfalls ein Botenstoff, der auf die Stimmung einwirkt.

Glutamin ist die Energiequelle von Immunzellen. Diese bedienen sich eben gerade nicht, wie sonst üblich, bei der Glukose, sondern nutzen Glutamin. Es ist die wichtigste Stickstoffquelle für die sich schnell vermehrenden Immunzellen. (Vgl. Strunz-News vom 21.01.2017: Darmsanierung)

Und dieses Glutamin kann aber noch viel mehr, es hilft auch beim Sicker-Darm-Syndrom, das auch als „leaky gut"-Syndrom bezeichnet wird, von dem weiter oben schon mal die Rede war und das ebenfalls mit dem Auftreten von Depressionen in Verbindung gebracht wird.

„Der kaputte löchrige Darm wird ein zunehmendes Problem für die deutsche Bevölkerung. In meiner Praxis knapp über 30 %. Menschen, die leiden. An extremen Blähung, kolikartigen Schmerzen, meist Durchfall. Leider oft fast unabhängig von dem, was sie essen. Das macht die Behandlung so schwierig, die bisher darin besteht: Verzichten Sie eben auf diese oder jene Speisen. Dass die Darmschleimhaut beschädigt werden kann, nämlich entzündet und löchrig, weiß man von operierten Patienten, Verbrennungsopfern, Menschen mit schwerer Infektion. Deren Darmschleimhaut kann wirklich ernsthaft beschädigt sein. So sehr, dass dies zum multiplen Organversagen bis hin zum Tod führt. An solchen stark beschädigten Darmschleimhäuten hat man nach einer Lösung gesucht. Einer Hilfe. Einer Heilung. Und sie gefunden. Für mich ein kleines Wunder. In 21 randomisierten Studien hat man bei operierten Patienten Entzündungsfaktoren wie

- CRP, TNF-α, IL-6 bestimmt, sowie
- Marker der Darmdurchlässigkeit (Lactulose/Mannitol, GAO, Endodoxin etc.)

Und jetzt das Wunder: All diese schlimmen Marker, also Entzündungsfaktoren genauso wie Durchlässigkeits-Faktoren (löchriger Darm) verschwanden bei den Patienten, die GLUTAMIN zu sich nahmen. Kennen Sie diesen Stoff? Ist

- die hauptsächliche Energiequelle für jede Immunzelle
- vergrößert, heilt die Darmzotten

- reduziert die Durchlässigkeit der Darmschleimhaut
- steigert die Immunkraft der Darmzellen
- verhindert Bakterien-Wanderung und -Austausch
- erhält so die natürliche Darmwand-Barriere

Wahrhaftig ein Wunderstoff. Wie wichtig, erkennen Sie daran, dass er mehr als die Hälfte aller freien Aminosäuren im menschlichen Körper ausmacht. Also: leaky gut? Glutamin! Quelle: Exp Ther Med 2016, Dez 12(6): 3499-3506. Also frisch aus der Presse." (Quelle: Strunz-News „Der kaputte löchrige Darm" vom 15.05.2017)

Wenn Sie Ihrem Darm und dem darin wohnenden Immunsystem etwas Gutes tun wollen, könnten Sie eine Kur mit Glutamin machen. Diese kann man als Nahrungsergänzungsmittel einzeln kaufen. Kraftsportler nehmen die auch gern. Wie lange die Kur dauern muss, kann ich Ihnen auch nicht sagen. Das müssen Sie an Ihrem Befinden fest machen. Ich würde eine Darmsanierung für mehrere Monate planen. Wenn Speicher leer sind, dauert es meist lange, bis sie wieder gefüllt sind. Das gilt auch für den Darm. Auch hier braucht es eine ganze Weile, bis sich ein neues Gleichgewicht einstellt.

Magensäure und Stimmung

Bevor die Nahrung im Darm ankommt, geht sie durch den Magen. Auch wenn von der Abfolge her in der falschen Reihenfolge, möchte ich Ihnen im Folgenden einiges Interessante zum Zusammenhang von Magensäure und Stimmung berichten.
Im Kapitel über die Familie der B-Vitamine hatte ich Ihnen bereits beschrieben, wie wichtig u. a. das Vitamin B12 für die Stimmung ist und dass einige Psychopharmaka B12-Räuber sind.
Dieses Vitamin B12, aber auch Vitamin C und D sowie Calcium, Magnesium und Eisen brauchen den Kontakt mit Magensäure ebenso wie Eiweiße, die sonst gar nicht vom Körper aufgenommen werden können. Merkwürdigerweise gehören aber Magensäureblocker zu häufig verordneten Medikamenten, auch an Menschen, die wegen Stimmungsproblemen behandelt werden.

Wer viele verschiedene Medikamente nehmen muss, bekommt häufig einen Protonenpumpen-Hemmer verschrieben, damit der Magen nicht „streikt" und um Übelkeit, Aufstoßen, Magendrücken, Völlegefühl oder sogar Sodbrennen zu verhindern. Auf der Packung steht dann meist der Begriff „Protonenpumpen-Inhibitor" (Inhibitor ist das lateinische Wort für „Hemmer"). Weil das Wort so lang ist, findet man häufig die Abkürzung PPI. Auch ich hatte einen solchen mal auf meiner Medikamentenliste, weil ich irgendein Psychopharmakon nicht so gut vertrug. Damals wusste ich aber nicht, dass ein PPI indirekt zu einem Nährstoffmangel führen kann und damit sogar meine Stimmungsschwankungen eher fördert.

Die folgenden Informationen stammen aus dem Buch von Uwe Karstädt: „Die Säure des Lebens". Wussten Sie, dass diese Protonenpumpenhemmer oder auch „Magensäureblocker" die Produktion der Magensäure fast völlig „abschalten", also zu 98 % unterdrücken und verhindern. Sie werden jetzt sicher denken: Naja, genau dafür nehme ich diese Medikamente ja schließlich. Ja, es ist sehr wohltuend, wenn Magenschmerzen oder Sodbrennen endlich aufhören. Aber das Unterdrücken der Magensäureproduktion ist eine unnatürlich Methode, die neue Probleme schaffen kann, und wieder nur eine Symptombehandlung statt Ursachenbekämpfung. Deshalb sollen Protonenpumpenhemmer nur über höchstens vier Wochen gegeben werden.

Nehmen Sie Omeprazol oder Pantoprazol? Wenn ja, wie lange schon? Warum eigentlich? Vielleicht wäre es sinnvoll, dann mal Ihren B12-Spiegel messen zu lassen?

Man könnte denken, die Magensäure sei etwas Unnützes, Überflüssiges – schon das Wort hört sich irgendwie „ungesund" an, „Säure" assoziieren wir mit etwas Gefährlichem und dann noch der Begriff „Salzsäure" – noch gefährlicher. Vielleicht ein „Fehler der Natur", den man Dank eines passenden Medikaments bequem beseitigen kann? Sie kennen bestimmt die Werbung mit dem Feuer speienden Drachen, der durch ein PPI besänftigt wird. Es entsteht der Eindruck, dass wir viel zu viel Magensäure haben und es besser wäre, diese zu reduzieren. Und von „Übersäuerung" habe Sie bestimmt auch schon mal gehört. Ich hatte mich im Kapitel „Moleküle der Gefühle" im Zusammenhang mit Eiweiß dazu geäußert.

Wir sind von der Natur bestens ausgerüstet, um Nahrung aufzunehmen. Als erstes haben wir ein Gebiss, mit dessen Hilfe wir Nahrung so zerkleinern können, dass sie durch die Speiseröhre passt. Gleichzeitig wird der Speisebrei eingespeichelt und damit beginnt bereits der Verdauungsvorgang. Als nächstes kommt die Magensäure zum Zug. Entgegen der oben beschriebenen Werbebotschaft ist Magensäure für unseren Körper essentiell, also unbedingt notwendig. Sie desinfiziert die Nahrung, ist beim Aufspalten und beim Zerkleinern behilflich. Das saure Milieu tötet (fast) jeden Erreger ab. Insbesondere bei rohen Nahrungsmitteln wie Salaten, Obst und Rohkost nehmen wir Bakterien, Pilze und Parasiten und so manch andere Erreger oder Kleinstlebewesen auf. Sie können sich bestimmt noch an den EHEC-Erreger erinnern, an dem 2011 viele Menschen erkrankt und sogar einige gestorben sind. Bis man herausfand, dass infizierte Bockshornklee-samen die Ursache waren, wurde tagelang vom Verzehr von Salat und Gemüse abgeraten und tonnenweise Tomaten und Gurken vernichtet.

„Das Abtöten von Erregern im Säurebad des Magens verhindert eine Überlastung des Immunsystems. … Ist jedoch die Magensäure im zunehmenden Alter oder durch Gastrinmangel sowie durch Säureblocker reduziert, so überleben zu viele Erreger und erreichen den basischen Bereich des Verdauungstraktes: den Darm. Dort fühlen sie sich wohl und vermehren sich ziemlich ungehemmt. … Gutes und langes Kauen und damit verbunden das gute Einspeicheln sowie eine optimale Magensäure können dem Immunsystem im Darm sehr viel Arbeit abnehmen. Aber nicht nur das! … das Immunsystem [ist] auch auf die Bereitstellung von Spurenelementen, Aminosäuren, Vitaminen und Mineralien angewiesen, die ohne eine vollständige Aufschlüsselung nicht komplett verwertet werden. Die Zerkleinerung aber beginnt im Magen. Alles hängt also von den ersten Schritten ab, die bei einer Verdauung passieren sollten. Sie können im Darm nicht mehr nachgeholt werden. In der Naturheilkunde sagt man: der Magen hat keine Zähne … "
(Karstädt, Uwe: Die Säure des Lebens, S. 80–81)

In ihrem Buch „Arzneimittel als Mikronährstoffräuber" beschreiben der Apotheker Uwe Gröber und Prof. Dr. Klaus Kisters auch diesen Zusammenhang: Die Magensäure wandelt neben Vitamin B12 auch Calcium, Magnesium, Eisen, Vitamin D und Vitamin C aus Lebensmitteln erst in eine aufnehmbare Form um. Fast alle Mineralstoff- und Vitaminmängel haben auch mit Mängeln der Magensäure zu tun.

„Die Magensäure ist nämlich für die Aufnahme von Vitamin B12 aus Lebensmitteln – z. B. aus Fleisch, Fisch, Eiern oder Milch – notwendig, da das an Eiweiße in der Nahrung gebundene Vitamin B12 mithilfe der Säure freigesetzt werden muss. Das freigesetzte B12 wird danach an einen im sauren Magensaft gebildeten Transportfaktor, auch Intrinsic-Faktor genannt, gebunden. Der so gebildete Komplex aus Vitamin B12 und Intrinsic-Faktor wird danach calciumabhängig über die Dünndarmschleimhaut ins Blut aufgenommen. Dieser Prozess wird durch Omeprazol und andere Protonenpumpenhemmer, aber auch durch das Diabetesmittel Metformin, gehemmt und mündet langfristig in einen Vitamin B12 Mangel… Vitamin B12 ist wichtig für die Bildung der roten Blutkörperchen und die reibungslose Funktion unseres Nervensystems. … Eine Unterversorgung mit diesem Nervenvitamin kann sich durch Symptome, wie Abgeschlagenheit,

Gedächtnisschwäche, Hirnatrophie, depressive Verstimmungen oder Nervenstörungen (Ameisenlaufen oder Kribbeln in den Füßen) äußern. ... Alle Protonenpumpenhemmer können über die Erhöhung des pH-Werts im Magen die Aufnahme und Verwertung von Mikronährstoffen, die pH-abhängig aufgenommen werden, hemmen. Darunter sind neben Vitamin B12 vor allem Calcium, Magnesium, Eisen, Vitamin D und Vitamin C betroffen."
(Quelle: Gröber / Kisters: Arzneimittel als Mikronährstoffräuber, S. 103 ff.)

Bei der Eiweißaufnahme ist das besonders dramatisch. Um komplexe Eiweiße, wie sie in der Nahrung vorkommen, in einzelne Aminosäuren zu zerlegen, wird u. a. auch das Enzym „Pepsin" gebraucht.
Das Wort kommt Ihnen bekannt vor? Ja, das täuscht nicht. Der Produktname „Pepsi-Cola" und das Verdauungsenzym Pepsin haben tatsächlich etwas Gemeinsames. Pepsin wird von dem altgriechischen Wort „pepsis" für „Verdauung" abgeleitet. Der Apotheker Caleb Bradham, der die Pepsi-Cola erfand, gab ihr 1898 diesen Namen, wahrscheinlich um einen verdauungsfördernden Effekt zu suggerieren. (Vgl. Wikipedia)

Ohne Pepsin keine Zerlegung von Proteinen. *„Mit zunehmenden Alter verlieren viele Menschen ihren Appetit auf tierisches Eiweiß. Es geht ihnen nach Eiweißmahlzeiten schlecht und somit schränken sie den Proteinkonsum ein. Die Ursache liegt in der mangelnden Verdauungsleistung durch Magensäuremangel und dem daraus resultierenden Pepsinmangel."* (Karstädt, Uwe: Die Säure des Lebens, S. 83)

Kann der Körper nicht genug Aminosäuren aus der Nahrung gewinnen, bedient er sich woanders: bei der Muskulatur. Die Muskel- oder auch Magermasse genannt, nimmt ab, anstelle dessen wird Fett und Wasser eingelagert. Weniger Aminosäuren führen langfristig zu einer Leistungsminderung der Organe, sie schrumpfen. Dieses Phänomen kennen Sie vielleicht von hochbetagten Menschen – sie werden kleiner und dünner. Die damit einhergehende generelle Leistungsminderung wird landläufig als „Alterserscheinung" bezeichnet. *„Menschen, die zu wenig Magensäure produzieren bzw. denen die Magensäure mit Säureblockern „wegtherapiert" wird, kommen in eine ähnliche Situation. Sie „altern" schneller. Eigentlich müsste es heißen: Sie altern nicht, sie hungern."*
(Karstädt, Uwe: Die Säure des Lebens, S. 83)

Und was hat das mit der Stimmung zu tun? Das wissen Sie bereits aus dem Kapitel „Moleküle der Gefühle": Kann der Körper nicht genug Eiweiß aufnehmen, hat er nicht genug Ausgangsstoffe, um die Neurotransmitter für eine gute Stimmung zu bauen. Wenn das Vitamin B12 nicht ausreichend im Darm synthetisiert wird, fehlt ein weiterer Baustein für die Serotoninsynthese. (siehe Kapitel zu den B-Vitaminen) Ohne Magnesium können wir nicht entspannen, Vitamin D brauchen wir für eine gute Stimmung. Der Alleskönner Vitamin C ist ein universelles Antioxidans für das Immunsystem. So schließt sich der Kreis.

Neben vielen, auch freiverkäuflichen Produkten, die die Magensäure hemmen und gibt es auch einige Produkte, die die Magensäureproduktion fördern, diese enthalten Betain-HCL.

Was kann man für seine Darmflora tun?

Was können Sie nun selbst für eine gute Darmflora tun. Wahrscheinlich werden Sie erstaunt sein, dass das gar nicht schwer ist. Ein Teil der Vorschläge stammen aus dem Buch „Scheissschlau" von Dr. Perlmutter.

1. **Wenig Kohlenhydrate und hochwertiges Fett essen:** Ja, auch für den Darm ist die LowCarb-Lebensweise eine Wohltat. Wie ich Ihnen bereits im Sonderthema Brot vorgestellt hatte, enthalten vornehmlich Getreide, aber auch viele industriell hergestellte Fertigprodukte Gluten. Das schädigt die Darmwand und das Mikrobiom. Lassen Sie Nahrungsmittel mit diesem Bestandteil einfach weg! Gutes Darmfutter ist gutes Hirnfutter und umgekehrt: Gemüse, zuckerarme Früchte, gesunde Fette, Proteine, Kräuter und Gewürze.

   Des Weiteren hatte ich im Kapitel „Stimmungskiller Kohlenhydrate" ausführlich beschrieben, dass die sogenannten schnellen Kohlenhydrate einen stark schwankenden Blutzuckerspiegel erzeugen. „Blutzuckerspitzen haben eine unmittelbare negative Wirkung auf das Gehirn. Wenn der Blutzucker steigt, geht automatisch die Menge der Neurotransmitter Serotonin, Adrenalin, Noradrenalin, GABA und Dopamin zurück. Auch das Ausgangsmaterial für diverse Substanzen, zum Beispiel B-Vitamine, ist schnell verbraucht. Zugleich sinkt bei hohem Blutzucker der Magnesiumspiegel, was Nervensystem und Leber beeinträchtigen." (Quelle: Perlmutter, David: Scheiß schlau, S. 137) Diese Blutzuckerschwankungen schwächen auch das Mikrobiom.

2. **Regelmäßig fasten:** Eine Mahlzeit auszulassen, tut auch dem Darm und dem Mikrobiom gut. Das ist eine willkommene Pause, die zum Aufräumen genutzt wird. Das Gluckern im Darm, das dabei gelegentlich auftritt, wird oft als Anzeichen von Hunger fehlgedeutet. Es entsteht, weil die Darmmuskulatur Bewegungen erzeugt, die dem Fegen eines Besens ähneln. Im Kapitel „Biologische Rhythmen" können Sie mehr zu den Vorteilen des Fastens lesen.

3. **Probiotikareiche Lebensmittel essen:** Joghurt, Kefir, Sauerkraut, saure Gurken, Kombucha-Tee, Tempeh, Kimchi, sauer eingelegte Früchte und Ge-

müse u. ä. Man kann Bakterienkulturen auch in der Apotheke oder anderen Anbietern kaufen und zusammen mit einem Getränk einnehmen. Solche Produkte heißen zum Beispiel „Symbiotin" und „Probios". Diese enthalten Milchsäurebakterien mit dem Namen Lactobacillus rhamnosus. Es gibt auch Kombinationspräparate, die Prä- und Probiotika und unterschiedlichste Bakterien-Spezies enthalten, z.B. Lactobacillus plantarum, Lactobacillus acidophilus, Lactobaillus brevis, Bifidobacterium lactis und Bifodobacterium longum. Verschiedene Stämme haben unterschiedliche positive Eigenschaften. Solche Produkte heißen zum Beispiel: „Orthomolar pro" von der Firma Orthomol oder „Darmflora-Komplex" von der Firma edubily.de. Genaueres können Sie im Buch von Dr. Perlmutter ab Seite 260 nachlesen.

4. **Präbiotikareiche Lebensmittel essen:** Präbiotika sind Inhaltsstoffe, die für den menschlichen Organismus nicht verwertbar sind, aber die Darmbakterien ernähren. Diese Stoffe werden auch als Ballaststoffe bezeichnet. Weiter oben finden Sie dazu detailliertere Erläuterungen.

5. **Glutamin-Kur** machen

6. **Gefiltertes Wasser trinken:** Dr. Perlmutter bezieht sich hier vor allem auf den Chlorgehalt des Trinkwassers und gibt noch weitere Empfehlungen zur Senkung der umweltchemischen Belastung. Bei anderen Getränken, wie Kaffee, Tee und Wein als auch bei Schokolade gibt er „grünes Licht". Diese Genussmittel enthalten „Naturmedizin" zur Unterstützung der Darmbakterien und sind erlaubt. Dabei handelt es sich um Polyphenole und pflanzliche Antioxidantien.

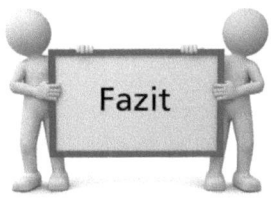

Fazit

1. Nicht nur die Auswahl der Lebensmittel hat Einfluss auf die Stimmung, sondern auch die Fähigkeit des Körpers, die Nährstoffe zu verstoffwechseln.
2. Dabei scheint der Darm eine bedeutende Rolle zu spielen, deshalb wird es auch als das Bauchhirn bezeichnet.
3. Wie gut oder wie schlecht der Darm und insbesondere das Mikrobiom arbeitet, entscheidet über die Stimmungslage und den Antrieb, denn alle Ausgangsstoffe, die das Gehirn braucht, müssen vom Darm bereitgestellt werden.
4. Es gibt einen Zusammenhang von Entzündung und Depression. Eine stärkere Entzündungsbereitschaft erhöht das Depressionsrisiko. Je höher der Spiegel der Entzündungsmarker, umso schlimmer ist die Depression.
5. Das Leaky gut/Sickerdarm-Sysndrom wird mit Depressionen in Verbindung gebracht.
6. Die Depression ist an die Inflammation (Entzündung) gekoppelt. Bekämpft man die Entzündung, heilt auch die Depression.
7. Die Botenstoffe GABA und Glutamat werden im Darm gebildet. Glutamin ist die Energiequelle für das Immunsystem.
8. Die Magensäure ist essentiell für die Aufnahme von Vitamin B12, Calcium, Magnesium und Vitamin D und C. Wird diese durch Protonenpumpenhemmer geblockt, können Mängel an diesen Vitaminen und Mineralstoffen entstehen.
9. Probiotika kann man essen, alles Milchsäure-Vergorene, wie z.B. Joghurt und Kefir sind Jungbrunnen für den Darm.
10. Präbiotika kann man essen, dazu gehören vor allem die Ballaststoffe, sie ernähren die Darmbakterien. Diese befinden sich vor allem im Gemüse.
11. Geht es dem Darm gut, geht es auch der Stimmung gut.

Streitfall Nahrungsergänzungsmittel

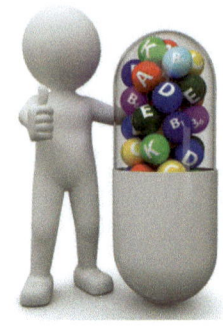

Nahrungsergänzungsmittel – Kurzform NEM – sind heftig umstritten, bei vielen haben sie einen schlechten Ruf. In Gesprächen stelle ich immer wieder fest, dass NEM undifferenziert abgelehnt werden.

Mein Hausarzt meinte, Nahrungsergänzungsmittel seien herausgeworfenes Geld. NEM seien Gelddruckmaschinen der Pharma-Industrie. Im besten Falle produziere man teuren Urin, weil Überschüssiges, also das, was der Körper nicht aufnehmen kann, einfach wieder ausgeschieden werde. Wer sich ausgewogen ernähre, bekomme alles, was der Körper bräuchte.

Das ist eine weit verbreitete Meinung, die durch so manchen Zeitschriftenartikel unterstützt wird. Ich habe das auch lange für richtig gehalten.

Heute sehe ich das nicht mehr so. Anhand meiner Blutwerte konnte ich feststellen, dass ich trotz einer ausgewogenen Ernährung Defizite bei Vitaminen, Mineralstoffen und Spurenelementen hatte. Auch nach der Ernährungsumstellung hatte und habe ich Defizite, z.B. schaffe ich es nicht, allein über die Ernährung so viel Magnesium aufzunehmen, dass ich keine Migräne bekomme. Deshalb nehme ich NEM und passe diese anhand der Blutmessungen an. Migräneschmerzen finde ich schlimmer als ein paar Kapseln schlucken.

Ich finde, auch im Bereich der Nahrungsergänzungsmittel sollte man genau hinschauen. Angebote mit exotischen Namen und mir unbekannten Inhaltsstoffen machen mich argwöhnisch. Noch mehr, seit dem ich mich mit diesem Thema intensiv auseinandersetze. Wer völlig überzogene Heilsversprechen ernst nimmt und glaubt, seine gesundheitlichen Probleme lassen sich einfach und bequem, ohne große eigene Anstrengung nur mit einem „Pülverchen" beseitigen, wird mit Sicherheit eine Enttäuschung erleben, aber sein Geld los sein.
Erst kürzlich hörte ich eine Werbung für „Schlankheitstropfen", die nur damit beworben wurden, dass eine Frau zur anderen sagte, dass ihr die Tropfen geholfen haben. Daraufhin die Antwort der anderen Frau: Dann nehme ich die auch. Wer so unreflektiert etwas einnimmt, wird wahrscheinlich nicht die erhoffte Wirkung erhalten.

Wenn es so wäre, dass irgendjemand DAS Wundermittel, DEN Jungbrunnen, DEN Allesheiler (Sie können einsetzen, was Sie möchten) gefunden hätte, dann hätten wir alle doch bestimmt schon davon gehört.

Johann Peter Hebel hat 1811 in seinen Kalendergeschichten die Leichtgläubigkeit der Menschen aufs Korn genommen. Ich bin immer wieder erstaunt, dass sich daran bis heute nicht viel geändert hat. Lesen Sie „zur allgemeinen Erheiterung und Erbauung" selbst:

Der Zahnarzt

Zwei Tagdiebe, die schon lange miteinander in der Welt herumgezogen, weil sie zum Arbeiten zu träg oder zu ungeschickt waren, kamen doch zuletzt in grosse Not, weil sie wenig Geld mehr übrig hatten und nicht geschwind wussten, wo nehmen. Da gerieten sie auf folgenden Einfall. Sie bettelten vor einigen Haustüren Brot zusammen, das sie nicht zur Stillung des Hungers geniessen, sondern zum Betrug missbrauchen wollten. Sie kneteten nämlich und drehten aus dem Weichen desselben lauter kleine Kügelein oder Pillen und bestreuten sie mit Wurmmehl aus altem, zerfressenem Holz, damit sie völlig aussahen wie die gelben Arzneipillen. Hierauf kauften sie für ein paar Batzen einige Bogen rotgefärbtes Papier bei dem Buchbinder (denn eine schöne Farbe muss gewöhnlich bei jedem Betrug mithelfen). Das Papier zerschnitten sie alsdann und wickelten die Pillen darein, je sechs bis acht Stücke in ein Päcklein. Nun ging der eine voraus in einen Flecken, wo eben Jahrmarkt war, und in den Roten Löwen, wo er viele Gäste anzutreffen hoffte. Er forderte ein Glas Wein, trank aber nicht, sondern sass ganz wehmütig in einem Winkel, hielt die Hand an den Backen, winselte halblaut für sich und kehrte sich unruhig bald so her, bald so hin. Die ehrlichen Landleute und Bürger, die im Wirtshaus waren, bildeten sich wohl ein, dass der arme Mensch ganz entsetzlich Zahnweh haben müsse. Aber was war zu tun? Man bedauerte ihn, man tröstete ihn, dass es schon wieder vergehen werde, trank sein Gläslein fort und machte seine Marktaffären aus. Indessen kam der andere Tagdieb auch nach. Da stellten sich die beiden Schelme, als ob noch keiner den andern in seinem Leben gesehen hätte. Keiner sah den andern an, bis der zweite durch das Winseln des erstern, der im Winkel sass, aufmerksam zu werden schien. »Guter Freund«, sprach er, »Ihr scheint wohl Zahnschmerzen zu haben?« und ging mit grossen, aber langsamen Schritten auf ihn zu. »Ich bin der Doktor Staunzius Rapunzia von Trafalgar«, fuhr er fort. Denn solche fremde, volltönige Namen müssen auch zum Betrug behilflich sein wie die Farben. »Und wenn Ihr meine Zahnpillen gebrauchen wollt«, fuhr er fort, »so soll es mir eine schlechte Kunst sein, Euch mit einer, höchstens zweien von Euern Leiden zu befreien.« – »Das wolle Gott«, erwiderte der andere Halunk. Hierauf zog der saubere Doktor Rapunzia eines von seinen roten Päcklein aus der Tasche und verordnete dem Patienten, ein Kügelein daraus auf den bösen Zahn zu legen und herzhaft darauf zu beissen. Jetzt streckten die Gäste an den andern Tischen die Köpfe herüber, und einer um den andern kam herbei, um die Wunderkur mit anzusehen. Nun könnt ihr euch vorstellen, was geschah. Auf diese erste Probe wollte zwar der Patient wenig rühmen, vielmehr tat er einen entsetzlichen Schrei. Das gefiel dem Doktor. Der Schmerz, sagte er, sei jetzt gebrochen, und gab ihm geschwind die zweite Pille zu gleichem Gebrauch. Da war nun plötzlich aller Schmerz verschwunden. Der Patient sprang vor Freuden auf, wischte den Angstschweiss von der Stirne weg, obgleich keiner dran war, und tat, als ob er seinem Retter zum Danke etwas Namhaftes in die Hand drückte. – Der Streich war schlau angelegt und tat seine Wirkung. Denn jeder Anwesende wollte nun auch von diesen vortrefflichen Pillen haben. Der Doktor bot das Päcklein für 24 Kreuzer, und in wenig Minuten waren alle verkauft. Natürlich gingen jetzt die zwei Schelmen wieder einer nach dem andern weiters, lachten, als sie wieder zusammenkamen, über die Einfalt dieser Leute und liessen sich's wohl sein von ihrem Geld.

Das war teures Brot. So wenig für 24 Kreuzer bekam man noch in keiner Hungersnot. Aber der Geldverlust war nicht einmal das Schlimmste. Denn die Weichbrotkügelein wurden natürlicherweise mit der Zeit steinhart. Wenn nun so ein armer Betrogener nach Jahr und Tag Zahnweh bekam und in gutem Vertrauen mit dem kranken Zahn einmal und zweimal darauf biss, da denke man an den entsetzlichen Schmerz, den er, statt geheilt zu werden, sich selbst für 24 Kreuzer aus der eigenen Tasche machte.

Daraus ist also zu lernen, wie leicht man kann betrogen werden, wenn man den Vorspiegelungen jedes hergelaufenen Landstreichers traut, den man zum ersten Mal in seinem Leben sieht und vorher nie und nachher nimmer; und mancher, der dieses liest, wird vielleicht denken: »So einfältig bin ich zu meinem eigenen Schaden auch schon gewesen.«
[Merke: Wer so etwas kann, weiss an andern Orten Geld zu verdienen, läuft nicht auf den Dörfern und Jahrmärkten herum mit Löchern im Strumpf oder mit einer weissen Schnalle am rechten Schuh und am linken mit einer gelben] (Quelle: www.gutenberg.spiegel.de/buch/johann-peter-hebel-schatzk-329/182)

Ein Argument gegen NEM ist der Vorwurf, sie seien „künstlich"
im Sinne von „nicht natürlich" oder „im Labor hergestellt".
Das stimmt meist sogar. Ich nutze als Nahrungsergänzungsmitteln Einzelstoffe, die auch in unserer
Nahrung vorkommen. Diese Stoffe werden isoliert und aus ihren natürlichen Zusammenhang

gelöst. Bedeutet das, dass diese Produkte deshalb „künstlich" sind? Extrahieren, filtern, mahlen, trocknen, gefriertrocknen, reinigen, verestern, kristallisieren, mikronisieren aus natürlichen Ausgangsstoffen ist für mich keine Herstellung, die ich als „künstlich" bezeichnen würde. Ich denke da zum Beispiel an Fischöl-Kapseln oder Tri-Magnesium-Citrat. Ist daran künstlich, dass sie in einer Kapsel stecken, dass sie in einem Chemiebetrieb hergestellt wurden, dass sie mit anderen Stoffen gebunden werden?

Bioidentische Produkte, deren chemische Struktur der körpereigenen gleicht, sind für mich keine „künstliche Chemie", auch wenn die Ausgangsstoffe im Labor synthetisiert wurden, wie z. B. bioidentisches Progesteron.
Niemand käme wahrscheinlich auf die Idee, getrocknete Küchenkräuter als „künstlich" zu bezeichnen, bloß weil sie getrocknet und gemahlen in kleinen Tütchen im Supermarkt zu kaufen gibt.
Wenn man in dieser Logik bleibt, dann wären alle durch die Lebensmittelindustrie hergestellten Produkte genauso „künstlich".

Richtig ist aber, dass niemand genau weiß, wie ein Einzelstoff in hoher Menge auf den Organismus wirkt, denn in der Natur kommen diese Stoffe fast nur im Verbund mit anderen Stoffen vor. Deshalb benutze ich die NEM auch nur als Ausgleich für Mängel, die ich über die Ernährung nicht oder nicht so schnell ausgleichen kann.

Auch hier gilt: Das Ganze ist mehr als die Summe der Teile.

Mir ist deshalb wichtig zu betonen, dass NEM Nahrungsergänzungsmittel, also Einzelstoffe sind, **die die Nahrung ergänzen sollen.** Wenn also meine Nahrung nicht die Stoffe enthält, die mein Körper braucht, kann ein Einzelstoff eine gewisse ergänzende Wirkung haben, um zum Beispiel einen Mangel auszugleichen, aber ALLEIN wird dieser Stoff wahrscheinlich nicht wie erhofft wirken.
Also nicht NEM anstelle artgerechter Ernährung sondern als Add-On, als Zusatz. Die Ernährung ist die Grundlage, nicht die NEM.

Chris Michalk schreibt in seinem Blog dazu: „Wir brauchen keine NEM, sondern richtige Nahrung:
- Für **Zink** und **Eisen** gibt's Rind, Leber, Jerky und Schweinelende. …
- Für **Mangan** und **Kupfer** gibt's Hülsenfrüchte, vor allem immer mal wieder 500 g Linsen. …
- Für **Selen** gibt's Fisch, vor allem auch Paranüsse. …
- Für **Jod** gibt's Algen. …

- Für **Taurin** gibt's Fisch und Muscheln. …
- Für **Cholin** gibt's Eier, Milch und Fleisch. …
- Für **Carnitin** gibt's Fleisch. …
- Für **Kreatin** gibt's Fleisch. …
- Für **Lithium** gibt's ab und an Hirschquelle. (Einschub A.O.: Das Mineralwasser „Staatlich Fachingen" hat ebenfalls relativ viel Lithium)
- Für **Calcium** gibt's Mineralwasser oder Milchprodukte. …
- Für **Kalium** gibt's Lebensmittel, vor allem Gemüse. …
- Für **Vitamin A** gibt's Grünkohl und Co. und natürlich Leber. …
- Für **Vitamin K** gibt's Grünkohl und Blattsalate. …
- Für **Vitamin C** gibt's auch Grünkohl und andere Kohlarten.
- Für die **Omegas** gibt's paar Nüsse, Eier, Fisch und so weiter. …
- Für **Folat** gibt's Salat. ...

Nur bei Magnesium, Vitamin E, K2 und D darf und kann man NEM einsetzen."

(Vgl.: http://edubily.de/2017/09/brauchen-wir-nahrungsergaenzungsmittel)

Essen Sie all die aufgezählten Lebensmittel? Wenn ja, brauchen Sie nur nachmessen, ob Ihr Körper auch alles entsprechend verstoffwechselt und dann können Sie das Thema NEM bis auf Mg, Vit. E+D+K2 abhaken!

NEM haben einen entscheidenden Vorteil gegenüber Medikamenten: Weil sie die Nahrung ergänzen, haben sie so gut wie **keine Nebenwirkungen!** Aber auch hier macht die Dosis das Gift! Ja, man kann sich auch mit Kochsalz vergiften oder mit Wasser seinen Mineralstoffhaushalt empfindlich aus dem Gleichgewicht bringen. (siehe Klante-Zitat auf Seite 200)

Am schlimmsten finde ich Aussagen, die suggerieren, dass Vitamine sogar schädlich sein können. Der Chemiker Dr. Dirk Klante, Jahrgang 1969, befasst sich seit mehr als 25 Jahren mit alternativen Heilmethoden mit Schwerpunkt Orthomolekularmedizin. In seinem Buch „Mir geht's gut: Was Vitamine und Co wirklich leisten" schreibt er über „Vitamine – viel sicherer als Medikamente".

Dr. Klante kommt zu der Schlussfolgerung: *„Um es vorwegzunehmen, Vitamine gehören zu den sichersten und preiswertesten Heil-Substanzen überhaupt. Sie sind viel sicherer als Medikamente … Wie sicher Vitamine im Gegensatz zu Arzneimitteln sind, zeigen auch einige Daten aus den USA. Von 1983 bis 2005 – also in 23 Jahren – gab es in den USA lediglich 10 Todesfälle (www.aapcc.org), die mit der Einnahme von Vitaminen, einschließlich aller fettlöslichen, in Zusammenhang gebracht wurden. Das sind statistisch gesehen weniger als 0,5 Tote pro Jahr. Durch häusliche Selbstmedikation sterben in den USA dagegen im Durchschnitt 2.000 Menschen pro Jahr! … in Krankenhäusern jährlich über 100.000*

Menschen an den Nebenwirkungen von „vorschriftsmäßig" eingenommenen Medikamenten und weitere knapp 90.000 an Infektionen (Null 2005). Es ist die „normale" Medizin, die absolut tödlich ist im Vergleich zu Vitaminen. 400.000 mal tödlicher!" (Quelle: Klante, Dirk: Mir geht's gut! Was Vitamine & Co wirklich leisten, S. 99–100)

Wenn Sie Nahrungsergänzungsmittel benutzen wollen, dann geht es doch nicht darum, diese ständig und immerzu – sozusagen bis an Ihr seliges Ende – zu nehmen. **Ein gezielter Einsatz über eine gewisse Zeit, um Mängel auszugleichen, halte ich für vertretbar.** Dann immer wieder messen lassen, um zu sehen, wie der Körper darauf reagiert. Das Auffüllen kann schon mal mehrere Monate dauern, vielleicht auch länger.

Nahrungsergänzungsmittel sind freiverkäuflich und ohne Rezept erhältlich. Das bedeutet aber auch, dass man alles selbst bezahlen muss. Ich gebe pro Tag durchschnittlich einen Betrag von zwischen 3 € und 5 € für alle Ergänzungsmittel zusammen aus. Das entspricht nicht mal den Kosten einer Schachtel Zigaretten. (Ich bin schon seit fast dreißig Jahren Nichtraucher, aber ich weiß, dass unter den Bipolaren viele Raucher sind.)
Wie bei jedem anderen Stoff auch, macht die „Dosis das Gift". Minimengen helfen genauso wenig wie Megadosen. Wie viel ist nun richtig? Die Empfehlungen, die ich hier nenne, basieren auf den Hinweisen, die ich von den Ärzten bzw. Heilpraktikern erhalten habe. Einige habe ich in den aufgelisteten Büchern gefunden und selbst ausprobiert. Deshalb besser selbst nachlesen und nachmessen. Jeder Mensch hat einen ganz individuellen Stoffwechsel, was dem einen hilft, muss beim Anderen nicht wirken.

NEM sind keine „Wunderpillen", es kann mehrere Monate dauern, bevor überhaupt eine Wirkung eintritt. Wenn die Speicher entleert sind, braucht es eben eine Weile, bis sich diese wieder füllen. Bei einem anderen fehlt vielleicht nur dieser eine Baustein und die Wirkung tritt innerhalb weniger Tage ein. Das kann man nicht voraussagen, deshalb muss man es selbst testen.
Um einigermaßen einen Vergleich möglich zu machen, vorher Blutwerte messen lassen, dann im Abstand von z. B. drei Monaten wieder messen lassen, um zu sehen, ob die Dosierung ausreicht und wie der Körper darauf reagiert. Ich halte nichts davon, einfach so irgendwas einzuwerfen, bloß weil mir jemand erzählt, welche tolle Wirkung es bei ihm hatte. (Lesen Sie die Kalendergeschichte von Johann Peter Hebel). Bevor ich mich entschlossen habe, bestimmte NEM zu nehmen, habe ich mich sehr intensiv damit beschäftigt und erst einmal meine Spiegel gemessen und fachlichen Rat eingeholt.
In diesem Sinne sind auch die folgenden Vorschläge als Anregung, als Möglichkeit zu verstehen:

Einige Vorschläge für NEM

Wenn ich Ihnen im Folgenden einige Vorschläge mache, dann nur deshalb, weil ich weiß, wie ich selbst versucht habe, mich in diesem riesigen Angebot zurecht zu finden und dankbar war, wenn ich eine Empfehlung bekam. **Diese Vorschläge sind keine Werbung für die genannten Produkte oder Anbieter.** Ich habe keine Verträge mit diesen, sondern bin dort genauso bloß Kunde wie Sie auch. Es sind Vorschläge, die ich für mich als hilfreich entdeckt, die ich selbst ausprobiert habe und die ich teilweise noch immer selbst nehme. Bitte denken Sie daran, dass ich keine Verantwortung dafür übernehmen kann, ob und wie diese Präparate bei Ihnen wirken. Das Risiko tragen Sie selbst. Das ist auch keine gesundheitliche Beratung, sondern nur eine Information. Eine gesundheitliche Beratung kann Ihnen nur ein Arzt, Apotheker oder ein Heilpraktiker bieten. Im Zweifelsfall fragen Sie diese. Wenn Sie Psychopharmaka nehmen, fragen Sie Ihren Psychiater, ob es in Verbindung mit Ihrem Medikament irgendwelche Gründe gibt, die gegen diese Vorschläge sprechen.

Auch gibt es diverse andere Anbieter, die solche Produkte anbieten. Achten Sie bitte immer auf die genaue Zusammensetzung und die Inhaltsangaben, nur so kann man vergleichen.

1. **Omega 3 – Fettsäuren,**
   - vitaminexpress.org: Ultrapure Omega-3 Kapseln
   - vitabay.net: Omega3 Super 1000 mg
   - norsan.de: Omega3 Total-Öl

Bei dem Produkt Ihrer Wahl sollten Sie sich genau ansehen, wie viel EPA enthalten ist und dann so viele Kapseln nehmen, dass Sie auf **1.000 mg EPA am Tag** kommen. (siehe Kapitel zu Omega 3) Bei dem Omega3 Total-Öl von norsan reicht ein Esslöffel am Tag aus. Es hat keinen fischigen Geschmack, sodass selbst Leute, die keinen Fisch mögen, es herunter bekommen.

2. **Multi-Vitamin-Präparat, das möglichst alle Vitamine und Mineralien als Grundversorgung abdeckt**
   - „VitaMineral" erhältlich bei: strunz.com
   - „Life Extension Mix" erhältlich bei: Lifeextensioneurope.de

Eine Multi-Vitamin-Grundversorgung halte ich für wichtiger, als einzelne Vitamine hochdosiert zuzuführen. Jede Zufuhr ist besser als keine, je mehr Vitamine und Mineralien enthalten sind, umso besser. Ich wechsele die Präparate von Zeit zu Zeit oder probiere andere aus.

3. **Vitamin D** – „Dekristol 20.000 I.E." (rezeptpflichtig) oder Vitamin-D-Tropfen (rezeptfrei)
   - Vitaminexpress.org: Vitamin D3 20.000 I.E.
   - Vitabay.net: Vitamin D3 20.000 I.E.
   - Dr. Jakobs Shop.de: D3-K2-Öl Tropfen

4. **Vitamin B – Komplex,**
   - Vitaminexpress.org: Ultra-B-Complex - täglich 2 Kapseln

Auch beim Vitamin B-Komplex ist entscheidend, wie viel von welchem B-Vitamin enthalten ist. Um den Homocysteinwert zu senken, sollten Sie 100 mg Vitamin B6, 1.000 µg Vitamin B9 (Folsäure) und 1.000 µg Vitamin B12 nehmen. Deshalb habe ich vom obigen Produkt je eine Kapsel morgens und eine abends genommen, inzwischen brauche in den B-Komplex nicht mehr.

(Die Kapseln enthalten auch Vitamin B2. Wenn der B2-Spiegel ausreichend ist, verfärbt sich der erste Urin nach der Einnahme gelblich. Das ist eine harmlose chemische Reaktion. Diese Reaktion wird von Ärzten dazu genutzt, um ohne Blutmessung zu bestimmen, ob genug B2 vorhanden ist.)

5. **Einzelne B-Vitamine**

Wenn Sie durch die Blutmessung festgestellt haben, dass Sie nur bei einzelnen B-Vitaminen Mängel haben, dann kann ich Ihnen folgende Präparate nennen, die mir von Ärzten bzw. von einem Heilpraktiker empfohlen wurden:

Vitamin B1 – Milgamma protekt
Es wird als Mittel gegen Neuropathie beworben, enthält aber nur B1

Vitamin B 2 und B 3 kann bei fairvital.com oder vitabay.net oder vitaminexpress.org bestellen. Vergleichen Sie die Preise und die jeweiligen Dosierungen.

Vitamin B 12 gibt es als Ampullen zum (in den Muskel) Spritzen. 5 Stück kosten ca. 3,50 € oder als Tabletten z. B. B12 „Ankermann" a' 1000 µg oder als Lutschtablette bei vitaminexpress.de

6. **Das „Salz der inneren Ruhe" Magnesium,** am besten in der Mg-Citrat-Form (es gibt auch andere Verbindungen, Packungsbeschriftung genau lesen) – anfangs 300 mg morgens und 300 mg abends, später 3 x 300 mg oder mehr

   z.B. „Magnesium Diasporal 300 mg" oder „Tri-Magnesium-Citrat"

Bei tri-mag.eu gibt es Mg-Citrat in Kapselform oder als Trinkgranulat. Ich habe verschiedene Magnesium-Präparate und Darreichungsformen ausprobiert (Trinkgranulat, Direktgranulat, Kapseln) Ich komme am besten mit den Mg-Kapseln zurecht und kaufe große Mengen (500 Kapseln), die preislich recht günstig sind. Auch hier gilt: genau nachrechnen.

7. **Zink** (am besten wird Zinkpicolinat aufgenommen) – je nach Ausgangs-Blutwert, 15 oder 30 mg am Tag. Es gibt diverse Anbieter, bei reinen Mineralstoffprodukten bevorzuge ich Produkte der Firma PURE Encapsulations. Dies bekommt man nur in (Internet-) Apotheken.

Ich empfehle Ihnen **„Zinkbrause"** immer im Haus zu haben. (Das sind Presslinge, die sich im Wasser sprudelnd auflösen und meist nach Zitrone schmecken) Wenn Sie nämlich merken, dass sich eine Erkältung ankündigt, dann sollten Sie sofort handeln: mit Vitamin C plus Zink. Dr. Klante empfiehlt bis zu 75 mg Zink am Tag in jeweils 15 mg Portionen über den Tag verteilt.

Des Weiteren sollten Sie sich bei einem Drogerie-Discounter **Vitamin C** in Pulverform kaufen. Ich habe kürzlich 100 g Vitamin C für knapp 2 € gekauft. Amüsiert habe ich mich über den super kleinen Messlöffel, der beilag. Mit diesem soll man nämlich die von der DGE empfohlene Menge von 120 mg am Tag abmessen. Das sind 0,12 g. Vielleicht haben Sie schon mal von einem Linus Pauling gehört. Er erhielt 1954 den Nobelpreis für Chemie und 1963 den Friedensnobelpreis. Er gilt als „Vater" der Vitamin-C-Forschung. Er hat 12 g Vitamin C täglich genommen, das sind 12 000 mg (das ist das 100 fache der DGE-Empfehlung) und ist damit 92 Jahre alt geworden.
Bei 12 g täglich würde die 100 g Dose zwar nur für acht Tage reichen, der finanzielle Aufwand beträgt dann trotzdem nur 25 Cent am Tag. Jetzt wird vielleicht erkennbar, warum passend zur Erkältungszeit immer wieder behauptet wird, Vitamin C nütze nicht. Es ist einfach zu billig. Dann kann man ja die anderen mit viel Aufwand beworbenen Produkte nicht mehr verkaufen. Der Erkältungssaft eines namhaften Anbieters, mit dem man besonders in der Nacht ruhig schlafen soll, kostet 3 Euro am Tag für 30 ml Saft!

In seiner News „Vitamin C im Gehirn" schreibt Dr. Strunz: *„Schon vor 20 Jahren habe ich gelernt, dass die 8 führenden Alzheimerforscher dieser Welt sich selbst vor Alzheimer schützen, indem sie sich, ich zitiere „in Antioxidantien baden". Hauptsächlich in Vitamin C und Vitamin E."* (Quelle: Strunz-News vom 11.06.2012 Vitamin C im Gehirn) Ob man in 120 mg täglich „baden" kann?

Hier die Empfehlung von Dr. Klante bei leichten und schweren Erkältungen:

Tag	Vitamin C	Zink
1. Tag	15 g (10 x 1,5 g) + 5 g Initialdosis	75 mg (5 x 15 mg)
2. Tag	15 g (10 x 1,5 g)	75 mg (5 x 15 mg)
3. Tag	12 g	60 mg (4 x 15 mg)
4. Tag	10 g	50 g
5.– 6. Tag	8 g	50 g
ab dem 7. Tag	5 g	30 g

„Bei schweren Erkältungen sind oft bis zu 30 bis 35 g Vitamin C täglich nötig, wobei die Zinkmenge nicht erhöht werden sollte. Bei sehr schweren Erkältungen und Grippe sind Mengen von 60 bis 100 g oder mehr Vitamin C täglich nichts Ungewöhnliches. Grundsätzlich gilt für die Vitamin C-Einnahme: Eher etwas mehr und länger, als zu kurz und zu wenig. Dieser Ratschlag wäre bei Medikamenten fatal. Beim Vitamin C ist er genau richtig. In den ersten beiden Tagen sollte komplett auf Zucker und Weißmehlprodukte verzichtet werden, weil sie die Wirkung von Vitamin C schwächen." (Quelle: Dr. Dirk Klante: Mir geht's gut! Was Vitamine & Co wirklich leisten, S. 142 f.)

8. **Selen:** am besten wird Selenmethionin aufgenommen. Es gibt aber auch Natriumselenit. Um die richtige Dosis zu ermitteln, müssen Sie messen lassen. Ich habe lange Selen 200 µg von PURE Encapsulations genommen, mein Spiegel ist darunter schnell gestiegen. Jetzt brauche ich nicht mehr so viel und nehme „Cefasel" 100 µg.

Apothekenprodukte kann man auch über Internet – Apotheken beziehen. Zum Preisvergleich eignen sich solche Vergleichsportale wie z. B. medipreis.de, medizinfuchs.de oder apomio.de o. a. Dort kann man sich den günstigsten Anbieter für das gesuchte Produkt anzeigen lassen und gleich bestellen. Falls Sie mal bei der Suche nicht fündig werden, geben Sie die PZN (Pharmazeutische Zulassungsnummer) ein.

9. **Probiotika:** hier nur einige Beispiele, es gibt sehr viel mehr auf dem Markt
   - allsani Symbiotin erhältlich in Apotheken und Drogerien
   - Probios erhältlich bei strunz.com
   - Orthomolar pro von Orthomed erhältlich beim Hersteller und anderen Anbietern
   - Darmflora-Komplex erhältlich bei edubily.de

Um eine individuell abgestimmte Darmsanierung durchzuführen, bedarf es einer Stuhlanalyse. Diese wird von einigen Ärzten und Heilpraktikern angeboten.

Haben die Körperhaltung und Bewegung Einfluss auf die Stimmung und den Antrieb?

In den bisherigen Kapiteln habe ich mich vor allem mit dem Einfluss der Ernährung auf den Körper und auf die Psyche beschäftigt. Es gibt noch eine weitere Möglichkeit, seine Stimmung und den Antrieb zu verbessern bzw. zu stabilisieren: **Körperhaltung und Bewegung.**

Das Verblüffende daran ist, dass man mit bestimmten Körperhaltungen und Bewegungen seine aktuelle Stimmung sofort beeinflussen kann und zwar ganz bewusst und aktiv. Wie Sie in der Psychoedukation gelernt haben, beeinflussen sich Handeln, Denken und Fühlen wechselseitig. Dieser Bereich der Forschung nennt sich **Embodiment-Forschung.**

Wikipedia definiert: *„Embodiment (wird) zunehmend in der Psychologie verwendet, um die Wechselwirkung zwischen Körper und Psyche zu betonen. Es ist nicht nur so, dass sich psychische Zustände im Körper ausdrücken („nonverbal" als Gestik, Mimik, ... Körperhaltung), es zeigen sich auch Wirkungen in umgekehrter Richtung: **Körperzustände beeinflussen psychische Zustände.***
Beispielsweise haben Körperhaltungen, die aus irgendeinem Grund eingenommen werden, Auswirkungen auf Kognition (z. B. Urteile, Einstellungen) und Emotionalität."

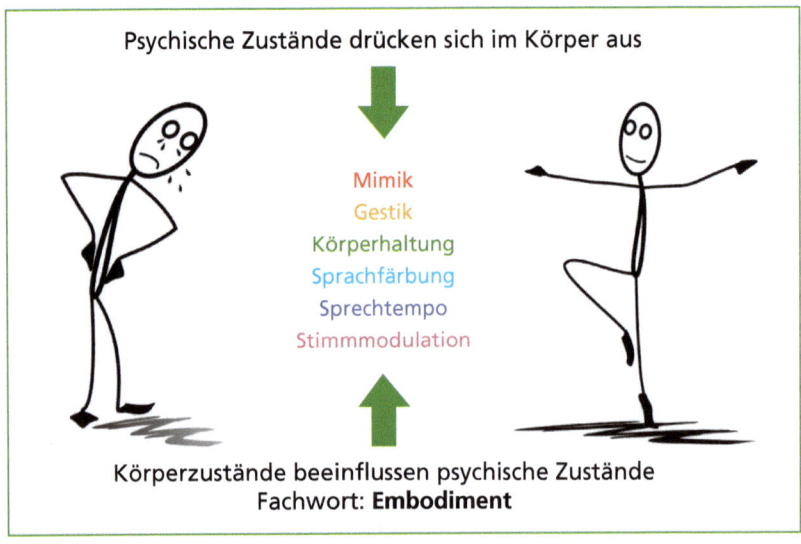

Psychische Zustände drücken sich im Körper aus

Mimik
Gestik
Körperhaltung
Sprachfärbung
Sprechtempo
Stimmmodulation

Körperzustände beeinflussen psychische Zustände
Fachwort: **Embodiment**

Jede Aufwärtsbewegung macht glücklich

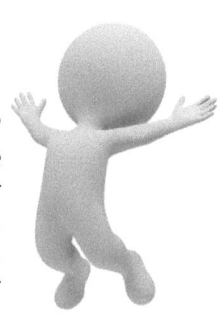

Wussten Sie, dass jede Aufwärtsbewegung glücklich macht? Deshalb hüpfen wir vor Freude; deshalb reißen wir die Arme hoch, wenn ein Tor geschossen wurde; deshalb winken wir fröhlich; deshalb heben wir die Mundwinkel beim Lächeln an; deshalb geht der Daumen hoch, wenn wir etwas gut finden; „give me five" macht der Sportler nach dem Sieg oder der Junge mit dem Vater.

Gleich mal ausprobieren: Mit den Handflächen nach oben Luft vor dem Bauch nach oben fächeln. Laut Embodiment-Forschung macht das gut drauf. Wenn Sie die Luft nach unten drücken, sinkt auch die Laune." (Vgl: Dr. Ulrich Strunz – Laufend gesund, S. 107 und Marion Grillparzer: Fit & Schlank mit dem Mini-Trampolin, S. 11 ff.)

Das kann man für sich folgendermaßen nutzen:

- **Wenn Sie spazieren gehen,** heben Sie Ihr Kinn bewusst an und schauen Sie nach oben, bevorzugt in die Sonne. Richten Sie Ihren Blick vor allem auf die Natur: Bäume, Vögel, Wolken, Himmel und nehmen Sie deren natürliche Schönheit bewusst wahr. (In den USA soll es eine Klinik geben, in der Depressive in der ersten Behandlungswoche eine Halskrause tragen müssen, damit sie nicht nach unten schauen können.)

  Das funktioniert – habe ich selbst ausprobiert.

- **Wenn Sie irgendwo im Stehen warten müssen,** heben Sie sich auf den Vorderfuß-Ballen und wippen Sie nach oben. Dadurch wird der ganze Körper angespannt und die Energie wird nach oben gerichtet, schon hebt sich die Stimmung

- **Benutzen Sie Ihren Schrittzähler** im Handy oder kaufen Sie sich einen. Um sich selbst bewusst zu machen, ob man sich im Alltag ausreichend bewegt, habe ich den Schrittzähler für mich entdeckt. Ich brauche Fakten und Zahlen, um Dinge, die mich interessieren, einzuschätzen. So brauche ich mich nicht auf mein Gefühl verlassen, heute „schon genug gelaufen zu sein." Der Schrittzähler motiviert mich und macht mir jeden Tag bewusst, wie wichtig Bewegung ist. Normalerweise gehen wir am Tag 3.000 bis 5.000 Schritte. 10.000 sollten es schon sein, um Erkrankungen vorzubeugen. Wie viel ist das? Je nach Schrittlänge so um die 7 km. In dem sehr lesenswerten Buch von Marion Grillparzer „Die Carb-100-Formel, cleverer als no Carb" finden Sie ab Seite 94 viele Tipps für alltagstaugliche Bewegung und auch, wie viele Schritte Sie gehen müssten, wenn Sie von Junk Food nicht lassen können. Siehe auch S. 183 hier im Buch. Die Autorin hat die Glyx-Diät erfunden, vielleicht ist diese Ihnen ja bekannt.

- Kaufen Sie sich für zu Hause ein **Mini-Trampolin**. Die wippende Bewegung ist schonend für die Gelenke und hebt die Stimmung!

Warum das so ist? In dem Buch „Fit & Schlank mit dem Mini-Trampolin" zitiert die Autorin Marin Grillparzer die Atem- und Bewegungstherapeutin Birgit Buschmann:

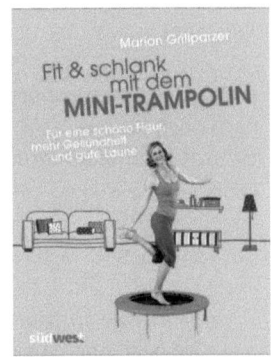

„ ... *weil es den Körper in Schwung bringt, die Blutzirkulation und den Lymphfluss anregt. Die chinesische Medizin sagt „Fließendes Wasser verdirbt nicht" Solange alle Flüssigkeiten im Körper fließen, fühlt man sich leichter und gelöster. Die Stimmung steigt, man bleibt gesund. **Am besten bewährt hat sich das Mini-Trampolin bei der Behandlung von Depressiven.** Diesen Menschen ist das Gefühl von Orientierung und Zentrierung abhandengekommen. Da kann das Springen auf dem Trampolin wahre Wunder wirken, weil es durch den Wechsel zwischen Schwerkraft und Schwerelosigkeit die Orientierung trainiert und den Menschen zur inneren Mitte führt. Auch hyperaktive Kinder werden durch das Springen ausgeglichener. Das ist nämlich das Tolle am Trampolin: **Es hat hebende und erdende Wirkung.** Den Depressiven macht es lebensfroh und den Nervösen ruhiger. Letztlich profitiert aber jeder durch das Trampolin, da es alle physischen und psychischen Kräfte im Menschen ausgleicht.* " (Quelle: Grillparzer, Marion: Fit & Schlank mit dem Mini-Trampolin, S. 10)

Es gibt Indoor – Trampoline bereits ab 30 €. Es gibt auch Zubehör, wie zum Beispiel Haltegriffe für drei Seiten.

Vor allem im Alltag sind **kleine Koordinationsübungen** überall möglich, man muss nur dran denken und es einfach tun!
- Beim Aufwachen: strecken und recken und dehnen im Bett
- Beim Zähneputzen: Kniebeugen (so als wollte man sich auf einen Kinderstuhl setzen) oder auf die Zehenspitzen stellen, um die Beinvenen zu trainieren oder auf einem Bein stehen (sowohl links als auch rechts)
- An der Bushaltestelle: Beine gegen das Wartehäuschen drücken oder auf die Zehenspitzen stellen oder Beckenboden anspannen oder ein Bein nur einen Zentimeter vom Boden abheben

- An der roten Ampel wartend im Auto: Bauchdecke anspannen, Füße gegen den Boden drücken
- Geschirrspüler ausräumen oder Wäsche aufhängen: mit geradem Rücken in die Knie gehen und nicht nach vorn beugen
- Treppen benutzen, statt Fahrstuhl: zwei Stufen mit einmal nehmen, einen Treppenabschnitt sprinten, Treppe hinunterhüpfen, zwei Stufen vor und eine zurück und jeweils den Fuß danebensetzen

Bewegung an frischer Luft hellt die Stimmung auf

Dass Bewegung gesund ist, dass wir Menschen für ständig „in Bewegung sein" gemacht sind, brauche ich Ihnen bestimmt nicht erzählen. Aber wussten Sie, dass Sie durch Bewegung auch die für Bipolare so wichtigen Neurotransmitter wie Dopamin stimulieren können und dass bei Bewegung Endorphine, unsere Glückshormone, ausgeschüttet werden?

Dr. Strunz schreibt dazu in seinem Buch „Laufend gesund":
„Plötzlich denkst du: Huch, du kannst das Betäubungsmittelgesetz durch körpereigene Drogenausschüttung umgehen" bemerkte unser damaliger Außenminister Joschka Fischer. Recht hat er. Laufen im Sauerstoffüberschuss – also langsam – setzt Endorphine frei.
Ihr körpereigenes Rauschgift. Endorphine werden vom Gehirn, ja sogar von den Immunzellen produziert und strömen durch das ganze Nervensystem. Die Botenstoffe für Euphorie hüpfen von Nervenzelle zu Nervenzelle und überfluten den ganzen Menschen mit Glückseligkeit. ... Noradrenalin und Dopamin stellen das Gehirn auf Glück. Noradrenalin – auch bekannt unter dem Namen „Eustress-Hormon" – lässt die Gedanken blitzen und stimmt den ganzen Menschen optimistisch, hellt gemeinsam mit Dopamin (dem Hormon der Kreativen) die Stimmung auf.
Laufen, draußen im Licht, vermehrt Serotonin, den Neurotransmitter, der im Gehirn für gute Laune sorgt. Sicher. Tummeln sich viele Serotoninmoleküle in den synaptischen Spalten in unserem Gehirn, sind wir so richtig fröhlich.
Mangelt es daran, leiden wir unter Depressionen. Denn laufend fliegen einem Gedanken zu, die Lösungen für Probleme. Laufend lösen Sie Ihre Probleme auf eine einfache, aber wirkungsvolle Art: indem Sie sich von Ihren Problemen lösen. Probieren Sie es aus. Laufen Sie: locker, leicht, lächelnd. So dass jeder einzelne Stritt die Chance hat, Sie glücklich zu machen. Laufen Sie morgens, damit Sie sich die stimmungsaufhellende Wirkung für den ganzen Tag reservieren. Joggen wirkt nicht nur temporär: Wer morgens joggt, schafft sich für den ganzen Tag Distanz zu den Mühen des Alltags. (Vgl: Strunz: Laufend gesund)

Fast jeder Bipolare hat weitere Krankheiten

Das Thema Bewegung und bipolare Störung spielt auch in einem ganz anderen Zusammenhang eine Rolle: Viele Betroffene haben neben der Störung weitere Erkrankungen, die die bipolare Störung mehr oder weniger beeinflussen. Solche „Zweit"-Erkrankungen nennt man **Komorbiditäten.** Das können sowohl somatische Erkrankungen als auch weitere psychische Erkrankungen sein, dazu gehören z. B.:

- Diabetes II
- Bluthochdruck
- Tabakabhängigkeit
- Alkoholabhängigkeit
- andere substanzgebundene und substanzungebundene Süchte
- Angststörungen

Solche Zweiterkrankungen – Komorbiditäten – bewirken eine geringere durchschnittliche Lebenserwartung. Man geht von ca. 10 bis 12 Lebensjahren aus, die Bipolare im Vergleich zur Allgemeinbevölkerung früher versterben.
Der Anteil der kardiovaskulären Erkrankungen ist vergleichsweise hoch, weil die bipolare Störung wie chronischen Stress wirkt. Allein das Vorhandensein einer affektiven Störung kann die Voraussetzung für das metabolische Syndrom sein. Es ist allgemein bekannt, dass bei solchen Erkrankungen auch Bewegung eine große Rolle spielt – entweder im negativen Sinne, weil diese Erkrankungen oft mit Bewegungsmangel einhergehen oder im positiven Sinne, weil regelmäßige Bewegung bei fast allen chronischen Erkrankungen hilft.

Folgende Daten ergaben sich aus einer statistischen Erhebung von 8.381 bipolaren Patienten des Vivantes Humboldt-Klinikums Berlin-Reinickendorf zwischen 2009 und 2012, die ich mit freundlicher Genehmigung von Frau Prof. Stephanie Krüger abdrucken darf. Man geht davon aus, dass es, je nach Definition, in Deutschland etwa 1 bis 1,5 % der Bevölkerung von der bipolaren Störung betroffen sind. Bei ca. 81 Millionen Einwohner wären das rein rechnerisch ca. 810.000 bis 1,2 Millionen Menschen. Da machen die 8.381 Fälle nur ca. 1 % aus. Wenn man aber bedenkt, wie viele Bipolare ein Psychiater oder Therapeut in seinem Berufsleben „zu Gesicht" bekommt, ist die Anzahl der Fälle, die im HUK behandelt wurden, beachtlich. Dazu kommt ja auch, dass längst nicht jeder bipolar Betroffene in einer Klinik behandelt werden muss und dass es sich bei diesen Menschen wahrscheinlich um die „schwereren Fälle" handelt. Auch wenn die Kohorte (Anzahl der Patienten) nur relativ klein ist, lassen sich aus meiner Sicht durchaus Schlussfolgerungen daraus ziehen.

Mir ist nicht bekannt, dass ähnliche Erhebungen schon mal irgendwo veröffentlicht wurden!

Die Auswertung ergab u. a. folgende Ergebnisse: Bipolare haben **durchschnittlich drei somatische und vier psychiatrische Komorbiditäten,** dabei seltener neurotische Belastungen, dafür am häufigsten Hypertonie, Adipositas, Hypothyreose und selbstschädigenden Verhalten. Das bedeutet, dass es kaum einen Menschen mit einer bipolaren Störung gibt, der nicht noch eine andere Erkrankung hat. Für mich stellt sich hier sofort die Frage: „Was ist hier Henne und was Ei?" also die Frage, ob die somatischen Erkrankungen die Ursache für die Stimmungsschwankungen sind oder die Stimmungsschwankungen für die körperlichen?

Bipolare haben ein **1,7-fach höheres Risiko für Diabetes II und 1,5fach höheres Risiko für eine Fettstoffwechselstörung.**

Demnach finden sich folgende Komorbiditäten unter Bipolaren
aus dem Bereich der somatischen Diagnosen:

Bluthochdruck	22,3 %
Adipositas	14,4 %
Schilddrüse	12,0 %
Selbstschädigendes Verhalten	8,6 %

(gemeint ist, dass man weiß, dass man etwas falsch macht, es aber trotzdem weiterhin macht: zum Beispiel viel essen, rauchen, trinken)

aus dem Bereich Suchtmittelgebrauch:

Tabak	43,4 % (in der Gesamtbevölkerung rauchen ca. 33 % der Männer und ca. 27 % der Frauen)
Alkohol	23,5 % (in der Gesamtbevölkerung sind ca. 2,2 % alkoholabhängig und weitere knapp 2 %, die Alkohol missbrauchen)
Cannabis	12,5 % (in der Gesamtbevölkerung sind es ca. 0,4 %,
mehrere Süchte	7,3 % die von illegalen Drogen abhängig sind)

aus dem neurotisches Spektrum:

Phobien	11,8 %
Zwangsstörungen	17,9 %
Angststörungen	15,5 %

Daraus ergäbe sich für die Arbeit der Psychiater, dass diese Komorbiditäten bei der Behandlung der bipolaren Störung beachtet und mitbehandelt werden müssten. (Quelle: Aus einem Vortrag von Prof. Stephanie Krüger auf der DGBS-Tagung 2016 in Chemnitz)

Neben den somatischen Erkrankungen stellt also die bipolare Störung einen weiteren Risikofaktor dar, eine chronische Erkrankung zu entwickeln und daran früher zu sterben. Hat Sie Ihr Psychiater schon mal nach Ihren anderen Erkrankungen gefragt, Behandlungen eingeleitet oder begleitet? Ich hatte das Glück, Sie auch?

Risiko durch Bewegung reduzieren

In einer internationalen Herzstudie, die 2004 von Yusuf S et al veröffentlich wurde, wurde die Bedeutung eines multimodalen Ansatzes untersucht. Es ging darum herauszufinden, welchen Effekt es hat, wenn Menschen, die bereits einen Herzinfarkt erlitten hatten, einen oder mehrere Risikofaktoren vermindern oder ausschalten. 15.152 Menschen, die zuvor einen Herzinfarkt hatten und 14.820 Kontroll-Personen aus 52 Ländern wurden untersucht:

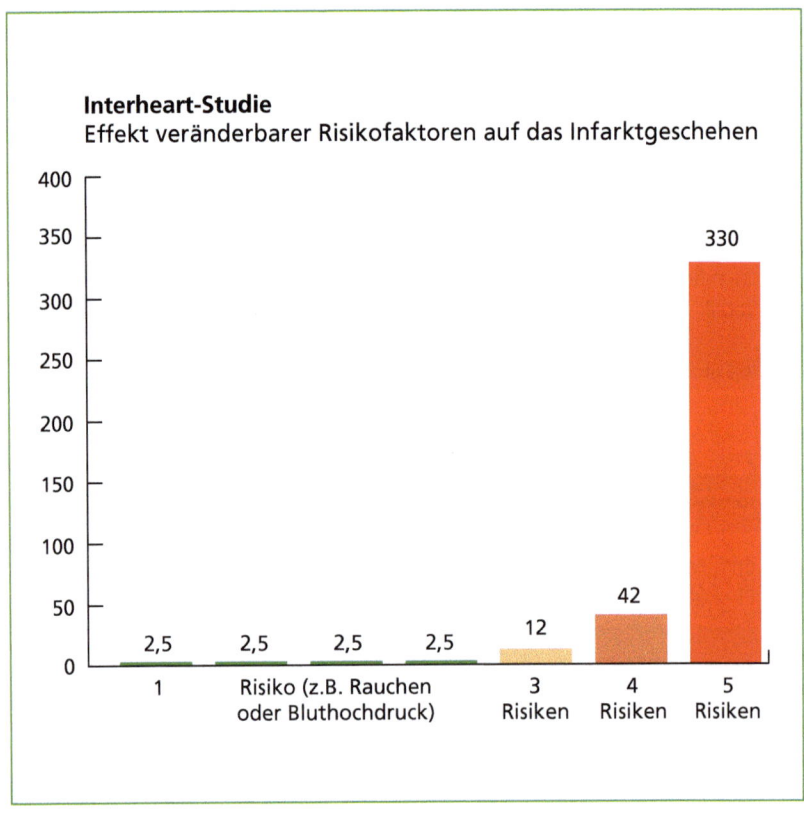

Dabei wurden folgende 9 Risikofaktoren betrachtet, die für die Herzgesundheit wichtig sind:

- Rauchen
- Blutfettwerte
- Bluthochdruck
- Diabetes II
- Übergewicht
- Ernährung
- Körperliche Aktivität
- Alkoholkonsum
- Psychosoziale Faktoren

Das Besondere an dieser Studie war, dass das Risiko einen erneuten Herzinfarkt zu erleiden, sich **nicht mit zunehmenden Risikofaktoren addierte, sondern exponentiell steigerte.** Wer also bereits zwei Risikofaktoren hatte und ein dritter dazu kam, steigerte sein Risiko auf das 12-fache. Wer Risikofaktoren aus allen neun untersuchten Bereichen mitbrachte, hatte ein 330-faches Risiko für einen erneuten Herzinfarkt als jemand, der nur ein Risiko hat.

Diese Ergebnisse lassen sich auch auf die bipolare Störung übertragen, denn auch die Stimmungsschwankungen stellen für Betroffene einen eigenen Risikofaktor dar. Wenn jeder Bipolare durchschnittlich drei weitere somatische Erkrankungen hat und die Störung selbst ein viertes Risiko darstellt, wird anhand der Grafik deutlich, dass sich unsere Risiko, eine weitere Erkrankung zu bekommen auf das 42-fache steigert. Andererseits hat es einen gesundheitlich enormen Effekt, wenn es gelingt, einzelne Faktoren auszuschalten oder rückgängig zu machen. Ein Baustein zur Risikominimierung ist die regelmäßige Bewegung.

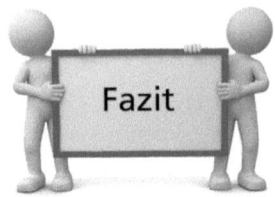

Fazit

1. Neben der Bewegung hat auch die Körperhaltung einen Einfluss auf die Stimmung.
2. Die Art und Weise, wie ich meinen Körper halte, wirkt auf meine Stimmung zurück, dieses Forschungsgebiet nennt sich Embodiment-Forschung.
3. Jede Aufwärtsbewegung macht glücklich: Kopf heben, nach oben schauen, auf dem Fußballen wippen, forsche Schritte gehen, Trampolinschwingen.
4. Am besten bewährt hat sich das Mini-Trampolin bei der Behandlung von Depressionen.
5. Bewegung an frischer Luft hellt die Stimmung auf und wirkt auch auf unsere inneren Uhren (siehe Kapitel zu den biologischen Rhythmen).
6. Die bipolare Störung an sich stellt einen Risikofaktor für eine somatische Erkrankung dar, da sie wie chronischer Stress auf den Körper wirkt.
7. Viele Bipolare haben Komorbiditäten, das sind Zweit- oder Dritterkrankungen, die sich ebenfalls durch regelmäßige Bewegung bessern lassen.
8. Da sich mehrere Risikofaktoren für Zweit- und Dritterkrankungen nicht addieren, sondern exponentiell steigern, kann regelmäßige Bewegung helfen, das Risiko signifikant zu senken.
9. Am wirksamsten sind Bewegungs-Aktivitäten, die man in seinen Tagesablauf und seinen Alltag einbauen kann.

Wie biologische Rhythmen, Licht und Schlaf unsere Stimmung beeinflussen

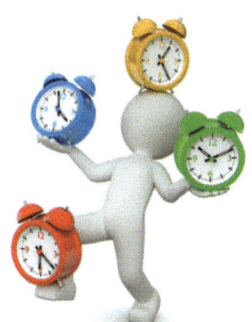

Jeder weiß, dass zeitliche Rhythmen zu unserem Leben gehören. Da wären zum Beispiel:

- Tag und Nacht
- Ebbe und Flut
- die Jahreszeiten – Frühling, Sommer, Herbst, Winter
- die Feiertage – Ostern, Pfingsten, Weihnachten
- der jährliche Vogelzug u. v. m.

Diese Rhythmen sind für uns so selbstverständlich, dass wir selten darüber nachdenken, inwieweit unser Leben davon bestimmt wird. Das ist auch solange nicht nötig, bis Erkrankungen uns das Leben schwer machen und wir uns fragen, wo die Ursachen liegen.

Im folgenden Kapitel soll es darum gehen, ob und inwieweit ein aus dem natürlichen Rhythmus geratenes Leben Stimmungsschwankungen und Antriebslosigkeit triggert.

Unsere biologischen Rhythmen

Bei Wikipedia steht: *„Eine zeitliche Organisation ist für alle lebenden Organismen von Bedeutung, denen die Anpassung an zeitlich wechselnde Umgebungsbedingungen günstigere Überlebenschancen ermöglicht. Daher ist es nicht verwunderlich, dass bei allen bisher untersuchten Lebewesen rhythmische Abläufe gefunden werden konnten.*

Einige Beispiele sind Zellteilung, Herzschlag, Atmung, Schlaf, Winterruhe oder Brunft bei Tieren. …

So macht es einen Unterschied, wer tags oder nachts aktiv ist. … Für den Menschen wurde in den letzten Jahren die chronobiologische Forschung immer wichtiger, da unsere Lebensweise immer häufiger unserer ‚biologischen Uhr' zuwiderläuft." (Quelle: Wikipedia)

- So gibt es **Krebsmedikamente,** die zu bestimmten Tageszeiten besser wirken.
- Unser **Schmerzempfinden** ist morgens dreimal so hoch wie am Nachmittag. Deshalb sollten besonders Schmerzempfindliche lieber nachmittags zum Zahnarzt gehen.

- Der **Blutdruck** fährt über den Tag Achterbahn, da er morgens und abends hoch ist und dazwischen abfällt. Dafür ist u.a. das Hormon Aldosteron verantwortlich, in der Abbildung rot dargestellt.
- Unser **Stresshormon,** das Cortisol, (in der Abbildung gelb dargestellt) hat tageszeitabhängige Schwankungen, wie die Abbildung zeigt. Das machen sich u.a. Therapeuten zunutze, die Patienten mit Agoraphobie und Panikstörungen behandeln. Findet die Expositionstherapie vormittags statt, hat sie größeren Erfolg. Man vermutet, dass das Hormon dazu beiträgt, unangenehme Erfahrungen zu unterdrücken und neue Erfahrungen besser abzuspeichern. (Vgl.: Spektrum der Wissenschaft, Gehirn & Geist, Nr. 01/2017, S.57) Wie das Stresssystem funktioniert, hatte ich Ihnen im Kap. „Das zweite Gehirn"
- Unser **Schlafhormon Melatonin** erzeugt die größten Tag-Nacht-Schwankungen (in der Abbildung grün dargestellt) Dazu können Sie weiter unter im Abschnitt zum Schlaf mehr erfahren.

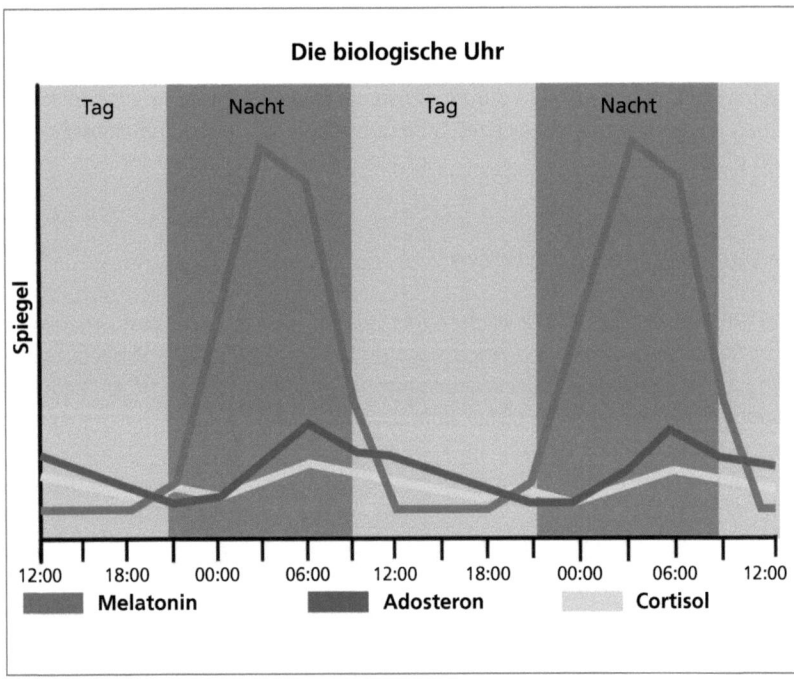

Ursache dieser Achterbahn sind biologische Rhythmen. Sie geben uns ein festes Zeitraster vor, dem wir nicht entfliehen können und das all unsere Funktionen erheblich beeinflusst – **ob Stimmung, Leistungsfähigkeit, Körperkraft, Schmerzempfinden oder Schlaf. Unsere Zeiten sind uns vorgegeben.**

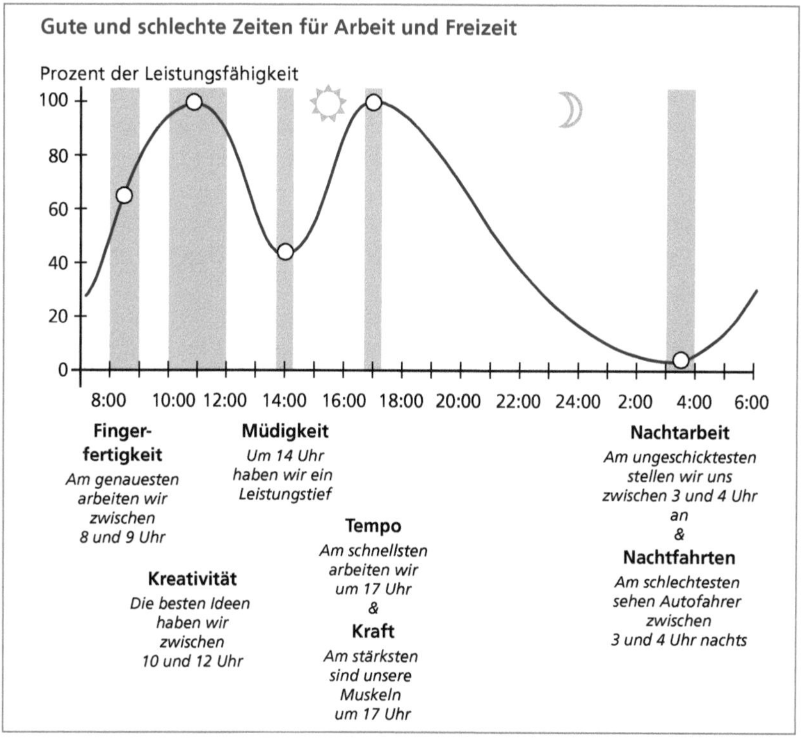

Gute und schlechte Zeiten für Arbeit und Freizeit

Prozent der Leistungsfähigkeit

[Diagramm: Kurve der Leistungsfähigkeit über den Tagesverlauf von 8:00 bis 6:00 Uhr, mit Werten 0, 20, 40, 60, 80, 100 auf der y-Achse]

**Finger-
fertigkeit**

*Am genauesten
arbeiten wir
zwischen
8 und 9 Uhr*

Müdigkeit

*Um 14 Uhr
haben wir ein
Leistungstief*

Tempo

*Am schnellsten
arbeiten wir
um 17 Uhr*
&

Kreativität

*Die besten Ideen
haben wir
zwischen
10 und 12 Uhr*

Kraft

*Am stärksten
sind unsere
Muskeln
um 17 Uhr*

Nachtarbeit

*Am ungeschicktesten
stellen wir uns
zwischen 3 und 4 Uhr
an*
&

Nachtfahrten

*Am schlechtesten
sehen Autofahrer
zwischen
3 und 4 Uhr nachts*

Unsere circadianen (täglichen) Rhythmen

Jeder weiß, dass die Leistungsfähigkeit eines Menschen nicht zu jeder Zeit des Tages gleich ist, sondern schwankt. Diese Schwankungen sind zwar individuell, die Wissenschaftler haben aber herausgefunden, dass es dabei bei fast allen Menschen Gemeinsamkeiten gibt.

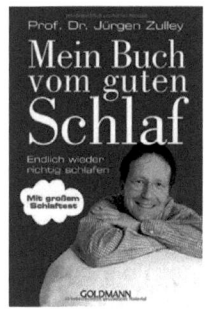

„Nicht zu jeder Stunde des Tages können wir gleich viel leisten. Es gibt ganz typische Zeiten, zu denen wir topfit sind, und andere mit einem Aktivitätstief. Täglich erleben wir zwei Leistungshochs am Vormittag und am Nachmittag. Dazwischen liegt ein ausgeprägtes Tief um 14 Uhr – in dieser Zeit können wir nur wenig leisten und werden auch müde. Am Abend fällt unsere Leistungskurve stetig ab, bis zu ihrem absoluten Tief gegen 3 bis 4 Uhr nachts." (Quelle Grafik und Text: Prof. Dr. Jürgen Zulley: Mein Buch vom guten Schlaf, S. 80 f.)

Kennen Sie solche Phasen auch an sich selbst?

Ist es wirklich egal, wann man etwas macht?

Insbesondere, **wenn man jung ist,** und endlich dem elterlichen Regime entfliehen konnte, lebt man sein Leben scheinbar zeitlos. Es scheint egal, wann man isst und schläft, endlich kann man so leben, wie man es sich schon immer gewünscht hat. Am Wochenende wird die Nacht nicht zum Schlafen genutzt, sondern zum Feiern, Tanzen, Ausgehen, Chillen, Abhängen und Ähnlichem. Der Schlaf wird dann mehr oder minder am folgenden Tag nachgeholt und montags kommt man schwer aus dem Bett.

Dass das am Montag offensichtlich vielen Menschen so geht, nicht nur jungen, zeigt sich zum Beispiel in dem Begriff „Montagsauto". Noch nie gehört? Das bezeichnet ein Auto, das einige kleinere Fehler hat und seinen Käufer in die Autowerkstatt zwingt. Als Begründung, warum ein neues Auto nicht richtig funktioniert, wird behauptet, das sei bestimmt ein „Montagsauto", also ein Auto, das

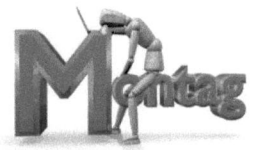

an einem Montag gebaut wurde. Die Autos, die an anderen Wochentagen gebaut wurden, hätten solche Mängel nicht. So benutzte man eine allgemeine Erfahrung, nämlich dass viele Menschen montags unaufmerksamer und unausgeschlafener sind als üblich und deshalb mehr Fehler bei der Arbeit auftreten. In der heutigen automatisierten Autowelt ist mit Sicherheit nicht mehr entscheidend, wann ein Auto gebaut wird. Da haben Fehler an Fahrzeugen andere Ursachen, aber dieser Begriff zeigt, dass es einen Zusammenhang zwischen dem Wochenende, Schlaf und Aufmerksamkeit gibt. Diese Lebenserfahrung wurde übrigens in wissenschaftlichen Studien bestätigt.

Steht man **„mitten im Leben",** möchte man im Job Karriere machen, erfolgreich sein und beweisen, was man kann. Daneben möchte man seine **Freizeitinteressen ausleben.** Und hat man dann auch noch eine Familie gegründet, wird Schlafen immer mehr zum Zeitkiller. Die Folge: man „spart" **immer häufiger an**

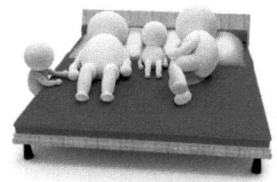

der Schlafenszeit, der Wecker wird zum ständigen und nervenden Begleiter und nach einigen Jahren stellen sich erste unbestimmte Unwohlheiten ein, für die es gar keine richtige Erklärung gibt.

Die Statistik sagt, dass depressive Verstimmungen und auch die bipolare Störung am häufigsten bei Menschen ab 40 Jahren diagnostiziert werden.

Hinzu kommt, dass unser modernes Leben von „Zeit-Egalität", von einer „Zeit-UNgebundenheit" geprägt ist. Einige Beispiele:

- Einkaufen ist vierundzwanzig Stunden am Tag, sieben Tage die Woche möglich
- das Fernsehen bietet rund um die Uhr ein Programm
- das Internet ist rund um die Uhr und überall verfügbar
- Arbeitsprozesse werden so optimiert, dass ununterbrochen gearbeitet werden kann

Das hat zur Folge, dass es Menschen geben muss, die zu diesen Zeiten arbeiten (müssen) und dass es Menschen geben muss, die diese Angebote nutzen (wollen oder sollen). Das hat aber auch zur Folge:

- Wir essen, wenn unsere Organe nicht darauf vorbereitet sind;
- wir suchen das Licht, wenn wir es dunkel brauchen;
- wir suchen Dunkelheit, wenn wir Helligkeit benötigen;
- wir nehmen Medikamente, wenn sie uns mehr schaden als nutzen;
- wir erwarten Höchstleistungen, wenn unser Körper Ruhe verlangt;
- wir ignorieren unser Bedürfnis nach Pausen und Auszeiten.

Kurz, wir haben verlernt, im Einklang mit unserer biologischen Taktung zu leben.

Wissenschaftler, die sich mit den Phänomenen der zeitlichen Organisation der Lebensprozesse von Organismen beschäftigen, sind **Chronobiologen** und Schlafforscher. Diese sagen, dass ein Leben gegen die natürlichen biologischen Rhythmen mit eine Ursache sind für

- Übergewicht und Krankheit,
- mangelnde geistige und körperliche Leistungsfähigkeit,
- hohe Infektanfälligkeit,
- verringerte Lern-, Reaktions- und Kommunikationsfähigkeit,
- fehlende Kreativität und Lebensfreude,
- Reizbarkeit bis hin zur Depression.

(sinngemäß und auszugsweise zitiert aus Spork, Peter: Wakeup! Aufbruch in eine ausgeschlafene Gesellschaft, S.13)

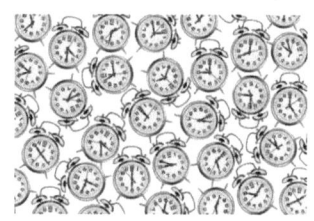

Unsere inneren Uhren

Wissenschaftler haben herausgefunden, dass wir nicht nur **eine** innere Uhr haben, sondern dass JEDE unserer Zellen eine eigene innere Uhr besitzt und sich mit den Uhren anderer Zellen abstimmt. Das heißt, dass jedes Organ, jede Motivation, jedes innere Signal periodischen Zyklen folgt. Der Organismus ist zwingend darauf angewiesen, diese inneren Rhythmen mit den Rhythmen der Außenwelt, etwa dem Wechsel von Tag und Nacht, abzugleichen. (ebenda, S.14ff.)

Die Metapher einer inneren „biologischen Uhr" erweckt den Eindruck, dass unser Körperzellen ebenso unbarmherzig und gleichmäßig ticken wie eine mechanische Uhr. Das hat man tatsächlich lange Zeit auch so angenommen. Ebenso hat man geglaubt, dass sich unsere Zellen ähnlich wie Bakterien unbegrenzt teilen können.

In den 1960er Jahren machte der amerikanische Mikrobiologe Leonard Hayflick die Entdeckung, dass menschliche Zellen sich eben nicht unbegrenzt teilen können, sondern dass nach ca. 50 Teilungen diese ihre Aktivität einstellen und sterben. Einfach so – ohne äußeren Anlass. Er vertrat die Auffassung, dass es in jeder Zelle so etwas wie eine biologische Uhr geben müsse, die die Lebenszeit der Zelle misst. Ist die biologische Uhr abgelaufen, so stirbt die Zelle. Wenn viele Zellen davon betroffen sind, stirbt der Mensch.

Wie oft in der Wissenschaftsgeschichte wurde diese Ansicht anfangs verlacht, aber heute ist diese These durch die molekularbiologische Forschung bewiesen. (Vgl.: Kleine-Gunk, Bernd: 15 Jahre länger leben, S.60)

Was hat das mit unserem Thema zu tun? Das Aufregende an dieser Forschung ist, dass der Mensch die Möglichkeit hat, **durch seinen Lebensstil**, auf das Alter seiner eigenen Zellen Einfluss zu nehmen.

Ist die Körperzelle ungünstigen Umständen ausgesetzt, wie

- **einer oxidativen Belastung** (Eine solche entsteht, wenn man zu wenig Obst und Gemüse isst und dadurch zu wenig Vitamine und sekundäre Pflanzenstoffe aufnimmt. Auch Coenzym Q 10 und Glutathion bzw. N-Acetyl-Cystein gehören dazu. Diese wirken als Antioxidantien und Radikalienfänger.)
- **niederschwelligen Entzündungen** (Solche Entzündungen entstehen, wenn unser Immunsystem nicht mehr schlagkräftig genug ist, und diese Entzündungen chronisch werden. So ist z. B. die Arteriosklerose eine chronische Entzündung der Gefäßwand. Heute weiß man, dass fast alle altersabhängigen Erkrankungen wie Diabetes, Krebs oder Demenz ihren Ursprung in Entzündungen haben. Omega-3 Fettsäuren spielen hier eine herausragende Rolle.)
- **oder chronischem Stress** (Wie Sie bereits wissen, wirkt auch die bipolare Störung wie chronischer Stress. Das führt zu einem ständig erhöhten Cor-

tisol-Spiegel. *„Permanent erhöhte Cortisolwerte wirken wie ein durchgetretenes Bremspedal auf das Stresssystem, und dieser zermürbende, nicht kontrollierbare Stresszustand führt zu Stimmungsschwankungen bis hin zu Depressionen."* (Peters, Achim: Mythos Übergewicht, S.23)

So verkürzen sich die Telomere schneller. Der Mensch altert schneller! Im Umkehrschluss bedeutet das, verändert man diese Umstände, verbrauchen sich die Telomere nicht so schnell!

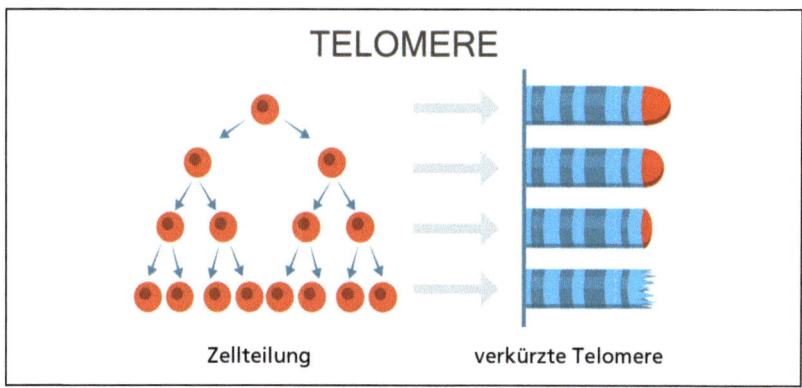

Telomere vergleicht man gern mit den kleinen Plastikhülsen, die auf den Enden von Schnürsenkeln sitzen. Ähnlich wie diese schützen sie die Fäden der Schnürsenkel davor, aufzuspleißen und sich heillos zu verheddern. Bei jedem Teilungsvorgang der Zelle werden diese Telomere kürzer. Hat deren Länge eine kritische Untergrenze erreicht, finden keine weiteren Teilungen mehr statt und die Zelle stirbt. *„Die biologische Uhr kann also sowohl vor- als auch zurückgedreht werden. Telomere sind beeinflussbar. Ihre Länge ist … ein Maß für das biologische Lebensalter."* (Kleine-Gunk, Bernd: 15 Jahre länger leben, S.61)

Damit ist auch auf zellulärer Ebene der Beweis erbracht, dass der Mensch durch sein Verhalten sogar auf seinen Alterungsprozess Einfluss nehmen kann. Der Lebensstil ist dabei eine wichtige Komponente.

Ich finde es spannend, dass die Wissenschaft Zusammenhänge entdeckt hat, die für Menschen mit der Disposition zu Manien und Depressionen auch noch aus einem anderen Grund wichtig sind.

- Wie Sie in den Kapiteln zu den Vitaminen und Mineralstoffen gelesen haben, sind die B-Vitamine und Vitamin D sowie Magnesium, Zink und Selen wichtig für eine stabile Stimmung. Sie helfen aber auch, die oben erwähnte oxidative Belastung zu reduzieren und damit **unseren inneren Uhren, lebensverlängernd für uns zu „ticken".**

- Wie Sie im Kapitel zu Omega-3 gelesen haben, sind die Fettsäuren DHA und EPA Grundlagen für eine gute Stimmung. Außerdem wirken sie entzündungshemmend und tragen so dazu bei, dass **unsere inneren Uhren lebensverlängernd für uns „ticken".**

- Das gilt auch für das große Thema Stress. Stressmanagement ist ein großer Baustein in der Behandlung der bipolaren Störung. Stress gilt als ein wichtiger Trigger/Auslöser für akute Phasen. Wer durch eine Änderung seines Lebensstils es schafft, sein Stressbelastung zu senken, baut sich damit selbst die Grundlagen für seine Stabilität. Denn Dauer-Stress macht erhöhte Cortisolwerte, dieser zermürbende Zustand zeigt sich bei Menschen mit der entsprechenden Empfindlichkeit zuerst in Stimmungsschwankungen, für die es scheinbar keinen Grund gibt. Eine sinkende Stressbelastung schützt nicht nur vor erneuten Phasen und Krisen, sondern schützt auch die Telomere und hilft **unseren inneren Uhren lebensverlängernd für uns zu „ticken".**

Ich finde es faszinierend, wie alles mit allem zusammenhängt: Wer durch die Änderung seines Lebensstils, insbesondere durch eine entsprechende Ernährung, seine bipolare Störung in den Griff bekommt, schützt damit gleichzeitig seine Telomere und verlängert damit – ganz nebenbei – auch sein Leben!

Zu diesem Lebensstil gehört auch unser Schlafverhalten.

Schlaf ist keine vertane Zeit

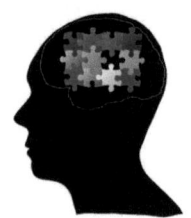

Aus den Berichten anderer Betroffener und aus eigenem Erleben weiß ich, dass Schlafschwierigkeiten ein häufiges Symptom sind, mit dem sich Bipolare herumschlagen. Das betrifft sowohl Ein- als auch Durchschlafschwierigkeiten. Man ist müde, man möchte auch gern schlafen, kann es aber nicht oder liegt grübelnd wach. In der Manie fühlt man sich nicht müde und – da man ja noch so viel vorhat – will man auch gar nicht schlafen. Schlafen ist vertane Zeit. Außerdem ist man sowieso nach wenigen Stunden wieder wach und (vermeintlich) fit.

Wir Bipolaren profitieren von einer festen Tages- und Nachtstruktur, da wir empfindlich auf Störungen des circadianen Rhythmus reagieren. Ein ausreichend langer und ungestörter Schlaf ist *„die halbe Miete",* wie meine Ärztin zu sagen pflegt. Das meinte auch Prof. Bräunig, als er einem Vortrag empfahl:

„Werden Sie zum Spießer!". Dagegen hat ein „Nicht-Spießer-Verhalten" wie Alkohol- oder Drogenmissbrauch, unsteter Lebensrhythmus und wechselnde Schlaf-Wach-Rhythmen, z. B. durch Schichtarbeit, Feiern am Wochenende oder häufige Reisen über Zeitzonen hinweg, einen negativen Einfluss auf den Verlauf der Störung und erschweren dem Betroffenen den Umgang damit. Jeder entscheidet selbst, wie er sein Leben gestaltet, jeder muss für sich die Frage beantworten, was schlimmer ist: ein scheinbar langweiliges Leben oder immer wieder auftretende akute Phasen.

Ein Forscherteam der Universität Dresden unter der Leitung von Prof. Andrea Pfennig und Prof. Michael Bauer hat sich mit der Frage beschäftigt, inwieweit Licht und Schlaf die bipolare Störung beeinflussen. Auf der DGBS-Tagung 2017 in München stellte das Team seine bisherigen Ergebnisse vor. Diese sind:

- Schlaf ist wichtig für die Emotionsregulation.
- Bipolare leiden deutlich häufiger an einem gestörten Schlaf.
- Ein gestörter Schlaf ist ein Risikofaktor für die spätere Entwicklung einer bipolaren Störung.
- Schlafstörungen werden möglicherweise durch ein überaktives Immunsystem beeinflusst.
- Die regionalen Lichtverhältnisse beeinflussen den Verlauf der Erkrankung (In Gegenden, in denen die Lichtverhältnisse zwischen Sommer und Winter stark schwanken, treten mehr bipolare Störungen auf)
- Experimentell schienen Bipolare bei abendlicher Blaulicht-Exposition eine geringe Melatoninausschüttung aufzuweisen. Das ist bei rotem Licht nicht der Fall.

Es macht also Sinn, sich etwas intensiver mit dem Thema Schlaf zu beschäftigen:

Warum brauchen wir Schlaf?

Schlafen ist keine vertane Zeit. Jedes Lebewesen, was ein zentrales Nervensystem hat, muss zur Regeneration schlafen. Einige Tiere, wie zum Beispiel Vögel oder Delphine schlafen mit einer Hälfte des Gehirns. Wir nicht. Meist denkt man sich, ich schlafe doch, da passiert doch gar nichts. Weit gefehlt: Beim Schlafen verbrauchen wir zwar etwas weniger Energie, unser Gehirn ist aber fast genauso aktiv wie beim Wachsein. Beim Schlafen werden geistige und körperliche Aufgaben erledigt, für die während des Wachseins keine Zeit ist.

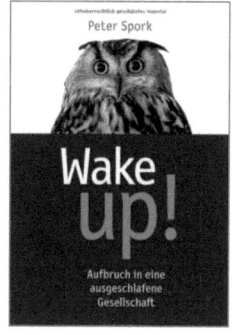

Es wird aufgeräumt, sortiert, gespeichert; es wird abgebaut und aufgebaut, Erreger bekämpft; entschieden, was ins Langzeitgedächtnis aufgenommen werden soll und was nicht; es werden Tagesprobleme nachbearbeitet und Lösungen gefunden und es wird gelernt. Das sprichwörtliche Buch unter dem Kopfkissen allein ist zwar nicht so hilfreich, man sollte schon vor dem Einschlafen darin gelesen haben, denn Lernstoff vor dem Einschlafen zu wiederholen, erhöht nachweislich den Lerneffekt. Damit wird auch klar, warum chronischer Schlafmangel und ein Leben gegen die Zeit die Leistungsfähigkeit verringert und unsere Energie aufsaugt, die wir für anderes benötigen. Wir geben unserem Körper für die Regeneration nicht genug Zeit. Es ist so, als wenn Sie den Akku Ihres Handys nie richtig aufladen. Kann der Körper nicht ausreichend lange reparieren, „verbrauchen" wir uns schneller, als biologisch vorgesehen und machen uns damit langfristig krank. Wer gegen seine innere Zeitmessung lebt, verbraucht wichtige Energiereserven und gefährdet das Gleichgewichts des Stoffwechsels.

(Quelle: Peter Spork: Wakeup! Aufbruch in eine ausgeschlafene Gesellschaft, S.20)

Unsere Schlafrhythmen

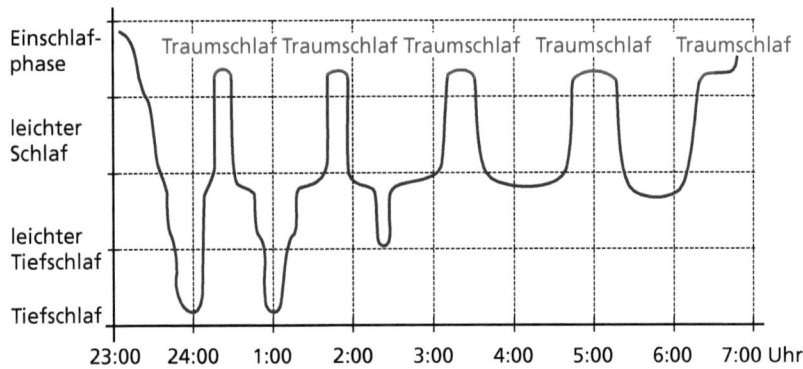

„Der Schlaf ist kein einheitlicher Zustand, sondern wechselt zwischen verschiedenen Phasen mit mehr oder weniger Ruhe und Aktivität. Er gleicht eher einer Berg- und Talfahrt als einem gleichmäßigen Rhythmus.
In der Schlafmedizin unterteilen wir den Schlaf in fünf verschiedene Phasen: Die Schlafstadien 1 und 2 (leichter Schlaf), das Stadium 3 (leichter Tiefschlaf) und das Stadium 4, den Tiefschlaf. Das fünfte Schlafstadium ist der Traumschlaf (REM-Schlaf). Eine typische Nacht, die gegen 23 Uhr beginnt, hat zwei bis drei Tiefschlafphasen in der ersten Nachthälfte. Unterbrochen wird der Tiefschlaf durch

vier bis fünf Traumschlafphasen, die alle 90 Minuten wiederkehren und im Laufe der Nacht immer länger werden. Gegen Morgen liegt zwischen diesen Traumphasen nur noch leichter Schlaf. Normalerweise verträumen wir ein Viertel der Nacht – und liegen die Hälfte der Nacht in leichtem Schlaf, aus dem wir leicht erwachen. " (Quelle Grafik und Text: Prof. Dr. Jürgen Zulley: Mein Buch vom guten Schlaf, S.79f.)

Zu wenig Licht am Tag stört unseren Schlaf

Chronischer Schlafmangel verschlechtert die Stimmung und erhöht die Gefahr für nahezu alle psychischen Leiden. Unser Schlaf wird neben anderen Faktoren von **zu wenig Licht am Tag, zu viel Licht in der Nacht und durch Essen zur falschen Zeit** gestört. Weil diese drei Parameter großen Einfluss auf die Stimmung und den Antrieb haben, möchte ich im Folgenden näher darauf eingehen.

„In einer Region des Zwischenhirns befindet sich unsere Master-Clock, also die Zeitgefühl-Kommandozentrale unseres Körpers. Es handelt sich um zwei kleine, dicht beieinander liegende, reiskorn-große, ovale Nervenknoten, die ca. 20.000 Nervenzellen umfassen – der SCN (Suprachiasmatische Nuclei). Der SCN synchronisiert die Rhythmen gleicher Gewebetypen miteinander und stimmt die teils verschieden schwingenden Rhythmen unterschiedlicher Organe optimal aufeinander ab. … Sein Signal überträgt der SCN mit Nervenauswüchsen, die in viele wichtige Regionen des Gehirns reichen. Dort regen sie zum Beispiel die Ausschüttung von Botenstoffen an, etwa des Cortisols oder des Nachthormons Melatonin, gebildet in der Zirbeldrüse. … So werden wir abends schläfrig, weil die Körpertemperatur sinkt. Alles, was die Durchblutung von Armen und Beinen erhöht, warme oder feuchtkalte Socken zum Beispiel, aber auch ein Wechselbad oder Entspannungsübungen, kann deshalb das Einschlafen beschleunigen. So manches Hausmittel wirkt auf eben diesem Weg: indem es die Signale der inneren Uhren unterstützt.
Der zentrale Zeitmesser im Zwischenhirn ist also die Schnittstelle zwischen der inneren und der äußeren Zeit. Dazu achtet die master-clock permanent auf die Signale über die Helligkeit, die ihr die Melanopsin-Zellen aus der Netzhaut übertragen. Fällt besonders viel Licht in die Augen, obwohl der SCN bereits auf Abend getaktet ist, stellen sich die Uhrwerke des SCN zurück.
Kommt von der Netzhaut hingegen die Botschaft tiefer Dunkelheit, obwohl die SCN-Uhrwerke noch auf Spätnachmittag stehen, beschleunigt sich das Pendel in den Genen für einen Augenblick, und die Zeitmessung in den Zellen stellt sich vor. … Die direkte Verbindung zwischen den Melanopsin-Zellen und der Zeitzentrale im Zwischenhirn ist ungemein wichtig. Denn sie garantiert, dass sich unser Zeitgefühl immer auf der Höhe der Erdrotation befindet und in seiner Folge auch

der Rest des Körpers. Das galt zumindest für die Bedingungen der Steinzeit oder noch der Agrargesellschaft des 18. Jahrhunderts. Heute im Zeitalter des künstlichen Lichts, hat es dieser Mechanismus verdammt schwer."

(Vgl.: Spork, Peter: Wakeup! Aufbruch in eine ausgeschlafene Gesellschaft, S. 34"f.)

Warum brauchen wir Tageslicht?

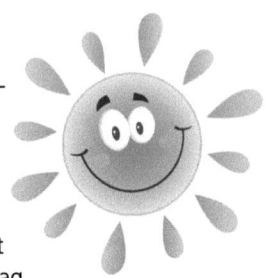

Wie schon mehrfach festgestellt, „tickt" unser Stoffwechsel noch immer wie zu Urzeiten. In unserer Entwicklungsgeschichte verbrachten wir die meiste Zeit im Freien. Dass die Sonne ein wichtiger Teil des Lebens war, zeigt zum Beispiel die Verehrung des Sonnengottes Helios bei den alten Griechen. Sicher nicht umsonst heißt der arbeitsfreie Tag der Woche: Sonntag.

Der dänische Arzt Ryberg erhielt 1903 für seine Erfindung des künstlichen UV-Lichts den Nobelpreis. Und heute? Die Mehrheit der Menschen verbringt den Tag in geschlossenen Räumen. Na und, werden Sie vielleicht denken, dann schaltet man eben das Licht an. Ist doch genauso hell.

Das ist ein Irrtum. Ich habe auch nicht gewusst, wie groß die Unterschiede zwischen dem künstlichen Innenraum-Licht und Tageslicht tatsächlich sind. Um Ihnen das zu veranschaulichen im Folgenden einige Zahlen:

Wenn wir uns den ganzen Tag in geschlossenen Räumen aufhalten, beträgt die Helligkeit je nach Beleuchtung zwischen 50 und 500 Lux. Eine Kerze erzeugt ca. 20 Lux, die kleine Wohnzimmerlampe ca. 50 Lux, in Fluren muss die Beleuchtungsstärke mindestens 100 Lux betragen und an einem Bildschirmarbeitsplatz sollen es 500 Lux sein.

Lux ist übrigens das lateinische Wort für Licht und bezeichnet die Maßeinheit (lx) für die Beleuchtungsstärke.

Zum Vergleich: An einem ungetrübten Sommertag herrschen mittags bis zu 100.000 Lux. Und selbst an einem trüben Tag im November beträgt die Helligkeit im Freien immer noch 2.000 bis 4.000 Lux. Das schafft keine normale Bürobeleuchtung. Die Lampen für die Lichttherapie haben übrigens ca. 10.000 Lux.

Es hat selbst die Chronobiologen überrascht, als sie durch Messungen feststellten, wie wenig der moderne Durchschnitts-Mensch heutzutage ans Tageslicht geht. Das hat fatale Konsequenzen, denn unsere inneren Uhren kommen im wahrsten Sinne des Wortes aus dem Takt.

„Die inneren Rhythmen unserer Zellen und Organe erhalten undeutliche, manchmal sogar zweideutige Botschaften. Sie verflachen, arbeiten vermehrt gegen-

einander und sind immer schlechter mit dem natürlichen Tag-Nacht-Rhythmus synchronisiert.

Wenn es schlimm kommt, macht der Stoffwechsel irgendwann Probleme, das Risiko von Übergewicht, verkalkte Gefäße und Insulin-Unempfindlichkeit steigt, Verdauungsstörungen, **Dünnhäutigkeit und schlechte Laune nehmen zu. Von Schlafstörungen und einem erhöhten Risiko für psychische Leiden aller Art ganz zu schweigen.**

Längst sind es nicht mehr nur Chronobiologen, die den Anstieg von Zivilisationskrankheiten wie Fettsucht, Altersdiabetes, Herzinfarkt, Schlaganfall, Krebs, dem metabolischen Syndrom oder Depressionen mit einem Leben ohne Rhythmus in Verbindung bringen. Auch Psychiater und Internisten verweisen auf eine Vielzahl von Studien, die alle das Gleiche sagen: **Ticken innere Uhren falsch, gerät der Stoffwechsel in Körper und Gehirn rasch aus dem Gleichgewicht:**

(Quelle: ebenda, S. 37 f.)

Daraus folgt: Wir brauchen tags mehr Licht!

Deshalb hier einige Vorschläge, wie Sie diese Erkenntnisse für sich nutzen können:

- Depressive sollten mehrere Stunden am Tag ins Freie gehen, vor allem vormittags!
- Alle anderen sollten morgens mindestens 30 Minuten Tageslicht tanken
- Keine Sonnenbrillen tragen und bewusst in den Himmel schauen
- Lichtwecker benutzen, nach dem Aufstehen überall viel Licht machen
- Vorhänge und Rollläden auf, damit ungehindert Sonnenlicht nach drinnen kommt
- Häufigere, kleinere Einheiten „Lichtduschen" a' 30 Minuten über den Tag verteilt
- Tagsüber sehr helle, kaltweiße Lichtquellen einsetzen (500 Lux, mindestens 5000 Kelvin)
- Achtung Licht im Bad! Früh: hell und kalt weiß, abends: gedimmt auf unter 130 Lux und warm gelb

Was kann man machen, wenn dieser Gang ins Freie nicht gelingen will, zum Beispiel, weil man gerade wegen einer Depression sich nicht aus dem Haus traut. Dann könnten Sie sich mit einer Vollspektrum-Tageslichtlampe helfen. Solche Lampen gibt es als Tageslicht-Therapielampen, die man auf den Tisch stellen kann oder Sie bekommen sie im Zoohandel, denn für bestimmte exotische Tiere sind diese Lichtquellen unverzichtbar. Sie würden sonst gar nicht überleben.

Ich habe gelesen, dass z. B. die Powersun UV 100 Watt mit einem Aluminium-Reflektor (beides von Zoo Med) diese Anforderungen erfüllen soll. Wenn Sie sich dafür interessieren, einfach mal im Internet suchen.

(Vgl: Leitz, Anja: Better Body, better Brain, S. 85)

Zu viel Licht in der Nacht stört unseren Schlaf

Das, was am Tage zu wenig vorhanden ist, stört uns in der Nacht.

„Unser wichtigster Zeitgeber – das Licht – ist aus dem Rhythmus gekommen. Abends wird es gar nicht mehr richtig dunkel, weil überall Straßenlaternen, Scheinwerfer und Leuchtreklamen leuchten. Je mehr Licht in der Nacht, desto früher starten Vögel mit ihrem Gesang, weil die biologischen Rhythmen der Vögle durch die Lichtverschmutzung systematisch verstellt werden.
Die Wahrnehmung von nächtlichem Licht löst eine Abnahme der Melatoninproduktion in der Zirbeldrüse aus. Bereits ab 200 Lux tritt dieser Effekt ein. Das ist das funzelige Licht von Innenraumleuchten. Gewöhnliches spätabendliches Kunstlicht, wie es viele Menschen regelmäßig umgibt, hat offensichtlich das Potential, die master-clock im Hirn zu verstellen. Die innere Zeitmessung rechnet zu diesem Zeitpunkt mit Dunkelheit. Deshalb reagiert sie auf viel geringere Lichtmengen als tagsüber, wenn mehrere Tausend Lux den erwartet hohen Sonnenstand verkünden. Auf diesem Wege zögert das abendliche Licht den Anstieg des Nachtboten Melatonin hinaus. Es verringert die objektive und subjektive Schläfrigkeit von Menschen, lässt diese deshalb später zu Bett gehen und im Anschluss schlechter schlafen." (Quelle: Spork, Peter: Wakeup! Aufbruch in eine ausgeschlafene Gesellschaft, S. 55 f.)

Daraus folgt: Wir brauchen nachts mehr Dunkelheit!

Deshalb hier einige Vorschläge, wie Sie diese Erkenntnisse für sich nutzen können:

- abends Licht dimmen auf unter 130 Lux und 2000 Kelvin sowie warmgelbes Licht benutzen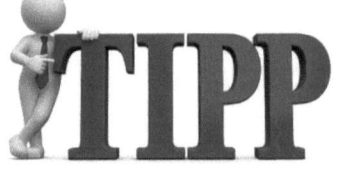
- Achtung Badezimmer: abends und nachts gelbwarmes Licht, ggf. „Nachtlicht" benutzen
- Beim nächtlichen Toilettengang kein Licht anschalten, Nachtlicht benutzen
- Ein Abendspaziergang im schummrigen Licht ist besser als Sport im hellerleuchteten Fitnesscenter
- Abends helle Lichtquellen meiden, im Kino nach hinten setzen; im Sommer, wenn es lange hell ist, ggf. abends eine Sonnenbrille benutzen

- Computer, Smartphone, Fernseher die letzte Stunde vorm Zubettgehen ausschalten; dafür bei geringer Beleuchtung ein Buch lesen, Musik hören
- Kein Smartphone im Schlafzimmer, am besten Lichtwecker anschaffen
- Wenn Computer-Monitor sein muss, dann diesen möglichst dunkel stellen oder eine Software benutzen, die das Farbspektrum je nach der Uhrzeit auf- und abregelt. Das sieht dann z. B. bei f.lux so aus:

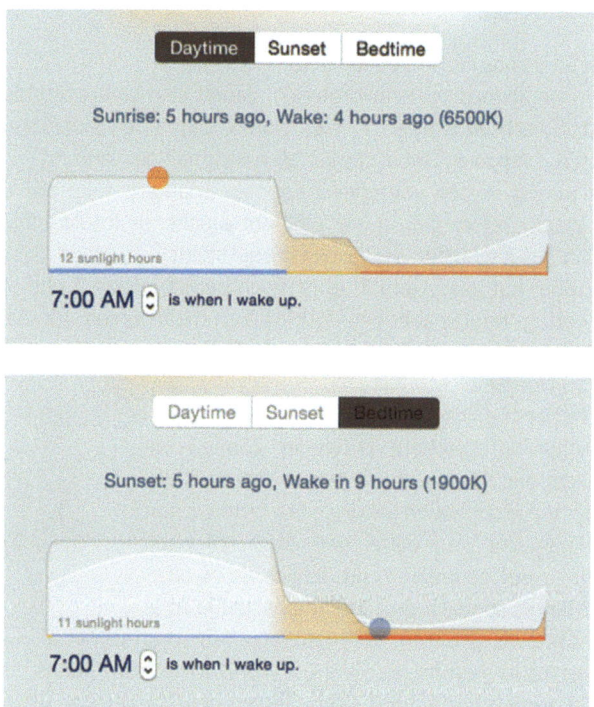

Essen zur falschen Zeit stört unseren Schlaf

Was mich persönlich überrascht hat, war die Tatsache, dass auch das Essen zur falschen Zeit auf die Stimmung Auswirkungen haben kann. Wir sind es gewohnt, in der Regel dreimal am Tag zu essen. Unsere heutigen Ernährungsgewohnheiten verführen uns allerdings zu oft dazu, bei jeder passenden Gelegenheit zu essen, egal wie spät es ist. Dafür gibt es sogar schon einen Begriff: In Anlehnung an Weidetiere, die dieses Fressverhalten haben, nennt man das permanente Essen: „Grasen". Haben Sie schon einmal darüber nachgedacht, dass das Ihrer Gesundheit und Ihrem Schlaf nicht guttut? Nein, ich auch nicht. Als Prof. Bräunig mir den Rat gab, abends auf die Kohlenhydrate zu verzichten, konnte ich anfangs gar nichts mit diesem Hinweis anfangen.

Heute weiß ich, dass ein ständig erhöhter Insulinspiegel die Regelmechanismen des Körpers irritiert und letztendlich aus dem Gleichgewicht bringt. Unser Körper braucht dringend auch Zeiten, in denen der Insulinspiegel niedrig ist, vor allem in der Nacht.

Dieser Mechanismus läuft in etwa so ab:
- Essen Sie abends kohlenhydratreich, dauert es mehrere Stunden, bis diese verstoffwechselt werden. Kohlenhydrate lassen den Blutzuckerspiegel ansteigen, und zwar 10mal stärker als eiweißhaltige Nahrung.
- Wie bereits in den vorherigen Kapiteln erläutert, folgt auf den Anstieg des Blutzuckerspiegels immer eine entsprechende Insulinantwort. Es wird Insulin ausgeschüttet, der Insulinspiegel steigt.
- Die Leber hat das „Gefühl, es ist noch helllichter Tag." und stellt Energie zur Verfügung. Da aber keine Aktivitäten mehr folgen, für die diese Energie benötigt wird, wird diese in den Fettzellen abgespeichert, was letztendlich zu Übergewicht führt.
- Ein hoher Insulinspiegel verhindert den physiologischen Stressabbau: Entweder können Sie schlecht einschlafen und/oder Ihr Schlaf ist unruhig. Vielleicht haben Sie diese Erfahrung schon mal gemacht und dabei gedacht: „Ich habe wohl zu viel gegessen." Tatsächlich ist es nicht die Menge, sondern die Zusammensetzung Ihres Abendessens gewesen, die Ihnen jetzt den Schlaf verdirbt.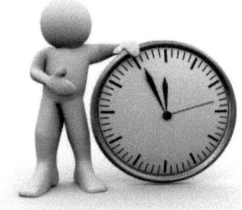
- Hohes Insulin hemmt die Synthese des Wachstumshormons, das nur in der Nacht ausgeschüttet wird. Damit fehlen dem Körper Signale für die nächtlichen Reparaturprozesse.
- Die Folge ist, dass die Schlafqualität leidet und Sie sich am nächsten Morgen unausgeschlafen fühlen, selbst wenn Sie ausreichende Stunden geschlafen haben.
- Unausgeschlafen sein, macht letztendlich schlechte Stimmung, und kann auf Dauer zu Ängsten, zunehmender Schmerzempfindlichkeit bis hin zur Depression führen.

(Quellen: Peter Spork: Wakeup! Aufbruch in eine ausgeschlafene Gesellschaft, S. 224 ff. und Mosetter u. a.: Zucker, der heimliche Killer, S. 73)

„Kaum ein Wissenschaftler bestreitet noch, dass ein falsches Timing von Mahlzeiten und körperlicher wie geistiger Aktivität das seelische und körperliche Gleich-

gewicht von Menschen gefährdet. ... Vieles spreche dafür, dass bestimmtes Verhalten wie das Essen zur falschen Zeit die Regulation der Gene in den Zellen dauerhaft verändert und so den ganzen Körper aus dem Gleichgewicht bringt.
In Experimenten an Mäusen, die immer nur tags fressen durften, fand man heraus, dass deren Stoffwechsel völlig aus dem Ruder lief. Die Zellen begannen, Leberenzyme zur falschen Zeit zu produzieren. Die Tiere bekamen eine Fettleber und wurden schnell übergewichtig. Auch der Zuckerstoffwechsel, die Fettsäuresynthese und der Abbau von Cholesterin waren betroffen."

(Quelle: Peter Spork: Wakeup! Aufbruch in eine ausgeschlafene Gesellschaft, S. 216 ff.)

„Der Zeitpunkt der Nahrungsaufnahme ist von ebenso großer Bedeutung für die Taktung Ihrer zirkadianen Rhythmen. Denn Fakt ist: Essen wir in der Nacht, muss unser Körper den Stoffwechsel wie zu Tageszeiten aktivieren und gerät in den Irrglauben, dass in Wirklichkeit Tag ist. Schalten Sie dazu noch Licht ein, schauen Fernsehen, surfen im Internet oder chatten in den sozialen Medien, kommen Ihre Zellen völlig durcheinander und Ihr Gehirn aus dem Takt."

(Quelle: Leitz, Anja: Better Body, better Brain, Das Handbuch zur Selbstoptimierung von Körper und Geist, S. 42)

Deshalb hier einige Vorschläge, wie Sie diese Erkenntnisse für sich nutzen können:

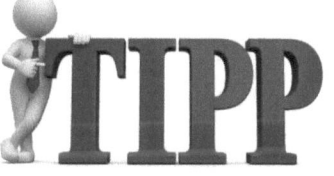

- Morgens und mittags energiereich essen
- Abends bereits etwas weniger und nachts gar nichts mehr essen
- Die Zusammensetzung der Mahlzeiten aus chronobiologischer Sicht sollte so aussehen: abends wenige oder am besten keine Kohlenhydrate
- Körperliche Aktivität am Tage unterstützt die peripheren Uhren, nachts ist sie hingegen kontraproduktiv: am besten morgens Sport treiben, man kann dann bald leichter aufstehen
- Immer zur gleichen Zeit essen und trainieren
- Regelmäßige Pausen einlegen, ggf. Powernapping oder Mittagsschlaf

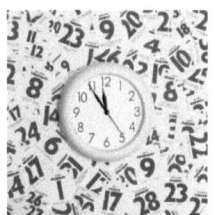

„Pausen zwischen den Mahlzeiten sind wichtiger als die Nahrungsqualität", sagt Prof. Dr. Frank Madeo, Institut für Molekulare Biowissenschaften, Universität Graz in seinem Vortrag: „Unser tägliches Brot – wie die Ernährung Gesundheit und Altern beeinflusst" Sie können diesen Vortrag als YouTube-Video ansehen. Es ist der Vortrag vom 04.02.2015.

In seinem Vortag geht Professor Madeo auf die grundlegenden Theorien des Alterns ein. Unter anderem erläutert er erstaunliche Fakten über das **Fasten,** vor allem das Fasten von ein bis zwei Tagen, das sogenannte Intermittierende oder Intervall-Fasten. Diese „Kurzzeitfasten" verhindert nämlich, dass der Stoffwechsel auf den Notmodus umschaltet, der letztendlich zum Jo-Jo-Effekt führt. Abends keine Kohlenhydrate zu essen, hält den Insulinspiegel flach, wenn dann danach für sieben bis neun Stunden nichts gegessen wird, ist das bereits eine Form des Kurzzeitfastens mit den beschriebenen gesundheitlichen Vorteilen.

Seine wichtigste Aussage „Pausen zwischen den Mahlzeiten sind wichtiger als die Nahrungsqualität" begründet er mit Mechanismus der **Autophagie** (griechisch für Selbstverdauung), man kann ihn auch **Recycling der Zelle** nennen. Erst 1992 wurden diese Forschungsergebnisse erstmals veröffentlicht, für die der japanischen Wissenschaftler Yoshinori Osumi 2016 den Nobelpreis für Physiologie oder Medizin erhielt. *„Heute wissen wir, dass die Autophagie viele physiologische Funktionen steuert. So kann die Autophagie beispielsweise eindringende intrazelluläre Bakterien und Viren eliminieren. Zellen nutzen die Autophagie zum Abbau beschädigter Proteine und Organellen – ein entscheidender Qualitätskontrollmechanismus, der schädliche Konsequenzen des Alterns entgegenwirkt. Gestörte Autophagie-Prozesse werden mit vielen Krankheiten, wie Krebs, Typ-II-Diabetes und altersassoziierten neurodegenerativen Erkrankungen in Verbindung gebracht."*
(Quelle: Poster Autophagie verfügbar unter http://mediatheque.lindau-nobel.org/publications)

Das Fasten schaltet die zelluläre Selbstreinigung an, dabei werden Zellbestandteile, die in irgendeiner Weise beschädigt sind, zerhäckselt und der Energieproduktion zugeführt. Dieser gesundheitliche Effekt nützt auch der Stimmung, denn je reibungsloser der Körper „schnurrt", umso mehr Energie kann er produzieren und das stabilisiert die Stimmung. Am Ende des Vortrags gibt er eine Reihe von **Ratschlägen für ein gesundes Altern.** Einige davon konnten Sie in diesem Buch bereits an anderer Stelle lesen.
Hier einige davon:

- Betrachten Sie den Hunger als Ihren Freund
- Vermeiden Sie den Zuckerschock (keine Blutzuckerspitzen!)
- Süßes nur als Nachtisch zu einer Hauptmahlzeit – nicht zwischendurch
- Essen Sie regelmäßig Gemüse und Obst (in seiner natürlichen Form, nicht als Saft)
- Vitamin D – Präparate im Winter substituieren (Mangel wird mit Diabetes und Depression in Verbindung gebracht)
- Meiden Sie Fruktose!
- Treiben Sie mindestens dreimal in der Woche Sport

- Keine Zigaretten (Gewinn 10 – 15 Lebensjahre)
- Ruhe
- Meiden Sie Lärmbelastungen
- Kaffee löst effektiv Autophagie aus, (z. B. anstelle des Frühstücks gelegentlich Kaffee mit Pflanzenmilch – Mandel- Kokos- oder Reismilch - und warten Sie einige Stunden)
- Im Alter zwischen 50 und 65 Jahren wenig Milch und wenig Fleisch, davor und danach nicht sparen, es geht um Minimierung und nicht um Eliminierung
- Käseverzehr ist unbedenklich, wahrscheinlich wegen der Fermentation
- Komplexe Kohlenhydrate haben lebensverlängernde Wirkung
- Vermeiden Sie Völlerei (nur zu 4/5 satt essen)
- Verlieren Sie niemals den Spaß am Essen

Das Schlafhormon Melatonin

Das häufige Symptom des „Nicht ein- und durchschlafen können" wird in der Psychiatrie fast ausschließlich mit Psychopharmaka und Schlaftabletten behandelt. Ich möchte Ihnen im Folgenden einige Möglichkeiten vorstellen, wie sich guter Schlaf auch ohne diese (wieder) herstellen lässt. Dabei spielt das Schlafhormon eine besondere Rolle.

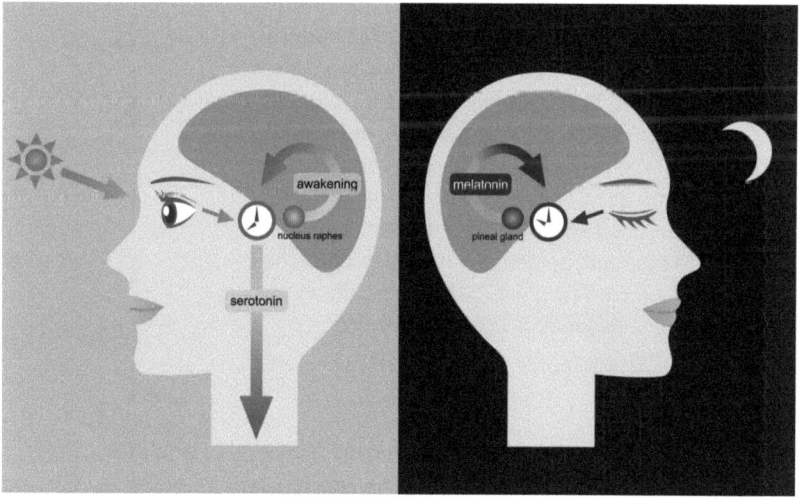

Melatonin ist kein Schlafmedikament, sondern das **Schlafhormon**, das unser Körper selbst aus Serotonin herstellt. Es ist ein wichtiger **Zeitgeber.**

Fällt kein Licht mehr auf die Netzhaut, wird es ausgeschüttet. Da der Lichteinfall einem 24-stündigen Rhythmus folgt, wird auch Melatonin in diesem 24-Stunden-Rhythmus gebildet. Es vermittelt dem Körper: „Es ist dunkel geworden". Für uns Menschen bedeutet Dunkelheit: „Es ist Schlafenszeit", also stellt der Körper sich auf die Schlaf- und Erholungsphase ein. Melatonin regt die Senkung der Körpertemperatur an, das System „fährt herunter". Wir können schlafen. Wegen dieser Abhängigkeit vom Licht unterliegt auch die natürliche Schlafdauer beim Menschen rhythmischen Schwankungen: im Sommer schlafen wir weniger als im Winter – der Grund sind die veränderten Lichtverhältnisse und die davon abhängige Melatoninproduktion.

Melatonin ist ein sehr lichtscheues Hormon. Sowie wieder Licht einfällt, wird die Melatoninproduktion gestoppt. Grelles Licht, selbst wenn es nur wenige Sekunden dauert, beeinflusst das Hormon: Es sinkt sofort ab. Achten Sie deshalb darauf, abends und nachts möglichst wenig Licht zu bekommen. **Beim Menschen hemmt nicht nur Licht die Melatonin-Produktion, sondern auch Stresssituationen, Alkohol oder Medikamente wie Antidepressiva, Benzodiazepine sowie Präparate, die in den Serotoninstoffwechsel eingreifen, und Beta-Blocker.**

In der Grafik sehen Sie noch einmal, dass das Schlafhormon aus Tryptophan gebildet wird. Es hat den gleichen Stoffwechselweg wie das Serotonin, das für unsere gute Stimmung verantwortlich ist. **Das bedeutet, dass jemand, der viel Serotonin produziert auch gut schläft.** Bitte beachten Sie, dass ohne bestimmte Co-Faktoren dieser Stoffwechselweg nicht richtig funktioniert. Wenn Sie sich also entschließen, Ihre Stimmung und Ihren Schlaf zu verbessern, sollten Sie unbedingt auch auf eine ausreichende Versorgung mit Zink und Magnesium achten. Bei manchen Menschen hilft schon eine Erhöhung des Zinkspiegels, um wieder gut zu schlafen. Das muss man ausprobieren.

(Quelle Grafik: http://edubily.de/wp-content/uploads/2015/01/Tryptophan-Stoffwechsel.png)

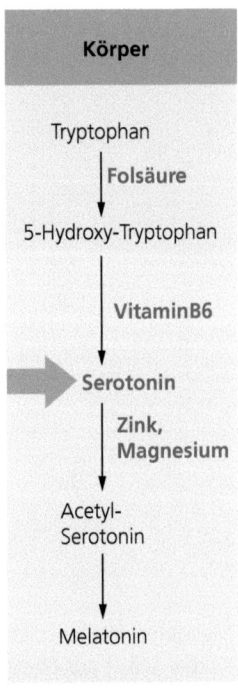

Melatonin wird in der Zirbeldrüse gebildet, die sich genau im Zentrum des Gehirns befindet. Die Zirbeldrüse registriert Informationen über Licht und Dunkel, und zwar nicht nur Tagesschwankungen, sondern auch jahreszeitliche Schwankungen.

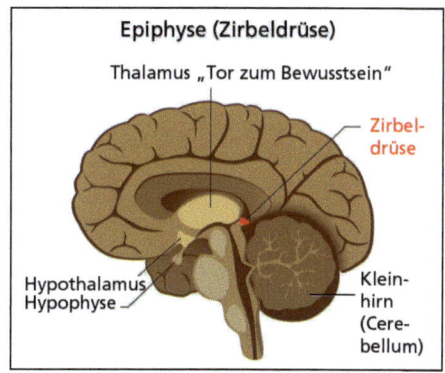

Epiphyse (Zirbeldrüse)

Thalamus „Tor zum Bewusstsein"

Zirbel-
drüse

Hypothalamus
Hypophyse

Klein-
hirn
(Cere-
bellum)

Lange Zeit konnte man nicht herausfinden, wozu diese Drüse diente. Erst ein Hautarzt, der ein Mittel gegen Pigmentstörungen suchte, fand diese Substanz 1953 und gab ihr den Namen „Melatonin", übersetzt so viel wie „Hautbleichmittel" abgeleitet von Melanin, dem Hautfarbstoff. Ein Nebenbefund war, dass seine Patienten angaben, von einer Dosis Melatonin irgendwie ruhig und schläfrig zu werden. Das interessierte den Dermatologen Dr. Aaron Lerner aber nicht. Er gab die Forschung auf. Obwohl die Schlafmittelforschung sich Mitte des 20. Jahrhunderts zu einem gewaltigen Geschäft entwickelte, blieb Melatonin unbeachtet. Es war ein natürliches Hormon, auf das man keine Patente anmelden konnte. Damit war kein Geld zu verdienen, also blieb es für die Pharmaindustrie uninteressant.

Erst im Zuge der Militärforschung zu langen Weltraumflügen erinnerte man sich Mitte der 60-er Jahre an das Hormon, als zwei Wissenschaftler den Winterschlaf von Tieren untersuchten. Zum ersten Mal überhaupt kam heraus, dass es die Zirbeldrüse war, die das Hormon Melatonin produzierte und damit den Winterschlaf ermöglichte.

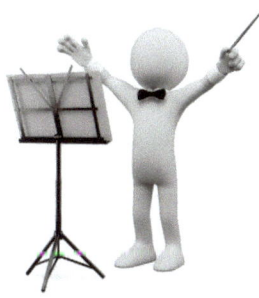

Walter Pierpaoli, einer der Väter der Melatoninforschung, war der erste, der die Zirbeldrüse mit dem Dirigenten eines Orchesters verglich. Verliert der Körper seinen Dirigenten, spielen die Orchestermitglieder immer weniger abgestimmt. Das Chaos wächst und irgendwann bricht alles zusammen. Um bei dem Bild zu bleiben: Der Dirigent eines Orchesters kann verschiedene Stücke spielen lassen, deshalb wirkt Melatonin bei verschiedenen Tieren unterschiedlich. Die grundsätzlichen Aufgaben des Dirigenten sind aber in allen Orchestern gleich.

Übrigens führten diese unterschiedlichen Wirkungen bei Tieren zu originellen Irritationen: „Erhöht sich bei männlichen Hamstern der Melatoninspiegel, schrumpfen vorübergehend ihre Hoden. Grund: Hamster sind in ihrer Sexualität extrem saisonabhängig. In der nächsten Jahreszeit funktionieren die Hamsterhoden dann wieder wie vorgesehen. Bei anderen Tieren oder beim Menschen tritt dieser Effekt nicht auf. Dennoch hat die Entdeckung unvermittelt schrumpfender Hamsterhoden in der Männerwelt damals kurzzeitig zu Besorgnissen hinsichtlich einer Melatonineinnahme geführt (Vertreter unserer Medizinbehörden scheuen sich nicht, diesen artspezifischen Effekt noch heute „im Bedarfsfall" als Argument gegen eine freie Verfügbarkeit anzuführen."

(Quelle: Rüdiger Schmidt-Homm: Handbuch Anti-Aging und Prävention, S. 354 ff.)

Melatonin und die Stimmung

Gibt es eine Wirkung des Melatonins auf die Stimmung und Psyche?

„Mangelndes Sonnenlicht verhindert, dass der Melatoninspiegel am Morgen ausreichend stark abfällt. Helles Licht blockiert die Melatoninausschüttung, gleichzeitig wird die Verfügbarkeit der Melatoninvorstufe Serotonin erhöht.

Viel Sonnenlicht am Tag führt zu einem veränderten Melatoninausstoß in der Nacht. Die Erfahrung, dass man gerade im Winter nach einem im Freien verbrachten Tag abends gut einschlafen kann, hat seine Ursachen deshalb nicht nur in der vermehrten Bewegung oder der frischen Luft, sondern in einer Optimierung des Melatoninspiegels. Umgekehrt haben unzureichendes Licht und künstliche Raumbeleuchtung auf Dauer einen abgeflachten Ausschüttungszyklus zur Folge. Wie erst jüngst die Akita-Universität in Japan herausfand, ist vor allem bei Älteren die nächtliche Melatoninproduktion stark von der Tageslichtmenge abhängig.

Lichttherapie ist seit Jahren als effektives Mittel gegen jahreszeitbedingte Befindlichkeitsstörungen und Depressionen anerkannt. Sonnenlicht blockiert Melatonin unmittelbar, verstärkt aber die Bildung seiner Vorstufe Serotonin, das für die Stimmungsverbesserung in erster Linie zuständig ist. In der Nacht entsteht aus Serotonin wieder verstärkt Melatonin. Depressive Menschen haben typischerweise erniedrigte Melatoninspiegel. Gleiches gilt für gestresste Personen. Die niedrigsten Spiegel fand man bei Selbstmordkandidaten. Eine Besserung der Depression geht praktisch immer mit einer Verbesserung des Melatoninstatus einher.

... Zur Behandlung von Depressionen wirkt Melatonin selbst allerdings nur bei einer besonderen Depressionsform, beim sogenannten Schlafphasen-Syndrom. Bei der Major Depression oder der Seasonal Affective Disorder (SAD oder „Winterblues") spielt die Melatoninvorstufe Serotonin eine entscheidende Rolle – besonders SAD in Kombination mit einer verschobenen und nicht mehr optimal rhythmisierten Melatoninausschüttung. Möglicherweise kann eine Melatoninergänzung auch verhindern, dass sich Depressionen als Folge von chronischem Stress entwickeln."

(Quelle: Rüdiger Schmidt-Homm: Handbuch Anti-Aging und Prävention, S. 358)

Melatonin kann nicht nur bei Schlafproblemen eingesetzt werden, sondern auch beim Jetlag und Schichtarbeit, zur Immunaktivierung und zur Altersprophylaxe. Rüdiger Schmidt-Homm bezeichnet es als **universelles Antioxidans.**

Melatonin gilt als Nahrungsergänzungsmittel und man kann es inzwischen online kaufen, z. B. „Eurohealthproject", „Biovea" oder anderen NEM-Anbietern. Es scheint aber in Deutschland noch nicht so bekannt wie zum Beispiel in Amerika zu sein. Rüdiger Schmidt-Homm schreibt in seinem „Handbuch Anti-Aging und Prävention" u. a., dass in den USA mehr Melatonin als Aspirin verkauft werde, weil man dort nicht nur die schlafanstoßende, sondern auch die lebensverlängernde Wirkung des Melatonins entdeckt habe. Versuche amerikanischer Behörden den freien Verkauf zu untersagen und es rezeptpflichtig zu machen, seien am Widerstand der Bevölkerung gescheitert.

Das einzige Melatonin-Medikament, das es in Deutschland auf Rezept gibt, heißt **„Circadin® 2mg** Retardtabletten, PZN: 10078109". Es *„enthält Melatonin in einer Zubereitung mit verzögerter Freisetzung und kann für Patienten mit Einschlafproblemen gepaart mit nächtlichem Aufwachen interessant sein. Die damit verbundene längere Wirkungsdauer entspricht aber nicht dem natürlichen physiologischen Melatoninverlauf."*
(Quelle: Rüdiger Schmidt-Homm: Handbuch Anti-Aging und Prävention, S. 381 f.)

Die Rezeptpflicht hat den Nachteil, dass Sie einen Arzt brauchen, der es Ihnen verschreibt, andererseits werden die Kosten dann auch von der Krankenkasse übernommen.

Melatonin zur Schlafverbesserung:

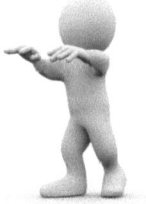

„Wenn es eine natürliche schlafanregende und schlafunterstützende Substanz gibt, dann ist es der körpereigene Signalstoff Melatonin. Das liegt einfach daran, dass gerade die Zirbeldrüse über ihre Melatoninausschüttung den Tag-Nacht-Rhythmus des Menschen reguliert. …
Der im Altersverlauf bei den meisten Menschen zunehmende Melatoninmangel stellt wahrscheinlich eine der Ursachen für die im Alter typische Verschlechterung des Nachtschlafs dar. Tatsächlich verschwinden bei vielen Personen Schlafprobleme, wenn sie lediglich so viel Melatonin zuführen, dass der natürliche Spiegel früherer Jahre erreicht wird. Je nach individueller Veranlagung und Alter leisten das bereits Dosierungen von 0,3 bis 1 mg. Typische Dosierungen bei ausgeprägten Schlafproblemen sind 2 bis 6 mg. Abhängig vom Alter und der Ursache der Schlafstörungen sprechen etwa ein bis zwei Drittel der Patienten auf eine Melatonineinnahme an. …
Schlaftabletten: Es entbehrt nicht einer gewissen Ironie: Weil Melatonin in Deutschland zum „Schutz der Bürger" nicht im Handel ist, müssen Menschen

mit Schlafstörungen auf nachweislich risikoreiche Schlaftabletten zurückgreifen, meist auf Substanzen vom Typ der Benzodiazepine (zum Beispiel Adumbran®, Dalmadorm®, Lendormin®). Einer stärkeren Direktwirkung steht bei diesen Substanzen eine Reihe ungünstiger Effekte entgegen. Benzodiazepine verschlechtern den natürlichen Schlafphasenaufbau und reduzieren die körpereigene Melatoninproduktion zusätzlich. Für Ältere gefährlich ist das häufige Auftreten von Desorientiertheit zum Beispiel bei nächtlichen Toilettengängen. Kurzfristig verschlechtern Benzodiazepine kognitive Fähigkeiten, langfristig ist eine beschleunigte Alterung bestimmter Hirnfunktionen zumindest bei hochdosiertem Dauergebrauch nachgewiesen. ...

In einer Vergleichsstudie an Patienten, die regelmäßig Schlafmittel vom Benzodiazepin-Typ benötigten, konnten durch die Nutzung von Melatonin 60 Prozent völlig auf Tabletten verzichten. Der Rest war in der Lage, die Tabletteneinnahme um 25 bis 66 Prozent zu reduzieren. Zusätzlicher Vorteil: Die Melatoninsubstitution reduzierte bei den Teilnehmern morgendlichen Hang-over und erhöhte die subjektive wie objektive Fitness am nächsten Tag. Und: Gerade Melatonin hat ein sehr hohes Sicherheitspotential. Selbst nach einer Überdosierung beschränken sich ungünstige Effekte auf eine Tagesschläfrigkeit, jedoch ohne die kognitiven und motorischen Defizite der meisten Schlaftabletten." (Quelle: Rüdiger Schmidt-Homm: Handbuch Anti-Aging und Prävention, S. 381 f.)

Julia Ross widmet dem guten Schlaf ein ganzes Kapitel in ihrem Buch: „Was die Seele essen will: Die Mood Cure". (ab Seite 282)

Von der Frage „Was macht einen guten Schlaf aus?" über die „vier Retter in der Nacht: 5-HTP, Tryptophan, Melatonin und Johanniskraut" bis zum Thema „Mehr Möglichkeiten, Ihr Melatonin zu steigern" beschreibt die Autorin ausführlich, welche Interventionen bei welchem Stimmungstyp am besten helfen.

Die Autorin stellt am Anfang des Buches einen Fragebogen zur Verfügung, mit dessen Hilfe man selbst feststellen kann, zu welchem Stimmungstyp man gehört.

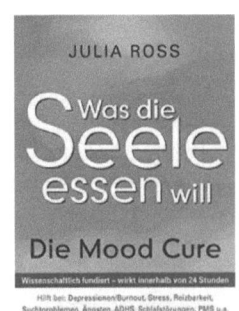

Dabei geht es darum, ob

- ein Mangel an Serotonin
- ein Mangel an natürlichen Stimulanzien wie Noradrenalin und Schilddrüsenhormon
- ein Mangel an beruhigendem GABA, stabilisierendem Blutzucker und leistungsfähigen Nebennieren oder
- ein Mangel an schmerzstillenden Endorphinen im Vordergrund der Beschwerdelage steht.

Je nach Ergebnis gibt Julia Ross entsprechende Empfehlungen, u. a. zu:

- 5-HTP und Tryptophan
- Johanniskraut
- Melatonin: Hier nennt sie folgende „Feinde" des Schlafhormons: Koffein, Tabak, Alkohol, Schokolade, Aspirin, Paracetamol, die meisten Antidepressiva, Vitamin B-Komplex, insbesondere B12, zu große Nähe zu elektrischen Geräten
- Die Aminosäure GABA
- Testen und Korrigieren des Cortisolspiegels
- Östrogen-Dominanz und Progesteronmangel
- Schlechte Essgewohnheiten: zu wenig Protein (Eiweiß)-Aufnahme, Calzium- und Magnesiummangel
- Restless-Legs-Syndrom (nicht ausreichend Folsäure, Vitamin E oder Eisen)
- Schilddrüsenunter- oder -überfunktionen

Sie sehen anhand der Aufzählung, dass auch diese Autorin vielfältige Ursachen benennt und einige davon habe ich in den vorangegangenen Kapiteln bereits besprochen.

Mir hat das Buch von Julia Ross vor allem deshalb gut gefallen, weil sie die Zusammenhänge zwischen den körperlichen und psychischen Beschwerden mit ihren sehr unterschiedlichen Ausprägungen beschreibt und so für jede Fallgruppe praktikable Handlungsvorschläge anbietet.

Noch eine Bemerkung zum nächtlichen Aufwachen: Aus den hier beschriebenen Büchern weiß ich, dass das Aufwachen in der Nacht gar nichts Ungewöhnliches ist. Wir wachen bis zu 28 Mal in der Nacht auf, ohne es zu merken. Erst, wenn wir uns deshalb Gedanken machen, kann daraus ein Schlafproblem werden. Des Weiteren sollte man wissen, dass im Laufe des Lebens die Tiefschlafphasen immer kürzer werden und wir deshalb viel leichter weckbar sind. Mit zunehmendem Alter bilden Menschen immer weniger Melatonin.

Wenn Sie morgens Probleme mit dem Aufstehen haben, sollten Sie mal nachrechnen, wie lange Sie im Bett waren. Prof. Zulley empfiehlt, seine Zubettgeh-Zeit nach dem Aufsteh-Zeitpunkt festzulegen. Nicht nur am Tage auch nachts verlaufen unsere Aktivitätskurven in einem 90-Minuten-Rhythmus. Wenn Sie also schwer aufstehen können, wenn der Wecker klingelt, kann es daran liegen, dass Sie sich in gerade in einer tieferen Schlafphase befinden. Dann könnten Sie versuchen, entweder eine halbe Stunde früher aufzustehen oder den Zeitpunkt des Zubettgehens zu verlagern, sodass Sie auf entweder 6 Stunden, 7 ½ Stunden oder 9 Stunden Schlaf kommen. Probieren Sie es aus!

Ich brauche übrigens seit der Ernährungsumstellung keinen Wecker mehr. Wenn es hell wird, werde ich von allein wach. Ich richte meinen Tagesbeginn danach aus, weil ich weiß, wie wichtig guter Schlaf für meine Stabilität ist.

GABA bringt Entspannung und Müdigkeit

Im Kapitel „Moleküle der Gefühle" hatte ich Ihnen die verschiedenen Botenstoffe vorgestellt, die unsere Stimmung und unseren Antrieb beeinflussen. (↗ S. 98). Den Botenstoff **GABA** (Gamma-Amino-Buttersäure) hatte ich Ihnen bereits im Kapitel zum Mikrobiom etwas genauer beschrieben. Hier jetzt einige Bemerkungen, wie GABA das Ein- und Durchschlafen unterstützen kann: GABA ist die Abkürzung für Gamma-Amino-Buttersäure, die Buchstaben werden vom dem englischen Wort *gamma-aminobutyric acid* abgeleitet. Sie wird aus der Aminosäure Glutaminsäure (auch Glutamat genannt) gebildet. Sie ist der **wichtigste hemmende Botenstoff** und damit der Gegenspieler des Dopamins. Hier bedeutet „Hemmung" aber nichts Negatives, sondern es ist der Regelmechanismus, der es unserem Gehirn ermöglicht, sich zu beruhigen und „herunterzufahren". Unsere körperlichen Systeme streben immer einen relativ ausgeglichen Zustand an, für jedes „Auf" gibt es ein „Ab". Das hatte ich Ihnen auch bei den Mikronährstoffen gezeigt: Calcium verengt die Gefäße, Magnesium weitet sie. Gäbe es GABA nicht, könnten wir uns nach einer Anstrengung oder Aufregung nicht beruhigen und würden unsere Systeme viel zu schnell überreizen. Wer Manien kennt, weiß, wie sich das anfühlt.

GABA hat vor allem folgende Wirkungen:

- angstlösend
- schlafanstoßend
- muskelentspannend

Übrigens wirken die Benzodiazepine, zu denen z.B. Tavor gehört, genau wie dieser Neurotransmitter. Zu den häufigsten Symptomen, die Menschen mit bipolaren Störungen in akuten Phasen beklagen, gehören oft Ängste, Schlafstörungen und Angespanntheit und deshalb werden die „Benzos" auch so oft an Bipolare verordnet. Wenn Sie sich mehr für diesen Zusammenhang interessieren, kann ich Ihnen das Buch von Ingo Schymanski mit dem Titel „Im Teufelskreis der Lust" empfehlen. Es gibt auf YouTube ein kurzes Video, in dem der Autor diesen Teufelskreis erläutert.

Wie kann man GABA für sich und seinen Schlaf nutzen? Denken Sie mal daran, unter welchen Bedingungen Sie gut einschlafen: Immer dann, wenn man schön entspannt und schläfrig ist, wenn keine Grübeleien einen wachhalten und auch wenn man eine angenehme wohlige Wärme verspürt. All das macht GABA, natürlich nicht allein, aber es ist daran beteiligt.
Es wundert daher sicher nicht, dass GABA eine weitere Möglichkeit ist, seinen Schlaf zu verbessern. Ebenso wie Tryptophan und 5-HTP kann man GABA als

Nahrungsergänzungsmittel einzeln kaufen und ausprobieren, ob man damit seine eigene Neurotransmitterproduktion verbessert. Bedenken Sie aber, dass ein Stoff allein selten die gewünschte Wirkung bringt, es sind oft mehrere, die miteinander wechselwirken. (siehe oben die Auflistung von Julia Ross)

Es gibt inzwischen auch Mischungen, die mehrere schlaffördernde Komponenten miteinander verbinden: GABA, Glycin, Glutamin, Taurin, Tryptophan, Magnesium, Zink, Vitamin B3 und B6. Eine solche Mischung ist zum Beispiel „Sleep well drink".

- Glutamin ist der Ausgangsstoff von GABA,
- Tryptophan, Vitamin B6 und Zink werden für die Bildung von Serotonin benötigt, das die Bildung von GABA anregt,
- Magnesium entspannt die Muskulatur und hilft beim Einschlafen, es wird ebenfalls als Cofaktor für die Serotoninsynthese benötigt
- Vitamin B3 hilft gegen Schlaflosigkeit und Ängste,
- Die Aminosäure Glycin schmeckt süß und verbessert damit den Geschmack des Getränks
- Taurin ist ein starkes Antioxidans und unterstützt das Immunsystem. Wie bereits erläutert, ist das Immunsystem nachts am aktivsten. (Nein, es macht nicht wach! Die Wirkung von Taurin in Red Bull wird auf das Zusammenspiel von Koffein und Zucker zurückgeführt. – siehe Wikipedia)
- GABA stimuliert die Bildung des Wachstumshormons (Human growth hormone – HGH) Das wird vor allem nachts gebildet. Es fördert die Synthese von Proteinen, u. a. von Kollagen, das für die Knochen wichtig ist. Es fördert das Muskelwachstum ..., stimuliert die Lipolyse, also den Fettabbau und es steigert die Immunabwehr. (Quelle: Strunz-News vom 20.08.2012 Der ganz reale Jungbrunnen)

Einen Messlöffel des rosafarbenen Pulvers rührt man in Wasser an und trinkt es direkt vor dem Schlafengehen. Der Drink verbessert insbesondere die Tiefschlafphasen, das sind die Phasen, in denen wir uns am meisten erholen. Probieren Sie es doch einfach mal aus. Bitte kalkulieren Sie aber ein, dass sich sowohl bei Tryptophan als auch Melatonin und GABA die volle Wirkung erst nach einigen Tagen einstellt. Unsere Rezeptoren brauchen einige Zeit, um sich anzupassen.

Zusammenfassend kann man sagen:
Neben der Ernährung haben die Beachtung und Einhaltung unserer biologischen Rhythmen eine große Bedeutung für die Stimmung und den Antrieb. Die Kunst besteht darin, unsere natürlichen Rhythmen zu unterstützen und die inneren Rhythmen mit den äußeren in Übereinstimmung zu bringen. (Vgl.: Leitz, Anja: Better Body, better Brain, Das Handbuch zur Selbstoptimierung von Körper und Geist, S. 42)

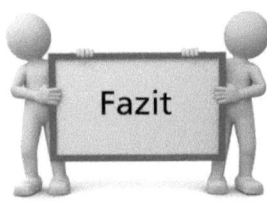

Fazit

1. Unsere biologischen Rhythmen sind uns vorgegeben. Sie geben ein festes Zeitraster vor, dem wir nicht entfliehen können und das alle Funktionen erheblich beeinflusst.
2. Wer gegen seine Rhythmen lebt, wird seine Stimmungsschwankungen nur schwer in den Griff bekommen. Wer bewusst auf diese Rhythmen achtet und sie beachtet, hat einen weiteren Baustein für seine Stabilität in der eigenen Hand.
3. Wer durch die Änderung seines Lebensstils, insbesondere durch eine entsprechende Ernährung, seine inneren Uhren wieder in den richtigen Takt bringt, schützt damit auch seine Telomere. Dieser Schutz wirkt lebensverlängernd.
4. Schlaf ist keine vertane Zeit. Wer gegen seine innere Zeitmessung lebt, verbraucht wichtige Energiereserven und gefährdet das Gleichgewicht des Stoffwechsels und damit auch die Balance seiner Psyche.
5. Zu wenig Licht am Tage, zu viel Licht in der Nacht und Essen zur falschen Zeit bringen unsere inneren Uhren ebenfalls aus dem Takt. Dagegen kann man selbst sehr viel tun.
6. Das Schlafhormon Melatonin kann man selbst beeinflussen, wenn man seine natürlichen Rhythmen durch das eigene Verhalten unterstützt und z.B. am Tage für viel Tageslicht sorgt.
7. Stabilität kann man nicht nur essen, sondern auch selbst beeinflussen durch Regelmäßigkeit:
   - regelmäßig essen
   - regelmäßig tätig sein
   - regelmäßig schlafen
   - regelmäßig entspannen
   - regelmäßig leben
   - regelmäßig bewegen

Alles hat seine Zeit! Das gilt besonders für Bipolare!

Prioritätenliste aller Bausteine
oder
Wie soll ich das bloß alles umsetzen?

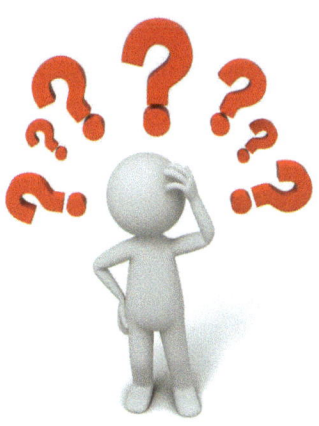

Sie haben sich bis hierher durch mein Buch gekämpft und wahrscheinlich bei so manchem Abschnitt gedacht: „Wie soll ich das bloß alles umsetzen? Das schaffe ich nie!"

Deshalb hier einige Ideen, in welcher Reihenfolge Sie was angehen könnten, um einerseits möglichst schnell Erfolge zu verzeichnen und andererseits sich selbst aber nicht zu überfordern.

Für das, was ich in meinem Buch beschrieben habe, habe ich ungefähr zwei Jahre gebraucht! Es geht nicht alles auf einmal, es handelt sich um **einen Prozess!** Setzen Sie sich also nicht unter Druck. Sie wissen, das tut uns Bipolaren nicht gut. Kennen Sie dieses Wort-Bild vom „großen und kleinen" Berg? Es stammt von Frau Dr. Salkow. Sie gab mir mit auf den Weg, dass es klüger ist, einen großen, scheinbar unüberwindlichen Berg (also alles auf einmal schaffen zu wollen) in viele kleine „Berge" zu unterteilen (also sich Teilaufgaben vornehmen), die man nach und nach angehen kann.

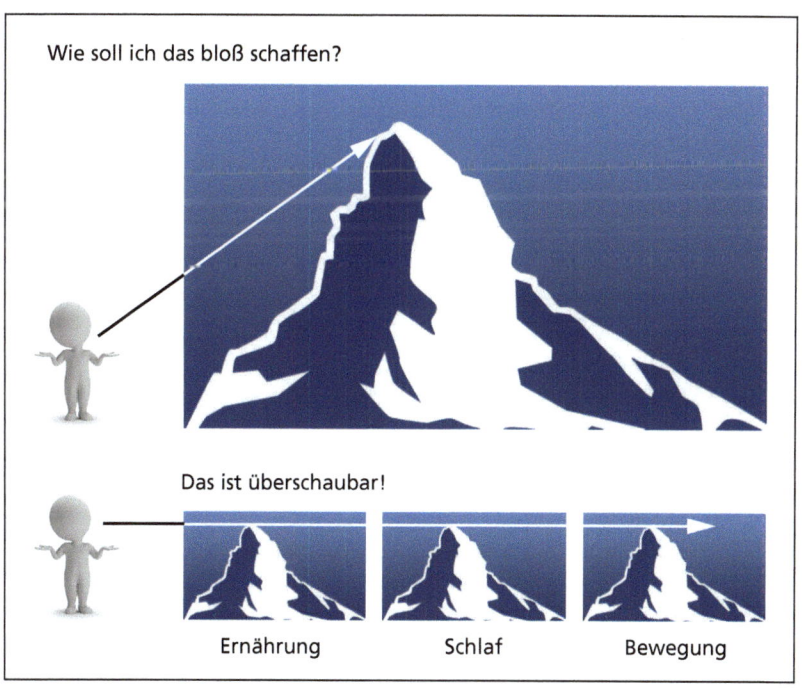

Je nach Ihrer Ausgangssituation, könnte ich mir folgendes Vorgehen als hilfreich für einen Bipolaren vorstellen. Verstehen Sie die Reihenfolge der Teilschritte bitte als Anregung, nicht als Dogma.

Szenario 1: Sie sind relativ **stabil,** haben jedenfalls zurzeit keine akute bipolare Symptomatik:

1. Ernährung umstellen, Kohlenhydrate auf ein Minimum reduzieren, Eiweißanteil in der Ernährung massiv erhöhen ↗ Kapitel „Stimmungskiller Kohlenhydrate" und „Moleküle der Gefühle"

2. Omega-3-Fettsäuren besorgen oder sehr viel Fisch und Eiweiß essen, ↗ Kapitel „Gehirn-Öl Omega-3"

3. feste Tagesstruktur nur geringfügig und dahingehend ändern, dass Bewegung in den Tagesablauf eingebaut wird, ganz wichtig: mindestens 30 Minuten am Tag ans Tageslicht gehen (ggf. mit Schrittzähler), so viel wie geht und am besten vormittags. Wenn Sie mögen, können Sie auch zweimal in der Woche ein Krafttraining einbauen.

4. rechtzeitig schlafen gehen und möglichst immer zur gleichen Zeit aufstehen, auch wenn Sie anfangs vielleicht Schwierigkeiten haben. Bleiben Sie konsequent, nach kurzer Zeit hat sich Ihr Körper daran gewöhnt, ↗ Kapitel „Biologische Rhythmen, Schlaf und Licht"

5. Kochen lernen bzw. selbst und frisch kochen, das gibt Tagesstruktur, ca. eine Woche im Voraus Essenplan aufstellen, mit Einkaufzettel und gesättigt einkaufen gehen, nur das kaufen, was auf dem Zettel steht; ggf. im Internet nach LowCarb-Rezepten googlen oder LowCarb-Kochbücher kaufen und ausprobieren!

6. **Wichtig:** Vitamin D-Spiegel und Magnesium messen lassen, auffüllen und Spiegel halten (Ich bin der Überzeugung, dass Sie ohne einen guten Vitamin-D- und Magnesium-Spiegel nicht stabil werden können.), ↗ Kapitel „Sonnenhormon" und „Das Salz der inneren Ruhe"

7. Je nachdem, ob und welche Erfolge Sie mit dem Aufdosieren von Omega-3, Vitamin-D und Magnesium erzielt haben, empfehle ich Ihnen folgende Werte messen zu lassen, um ggf. weitere „Löcher" in Ihrer Körperchemie aufzuspüren. Im Kapitel „Messen statt raten" finden Sie eine Tabelle zu den Kosten

und den Referenzwerten.

- Gesamt-Eiweiß – Details im Kapitel „Moleküle der Gefühle"
- Vitamin B12, B9 (Folsäure) und B6 und/oder Homocystein – Details im Kapitel „Vitamine"
- Zink – noch besser gleich ein ganzes Mineralstoffprofil – Details im Kapitel „Kleine Stoffe"
- Selen – im Mineralstoffprofil enthalten
- Ferritin – Details im Kapitel „Messen statt raten"
- Schilddrüsenwerte – Details im Kapitel „Messen statt raten"
- Hormonspiegel – Details im Kapitel „Messen statt raten"
- Aminogramm (wenigstens die 20 wichtigsten) – Details im Kapitel „Moleküle der Gefühle"

Wenn Sie nicht weiterkommen oder unsicher sind, sollten Sie einen Arzt oder Heilpraktiker aufsuchen, der Ihnen Ihre Fragen beantworten und Ihre Blutwerte interpretieren kann.

8. Suchen Sie sich eine sinnstiftende Betätigung, z. B. Ehrenamt, Beschäftigung mit Kindern (Oma/Opa-Sein, Vorlese-Pate, Oma/Opa-on-demand), jemand anderem helfen, in der Selbsthilfe engagieren, freiwillige Feuerwehr usw.

9. Falls noch nicht geschehen, beantragen Sie eine Psychotherapie, am besten eine Verhaltenstherapie, um Ihre nicht hilfreichen Muster zu identifizieren und zu verändern.

Zum Abschluss noch ein Buch-Tipp: Wenn Sie sich intensiver mit den **„Strategien der Selbstheilung"** beschäftigen und erfahren wollen, wie und was andere Menschen gemacht haben, empfehle ich Ihnen das gleichnamige Buch von Dr. Ulrich Strunz. Es war bei mir nicht und es wird auch bei Ihnen keine „Wunderheilung" geben. Die Menschen, denen solche – aus schulmedizinischer Sicht – nicht möglichen „Heilungen" gelungen sind, haben nämlich eine ganze Menge gemeinsam, auch wenn ihre jeweiligen Erkrankungen ganz unterschiedlich sind. Diese Gemeinsamkeiten hat Dr. Strunz in seinem Buch zusammengestellt. Mich hat es in meinen Erfahrungen bestätigt. Lesenswert!

Szenario 2: Sie sind zurzeit **stimmungslabil** und dabei eher **manisch** und antriebsgesteigert:

1. Bitte keine Medikamente umstellen, Sie können zurzeit die Folgen nicht einschätzen.

2. Reizabschirmung steht im Vordergrund. Falls Sie im Arbeitsprozess stehen, ggf. krank schreiben lassen. Schadensvermeidung als Vorsorge ist besser als Schadensbehebung im Nachhinein!

3. Meiden Sie volle öffentliche Verkehrsmittel, große Menschenansammlungen, Kaufhäuser und große Supermärkte, laute Musik und alles, was Sie irgendwie aufregt. Wenn Sie Auto fahren müssen, fahren Sie absichtlich langsam, es ist dann schnell genug und nein, die anderen Autofahrer sind keine Schnecken. Wenn Sie sich nach denen richten ist es gut, auch wenn Sie glauben, ein Verkehrshindernis zu sein. Wenn möglich, führen Sie selbst zurzeit keinen PKW oder andere Fahrzeuge.

4. Viel bewegen, möglichst draußen und bei Tageslicht. Keinen Vertrag mit einem Fitness-Studio abschließen, Sie können zurzeit nicht einschätzen, ob Sie das wirklich für viele Monate durchhalten werden. Dafür ist später noch Zeit. Bevorzugen Sie Ausdauersportarten, wie Wandern, Walken, Joggen, Schwimmen, Rudern u.ä. – alle Sportarten mit Tempo und schnellen Wechseln, wie Squash, Tennis oder Mannschaftssportarten triggern zurzeit zu sehr. Wenn Sie doch in einer Mannschaft spielen, halten Sie sich mit Kritik an Ihren Mitspielern zurück. Sie nehmen zurzeit die Fehler der Anderen verstärkt wahr, Ihre eigenen aber nicht so. Sie könnten von Ihren Kameraden als ungerecht wahrgenommen werden. Wenn Sie die Spiele zu sehr aufregen, ist es besser, Sie verlassen die Situation, egal, ob Sie Recht haben oder nicht.
Sollten Sie Ihre Aggressionen nicht loswerden, suchen Sie sich harmlosere „Objekte", um Dampf abzulassen, als Ihre Mitspieler. Das könnte ein Boxsack sein, eine schnelle Fahrradfahrt oder ein wildes Herumgehüpfe auf dem Trampolin.
Wenn Sie können, wäre jetzt der richtige Zeitpunkt für eine mehrtägige Wanderung im Hochgebirge, wo Sie wahrscheinlich nicht allzu viele Menschen treffen werden oder eine Radtour, ganz allein an einem langen Fluss entlang. Beruhigende Natur um sich herum und wenig Menschen. Wenn Sie gern joggen, könnten Sie sich jetzt auf Ihren nächsten Marathon vorbereiten. Hauptsache, Sie sind im Freien möglichst allein und geben Ihren Augen genug zum Anschauen, Ihren Ohren genug Naturgeräusche zum Hören und Ihrer Nase frische Luft und Naturdüfte zum Riechen – das alles beruhigt Ihre aufgereizten Nerven.

5. Konzentrieren Sie sich auf die Ernährungsumstellung. Lesen Sie! Beschäftigen Sie sich mit der LowCarb-Ernährung und allem, was dazu gehört. Aber nicht 24 Bücher auf einmal kaufen, sondern nicht mehr als drei auf einmal! Aufgeschoben ist nicht aufgehoben!

6. Können Sie kochen? Dann sollten Sie es jetzt lernen! Beschäftigen Sie sich mit den Lebensmitteln, dem Kochvorgang, den Zubereitungsarten, der Logistik und bereiten Sie sich und Ihrer Familie ein schönes Essen. Kochen zwingt zum Fokussieren, zur Konzentration auf Abläufe und Sie erhalten ein vorzeigbares Ergebnis. Wenn es dann noch allen schmeckt, haben Sie sich selbst ein Erfolgserlebnis organisiert. Das motiviert zum Weitermachen.

Nur beim Einkaufen müssen Sie aufpassen, nicht zu viel zu kaufen. Am besten Sie suchen sich die Rezepte und Zutaten heraus, die Sie für eine Woche im Voraus zubereiten wollen. Gehen Sie dann einkaufen, wenn nicht die „halbe Stadt" im Supermarkt ist und wenn Sie gesättigt sind. Nehmen Sie sich vor, wirklich nur das einzukaufen, was auf dem Zettel steht und nicht mehr als drei spontane Produkte. Denken Sie daran, dass Sie zurzeit fast alles „anspringt", was irgendwie auffallend und bunt aussieht oder neu ist. Sie brauchen aber nur das, was auf dem Zettel steht. Gut wäre, wenn Sie dort einkaufen gehen, wo Sie sich auskennen. Dann stringent nur die Regale bzw. Bereiche ansteuern, in denen sich das Obst und Gemüse, die Eier, Milchprodukte, Fleisch und Fisch und das Mineralwasser befinden – alles andere brauchen Sie zurzeit nicht. Nehmen Sie sich dieses Vorgehen fest vor, dann ist es leichter, sich nicht ablenken zu lassen.

Wenn Sie Rezepte brauchen, finden Sie vielfältige Ideen im Internet. Kochbücher brauchen Sie zurzeit höchstens drei Stück. Wenn Sie doch vierundzwanzig Stück bestellt haben, schicken Sie die letzten einundzwanzig zurück. Wählen Sie die drei Bücher aus, Sie sie am meisten ansprechen. Noch besser, Sie legen alle Bücher, die Sie vielleicht kaufen wollen, in den Warenkorb und warten einen ganzen Tag, also 24 Stunden, mit dem Bestellabschluss. Wenn die Bücher Sie dann immer noch interessieren, dann wählen Sie drei davon aus.

Exotische Zutaten brauchen Sie zurzeit nicht bzw. bekommen Sie die gängigen auch in Ihrem Supermarkt. Wenn Sie zum Beispiel Backmischungen für LowCarb-Brot kaufen wollen, dann bestellen Sie zu Beginn jeweils nur eine Packung. Probieren Sie aus, was Ihnen schmeckt. Nachbestellen geht immer. Wenn Sie doch mal zu viel gebacken oder gekocht haben, fragen Sie Ihre Nachbarn oder Freunde, ob Sie sie beglücken können oder frieren Sie Reste ein.

7. Halten Sie regelmäßige Zeiten für Ihre Mahlzeiten ein und lassen Sie keine ausfallen, auch wenn Sie scheinbar keinen Appetit haben. Das Fasten ausprobieren oder Abnehmen können Sie später auch noch, wenn die manische Phase vorbei ist. Es geht nicht alles auf einmal, auch wenn es so scheint. Bedenken Sie, dass JEDE Unregelmäßigkeit Ihre Manie fördert. Außerdem trägt das regelmäßige Essen dazu bei, dass Sie Ihre Tagesstruktur einhalten.

Wenn Sie dann auch noch selbst kochen und dafür einkaufen gehen, ist der Tag schon fast ausgeplant

8. Meiden Sie Süßigkeiten, Kaffee, Alkohol – also alle anregenden Stoffe – diese triggern. Wenn Sie Süßes nicht lassen können, versuchen Sie es mit Obst oder mit Schokolade, die z. B. mit Galaktose gesüßt ist (gibt es im Tavarlin-Shop unter www.tavarlinshop.de/. Mein Favorit ist der Schoko-Riegel Kokos). Galaktose erhöht im Gegensatz zu Glukose den Blutzuckerspiegel nicht und triggert damit auch keine Stimmungsschwankungen!
    Sie kennen den Spruch: „Erst einmal abwarten und Tee trinken" Das ist jetzt ein gutes Motto. Wenn Sie sich z. B. für grünen Tee mit Ingwer und Zitrone entscheiden, tun Sie nicht nur Ihrer Stimmung, sondern auch Ihrem Körper etwas Gutes.

9. Sie könnten auf die Idee kommen und jetzt besonders viele Kohlenhydrate essen zu wollen, weil Sie in meinem Buch gelesen haben, dass Kohlenhydrate müde machen. Ich bezweifle, dass das bei Ihnen in einer manischen Phase wirklich funktioniert. Diese Müdigkeit nach dem Essen werden Sie wahrscheinlich gar nicht wahrnehmen, weil Sie schon wieder „in Aktion" sind. Die Schwankungen des Blutzuckerspiegels haben Sie aber trotzdem. Es könnte sein, dass diese Schwankungen eventuell Ihre Aggressivität und Gereiztheit steigert – deshalb lassen Sie die Kohlenhydrate lieber weg.

10. Zu einer guten Tagesstruktur gehört auch der Schlaf. Schlafen ist die beste Strategie gegen die Manie, nur geht das im Moment gar nicht so gut – oder? Ich hatte Ihnen im Kapitel zum Schlaf das Schlafhormon Melatonin vorgestellt. Probieren Sie es aus, Sie können bis zu 10 mg am Abend nehmen. Ich habe in meinen Manien davon noch nichts gewusst und mich mit Sycrest, einem Psychopharmakon aus der Stoffklasse der Asenapine, sozusagen „abgeschossen". Wenn ich dann drei Tage hintereinander immer nur zum Essen aufgestanden bin und ansonsten schlafen konnte, war das Schlimmste überstanden.

11. Die einzige Laboruntersuchung, die jetzt angebracht ist, wäre die Messung des Vitamin-D-Spiegels. Wie ich Ihnen im Kapitel Vitamin D, dem Sonnenhormon erläutert habe, ist ein hoher Spiegel an Vitamin D, DHA und EPA Voraussetzung für ein angemessenes soziales Verhalten und für ein optimales Zusammenspiel der exekutiven Funktionen. Sie sollten dafür sorgen, dass Sie ausreichende Spiegel davon haben, dann klingt die Manie schneller ab. Seit dem ich darauf achte, lenkt sich meine Stimmung nicht mehr in den manischen Bereich aus, so als ob es jetzt eine natürlich Sperre gäbe.

12. Sollte Sie Ihre Aggressivität, Dünnhäutigkeit oder Reizbarkeit stören, wäre es angebracht, sich ein **Vitamin-B-Komplex** Präparat zu besorgen, da ein B 3-Mangel Ihre Aggressivität und Reizbarkeit steigern könnte. Lesen Sie dazu das Kapitel zur B-Familie, denn die acht B-Vitamine brauchen sich alle gegenseitig. Des Weiteren sollten Sie zeitgleich **Magnesium** nehmen.
Wenn Sie es gut vertragen, können Sie bis zum 1.500 mg am Tag nehmen, am besten nach jeder Mahlzeit 300 mg und den Rest zum Schlafen. Magnesium entspannt und hilft deshalb beim Einschlafen und gegen Anspannungszustände.

13. Erst wenn die Manie abgeklungen ist, sollten Sie sich mit dem Szenario 1 beschäftigen. Sie wissen sicher, dass Maniker dazu neigen, vieles anzufangen und nichts zu beenden. Die Gefahr besteht, wenn Sie jetzt z. B. Laboruntersuchungen machen lassen, die Sie vielleicht gar nicht brauchen. Das kostet alles Ihr Geld und deshalb sollten Sie gut überlegen, was Sie wirklich brauchen. Dieses Abwägen klappt gerade nicht so gut, deshalb schieben Sie es auf. Aufgeschoben ist nicht aufgehoben!

14. Wenn Sie Lust haben zum Recherchieren und sich einige Zeit konzentrieren können, könnten Sie nach Molekular-Mediziner, Ärzten oder Heilpraktikern in Ihrer Umgebung suchen, die Sie ggf. bei Ihrer Ernährungsumstellung und Stoffwechsel-Optimierung unterstützen könnten.

Szenario 3: Sie sind zurzeit **stimmungslabil** und dabei vorrangig **depressiv** und antriebsgemindert.

1. Tun Sie alles, was Ihnen gut tut. Kennen Sie die „300 angenehmen Tätigkeiten"? Dann schauen Sie doch mal hier: www.bipolaris.de/weitere-informationen-links/materialien-downloads/bipolar-ordner/

2. Gute Selbstfürsorge hat jetzt oberste Priorität. Falls Sie noch im Arbeitsprozess stehen, ggf. krank schreiben lassen. Sie sind jetzt nicht voll leistungsfähig, irgendwann merken das Ihre Kollegen.

3. Solange Sie sich schlecht fühlen, sollten Sie an Ihrer Ernährung erst einmal nicht viel ändern, denn die Umstellung kann Ihre Symptomatik verschlechtern. Warten Sie damit, bis Sie wieder einigermaßen stabil sind.

4. Lassen Sie keine Mahlzeiten aus. Behalten Sie Ihren gewohnten Tagesrhythmus bei.

5. Zwingen Sie sich, nicht im Bett zu essen, sondern sich dafür an den Tisch zu setzen.

6. Machen Sie gleich nach dem Aufstehen viel Licht, ziehen Sie die Gardinen zur Seite und öffnen Sie nach Möglichkeit das Fenster. Sehen Sie hinaus, wenn möglich in die Sonne. Vielleicht können Sie in Fensternähe essen.

7. Wenn es Ihnen möglich ist, abends auf Kohlenhydrate zu verzichten, wäre es gut. Sie geben Ihrem Körper damit eine lange Zeit zum Erholen. Wenn Sie Kohlenhydrate brauchen, dann auf das Frühstück und das Mittag beschränken. Zwingen Sie sich aber zu nichts!

8. Selbst, wenn Sie nachts wach werden und nicht mehr einschlafen können, essen Sie nicht nachts.

9. Bei Problemen beim Ein- und Durchschlafen könnte Melatonin helfen, 1 bis 2 mg reichen.

10. Stehen Sie immer zur gleichen Zeit auf, auch wenn Sie sich zwingen müssen.

11. Körperhygiene muss sein!

12. Bitten Sie Ihre Partnerin/Ihren Partner oder Ihre Freundin/Ihren Freund Sie täglich zu einem Spaziergang an der frischen Luft einzuladen und mitzunehmen, selbst dann, wenn Sie gerade keine Lust dazu verspüren. Sie werden sehen, dass Sie sich hinterher besser fühlen. Licht wirkt stimmungsaufhellend! 10 Minuten sind besser als 5 Minuten; 5 Minuten sind besser als nicht raus gehen!

13. Wenn Sie es nicht schaffen, selbst einkaufen zu gehen, bestellen Sie im Internet und lassen Sie liefern oder bitten Sie Angehörige oder Freunde darum.

14. Wenn Sie kochen, dann wählen Sie einfache Gerichte, nichts Kompliziertes. Eier kochen kann jeder, Rühreier mit Speck kann jeder – ja, das kann man auch dreimal am Tag essen. Gemüsesuppen sind ganz einfach zu kochen, es geht schnell, wärmt schön durch und macht satt. Etwas Öl und Sesamkörner oder Hanfsamen drüber, vielleicht auch Sprossen.

15. Wenn Ihnen permanent kalt ist, trinken Sie Tee mit frischen Ingwer-Scheiben. Würzen Sie Ihr Essen scharf (Senf, Paprika, Ingwer, Kurkuma, Chili, Harissa), das wärmt. Jetzt keinen Pfefferminz-Tee, der kühlt, auch wenn Sie

ihn heiß trinken! Kennen Sie die goldene Milch? Das ist ein indisches Getränk mit Kurkuma und Ingwer. Im Internet gibt es verschiedene Rezepte, bevorzugt am Abend trinken.

16. Wenn Sie es schaffen, ein bisschen Sport zu machen, wäre es toll. Bewegung wirkt stimmungsaufhellend!

17. Folgende Lebensmittel wirken stimmungsaufhellend: viel Eiweiß, Bananen, Nüsse, Fisch.

18. Folgende Nahrungsergänzungsmittel wirken stimmungsaufhellend: Vitamin D in Kombination mit Omega-3-Fettsäuren, Selen.

19. Wenn Sie von innerer Unruhe geplagt werden, könnte Magnesium helfen. Es entspannt und unterstützt die Produktion von Serotonin.

20. Wenn Sie Ihren Antrieb verbessern wollen, könnten Sie morgens 2 g Tyrosin nehmen, siehe Kapitel „Moleküle der Gefühle"

21. Morgens nach der warmen Dusche, kalte Kneippsche Güsse wirken stimmungsaufhellend. Wenn Sie es nicht gewöhnt sind, mit kalten Gesichtswaschungen anfangen. Langsam steigern.

22. Haben Sie schon mal über den Besuch einer Selbsthilfegruppe nachgedacht?

23. Wenn Sie nicht mehr weiter wissen, scheuen Sie sich nicht, professionelle Hilfe zu suchen.

24. Wenn Sie sich wieder einigermaßen stabil fühlen, können Sie Szenario 1 probieren.

Betrachten Sie Ihr Vorhaben stabil zu werden, als Weg. Wenn Sie am Fuß der Treppe stehen, scheint der Weg steil und schwierig. Erlauben Sie sich immer mal wieder, auf der Treppe stehen zu bleiben, sich umzudrehen und wertzuschätzen, was Sie bereits hinter sich haben. Es ist auch überhaupt nicht schlimm, wenn Sie auf Ihrem Weg auch mal eine Weile auf einer Stufe stehenbleiben oder vielleicht sogar eine Treppenstufe zurück treten. Das ist keine Katastrophe und gehört zu unserer bipolaren Störung dazu.

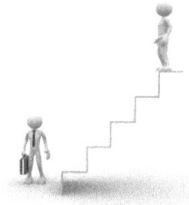

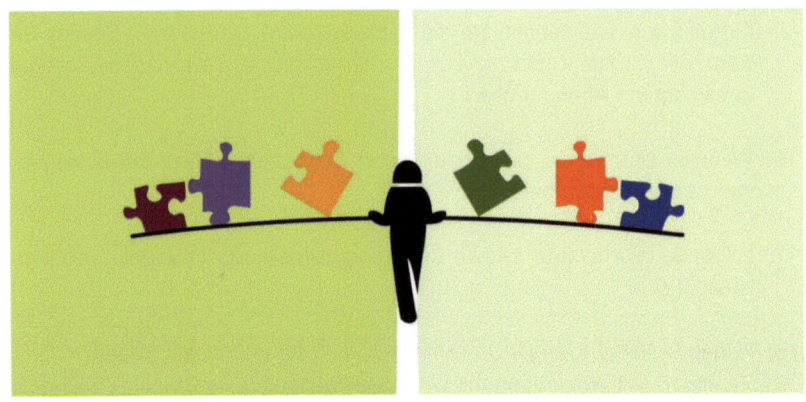

Anstelle eines Schlusswortes

Zum Abschluss möchte ich Ihnen noch eine Kalendergeschichte von Johann Peter Hebel vorstellen, die dieser 1810 geschrieben hat. Die Geschichte soll Ihnen Hoffnung geben, dass jeder seinen Weg im Umgang mit der bipolaren Störung finden kann, wenn man diesen auch sucht.

Johann Peter Hebel: Der geheilte Patient (1810)

Reiche Leute haben trotz ihrer gelben Vögel doch manchmal auch allerlei Lasten und Krankheiten auszustehen, von denen gottlob der arme Mann nichts weiß, denn es gibt Krankheiten, die nicht in der Luft stecken, sondern in den vollen Schüsseln und Gläsern, und in den weichen Sesseln und seidenen Betten, wie jener reiche Amsterdamer ein Wort davon reden kann.

Den ganzen Vormittag saß er im Lehnsessel und rauchte Tabak, wenn er nicht zu träge war, oder hatte Maulaffen feil zum Fenster hinaus, aß aber zu Mittag doch wie ein Drescher, und die Nachbarn sagten manchmal: „Windet's draußen, oder schnauft der Nachbar so?" – Den ganzen Nachmittag aß und trank er ebenfalls bald etwas Kaltes bald etwas Warmes, ohne Hunger und ohne Appetit, aus lauter Langerweile bis an den Abend, also, daß man bei ihm nie recht sagen konnte, wo das Mittagessen aufhörte und wo das Nachtessen anfing.

Nach dem Nachtessen, legte er sich ins Bett, und war so müd, als wenn er den ganzen Tag Steine abgeladen, oder Holz gespalten hätte. Davon bekam er zuletzt einen dicken Leib, der so unbeholfen war, wie ein Maltersack. Essen und Schlaf wollte ihm nimmer schmecken, und er war lange Zeit, wie es manchmal geht, nicht recht gesund und nicht recht krank; wenn man aber ihn selber hörte, so hatte er 365 Krankheiten, nämlich alle Tage eine andere. Alle Ärzte, die in Amsterdam sind, mußten ihm raten. Er verschluckte ganze Feuereimer voll Mixturen, und ganze Schaufeln voll Pulver, und Pillen wie Enteneier so groß, und man nannte ihn zuletzt scherzweise nur die zweibeinige Apotheke. Aber alle Arzneien halfen ihm nichts, denn er folgte nicht, was ihm die Ärzte befahlen, sondern sagte: „Fouder, wofür bin ich ein reicher Mann, wenn ich soll leben, wie ein Hund, und der Doktor will mich nicht gesund machen für mein Geld?" Endlich hörte er von einem Arzt, der 100 Stund weit weg wohnte, der sei so geschickt, daß die Kranken gesund werden, wenn er sie nur recht anschaue, und der Tod geh ihm aus dem Weg, wo er sich sehen lasse.

Zu dem Arzt faßte der Mann ein Zutrauen, und schrieb ihm seinen Umstand. Der Arzt merkte bald was ihm fehle, nämlich nicht Arznei, sondern Mäßigkeit und Bewegung und sagte: „Wart dich will ich bald kuriert haben."

Deswegen schrieb er ihm ein Brieflein folgenden Inhalts: „Guter Freund, Ihr habt einen schlimmen Umstand, doch wird Euch zu helfen sein, wenn Ihr folgen wollt. Ihr habt ein bös Tier im Bauch, einen Lindwurm mit sieben Mäulern. Mit dem Lindwurm muß ich selber reden, und Ihr müßt zu mir kommen. Aber fürs erste so dürft Ihr nicht fahren oder auf dem Rößlein reiten, sondern auf des Schuhmachers Rappen, sonst schüttelt Ihr den Lindwurm und er beißt Euch die Eingeweide ab, sieben Därme auf einmal ganz entzwei. Fürs andere dürft Ihr nicht mehr essen, als zweimal des Tages einen Teller voll Gemüs, mittags ein Bratwürstlein dazu, und nachts ein Ei, und am Morgen ein Fleischsüpplein mit Schnittlauch drauf. Was Ihr mehr esset, davon wird nur der Lindwurm größer, also daß er Euch die Leber erdrückt, und der Schneider hat Euch nimmer viel anzumessen, aber der Schreiner. Dies ist mein Rat, und wenn Ihr mir nicht folgt, so hört Ihr im andern Frühjahr den Kuckuck nimmer schreien. Tut was Ihr wollt!"

Als der Patient so mit ihm reden hörte, ließ er sich sogleich den andern Morgen die Stiefel salben und machte sich auf den Weg, wie ihm der Doktor befohlen hatte. Den ersten Tag ging es so langsam, daß wohl eine Schnecke hätte können sein Vorreiter sein, und wer ihn grüßte, dem dankte er nicht, und wo ein Würmlein auf der Erde kroch, das zertrat er.

Aber schon am zweiten und am dritten Morgen kam es ihm vor, als wenn die Vögel schon lange nimmer so lieblich gesungen hätten wie heut, und der Tau schien ihm so frisch und die Kornrosen im Feld so rot, und alle Leute, die ihm begegneten, sahen so freundlich aus, und er auch, und alle

Morgen, wenn er aus der Herberge ausging, war's schöner, und er ging leichter und munterer dahin, und als er am 18. Tage in der Stadt des Arztes ankam, und den andern Morgen aufstand, war es ihm so wohl, daß er sagte:

„Ich hätte zu keiner ungeschicktern Zeit können gesund werden als jetzt, wo ich zum Doktor soll. Wenn's mir doch nur ein wenig in den Ohren brauste, oder das Herzwasser lief mir."

Als er zum Doktor kam, nahm ihn der Doktor bei der Hand, und sagte ihm: „Jetzt erzählt mir denn noch einmal von Grund aus, was Euch fehlt." Da sagte er: „Herr Doktor, mir fehlt gottlob nichts, und wenn Ihr so gesund seid wie ich, so soll's mich freuen."

Der Doktor sagte: „Das hat Euch ein guter Geist geraten, daß Ihr meinem Rat gefolgt habt. Der Lindwurm ist jetzt abgestanden. Aber Ihr habt noch Eier im Leib, deswegen müßt Ihr wieder zu Fuß heimgehen, und daheim fleißig Holz sägen, daß niemand sieht, und nicht mehr essen, als Euch der Hunger ermahnt, damit die Eier nicht ausschlüpfen, so könnt Ihr ein alter Mann werden", und lächelte dazu.

Aber der reiche Fremdling sagte: „Herr Doktor, Ihr seid ein feiner Kauz, und ich versteh Euch wohl", und hat nachher dem Rat gefolgt, und 87 Jahre, 4 Monate 10 Tage gelebt, wie ein Fisch im Wasser so gesund, und hat alle Neujahr dem Arzt 20 Dublonen zum Gruß geschickt.

(Quelle: http://gutenberg.spiegel.de/buch/-9709/112)

Ihnen alles Gute und bleiben Sie stabil!
Ihre Annett Oehlschläger

Danksagung

Dieses Buch wäre nicht entstanden, wenn es Dr. Ulrich Strunz, seine Bücher, seine Webseite und vor allem seine täglichen News nicht gäbe. Sein Buch „Das Geheimnis der Gesundheit" war für mich das Schlüsselereignis, mich mehr mit meiner Körperchemie auseinanderzusetzen. Das und alle anderen seiner Bücher haben mich sehr motiviert. Vielen Dank dafür!

Dieses Buch wäre auch nicht entstanden, wenn mein lieber Ehemann Martin nicht ein so verständnisvoller und geduldiger Lehrer wäre. Er übt diesen Beruf schließlich schon über 40 Jahre aus. Er hat mir in vielen Gesprächen biologische, biochemische und chemische Zusammenhänge erklärt, und zwar so, dass ich sie als Laie auch verstehen konnte. Ich danke dir!

Dieses Buch wäre nicht entstanden, wenn Burkhard aus meiner Selbsthilfegruppe nicht irgendwann mal in seiner trockenen Art gefragt hätte, ob ich das nicht mal aufschreiben könne. So viel könne sich doch kein Mensch merken. Burkhard, du hast sicher nicht geahnt, was du damit ausgelöst hast.

Mein Dank gilt auch Prof. Jörg Spitz. Er hat ein Institut für menschliche Medizin gegründet und bereits dreimal einen Kongress für menschliche Medizin abgehalten. Der gesamte Kongress wurde aufgenommen und ist als Kongresspaket erhältlich. So konnte ich alle Vorträge aus 2015, 2016 und 2017 sehen und habe sehr viel gelernt. Dieses Wissen ist indirekt in das Buch eingeflossen. Vielen Dank, Herr Prof. Spitz für Ihr Engagement!

Ebenso habe ich durch die Webseite edubily.de viel über die Biochemie des Körpers gelernt. Vielen Dank an Chris Michalk und Phil Böhm.

Den Satz und die grafische Gestaltung hat Marlis Konrad übernommen. Vielen Dank für Ihre Geduld bei meinen vielen Änderungswünschen!

Ich möchte mich auch bei den Teilnehmern meiner Seminare zum Thema „Lebensstil und Ernährung" bedanken. Durch ihre Nachfragen konnte ich sehen, ob meine Ausführungen für Betroffene verständlich sind und nachbessern.

Zum Abschluss danke ich Dr. Ulrich Strunz, Dr. Bodo Kuklinski, Dr. Michael Spitzbart, Chris Michalk und Peter Spork, dass ich sie umfangreich zitieren durfte.

Literaturverzeichnis

Adler, Yael (Hg.) (2016): Haut nah. Alles über unser größtes Organ. Unter Mitarbeit von Katja Spitzer. Droemer Verlag. München: Droemer.

Adli, Mazda; Bauer, Michael (2011): Neurobiologie und Therapie bipolarer Erkrankungen. 2. Aufl. Bremen [u. a.]: Uni-Med (Uni-Med science).

Ansari, Peter; Ansari, Sabine; Müller-Oerlinghausen, Bruno (Hg.) (2016): Unglück auf Rezept. Die Antidepressiva-Lüge und ihre Folgen. Stuttgart: Klett-Cotta.

Bartosch, Holle (2005): Frauen laufen anders. Ihr Laufbuch für Anmut und Kraft, eine schöne Figur, Glück und Genuss. 1. Aufl. Berlin: Econ (Econ Sachbuch, 11189).

Béliveau, Richard; Gingras, Denis; van Laak, Hanna (2015): Krebszellen mögen keine Himbeeren. Das große Buch der Prävention. München: Kösel.

Ben-Barak, Idan (2016): Warum sind wir eigentlich noch nicht tot? Alles über unser Immunsystem. Unter Mitarbeit von Sebastian Vogel. Berlin: Ullstein.

Berg-Peer, Janine (2015): Aufopfern ist keine Lösung. Mut zu mehr Gelassenheit für Eltern psychisch erkrankter Kinder und Erwachsener. München: Kösel.

Bock, Thomas; Koesler, Andreas (2005): Bipolare Störungen. Manie und Depression verstehen und behandeln. 1. Aufl. Bonn: Psychiatrie-Verlag

Brater, Jürgen (2016): Blut tut gut. Alles über unser flüssiges Superorgan. München: Herbig.

Bräunig, Peter (2010): Leben mit bipolaren Störungen. Manisch-depressiv: Wissen, das Ihnen guttut ; Antworten auf 200 am häufigsten gestellte Fragen. 2. Aufl. Stuttgart: TRIAS.

Burgerstein, Lothar; Zimmermann, Michael (2012): Handbuch Nährstoffe. Vorbeugen und heilen durch ausgewogene Ernährung; alles über Spurenelemente, Vitamine und Mineralstoffe. 12. Aufl., vollst. neu bearb. und erw. Stuttgart: TRIAS-Verlag

Coy, Johannes F. (2016): Die neue Anti-Krebs-Ernährung. Wie Sie das Krebs-Gen stoppen. Aktualisierte Neuausgabe von Die neue Anti-Krebs-Ernährung, die Kompaktausgabe des Bestsellers, 1. Auflage. München: Gräfe und Unzer Verlag GmbH.

Cremer et al. (1980): Ernährungslehre und Diätetik. Biochemie und Physiologie der Ernährung, Band I, Teil 1, 1. Band: Georg Thieme Verlag Stuttgart – New York (1).

Davis, William (Hg.) (2016): Weizenwampe – der Gesundheitsplan. Getreidefrei fit und schlank. Unter Mitarbeit von Imke Brodersen. Deutsche Erstausgabe. München: Goldmann.

Davis, William; Brodersen, Imke (2014): Weizenwampe – das Kochbuch. Gesund und schlank ohne Weizen ; mit 120 Rezepten. Dt. Erstausg., 7. Aufl. München: Goldmann (Goldmann, 17447).

Dirnagl, Ulrich; Müller, Jochen (2016): Ich glaub, mich trifft der Schlag. Warum das Gehirn tut, was es tun soll, oder manchmal auch nicht. München: Droemer.

Dollé, Romy (2015): Früchtewampe. Warum Obst und Gemüse dick machen!; flacher Bauch – gesunder Darm; effektive Workouts und 4-Tage-Plan; alles über Lebensmittelunverträglichkeiten. 1. Aufl. Lünen: Systemed-Verlag.

Eichinger, Uschi (2013): Der Burnout-Irrtum. Ausgebrannt durch Vitalstoffmangel – Burnout fängt in der Körperzelle an! Das Präventionsprogramm mit Praxistipps und Fallbeispielen. Lünen: systemed.

Enders, Giulia (2017): Darm mit Charme. Alles über ein unterschätztes Organ. Unter Mitarbeit von Jill Enders. Aktualisierte Neuausgabe. Berlin: Ullstein.

Fink, Candida; Kraynak, Joe; Strahl, Hartmut (2012): Manisch-depressiv für Dummies. Weinheim: Wiley (Für Dummies).

Goleman, Daniel; Griese, Friedrich (2015): Emotionale Intelligenz. Ungekürzte Ausg., 24. Aufl. München: Dt. Taschenbuch-Verlag. (dtv, 36020).

Gonder, Ulrike; Heilmeyer, Peter (2017): Essen! Nicht! Vergessen! Demenzrisiko einfach wegessen – oder: Wie die Ernährung vor Alzheimer & Co. schützen kann. 1. Auflage. Lünen: systemed Verlag.

Grillparzer, Marion (2013): Fit & schlank mit dem Mini-Trampolin. Für eine schöne Figur, mehr Gesundheit und gute Laune. München: Südwest-Verlag.

Grillparzer, Marion (2017): Cleverer als No Carb. Die Carb-100-Formel. Unter Mitarbeit von Martina Kittler und Astrid Reinbacher. Originalausgabe. München: Heyne.

Grillparzer, Marion; Engel, Tina (2017): Smart Aging. Clever essen, natürlich bewegen, jung bleiben: rundum glücklich ins Wohlfühl-Alter. 1. Auflage. München: Christian.

Grillparzer, Marion; Kittler, Martina (2010): GLYX-Diät. Das Kochbuch : [226 Rezepte zum Abnehmen mit Glücks-Gefühlen; Extra: Einsteiger-Power-Woche]. 10. Aufl. München: Gräfe und Unzer.

Gröber, Uwe; Kisters, Klaus (2015): Arzneimittel als Mikronährstoff-Räuber. Was Ihr Arzt und Apotheker Ihnen sagen sollten; mit 13 Tabellen. 1. Aufl. Stuttgart: WBG.

Halle, Martin (2016): Jung bleiben mit gesunden Gefäßen. So drehen Sie Ihre biologische Uhr zurück. Vollständige Taschenbuchausgabe, 1. Auflage (Goldmann).

Helden, Raimund von (2015): Gesund in sieben Tagen. Erfolge mit der Vitamin-D-Therapie; ein Leitfaden für die Praxis. Erweiterte 18. Aufl. Dresden: Hygeia-Verl.

Hirschhausen, Eckart von (Hg.) (2016): Wunder wirken Wunder. Wie Medizin und Magie uns heilen. Rowohlt Verlag. Reinbek bei Hamburg: Rowohlt.

Illy, Daniel (2017): Ratgeber bipolare Störungen. Hilfe für den Alltag. Unter Mitarbeit von Elisabeth Deim. 1. Auflage. München: Elsevier.

Jopp, Andreas; Arnold, Susanne (2010): Risikofaktor Vitaminmangel. Hochleistungsstoffe für Nerven und Immunsystem; Schutz gegen Krebs, Herz-Kreislauf-Erkrankungen, Altersdemenz. 4. Aufl. Stuttgart: TRIAS.

Karstädt, Uwe (2005): Das Dreieck des Lebens. München: Titan-Verlag

Kharrazian, Datis; Oechsler, Rotraud (2014): Schilddrüsenunterfunktion und Hashimoto anders behandeln. Wenn Sie sich trotz normaler Blutwerte schlecht fühlen. Die 22 Muster der Schilddrüsenunterfunktion. Kirchzarten bei Freiburg: VAK.

Karstädt, Uwe; Vogt, Michael (2013): Die Säure des Lebens. Uwe Karstädt im Gespräch mit Michael Vogt. London: TAS-Verl.

Klante, Dirk (2011): Mir geht's gut! Was Vitamine & Co wirklich leisten. 1. Aufl. Marburg: Fazit Gesund.

Knecht, Josef: Ames-Studie Teil 1 Vitamin-D steuert die Serotonin-Synthese.

Knecht, Josef: Ames-Studie Teil 2 Vitamin-D steuert die Serotonin-Synthese.

Kuklinski, Bodo (Hg.) (2016): Mitochondrien. Symtome, Diagnose und Therapie. 2. Auflage. Bielefeld: Aurum.

Kuklinski, Bodo; Schemionek, Anja (2015): Mitochondrientherapie – die Alternative. Schulmedizin? Heilung ausgeschlossen!; [praktische Hinweise für eine bessere Gesundheit]. 4. Aufl. Bielefeld: Aurum.

Kuklinski, Bodo; van Lunteren, Ina (2013): Gesünder mit Mikronährstoffen. Schützen Sie Ihre Zellen vor „Freien Radikalen". Erw. Neuaufl., 3. Aufl. Bielefeld: Aurum.

Kumbier, Dagmar (2015): Das Innere Team in der Psychotherapie. Methoden- und Praxisbuch. 3. Aufl. Stuttgart: Klett-Cotta (Leben lernen, 265).

Leitz, Anja (2016): Better Body – Better Brain. Das Handbuch zur Selbstoptimierung von Körper und Geist. Riva.

Lommel, Marina (2017): Low Carb typgerecht. Die individuelle 30-Tage-Fatburn-Challenge. 1. Auflage. München: Südwest (Foodpunk).

Lückerath, Eva; Müller, Sven-David (Hg.) (2002): Praxis der Diätetik und Ernährungsberatung. Verband für Ernährung und Diätetik. 2. neu bearb. und erw. Aufl. Stuttgart: Hippokrates.

Lustig, Robert H. (2016): Die bittere Wahrheit über Zucker. Wie Übergewicht, Diabetes und andere chronische Krankheiten entstehen und wie wir sie besiegen können. 1. Aufl. s. l.: riva Verlag.

Lutz, Wolfgang (2007): Leben ohne Brot. Die wissenschaftlichen Grundlagen der kohlenhydratarmen Diät. 16. Aufl. Gräfelfing: Informed-Verl.

Meyer, Thomas D. (2005): Manisch-depressiv? Was Betroffene und Angehörige wissen sollten. Weinheim: Beltz PVU.

Meyer, Thomas D.; Hautzinger, Martin (2004): Manisch-depressive Störungen. 1. Aufl. Weinheim: BeltzPVU (Materialien für die klinische Praxis).

Michalk, Chris: 6 Eckpfeiler einer gesunden Ernährung. Rundmail vom 23.04.2017.

Michalk, Chris: 7 natürliche Lebensmittel, die deinen Körper optimieren – E-Book.

Michalk, Chris: Das edubily-Konzept im Kontext | edubily.de.

Michalk, Chris: Edu_Guide_Energie.| edubily.de.

Michalk, Chris: Edu_guide_neuigkeiten.| edubily.de.

Michalk, Chris: Edu_Guide_Training.| edubily.de.

Michalk, Chris: edubily_NO_Guide. Arginin-Citrullin-NO.| edubily.de.

Michalk, Chris: edubily-ebook–10-lebensmittel.| edubily.de.

Michalk, Chris: Magnesium: Alles was du wissen musst | edubily.de.

Michalk, Chris: Mitochondrien: Dreh- und Angelpunkt der Gesundheit – Grundlagen.| edubily.de.

Michalk, Chris: n3-Fettsäuren und Depression | edubily.de.

Michalk, Chris (2014): Das Handbuch zu Ihrem Körper. Abnehmen, Gesundheit, Leistungs-fähigkeit; so erreichen Sie Ihr genetisches Maximum. 1. Aufl. Wallerfangen: Edubily.

Michalk, Chris; Böhm, Phil: Mitochondrien.Energie.Vitalität. Mit der Kraft der Mitochond-rien zu mehr Leistungsfähigkeit, Gesundheit und Libido.| edubily.de.

Michalsen, Andreas; Thorbrietz, Petra (2017): Heilen mit der Kraft der Natur. Hg. v. Fried-rich-Karl Sandmann. Berlin: Insel Verlag.

Moore, John T.; Langley, Richard; Blasche, Tina; Hemschemeier, Susanne Katharina; Micksch, Tina (2014): Biochemie für Dummies. 2. überarbeitete und korrigierte Auflage. Weinheim: Wiley-VCH (für Dummies).

Patrick, Rhonda P.; Ames, Bruce N. (2014): Vitamin D hormone regulates serotonin synthe-sis. Part 1. Relevance for autism. In: FASEB journal : official publication of the Federation of American Societies for Experimental Biology 28 (6), S. 2398–2413. DOI: 10.1096/fj.13-246546.

Perlmutter, David; Loberg, Kristin; Brodersen, Imke (2014): Dumm wie Brot. Wie Weizen schleichend Ihr Gehirn zerstört. Dt. Erstausg., 10. Aufl. München: Mosaik.

Perlmutter, David; Loberg, Kristin (2016): Scheissschlau. Wie eine gesunde Darmflora un-ser Hirn fit hält. Unter Mitarbeit von Imke Brodersen. Deutsche Erstausgabe, 1. Auflage. München: Mosaik.

Perlmutter, David; Loberg, Kristin (2017): Nie wieder – Dumm wie Brot. Schlank und schlau ohne Getreide. Unter Mitarbeit von Imke Brodersen. München: Mosaik.

Perlmutter, David; Loberg, Kristin; Brodersen, Imke (2014): Dumm wie Brot. Wie Weizen schleichend Ihr Gehirn zerstört. Dt. Erstausg., 10. Aufl. München: Mosaik.

Peters, Achim; Junge, Sebastian (2013): Das egoistische Gehirn. Warum unser Kopf Diäten sabotiert und gegen den eigenen Körper kämpft. Ungekürzte Ausg., 4. Aufl. Berlin: Ull-stein (Ullstein, 37441).

Peters, Achim; Junge, Sebastian (2014): Mythos Übergewicht. Warum dicke Menschen länger leben. 1. Aufl., genehmigte Taschenbuchausg. München: btb (btb, 74798).

Platt, Michael E.; Armbruster, Jochen (2013): Die Hormonrevolution. Spektakuläre Behand-lungserfolge bei Schilddrüsenstörungen, Migräne, Osteoporose, Wochenbettdepressio-nen, ADHS, Gewichtsproblemen, PMS, Fibromyalgie, Wechseljahresbeschwerden, Diabetes u. v. a. m. Kirchzarten bei Freiburg: VAK.

Platt, Michael E. (2016): Adrenalindominanz erfolgreich behandeln. Wenn das Stresshor-mon den Körper regiert. Unter Mitarbeit von Rotraud Oechsler.
2. Auflage. Kirchzarten bei Freiburg: VAK Verlags GmbH.

Reynolds, Donna (2012): Der bipolare Spagat. Manisch-depressive Menschen verstehen; das Hilfe-Buch einer Betroffenen für Freunde und Angehörige. 1. Aufl. Stuttgart: TRIAS.

Ross, Julia; Höfer, Julia; Künckeler, Swantje; Reif-Wittlich, Monika; Friederichs, Edgar (2013): Was die Seele essen will. Die Mood Cure. 5. Aufl. Stuttgart: Klett-Cotta.

Scheuernstuhl, Annelie; Hild, Anne (2015): Natürliche Hormontherapie. Alles Wissenswerte über Hormone, die Ihre Gesundheit nebenwirkungsfrei ins Gleichgewicht bringen können! 13. Aufl., erw. und überarb. Neuaufl. Bielefeld: Aurum.

Schmitt-Homm, Rüdiger; Homm, Simone; Glasbergen, Cartoons Randy; R. Schmitt-Homm, Grafiken (2014): Handbuch Anti-Aging und Prävention. Die wichtigsten Forschungsergebnisse. Die sinnvollsten Gesundheitsstrategien. Die wirksamsten Prax. Kirchzarten bei Freiburg: VAK.

Schulte-Uebbing, Claus: Hashimoto Thyreoiditis, Östrogen-Dominanz und Progesteron-Mangel.

Schulz von Thun, Friedemann (2016): Störungen und Klärungen. Allgemeine Psychologie der Kommunikation. 53. Auflage, Originalausgabe. Reinbek bei Hamburg: Rowohlt Taschenbuch Verlag (Rororo, 17489).

Schulz von Thun, Friedemann (2016): Das „Innere Team" und situationsgerechte Kommunikation. Kommunikation, Person, Situation. Unter Mitarbeit von Verena Hars. 25. Auflage, Originalausgabe. Reinbek bei Hamburg: Rowohlt Taschenbuch Verlag (Rororo, 60545).

Schulz von Thun, Friedemann (2017): Stile, Werte und Persönlichkeitsentwicklung. Differenzielle Psychologie der Kommunikation. 36. Auflage, Originalausgabe. Reinbek bei Hamburg: Rowohlt Taschenbuch Verlag (Rororo, 18496).

Schulz von Thun, Friedemann; Stegemann, Wibke (Hg.) (2017): Das Innere Team in Aktion. Praktische Arbeit mit dem Modell. 9. Auflage, Originalausgabe. Reinbek bei Hamburg: Rowohlt Taschenbuch Verlag (Rororo Miteinander reden, 61644).

Schymanski, Ingo (2014): Die Sprache der Seele. Psychosomatische Symptome als Chance für Gesundheit und Wohlbefinden. 2. Aufl. Germering/München: Zuckschwerdt.

Schymanski, Ingo (2015): Im Teufelskreis der Lust. Raus aus der Belohnungsfalle! 1. Aufl. Stuttgart: Schattauer

Spitz, Jörg (2009): Vitamin D. Das Sonnenhormon für unsere Gesundheit und der Schlüssel zur Prävention. 2. erw. Aufl. Schlangenbad: Ges. für Medizinische Information und Prävention.

Spitz, Jörg (2012). Die Bedeutung des Sonnenlichts und des „Sonnenhormons" Vitamin D für unsere Gesundheit. Schlangenbad: Institut für med. Information und Prävention, zuletzt geprüft am 18.07.2017.

Spitz, Jörg (2014): Vitamin D. Das Sonnenhormon; warum die Sonne so wichtig für uns ist; wie Sie Ihren Vitamin-D-Vorrat auftanken. 1. Aufl. Murnau a. Staffelsee: Mankau (Kompakt-Ratgeber).

Spitzbart, Michael (2001): Das Blut der Sieger. Warum ist man so, wie man isst? 2. überarb. Aufl. Nürnberg: WESSP.

Spitzbart, Michael (2012): Erschöpfung und Depression: wenn die Hormone verrücktspielen. Burnout-gefährdet? Ihr Blut verrät's!; [mit Stress-Test]. München: Kösel.

Spitzbart, Michael (Hg.) (2015): Entschlüsseln Sie Ihren Gesundheitscode. Mit dem Minimumgesetz fit und vital ohne Chemie. Scorpio Verlag GmbH & Co. KG. München: Scorpio.

Spitzer, Manfred (2006): Nervenkitzel. Neue Geschichten vom Gehirn. 1. Aufl. Frankfurt am Main: Suhrkamp (MedizinHuman, 3).

Spork, Peter (2016): Wake up! Aufbruch in eine ausgeschlafene Gesellschaft. Ungekürzte Taschenbuchausgabe. München: dtv (dtv Sachbuch).

Strunz. Ulrich: Tägliche News unter www.strunz.com und Artikel unter www.drstrunz.de
Die folgend angegebenen News sind unter Eingabe der Überschrift in die Suchfunktion auf den angegebenen Internetseiten auffindbar:

Strunz, Ulrich: ADHS-Behandlung auch bei Erwachsenen. Artikel 910 vom 14.08.2017.

Strunz, Ulrich: Bemerkenswert ehrlich. News vom 10.06.2016.

Strunz, Ulrich: Bewegungsdrang. News vom 11.12.2009.

Strunz, Ulrich: Bipolare Störung. News vom 28.03.2016

Strunz, Ulrich: Blut-Tuning. Anleitung zur biologischen Leistungsmaximierung.

Strunz, Ulrich: Brauchen wir Zucker zum Leben. News vom 14.01.2013.

Strunz, Ulrich: Darm und Depression. News vom 11.06.2014.

Strunz, Ulrich: Darmsanierung. News vom 21.01.2017

Strunz, Ulrich: Das gute alte Zink. News vom 09.09.2015.

Strunz, Ulrich: Das Sonnenhormon. News vom 30.05.2013.

Strunz, Ulrich: Dem Tod von der Schippe. News vom 26.06.2017.

Strunz, Ulrich: Depression – der neue Blickwinkel. News vom 10.11.2015.

Strunz, Ulrich: Depression – Zusammenfassung mehrerer News.

Strunz, Ulrich: Der kaputte löchrige Darm. News vom 15.05.2017

Strunz, Ulrich: Die Blamage des Jahrhunderts. News vom 18.05.2015

Strunz, Ulrich: Dramatisch mehr innerer Frieden. News vom 06.11.2013.

Strunz, Ulrich: Eier sind gefährlich? News vom 17.02.2009.

Strunz, Ulrich: Eiweiß macht Diabetes-1. News vom 20.04.2017.

Strunz, Ulrich: Eiweißforschung. News vom 25.02.2013.

Strunz, Ulrich: Frösteln auch im Sommer. News vom 05.01.2017.

Strunz, Ulrich: Fürs Glück haben wir Zink. News vom 30.08.2014.

Strunz, Ulrich: Gag am Wochenende. News vom 30.08.2015.

Strunz, Ulrich: Glia. News vom 18.04.2015.

Strunz, Ulrich: Ihr Körper hungert. News vom 13.12.2016.

Strunz, Ulrich: Kalzium und Magnesium. News vom 23.08.2013.

Strunz, Ulrich: Leben kann so einfach sein. News vom 23.09.2008.

Strunz, Ulrich: Magnesium – das Salz der inneren Ruhe. News vom 15.05.2006.

Strunz, Ulrich: Magnesium in der Frohmedizin. News vom 28.01.2017.

Strunz, Ulrich: Mein Diabetes ist komplett weg. News vom 09.03.2015.

Strunz, Ulrich: Migräne – ein Überblick. News vom 24.06.2016.

Strunz, Ulrich: Migräne: Ein eleganter Ausweg. News vom 18.06.2017.

Strunz, Ulrich: Migräne ist überflüssig. News vom 24.06.2016.

Strunz, Ulrich: Pflanze gegen Tier. News vom 17.03.2015.

Strunz, Ulrich: Reicht Ihre Energie für den Sport? News vom 26.06.2013.

Strunz, Ulrich: Selen oder Denken ist schwer. News vom 09.06.2014.

Strunz, Ulrich: Tyrosin: Für den gesunden Spannungszustand. News vom 12.08.2015.

Strunz, Ulrich: Verlängerung der Telomere. News vom 06.10.2015.

Strunz, Ulrich: Vitamin C im Gehirn. News vom 11.06.2012

Strunz, Ulrich: Vitamin D und Magnesium. News vom 07.04.2017.

Strunz, Ulrich: Vitamine? Europa blamiert Deutschland. News vom 31.03.2013.

Strunz, Ulrich: Vitamin-Mobbing. News vom 03.01.2013.

Strunz, Ulrich: Vollkorn. News vom 13.07.2001.

Strunz, Ulrich: Warum weiß der das nicht? News vom 23.09.2014.

Strunz, Ulrich: Was tun, wenn das Leben dunkel wird. News vom 27.10.2017

Strunz, Ulrich: Weniger als ein Teelöffel. News vom 07.10.2013.

Strunz, Ulrich: Wohlige Wärme. News vom 13.01.2014.

Strunz, Ulrich: Wunder Vitamin D. News vom 28.08.2014.

Strunz, Ulrich: Zweierlei Maß.

Strunz, Ulrich (2008): Die neue Diät. Fit und schlank durch Metabolic Power ; schlank und fit für immer, das Geheimnis der Enzymrevolution, maximale Fettverbrennung sofort. Originalausg., 7. Aufl. München: Heyne.

Strunz, Ulrich (2010): Das Geheimnis der Gesundheit. Verblüffende neue Erkenntnisse aus der Welt der Medizin. 6. Aufl., Orig.-Ausg. München: Heyne (Heyne, 65013).

Strunz, Ulrich (2011): Wieso macht die Tomate dick? Schlank und fit für immer – Kohlenhydrate aufspüren und austricksen. 2. Auflage. München: Heyne (Forever young).

Strunz, Ulrich (2012): Laufend gesund. So mobilisieren Sie die heilende Kraft des Körpers; [wie Sie Erkrankungen weglaufen; Erfolgsformel meditatives Laufen]. Orig.-Ausg. München: Heyne

Strunz, Ulrich (2014): Das neue Forever Young. Einfach jung bleiben mit dem 4-Wochen-Erfolgsprogramm; Power für Ihre Gene; Jungbrunnen Steinzeit: Die Paläo-Diät. 3. Aufl., Orig.-Ausg. München: Heyne.

Strunz, Ulrich (2014): Wunder der Heilung. Neue Wege zur Gesundheit - Erkenntnisse und Erfahrungen. Orig.-Ausg., 7. Aufl. München: Heyne.

Strunz, Ulrich (2015): Warum macht die Nudel dumm? Leichter, klüger, besser drauf: no carbs und das Geheimnis wacher Intelligenz. Orig.-Ausg. München: Heyne (Forever young).

Strunz, Ulrich (Hg.) (2016): Blut – die Geheimnisse unseres „flüssigen Organs". Schlüssel zur Heilung. Unter Mitarbeit von Martin Harbauer. ABOD Verlag GmbH. Ungekürzte Lesefassung. München: ABOD Verlag.

Strunz, Ulrich (Hg.) (2016): Strategien der Selbstheilung. In sieben Schritten zur Gesundheit. Wilhelm-Heyne-Verlag. Originalausgabe. München: Heyne.{Strunz 2012#362}

Strunz, Ulrich (Hg.) (2017): Neue Wege der Heilung. Gesundheit geschieht von innen. Wilhelm-Heyne-Verlag. München: Heyne.

Strunz, Ulrich; Jopp, Andreas (2003): Mineralien – das Erfolgsprogramm. Hochleistungsstoffe für Nerven und Gehirn, mehr Energie für Herz und Kreislauf, wirksamer Zellschutz gegen Krebs. Orig.-Ausg. München: Heyne.

Strunz, Ulrich; Jopp, Andreas (2015): Fit mit Fett. Die Omega-3-Revolution; gute Fette für ein fittes Gehirn; Herzinfarktrisiko senken; Depressionen vermeiden. München: Heyne.

Strunz, Ulrich; Jopp, Andreas (2015): Forever young – Geheimnis Eiweiß. Die Protein-Diät. 10. Aufl. München: Heyne.

This-Benckhard, Hervé (2008): Rätsel der Kochkunst. Naturwissenschaftlich erklärt. 11. Aufl. München: Piper (Serie Piper, 2598).

Wagner, Petra; Bräunig, Peter (2006): Psychoedukation bei bipolaren Störungen. Ein Therapiemanual für Gruppen. 1. unveränd. Nachdr. Stuttgart: Schattauer.

Wenzel, Petra (2007): Die Vitalstoff-Entscheidung. Gesund und fit durch natürliche Nahrungsergänzung; [das umfassende Anwendungsbuch; vital und leistungsfähig in jedem Lebensalter!]. Coburg: Maya-Media.

Wenzel, Petra (2010): Schlau gelaunt! Neue Erkenntnisse der Gehirnforschung. 1. Aufl. Bad Steben: Biobliothek.

Worm, Nicolai (2009): Heilkraft D. [wie das Sonnenvitamin vor Herzinfarkt, Krebs und anderen Krankheiten schützt]. 1. Aufl. Lünen: Systemed-Verl.

Worm, Nicolai (2016): Mehr Fett! Warum wir mehr Fett brauchen, um gesund und schlank zu sein. Lünen: Systemed Verlag GmbH. Online verfügbar unter http://gbv.eblib.com/patron/FullRecord.aspx?p=4623717.

Wührer, Klaus (2015): Artgerechte Ernährung. Ortenburg: Caveman Verlag.

Wührer, Klaus (2015): Prophylaxe und Therapie durch artgerechte Ernährung oder wollen Sie lieber mit voller Stärke ins Gras beißen – mit Kochbuch für artgerechte Ernährung. 1. Aufl. Ortenburg: Caveman-Verl.

Zulley, Jürgen (2010): Mein Buch vom guten Schlaf. Endlich wieder richtig schlafen; [mit großem Schlaftest]. Vollst. Taschenbuchausg., 3. Aufl. München: Goldmann (Goldmann, 17156).

Zulley, Jürgen; Knab, Barbara (2014): Unsere innere Uhr. Natürliche Rhythmen nutzen und der Non-Stop-Belastung entgehen. 2. Aufl. Frankfurt am Main: Mabuse-Verl. (Erste Hilfen, Bd. 1).

Bildquellen

123rf.com: mik38, 16; adiruch, 17; Anatoly Maslennikov, 18; 273;Corina Rosu, 24; Samantha Craddock, 25/1; lightwise, 34; texelart, 37, 73, 92, 167, 219, 319/2; Andrea Danti, 49/2 86; Tamara Radavanavich, 54 , 258; Weerayut Kongsombut, 56, 306; Oleksandr Zozulinskyi, 102; valengilda, 117; pasiphae, 123; 211; karandaev, 127; Yana Gayvoronskaya, 137/1; Angel Luis; Simon Martin, 137/2; madllen, 139; Yuliia Davydenko, 147/2; fotointeractiva, 147/3; dolgachov, 153; Christos Georghiou, 157/2; Grigory Lukyanov, 160; Sherry Yates Young, 223; iimages, 233; ku2raza, 263; guniita, 274; alexlmx, 282; Teerachai Sahassa, 310; nasirkhan, 314; upperkase, 315; yomogi, 317; ribah, 321 Joachim Czichos, 91; DGBS-Broschüre, 29/1; **Dreamstime.com:** Anatoly Maslennikov, 69, 98, 107, 245, 256; edubily, Chris Michalk, 68, 87/1, 87/2, 136, **fotolia.com:** nicotombo, 15, 48; fotomek, 25/2, 30/2, 55, 61, 69, 89, 123, 125, 126, 149, 161, 167, 187, 197, 199, 214, 230, 246, 257, 279, 280, 294, 299, 311, 312, 315, 326, 235; alphaspirit, 49; airborne77, 50, 127; switchpipi, 52/1, 196; bit24, 53/2, 213, 226, 247; newb1, 53/2, 54, 290; goir, 71; Henrik Dolle, 73/1; texelart, 73/2, 92, 219, 237, 241; spencer, 59, 75, 162; crevis, 82; Dionisvera, 65/1, 240; designua, 105; natros, 143; clusterx, 145; anaumenko, 146; laboko, 147/1, abcmedia,173; Kurhan, 191; seralex, 196; masterzphotofo, 221, 242; Colinekot, 234; blogsheet.info, 302/1; Avanne Troar, 302/2; chones, 303; Marlis Konrad, Ketzin: Titelbild, 27, 28, 29 bearb., 46, 48 bearb., 50/2, 76, 83, 87 bearb., 102 bearb., 105 bearb., 135, 137, 144, 150, 154, 158/1-2, 159, 213, 221, 235, 239, 240/2-4, 252, 283, 290, 327 bearb., Annett Oehlschläger, Wustermark, 31, 32, 36, 38, 94, 143; **shutterstocks.com:** Kounadeas Ioannhs, 30/1, 32, 99/1-2; HitToon, 51, 157/1, 215; Voinau Pavel, 52, 189; Binh Thanh Bui, 64/1; virtustudio, 64/2; Timmary, 64/3; Andrey Starostin, 64/4; morgenstjerne, 65/2; FeellFree, 66/1; Robyn Mackenzie, 66/2; Andrea Danti, 68, 170; Alex Mit, 106; Africa Studio, 122; Anatoly Maslennikov, 131, 291;Vector Draco, 150/2; Sebastian Kaulitzki, 192; Designua, 193; EggHeadPhoto, 194; Orange Deer, 204; Scanrail1, 231; DamirMG, 238; Sakurra, 261; Gerasymovych Oleksandr, 300; Fancy Tapis, 305; Jane060, 327/1CoraMax, 335; Jörg Spitz, 219, 277; Jürgen, Zulley, 301, 308;

Internetseiten:
www.scinexx.de/wissen-aktuell-bild-15424-2012-12-19-20900.html, 29/2;
http://edubily.de/wp-content/uploads/2015/01/Tryptophan-Stoffwechsel.png, 87/1 li.;
http://edubily.de/wp-content/uploads/2015/10/Katecholamin-Synthese-1.png, 87/2 re.;
https://commons.wikimedia.org/w/index.php?curid=5874975, 122;
http://edubily.de/stoffwechsel-Buch/, 138/1;
www.ak-omega-3.de/omega-3-fettsauren/was -sind-omega-3-fettsaeuren, 140;
https://www.norsan.de/omega-3-total/#2000MG-Omega-3-pro-Tagesdosierung – Abruf am 26.08.2017, 143;